実験医学 増刊 Vol.36-No.10 2018

LipoQuality

脂質クオリティ

生命機能と健康を支える脂質の多様性

編集＝有田　誠

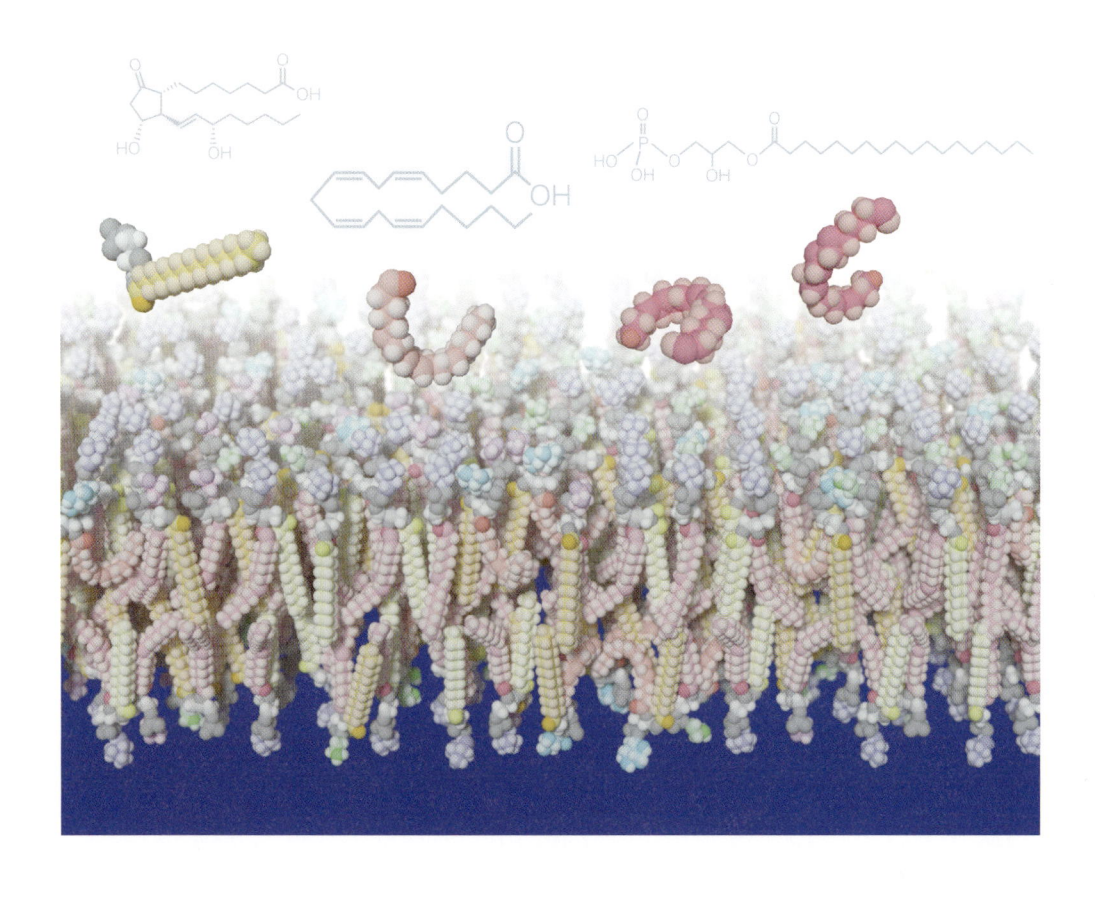

羊土社

序

　LipoQuality（リポクオリティ）とは，Lipid（脂質）と Quality（質）を掛け合わせた言葉である．これは，従来「量」(Quantity) として捉えられることが多かった脂質の「質」(Quality) の違いを見分けることの重要性を表現するため，新学術領域研究「脂質クオリティが解き明かす生命現象」（平成27〜31年度）のキーワードとして生まれた言葉である．

　脂質は情報の宝庫である．脂肪酸，リン脂質，スフィンゴ脂質，糖脂質，ステロール，中性脂肪など，その数にして10万種類を超えるといわれる脂質分子種の構造多様性は，生体内でそのバランスがある一定の割合で保たれており，そのことは生体機能の恒常性維持において重要な要素である．われわれは，これら各脂質分子がもつ構造的な特質を「脂質クオリティ（リポクオリティ）」と捉え，リポクオリティの多様性が果たす生物学的意義の解明をめざしている．すなわち，生体がリポクオリティの多様性をいかに生み出し，その構造的な特質をいかに認識し，その特性や情報を利用しているのかをきちんと理解することは生命科学において重要な課題であり，一方で生体内のリポクオリティバランスを保つしくみが何らかの理由で破綻することは，さまざまな疾患リスクにつながるものと考えられる．

　本書では，リポクオリティがかかわる生命現象や疾患制御，生体がリポクオリティの違いを認識・制御する機構，リポクオリティの違いを識別する分析・可視化技術など，それぞれの分野のエキスパートにご寄稿いただいた．これらの研究を通して，生体制御において脂質の多様性が果たす役割や，その秩序やバランスを認識・制御するための分子メカニズムの理解，さらに脂質代謝異常を伴う疾患の病態解明につながることが期待される．まさに，「Quality of Lipid の理解がもたらす Quality of Life (QOL) の向上」をめざした増刊号である．本書をきっかけに，より幅広い分野の方々にリポクオリティ研究の魅力と可能性を感じていただければ幸甚である．

　最後に，ご多忙のなか執筆を快くお引き受けくださった諸先生方，本企画を推進いただいた羊土社の本多正徳，岩崎太郎氏に心より感謝申し上げたい．

2018年5月

有田　誠

実験医学 増刊 Vol.36-No.10 2018

脂質クオリティ

生命機能と健康を支える脂質の多様性

第1章 リポクオリティ研究とは
～その生理的意義と疾患制御～

CONTENTS

CONTENTS

表紙写真解説

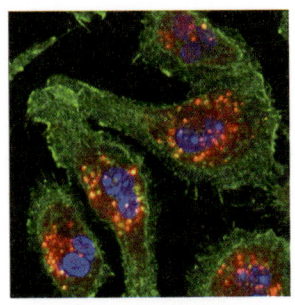 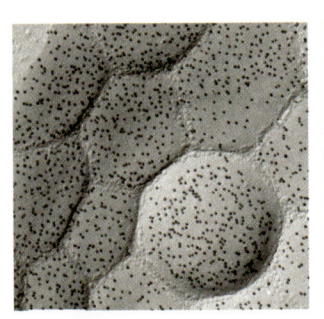 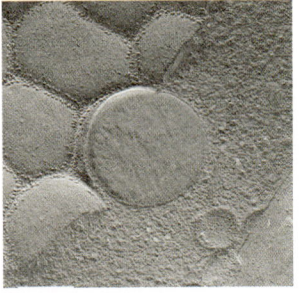

◆Eqt-Ⅱによるオルガネラ
膜のSMの検出
詳細は第4章-3参照.

◆静止期出芽酵母の液胞膜のミクロドメイン
詳細は第4章-2参照.

執筆者一覧

● 編　集

有田　誠　　慶應義塾大学薬学部代謝生理化学講座 / 理化学研究所生命医科学研究センターメタボローム研究チーム / 横浜市立大学大学院生命医科学研究科代謝エピゲノム科学研究室

● 執　筆 （五十音順）

青木淳賢　　東北大学大学院薬学研究科分子細胞生化学分野

青柳良平　　理化学研究所生命医科学研究センターメタボローム研究チーム / 慶應義塾大学薬学部代謝生理化学講座

新井洋由　　東京大学大学院薬学系研究科衛生化学教室 / AMED-CREST

有田　誠　　慶應義塾大学薬学部代謝生理化学講座 / 理化学研究所生命医科学研究センターメタボローム研究チーム / 横浜市立大学大学院生命医科学研究科代謝エピゲノム科学研究室

有田正規　　理化学研究所環境資源科学研究センターメタボローム情報研究チーム / 国立遺伝学研究所生命ネットワーク研究室

池田和貴　　理化学研究所生命医科学研究センターメタボローム研究チーム / 横浜市立大学大学院生命医科学研究科代謝エピゲノム科学研究室 / AMED-PRIME

池田華子　　京都大学医学部附属病院臨床研究総合センター網膜神経保護プロジェクト

伊藤綾香　　名古屋大学環境医学研究所分子代謝医学分野

今井浩孝　　北里大学薬学部衛生化学

遠藤裕介　　かずさDNA研究所先端研究開発部オミックス医科学研究室 / 千葉大学大学院医学研究院オミクス治療学

大澤匡範　　慶應義塾大学薬学部

岡村康司　　大阪大学大学院医学系研究科 / 大阪大学大学院生命機能研究科

小川佳宏　　九州大学大学院医学研究院病態制御内科学分野 / 東京医科歯科大学大学院医歯学総合研究科分子細胞代謝学分野 / 日本医療研究開発機構 AMED-CREST

大日方英　　群馬大学未来先端研究機構

木田和輝　　奈良先端科学技術大学院大学バイオサイエンス研究科分子医学細胞生物学

北又　学　　奈良先端科学技術大学院大学バイオサイエンス研究科分子医学細胞生物学

木原章雄　　北海道大学大学院薬学研究院生化学研究室 / 日本医療研究開発機構 -CREST

木村郁夫　　東京農工大学大学院農学研究院応用生命化学専攻

蔵野　信　　東京大学医学部附属病院検査部

小林俊彦　　国立国際医療研究センター分子炎症制御プロジェクト

佐々木雄彦　秋田大学大学院医学系研究科微生物学講座 / 東京医科歯科大学難治疾患研究所病態生理化学分野

佐田政隆　　徳島大学大学院医歯薬学研究部循環器内科学

佐藤弘泰　　東京大学大学院医学系研究科疾患生命工学センター健康環境医工学部門

篠原正和　　神戸大学大学院医学研究科地域社会医学・健康科学講座疫学分野

島野　仁　　筑波大学医学医療系内分泌代謝・糖尿病内科

清水孝雄　　国立国際医療研究センター脂質シグナリングプロジェクト / 東京大学大学院医学系研究科リピドミクス社会連携講座

進藤英雄　　国立国際医療研究センター脂質シグナリングプロジェクト / 東京大学大学院医学系研究科脂質医科学連携講座

末次志郎　　奈良先端科学技術大学院大学バイオサイエンス研究科分子医学細胞生物学

菅波孝祥　　名古屋大学環境医学研究所分子代謝医学分野

杉本幸彦　　熊本大学大学院生命科学研究部薬学生化学分野

鈴木　淳　　京都大学高等研究院物質 - 細胞統合システム拠点

瀬川勝盛　　大阪大学免疫学フロンティア研究センター免疫・生化学部門

瀬藤光利　　国際マスイメージングセンター / 浜松医科大学医学部細胞分子解剖学講座

反町典子　　国立国際医療研究センター分子炎症制御プロジェクト

高島　啓　　徳島県鳴門病院循環器内科 / 徳島大学大学院医歯薬学研究部循環器内科学

高須賀俊輔　秋田大学大学院医学系研究科微生物学講座

田口友彦　　東京大学大学院薬学系研究科衛生化学教室

武富芳隆　　東京大学大学院医学系研究科疾患生命工学センター健康環境医工学部門

田中　都　　名古屋大学環境医学研究所分子代謝医学分野

津川裕司　　理化学研究所環境資源科学研究センターメタボローム情報研究チーム / 理化学研究所生命医科学研究センターメタボローム研究チーム

辻　琢磨　　名古屋大学大学院医学系研究科分子細胞学

土屋創健　　熊本大学大学院生命科学研究部薬学生化学分野

中山俊憲　　千葉大学大学院医学研究院免疫発生学教室

仁木隆裕　　東京大学大学院薬学系研究科衛生化学教室

二宮利治　　九州大学大学院医学研究院衛生・公衆衛生学分野

長谷耕二　　慶應義塾大学薬学部生化学講座

畑　匡侑　　京都大学医学部附属病院臨床研究総合センター網膜神経保護プロジェクト

原　康洋　　大阪大学大学院医学系研究科 CNT 研究室

平田健一　　神戸大学大学院医学研究科内科学講座循環器内科学分野

平野賢一　　大阪大学大学院医学系研究科 CNT 研究室

平林哲也　　東京都医学総合研究所

藤本豊士　　名古屋大学大学院医学系研究科分子細胞学

堀川　誠　　国際マスイメージングセンター / 浜松医科大学医学部細胞分子解剖学講座

松坂　賢　　筑波大学医学医療系内分泌代謝・糖尿病内科

向井康治朗　東京大学大学院薬学系研究科衛生化学教室

村上　誠　　東京大学大学院医学系研究科疾患生命工学センター健康環境医工学部門 / 日本医療研究開発機構 CREST

本園千尋　　大阪大学微生物病研究所分子免疫制御分野 / 大阪大学免疫学フロンティアセンター分子免疫分野

矢冨　裕　　東京大学医学部附属病院検査部

山田健一　　九州大学大学院薬学研究院 / AMED CREST

横溝岳彦　　順天堂大学大学院医学研究科生化学第一講座

実験医学 増刊 Vol.36-No.10 2018

脂質クオリティ

生命機能と健康を支える脂質の多様性

編集＝有田　誠

リポクオリティから解き明かす生命現象

有田 誠

従来の生命科学における脂質研究は，脂質の「量」（クオンティティ）を重視して行われてきたが，脂質には非常に多くの種類が存在する．これら脂質の多様性が司る機能的な特質を「脂質クオリティ（リポクオリティ）」と捉え，それらが果たす生物学的意義を理解することは，生命秩序の原理を知るうえできわめて重要である．そこで本増刊号では，生命現象と健康を支える脂質の多様性について，リポクオリティの機能発現にかかわる脂質分子や標的分子の同定，およびその動作原理の解明をめざした研究について紹介する．

はじめに

　脂質は細胞を包み，区画する生体膜を構成する生命の基本構成要素であり，エネルギー源としての役割に加え，生理活性物質やその前駆体として働く多彩な役割を担う生体分子である．これら脂質分子の構造的な特質を「リポクオリティ」と捉え，その多様性が織りなす生命機能と動作原理について理解することは，生命秩序の原理を知るうえできわめて重要である[1]（**図1**）．疎水性分子である脂質の特性として，単一の分子が生理活性を発揮するものと，分子集合体として「場」の制御にかかわるものの両面を鑑みる必要がある．例えば，脂質と膜タンパク質との相互作用による生体膜の構造や機能の調節など，疎水領域の構造多様性が司る生命機能の制御については未知の部分が多い．

　脂質には多くの種類や構造多様性が存在する．例えば，脂肪酸は二重結合の有無（飽和・不飽和脂肪酸），同じ不飽和脂肪酸でも二重結合の位置の違い（$\omega 3 \cdot \omega 6$脂肪酸），脂肪酸鎖長の違い（短鎖・中鎖・長鎖脂肪酸），また二重結合の配位の違い（シス・トランス脂肪酸）などに分類される（**図2**）．これら質の異なる脂肪酸が生体に及ぼす影響を考えるうえで，脂質の三大機能，すなわち生体膜成分，エネルギー源，シグナル分子としての機能を考える必要がある（**図3**）．リン脂質やスフィンゴ脂質のクオリティは，生体膜の流動性や細胞内膜輸送，ラッフリング膜の形成，オートファジーなどにみられる膜のダイナミックな動きを制御するのみならず，

The importance of LipoQuality in biological systems
Makoto Arita[1]〜[3]：Division of Physiological Chemistry and Metabolism, Keio University Faculty of Pharmacy[1] /Laboratory for Metabolomics, RIKEN Center for Integrative Medical Sciences[2] /Cellular and Molecular Epigenetics Laboratory, Graduate School of Medical Life Science, Yokohama City University[3]（慶應義塾大学薬学部代謝生理化学講座[1] /理化学研究所生命医科学研究センターメタボローム研究チーム[2] /横浜市立大学大学院生命医科学研究科代謝エピゲノム科学研究室[3]）

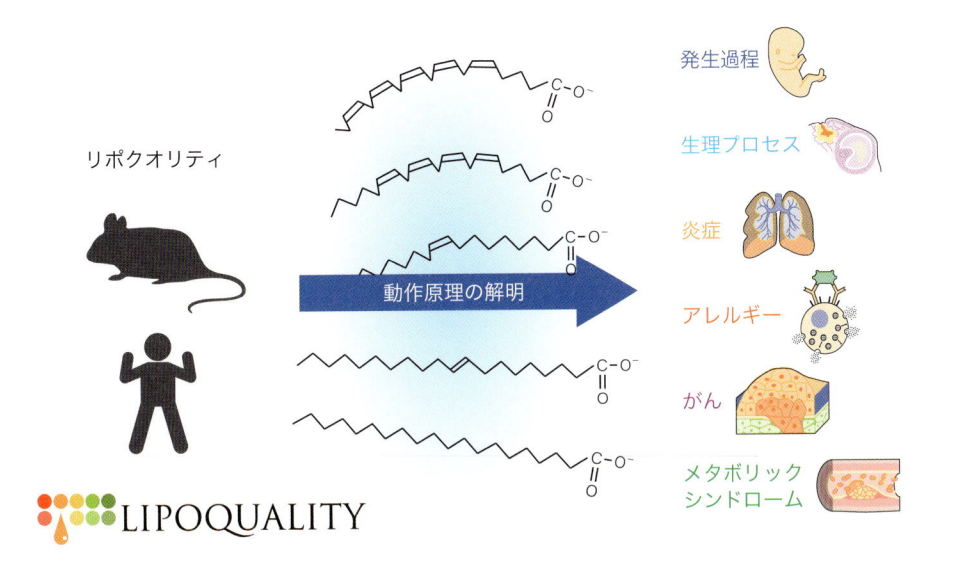

リポクオリティ

LIPOQUALITY

動作原理の解明

発生過程
生理プロセス
炎症
アレルギー
がん
メタボリック
シンドローム

図1　脂質の質（リポクオリティ）から解き明かす生命現象

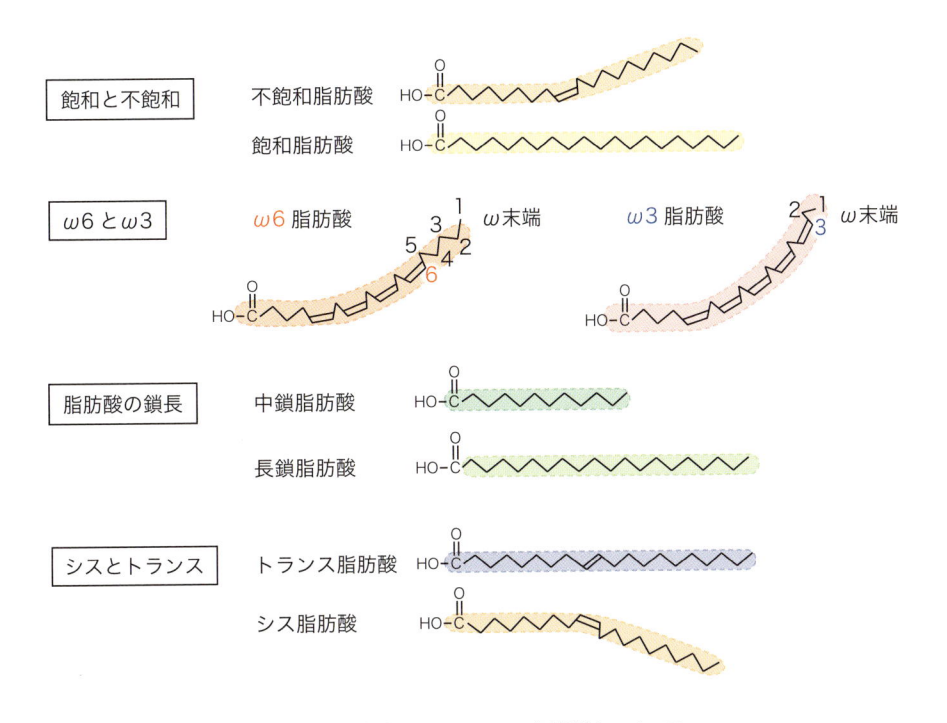

飽和と不飽和　　不飽和脂肪酸　　飽和脂肪酸

ω6とω3　　ω6脂肪酸　ω末端　　ω3脂肪酸　ω末端

脂肪酸の鎖長　　中鎖脂肪酸　　長鎖脂肪酸

シスとトランス　　トランス脂肪酸　　シス脂肪酸

図2　脂肪酸クオリティの多様性について

受容体やチャネルなど膜タンパク質の機能に影響を及ぼす．脂肪滴の中性脂質クオリティはエネルギー代謝バランスに影響を及ぼすだろう．また，時空間的にリン脂質から酵素的に切り出されたアラキドン酸（ω6）やエイコサペンタエン酸，ドコサヘキサエン酸（ω3）などの多価不飽和脂肪酸は，エイコサノイドやドコサノイドなど脂質メディエーターに変換され，シグナ

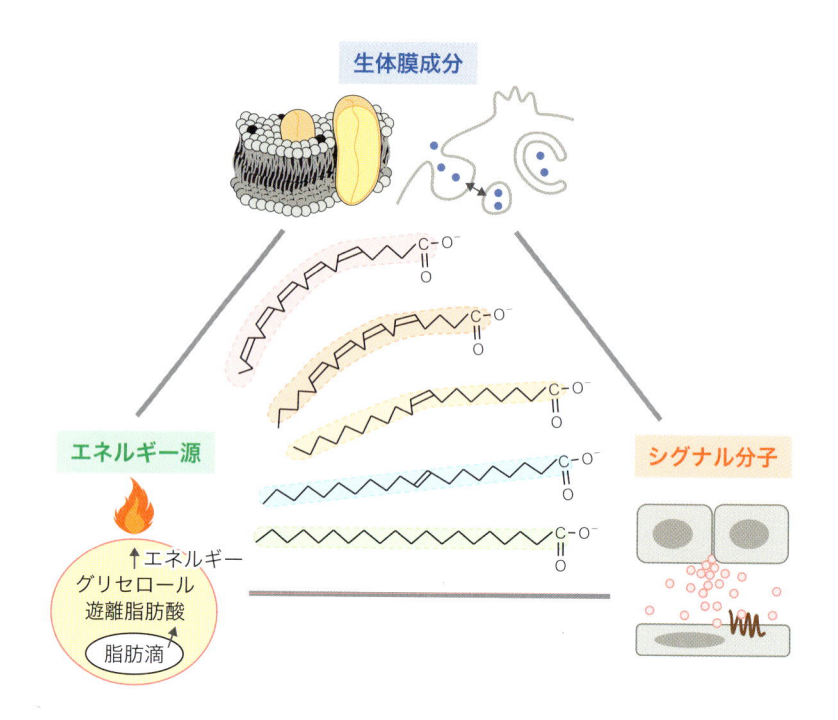

図3　脂質の三大機能に影響を及ぼすリポクオリティ

ル分子として機能する．また，免疫や血管形成などの調節にかかわるリゾリン脂質メディエーターにおいては，極性基や脂肪酸種の多様性がその生理活性を規定するうえでも大きなリポクオリティ要素である．すなわち，生体内には脂質代謝系の動的平衡やリモデリングのなかからリポクオリティの多様性を生み出し，この情報を利用する分子メカニズムが存在している．一方でこれら生体内のリポクオリティバランスを制御するしくみが何らかの理由で破綻することは，さまざまな病態や疾患リスクにもつながると考えられる．

　本書は，リポクオリティがかかわる生命現象や病態制御から最新の分析・可視化技術まで，分野を超えて脂質バイオロジーの魅力を伝えられるように構成した．以下に，本書で取り上げるトピックの概略を述べる．

1.　リポクオリティ多様性を明確に識別し，分析・可視化する技術

　本増刊号では，多様性に富む脂質分子種を明確に識別し，分析・可視化する技術について紹介する．近年の質量分析技術の向上は脂質研究に大きなインパクトを与え，これまで解析されてきた脂質分子は氷山の一角に過ぎず，生体内には10万分子種を超える多様な脂質が存在すると考えられている．目下，リポクオリティの違いを識別する最先端リピドミクス解析システムの確立，データ解析用ソフトウェアやデータベースの開発など，リポクオリティ解析の基盤プラットフォームの整備が進められている（第4章-5, 6）．また，生体膜を構成する脂質の多様性や不均一な分布について可視化し，微小膜環境の違いによる膜タンパク質機能の制御という観点から理解することは，生体膜リポクオリティの生物学を切り拓くことになる．膜における

リポクオリティの多様性や局在を可視化するための技術開発（質量顕微鏡技術，凍結割断レプリカ標識法，リポクオリティ識別プローブの開発など）が進められている（第4章-1, 2, 3）.

2. 生体がリポクオリティの違いを生み出し，これを認識・受容する分子機構

次に，生体がリポクオリティの違いを生み出し，これを認識・受容する分子機構について紹介する．生体がリポクオリティの多様性を生み出す機構として，さまざまな脂質代謝酵素（脂肪酸合成酵素，不飽和化酵素，酸化酵素，ホスホリパーゼ，アシルトランスフェラーゼ，フリッパーゼ，ホスホイノシチド関連酵素など）の分子実体が明らかとなり，これら酵素の生化学的特性や遺伝子改変動物を用いた研究，さらにヒト疾患との関連などから，リポクオリティ環境の変化に起因する病態・バイオロジー研究が進んでいる（第1章-1, 2, 3, 4, 第2章-1, 2, 3, 4）．また，脂質が分子集合体として局在することで位置情報を生み出し，これを認識するタンパク質の構造生物学研究などから，特定の膜リン脂質環境が膜タンパク質や細胞内シグナルに影響を及ぼすことがしだいに明らかになりつつある（第2章-5, 6, 7）.

3. リポクオリティによる疾患制御

ヒトの健康維持において体内の脂質代謝バランスが重要であるとされている．リポクオリティによる疾患制御として，脂質メディエーターと疾患制御に関する研究（第1章-1, 3, 第2章-1, 第3章-1, 2, 3），酸化リン脂質の生体機能と可視化（第3章-5, 第4章-4），メタボリックシンドロームや動脈硬化症との関連（第3章-7, 11, 12），腸内細菌叢や病原微生物が生み出すリポクオリティと免疫系の制御（第3章-4, 6），細胞内脂質代謝によるT細胞分化制御（第3章-8），皮膚バリアを担うリポクオリティ（第3章-9），ヒト末梢血や血漿リポタンパク質，患者由来のiPS細胞を用いた病態研究（第3章-10, 13, 14），リポクオリティに着目した臨床検査の可能性（第3章-15），について紹介する.

おわりに

以上，脂質の量だけでなく質の違いを見分けることにより，脂質分子種の多様性が担う生体調節機構を明らかにすることがリポクオリティ研究のめざすところである．さらに，リピドミクス新技術の発展から，新しい生理活性脂質の同定や脂質分子の新機能の発見を通じて，広範な生命科学領域への波及効果が大いに期待される．思いもよらない発見や可能性に満ちた本研究領域に，今後も多くの異分野，そして若手研究者の参入を期待したい．また，リポクオリティバランスの異常が背後に潜む病態の解明とその克服に向けて，本書が少しでもお役に立つことができれば幸いである.

参考ウェブサイト

1）文部科学省新学術領域研究「脂質クオリティが解き明かす生命現象」（平成27〜31年度）
　　https://sites.google.com/site/lipoqualityjpn/

<著者プロフィール>

有田　誠：1992年，東京大学薬学部卒業．'97年，同大学院博士課程修了（井上圭三教授）．博士（薬学）．同年より東京大学薬学部助手．2000年より米国Harvard Medical Schoolにて，脂肪酸由来の抗炎症性代謝物の研究に従事．'03年より同Instructor．'07年より東京大学大学院薬学系研究科准教授．'14年より理化学研究所IMSチームリーダー，横浜市立大学大学院客員教授．'15年より新学術領域研究「脂質クオリティが解き明かす生命現象」領域代表．'16年より慶應義塾大学薬学部教授，理研・横浜市大は引き続き兼任．リポクオリティの多様性が果たす生物学的意義の解明をめざしています．また，最先端のリピドミクス解析から機能性代謝物を特定し，生体恒常性の分子機構の解明，および新規治療法への適用をめざしています．

1. 脂肪酸クオリティの生理的意義と疾患制御

有田　誠

生体内には多様な脂肪酸分子種が存在し，その質（クオリティ）の違いや代謝バランスの変化は，さまざまな炎症・代謝性疾患に潜む重要な要素であると考えられている．われわれは，脂肪酸合成・代謝酵素の遺伝子改変動物，あるいは異なる脂肪酸を含む栄養要因によって脂肪酸代謝バランスが変化した状況において包括的リピドミクス解析を行い，脂肪酸クオリティの変化に起因する表現型および動作機序の解明をめざしている．本稿では特に，ω3脂肪酸クオリティを反映する代謝系とその疾患制御における役割について紹介する．

はじめに

　生体内には多くの種類の脂肪酸が存在しており，その質の違いや代謝バランスの変化はヒトの健康維持と密接な関係があるとされている[1]．例えば，魚食中心であった日本人の食環境が西欧食に置き換わってきたことで，脂肪酸の質，すなわちエイコサペンタエン酸（EPA）やドコサヘキサエン酸（DHA）などのω3脂肪酸の減少と，リノール酸やアラキドン酸などω6脂肪酸の増大が認められ，そのことが心血管病やメタボリックシンドロームのリスク増大に関係するのではな

いかと考えられている．すなわち，栄養として摂取する脂肪酸の「量」（クオンティティ）だけでなく「質」（クオリティ）の違いが健康維持において重要であると考えられているのだが，本当なのか，またその分子機序はどのようなものなのか，ということについてさまざまな角度からの研究が行われている．

　一方で近年の質量分析技術の進歩は，おのおのの脂肪酸分子種の代謝，分布，動態を詳細に捉えることを可能にした．われわれは，生体内のリン脂質や脂肪酸の代謝を包括的に捉えるためのリピドミクス解析システムを確立し，疾患の制御において脂肪酸代謝の質的

[略語]

17,18-EpETE：17,18-epoxy-eicosatetraenoic acid

18-HEPE：18-hydroxy-eicosapentaenoic acid

DHA：docosahexaenoic acid （ドコサヘキサエン酸）

EPA：eicosapentaenoic acid （エイコサペンタエン酸）

LC-MS/MS：liquid chromatography-tandem mass spectrometry（高速液体クロマトグラフィー・タンデムマススペクトロメトリー）

The importance of fatty acid quality in health and disease

Makoto Arita[1]～[3]：Division of Physiological Chemistry and Metabolism, Keio University Faculty of Pharmacy[1] /Laboratory for Metabolomics, RIKEN Center for Integrative Medical Sciences[2] /Cellular and Molecular Epigenetics Laboratory, Graduate School of Medical Life Science, Yokohama City University[3]（慶應義塾大学薬学部代謝生理化学講座[1] /理化学研究所生命医科学研究センターメタボローム研究チーム[2] /横浜市立大学大学院生命医科学研究科代謝エピゲノム科学研究室[3]）

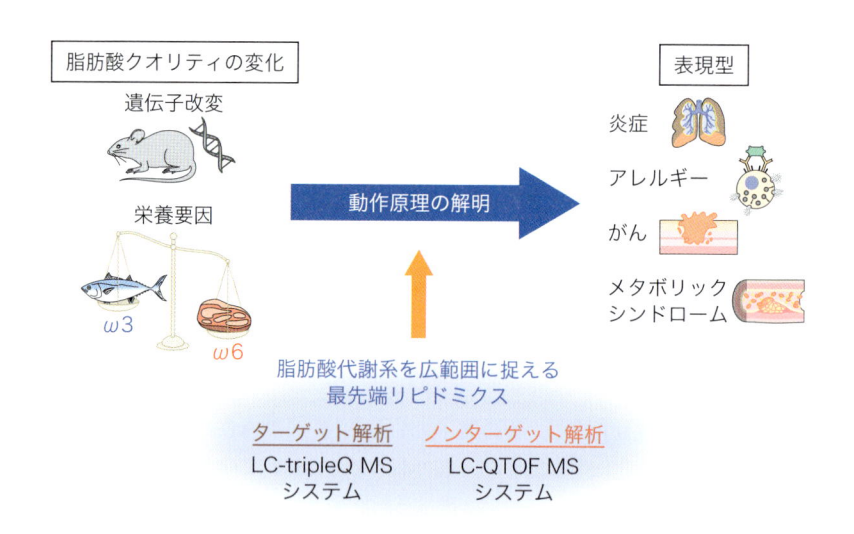

図1　脂肪酸クオリティから解き明かす生命現象
脂肪酸の質（クオリティ）の違いが各種病態や生命現象にどのように影響を及ぼすかを，脂肪酸代謝系を広範囲に捉えることができる最先端リピドミクス（ターゲット解析，ノンターゲット解析）により解き明かしていく．

変化が関与する可能性を見出してきた．さらに最近，特定の分子種を選択的かつ定量的に測定するターゲット解析（LC-tripleQ MSシステム）に加え，分子種を特定しないノンターゲット解析（LC-QTOF MSシステム）を組合わせることで，未知の代謝物を含む探索範囲の飛躍的な拡大がなされている（第4章-5および第4章-6を参照）．このような背景のもと，各種脂肪酸の合成・代謝酵素の遺伝子改変動物，あるいは栄養要因によって体内の脂肪酸代謝バランスが変化した状況において，それらに包括的リピドミクス解析を組合わせることで，脂肪酸クオリティの違いを機能的に反映する代謝系および活性代謝物の同定を進めている（図1）．本稿では特に，ω3脂肪酸クオリティの機能性発現にかかわる代謝系（ω3-oxygenation pathway）について論じたい．

1 ω3脂肪酸が体によいと言われる理由

ヒトやマウスなど哺乳動物はω3系およびω6系の多価不飽和脂肪酸を体内で合成することができず，それぞれを必須栄養素として食物から摂取する必要がある．一般的にω6系に対してω3系脂肪酸の比率が高いほど，炎症を基盤病態とする疾患リスクが軽減する

とされている．このようなω3脂肪酸の機能性が注目されはじめたのは，ω3脂肪酸を多く含む食習慣のグリーンランドイヌイットに心筋梗塞が少ないことが着目された1970年代の疫学コホート研究からであり，その後千葉の農村と漁村での比較解析，および九州の久山町研究でもこの結果はおおむね支持されている[2]～[4]．また，ω3脂肪酸製剤を用いた大規模介入試験からも，心血管病に対するω3脂肪酸投与の有効性が示されている[5][6]．さらに，ω3系とω6系脂肪酸のバランスの重要性を支持するものとして，ω3脂肪酸合成酵素（Fat-1）のトランスジェニックマウス（Fat-1 Tgマウス）[7]を用いた研究がある．このマウスは体内でω6脂肪酸からω3脂肪酸を合成することができ，同じ食環境でも遺伝学的に体内のω3/ω6バランスを高く保つことができる．このFat-1 Tgマウスを用いた解析から，体内のω3/ω6バランスが高い状態では，さまざまな炎症性疾患やがんに対して抵抗性になることが，われわれを含め多くの研究室で確認されている．

2 ω3脂肪酸の代謝と疾患制御

ω3脂肪酸は，ω6系であるアラキドン酸から生成する起炎性メディエーター（プロスタグランジンやロ

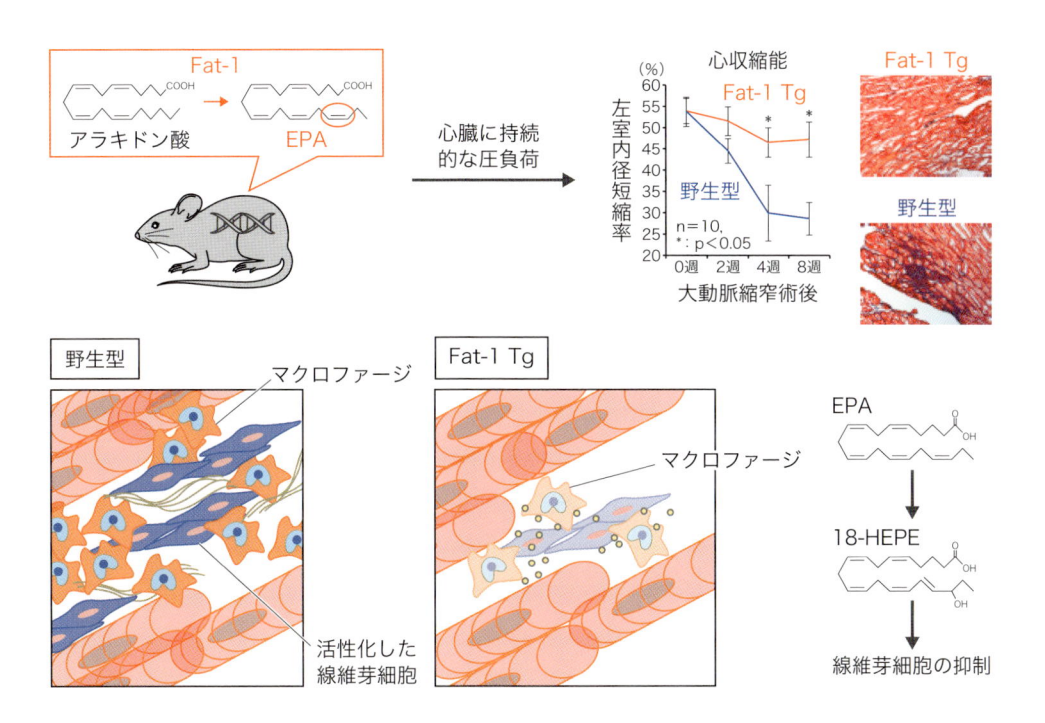

図2　ω3脂肪酸の心臓保護作用とそのメカニズム
ω3脂肪酸を体内で合成できるFat-1 Tgマウスは，持続的な圧負荷による心臓リモデリング（線維化）が抑制され，心不全になりにくい．圧負荷に応じて骨髄から動員されたマクロファージは，局所でEPAから活性代謝物18-HEPEを生成し，それが近傍の線維芽細胞の活性化を抑えることで組織の線維化（リモデリング）を抑制する．文献10をもとに作成．

イコトリエン）の生合成と受容体への作用に対して拮抗することで炎症を抑制すると考えられてきたが，新たにEPAやDHAから生成する抗炎症性代謝物（レゾルビンやプロテクチン）が見出され，その生理機能が注目されている[8)9)]．このような背景のもと，われわれはアラキドン酸，EPA，DHA由来の代謝物を包括的に捉える目的で，高速液体クロマトグラフィー・タンデムマススペクトロメトリー（LC–MS/MS）を用いた包括的リピドミクス解析システムを確立した[9)]．これにより，生体内で産生される500種類以上の脂肪酸代謝物をピコグラム感度で一斉定量分析することが可能になった．

　われわれは，Fat-1 Tgマウスを心肥大・心不全モデル（TACモデル）に適用し，体内のω3/ω6バランスが増加することにより，圧負荷ストレスに対する心臓のリモデリング（特に線維化）が強く抑制されることを明らかにした[10)]．さらにリピドミクス解析を行った結果，線維化を抑制する機能性代謝物としてEPA由来

の18–hydroxy–eicosapentaenoic acid（18–HEPE）を見出した（**図2**）．圧負荷ストレスに応じて骨髄から心臓に動員された単球・マクロファージが，局所でEPAから活性代謝物18–HEPEを生成し，それが近傍の線維芽細胞の過剰な活性化を抑えることで組織の線維化（リモデリング）を抑制するメカニズムが示唆された[10)]．さらに，ω3脂肪酸を投与することがヒトにおいて心筋梗塞の予後改善（線維化の抑制）につながる可能性を示す臨床研究が最近報告された[11)]．

　また，異なるクオリティの脂肪酸を含む食餌によって腸管アレルギーの発症が大きく影響を受けることが示された[12)]．具体的には，マウスにω6系のリノール酸が多い大豆油を含んだ餌を与えると腸管アレルギー症状が強く出る一方で，ω3系のαリノレン酸が多い亜麻仁油を含んだ餌を与えると腸管アレルギー症状の改善が認められた．そこで腸管組織のリピドミクス解析を行った結果，亜麻仁油摂取時において特徴的な変化が認められる脂肪酸代謝物のなかから，腸管アレル

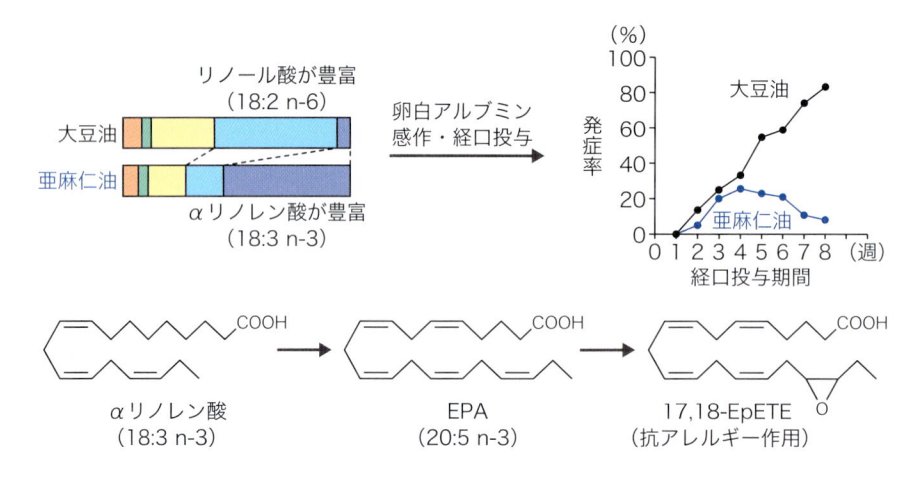

図3　ω3脂肪酸による腸管アレルギー抑制作用
αリノレン酸が豊富な亜麻仁油を含む餌で飼育したマウスでは，腸管アレルギーの症状が改善した．このとき亜麻仁油を摂取したマウスの大腸では，抗アレルギー作用を有する17,18-EpETEの顕著な増加が認められた．文献12をもとに作成．

ギー症状を緩和する機能性代謝物としてEPA由来のエポキシ化合物17,18-epoxy-eicosatetraenoic acid（17,18-EpETE）を見出した（**図3**）．最近，17,18-EpETEにはジニトロフルオロベンゼン（DNFB）により誘発されるアレルギー性接触皮膚炎モデルに対しても予防的および治療的な効果が示され，Gタンパク質共役型受容体であるGPR40が17,18-EpETEの作用点である可能性が示された[13]．また，17,18-EpETEは脂肪組織や肝臓からも生成し，肥満によるERストレスの緩和およびインスリン抵抗性の改善にかかわることが報告されている[14]．また，培養マスト細胞からは17,18-EpETEが恒常的に生成し，PPARγ系シグナルを介してIgE/抗原刺激依存的な活性化に寄与していることが報告されている[15]．

❸ ω3脂肪酸クオリティの機能性発現にかかわる代謝経路

以上のように，ω3脂肪酸の抗炎症作用について，それぞれに特有の代謝経路，および活性代謝物の関与が示唆されている．そのなかでもEPA代謝系のリピドミクス解析からは，ω3位の二重結合の酸化（18-HEPEや17,18-EpETE）を起点とした代謝系の存在が明らかになってきた[16]（**図4**）．心臓の線維化を抑制する活性代謝物18-HEPEもこの代謝系に属しており，

EPA由来の抗炎症性代謝物であるレゾルビンEシリーズの代謝前駆体でもある[17]．また，ω3位のエポキシ化により生成する17,18-EpETEには抗アレルギー作用が認められ，さらに12-OH-17,18-EpETEなど17,18-EpETEを起点とする一連の機能性脂質が見出されている[18][19]．これらはω3位の二重結合が修飾される，いわばω3脂肪酸に特有の代謝経路（ω3-oxygenation pathway）であり，ω6系をはじめ他の脂肪酸にはみられない，ω3脂肪酸に固有の機能性発現にかかわっている可能性が考えられた．われわれは，この経路のボトルネック酵素であるω3-オキシゲナーゼの分子実体を明らかにする目的で，マウスのゲノム上に存在する脂肪酸酸化酵素〔シクロオキシゲナーゼ（COX）2種類，リポキシゲナーゼ（LOX）6種類，シトクロムP450（CYP）102種類〕を網羅するcDNAライブラリーを構築し，ゲノムワイドの活性スクリーニングを行った[20]．その結果，EPAから17,18-EpETEを生成する活性を有する酵素として5種類のCYP（1A2, 2C50, 4A12a, 4A12b, 4F18）を明らかにした．興味深いことに，それぞれの酵素が生成する17,18-EpETEには立体選択性が認められ，生体内でエポキシ部位の立体構造を認識する作用機序が存在する可能性が示唆された．また，これらの酵素はDHAもよい基質とし，ω3エポキシ体である19,20-EpDPEを効率よく生成する酵素活性が認められた．なお，EPAから

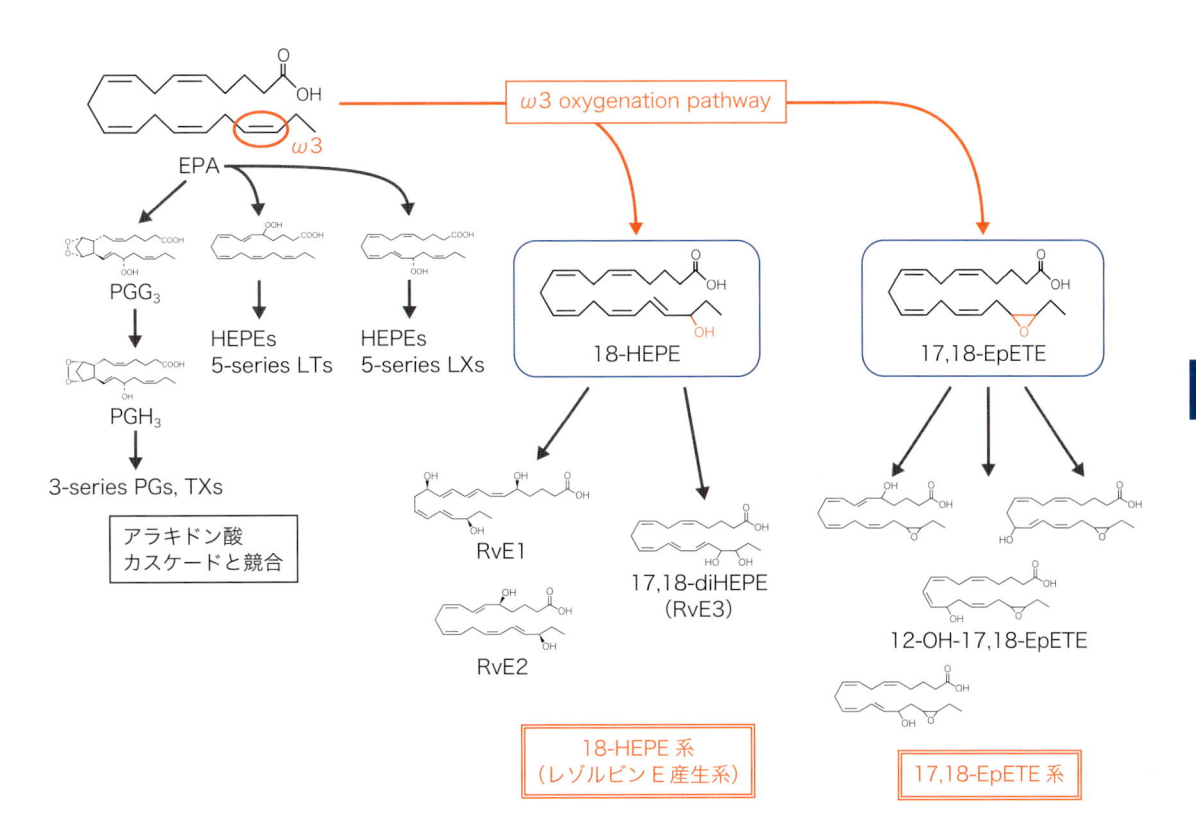

図4　EPAの代謝と抗炎症作用
EPA代謝系には，左側のアラキドン酸カスケードに競合・拮抗する代謝系に加え，18-HEPEや17,18-EpETEなど
ω3位の二重結合の酸化反応を起点とした代謝系（ω3-oxygenation pathway）が存在し，抗炎症作用などω3脂
肪酸に特有の機能性発現にかかわっている可能性が考えられる．

18-HEPEを産生する酵素活性としては，アスピリン処理でアセチル化されたCOX-2が知られている[21]が，それ以外に18-HEPEを効率よく生成する酵素については目下探索中である．今後はさらに各CYPの発現細胞や遺伝子欠損マウスを用いた研究から，EPAやDHAなどω3脂肪酸の機能性発現における本代謝経路の生理的意義が明らかになることが期待される．

おわりに

これまでの研究から，体内に取り込まれたω3脂肪酸は体内で機能性代謝物に変換され，積極的に抗炎症作用や組織保護作用を発揮しているということが明らかになってきた．特に本稿で取り上げたω3 oxygenation pathwayは，ω3脂肪酸クオリティを規定する重要な代謝系である可能性が高く，これまでに栄養学的に広く認知されていたω3脂肪酸の抗炎症作用や疾病予防効果について新たな視点を生み出した．今後は，各種病態におけるω3脂肪酸クオリティの機能メカニズムについて，それぞれに特定の細胞，代謝酵素および機能性代謝物の関与が明らかになることが期待される．さらに，これら内因性の炎症制御物質の生成機構や作用機構を明らかにすることにより，さまざまな疾患の病態解明および治療法の開発につながることが期待される．

文献

1）有田　誠：実験医学，30：406-411, 2012
2）Dyerberg J, et al：Lancet, 2：117-119, 1978
3）Hirai A, et al：Lancet, 2：1132-1133, 1980
4）Ninomiya T, et al：Atherosclerosis, 231：261-267, 2013
5）Kang JX, et al：Nature, 427：504, 2004

6）GISSI-Prevenzione Investigators：Lancet, 354：447-455, 1999

7）Yokoyama M, et al：Lancet, 369：1090-1098, 2007

8）Serhan CN：Nature, 510：92-101, 2014

9）Arita M：J Biochem, 152：313-319, 2012

10）Endo J, et al：J Exp Med, 211：1673-1687, 2014

11）Heydari B, et al：Circulation, 134：378-391, 2016

12）Kunisawa J, et al：Sci Rep, 5：9750, 2015

13）Nagatake T, et al：J Allergy Clin Immunol, in press (2018)

14）López-Vicario C, et al：Proc Natl Acad Sci U S A, 112：536-541, 2015

15）Shimanaka Y, et al：Nat Med, 23：1287-1297, 2017

16）Isobe Y & Arita M：J Clin Biochem Nutr, 55：79-84, 2014

17）Isobe Y, et al：J Biol Chem, 287：10525-10534, 2012

18）Kubota T, et al：FASEB J, 28：586-593, 2014

19）Mochimaru T, et al：Allergy, 73：369-378, 2018

20）Isobe Y, et al：Sci Rep, in press (2018)

21）Serhan CN, et al：J Exp Med, 192：1197-1204, 2000

＜著者プロフィール＞

有田　誠：1992年，東京大学薬学部卒業．'97年，同大学院博士課程修了（井上圭三教授）．博士（薬学）．同年より東京大学薬学部助手．2000年より米国Harvard Medical Schoolにて，脂肪酸由来の抗炎症性代謝物の研究に従事．'03年より同Instructor．'07年より東京大学大学院薬学系研究科准教授．'14年より理化学研究所IMSチームリーダー，横浜市立大学大学院客員教授．'15年より新学術領域研究「脂質クオリティが解き明かす生命現象」領域代表．'16年より慶應義塾大学薬学部教授，理研・横浜市大は引き続き兼任．リポクオリティの多様性が果たす生物学的意義の解明をめざしています．また，最先端のリピドミクス解析から機能性代謝物を特定し，生体恒常性の分子機構の解明，および新規治療法への適用をめざしています．

2. イノシトールリン脂質における リン酸化クオリティ制御の 病態生理学的意義

高須賀俊輔，佐々木雄彦

およそ20年前に，がん抑制遺伝子PTEN，およびX連鎖性ミオパチーの原因遺伝子myotubularinがイノシトールリン脂質を基質とするホスファターゼであることが明らかとなった．それ以降，多岐にわたるイノシトールリン脂質代謝酵素とさまざまな疾患との関連が解明されてきた．本稿では，リン脂質代謝酵素群（ホスホイノシタイドキナーゼ，ホスホイノシタイドホスファターゼ，およびホスホリパーゼC）の主として遺伝子レベルでの変化に起因する疾患について，近年の知見を中心に紹介したい．

はじめに

　イノシトールリン脂質には生体膜の構成因子であること，およびシグナル伝達分子としての2つの役割がある．生体膜の構成因子としてのイノシトールリン脂質は，*de novo* 経路による生合成，リモデリング経路によるアシル基の再構築，オルガネラ間の輸送等によって，そのクオリティが制御されている．本稿では，細胞応答に関与するシグナル伝達分子としてのイノシトールリン脂質の役割に重点を置き，イノシトールリン脂質のキナーゼ，ホスファターゼおよび，ホスホリパーゼCについて，特にヒトの疾患とのかかわりについて紹介したい．

[略語]
INPP：inositol polyphosphate phosphatase （イノシトールポリリン酸ホスファターゼ）
PI3K：phosphoinositide 3-kinase （ホスホイノシタイド3-キナーゼ）
PI4K：phosphoinositide 4-kinase （ホスホイノシタイド4-キナーゼ）
PIP：phosphatidylinositol phosphate （ホスファチジルイノシトールリン酸）
PLC：phospholipase C（ホスホリパーゼC）

1 ホスホイノシタイドキナーゼ

　イノシトールリン脂質を基質とするホスホイノシタイド（phosphoinositide）キナーゼは，その活性調節サブユニットも含めると26分子が知られている．これらは，イノシトール環のD-3位の水酸基をリン酸化するホスホイノシタイド3-キナーゼ，同じくD-4位を

Physiological and pathophysiological function of phosphoinositide metabolism
Shunsuke Takasuga[1] / Takehiko Sasaki[1][2]：Department of Medical Biology, Akita University Graduate School of Medicine[1] /Department of Biochemical Pathophysiology, Medical Research Institute, Tokyo Medical and Dental University[2]（秋田大学大学院医学系研究科微生物学講座[1] / 東京医科歯科大学難治疾患研究所病態生理化学分野[2]）

リン酸化するホスホイノシタイド 4-キナーゼ，ホス
ファチジルイノシトールリン酸（PIP）を基質とする
PIP キナーゼの3つに分類されている[1]．

1）ホスホイノシタイド 3-キナーゼ

ホスホイノシタイド 3-キナーゼ（PI3K）はイノシ
トールリン脂質のD-3位の水酸基をリン酸化する酵素
であり，PI，PI4P および PI(4,5)P_2 を基質とした際に，
それぞれ PI3P，PI(3,4)P_2，PI(3,4,5)P_3 を産生する活
性を有する．触媒サブユニットの構造に基づき4つの
サブクラス（ⅠA，ⅠB，Ⅱ，Ⅲ）に分類されており，
ヒトでは触媒サブユニットが8分子，活性調節サブユ
ニットが6分子存在する．PI3P は主として細胞内小胞
輸送やオートファジーの制御にかかわるのに対して，
PI(3,4)P_2 および PI(3,4,5)P_3 は Akt をはじめとするキ
ナーゼや低分子量Gタンパク質を活性化することで，
細胞死の抑制，細胞増殖の促進，細胞運動の制御にお
いて中心的な役割を果たしている．

ⅰ）クラス ⅠA PI3K

クラス ⅠA PI3K は触媒サブユニットと活性調節サブ
ユニットのヘテロ二量体である．3つの触媒サブユニッ
ト（p110α，p110β，p110δ）と3つの活性調節サ
ブユニット（p85α，p85β，p55γ）が知られてい
る．これら3つの触媒サブユニットは共通のドメイン
構造を有しており，N末端に活性調節サブユニットの
結合部位があり，その後に低分子量Gタンパク質Ras
との結合ドメイン，C2ドメイン，helical ドメインが
並び，C末端側にキナーゼドメインがある（**図1**）．活
性調節サブユニット p85α，p85β は，N末端にSH3
ドメインがあり，GAPドメイン，2つのSH2ドメイン
が存在する．2つのSH2ドメインは，それぞれnSH2,
cSH2，その間の領域が inter SH2（iSH2）ドメインと
よばれている．触媒サブユニットとの相互作用は iSH2
ドメインを介した作用である．p85α には2つのスプ
ライシングバリアント p55α，p50α が報告されてお
り，p55γ とともに，N末端側のSH3ドメインとGAP
ドメインを欠いた構造を有している．クラス ⅠA PI3K
は主として活性調節サブユニットのSH2ドメインがリ
ン酸化チロシン残基と結合することで活性化され，受
容体型，非受容体型のチロシンキナーゼの下流で働い
ている例が多く知られている．

ⅱ）PI3K触媒サブユニット p110α（PIK3CA）と疾患

多種多様ながんにおいて，p110α の変異や発現量の
増大が高頻度に認められる[2][3]．ここではキナーゼ活
性の上昇を導く3つのホットスポット変異について紹
介する．E542K，E545K 変異は p110α の helical ドメ
イン中に位置する．本ドメインは p85 の nSH2 ドメイ
ンとの結合（キナーゼ活性に対して抑制的に働く）に
関与しており，これらのアミノ酸変異は抑制性の結合
を解除することで，p110α のキナーゼ活性の上昇を導
く．H1047R 変異は p110α のキナーゼドメイン中に位
置する．このアミノ酸変異は，Ras の結合による活性
化と同様のコンフォメーショナルチェンジを導くこと
で，p110α のキナーゼ活性の上昇を導く．これら3つ
のホットスポット変異は，いずれも 'gain-of-function'
の変異であることが明らかとなっており，PI3K-Akt シ
グナリングの亢進が発がんの原因であると考えられて
いる．

p110α の変異に起因する先天性の疾患は PROS
(PIK3CA-related overgrowth spectrum）と総称さ
れ，MCAP症候群（毛細血管奇形を伴う巨脳症，
megalencephaly, capillary malformation, polymi-
crogyria），CLOVES症候群（血管奇形を伴う過成長，
congenital lipomatous overgrowth, vascular mal-
formations, and epidermal nevi）が知られている．

ⅲ）PI3K触媒サブユニット p110β（PIK3CB）と疾患

HER2陽性の乳がんの網羅的解析により，p110β の
helical ドメインのミスセンス変異（E633K）が見出
されている[4]．アミノ酸配列上，p110β の E633 は
p110α の E624 に相当し，上述の E542 および E545 と
は直接対応してはいない．この E633K p110β 変異体
について，*in vitro* および細胞レベルで 'gain-of-
function' の変異であることが示されている．

ミスセンス変異（D1067V/Y/A）がEGF受容体キ
ナーゼ阻害剤エルロチニブ耐性の肺腺がんのエクソー
ム解析により見出された[5]．D1067 はC末端のキナー
ゼドメイン中に位置する．D1067V 変異体の p110β を
過剰発現させた細胞では，野生型と比較して Akt のリ
ン酸化などの下流のシグナルが増大したことから，
'gain-of-function' の変異であることが予想される．興
味深いことに，PTEN の機能消失型変異を伴う EVSA-
T乳がん細胞株から非選択的 PI3K 阻害剤 GDC-0941

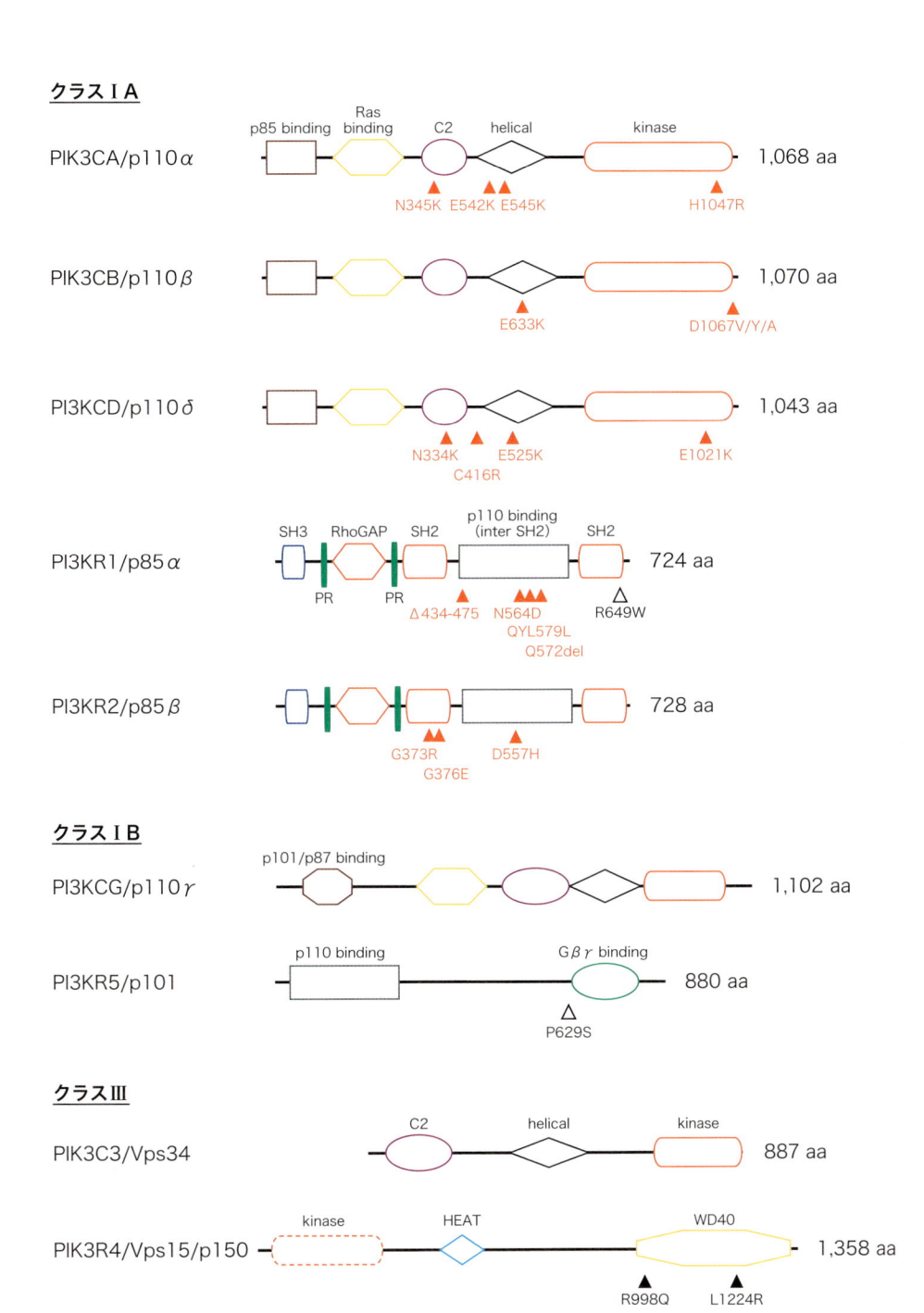

図1　ホスホイノシタイド3-キナーゼの構造
クラスⅠAの触媒サブユニット（3種），制御サブユニット（2種），クラスⅠBの触媒サブユニットと制御サブユニット，およびクラスⅢの触媒サブユニット，活性調節サブユニットを図示した（クラスⅡおよびクラスⅠの制御サブユニットPIK3R3，PIK3R6については省略した）．

に耐性を示す細胞集団を選択した際に，p110β D1067変異株が出現することが見出されている[6]．耐性獲得に伴って，PI3Kの産物であるPI(3,4,5)P$_3$が大幅に上昇していた．

iv）PI3K触媒サブユニット p110δ（PIK3CD）と疾患

ミスセンス変異（E1021K）が先天性免疫不全症の7家系より見出された[7]．E1021はC末端のキナーゼドメインに位置している．細胞レベルおよび*in vitro*の解析により，本変異が'gain-of-function'であることが示されている．この変異体はp110δ阻害剤IC87114およびGS-1101に感受性であることから，これらの阻害剤が治療薬として有用な可能性が示唆されている．

Lucasらは，先天性免疫不全症の7家系より，上記のE1021Kに加えて，それぞれC2ドメインに位置するN334および，helicalドメインに位置するE525の変異（N334K，E525K）を報告している[8]．これらの変異は，すでに見出されていたp110αのN345K，E545K変異に相当しており，'gain-of-function'の変異と考えられる．

高IgM症を伴う免疫不全症患者より，E1021Kとともに新たなミスセンス変異C416Rが見出された[9]．これも'gain-of-function'の変異と考えられる．

v）PI3K制御サブユニット p85α（PIK3R1）と疾患

種々の腫瘍サンプルのエクソンシークエンシングにより，大腸がん，乳がん，膵臓がん，膠芽腫においてp85α/PIK3R1の変異が見出された[10]．これらの変異の多くはp110サブユニットと結合するiSH2領域で見出されているが，p110との結合能は失っていない．得られた複数のp85α変異体〔N564D，QYL579L（6塩基欠失），Q572del（3塩基欠失）〕を用いて，これらの変異体はp85αによるp110のタンパク質レベルでの安定化機能を保持したままp110の酵素活性に対する抑制機能を消失した'gain-of-function'の変異であることが，*in vitro*および細胞レベルの実験で確認されている．

PIK3R1の1塩基置換に起因するスプライシング異常（iSH2ドメインのアミノ酸434〜475をコードするexon 11のスキップ）による免疫不全症が報告されている[11][12]．これらの症例ではB細胞が少なく，IgGレベルは低いがIgMレベルは高いなど，p110δの活性化

型変異の例と共通点が多い．

2013年に3つのグループから，PIK3R1ヘテロ変異がSHORT症候群の原因となることが報告された[13]〜[15]．SHORT症候群は，低身長（short stature），過伸展（hyperextensibility），眼窩の窪み（ocular depression），Rieger奇形，生歯遅延（teething delay）の頭文字から命名された稀な先天性疾患であり，部分的脂肪萎縮症やインスリン抵抗性が特徴的な症状である．cSH2ドメイン中のR649の変異（R649W）がホットスポットであり，その近傍のフレームシフト変異も複数見出されている[16]．SHORT症候群においてはPI3Kの触媒サブユニットp110の変異は報告されておらず，p85αの変異が複数のp110サブユニット分子種のシグナルへ影響していることも考えられる．

vi）PI3K制御サブユニット p85β（PIK3R2）と疾患

Rivièreらは，MCAP症候群（毛細血管奇形を伴う巨脳症，megalencephaly, capillary malformation, polymicrogyria）およびMPPH症候群（巨頭症・多小脳回症・多趾症・水頭症，megalencephaly, polymicrogyria, polydactyly, hydrocephalus）の3家系についてエクソームシークエンシングを行い，PIK3CA，AKT3に加えて，PIK3R2の変異（G373R）を見出している[17]．G373はnSH2ドメインに位置する．彼らは細胞レベルでPI(3,4,5)P$_3$量を指標にして，この変異がPI3Kの'gain-of-function'となることを確認している．同様にMCAPおよびMPPH症候群から，L401Pの変異も見出されている[18]．

両側性シルビウス溝周囲の多小脳回（bilateral perisylvian polymicrogyria）の患者（一部，MPPHを伴う患者を含む）より，PIK3R2の変異（G373R，K376E）が報告されている[19]．多小脳回におけるSH2ドメイン以外の変異としては，iSH2ドメイン中のD557Hの変異例の報告がある[20]．いずれの変異もp110αの'gain-of-function'を導き，神経細胞の過増殖を引き起こすものと考えられる．

vii）クラスⅠB PI 3-キナーゼ

クラスⅠB PI3Kは触媒サブユニットと活性調節サブユニットのヘテロ二量体である．1つの触媒サブユニット（p110γ/PIK3CG）と2つの活性調節サブユニット（PIK3R5/p101，PIK3R6/p87）が知られている[1]．

触媒サブユニットはクラスⅠA PI3K とほぼ共通のドメイン構造を有しているが，活性調節サブユニットの構造が大きく異なっている（**図1**）．活性調節サブユニットはp101，p87ともに，N末端側にp110γとの結合部位，C末端側に三量体Gタンパク質βγサブユニットの結合部位を有しており，Gβγサブユニットの結合により触媒活性が上昇する．クラスⅠB PI3K は主として，Gタンパク質共役型受容体（GPCR）の受容体刺激によって活性化される．

viii）PI3K 制御サブユニットp101（PIK3R5）と疾患

PIK3R5によりコードされるp101は，クラスⅠBのPI3Kであるp110γがGβγにより活性化されるために重要な活性調節サブユニットである．SETX（RNA/DNAヘリカーゼsenataxinをコードする遺伝子）を責任遺伝子とする常染色体劣性遺伝性脊髄小脳変性症の1つである眼球運動失行を伴う失調症2型（ataxia and oculomotor apraxia type 2）によく似た症例で，SETX遺伝子変異を伴わない患者よりPIK3R5の遺伝子の変異（P629S）が見出されている[21]．P629はGβγ結合ドメインの近傍に位置しているが，種を超えて保存されている領域ではなく，分子機能との関連は明らかとはなっていない．

ix）クラスⅢ PI 3-キナーゼ

クラスⅢ PI 3-キナーゼ（VPS34）は，主にPIを基質としてPI3Pを産生する酵素である．細胞内小胞輸送の制御に関与しており，オートファジーの必須因子の1つとしても知られている．N末端側にC2ドメイン，中央部にhelicalドメイン，C末端側にキナーゼドメインをもち，細胞内では活性調節サブユニットであるp150/VPS15等との複合体として機能していると考えられている．

x）クラスⅢ PI 3-キナーゼ（VPS34/PIK3C3）と疾患

われわれは肥大型心筋症において，VPS34の発現がタンパク質レベルで低下していることを見出し，心筋でVps34遺伝子を欠損させたモデルマウスを作製し，肥大型心筋症を発症することを報告している[22]．この原因はVps34の発現低下に依存してαB-クリスタリンおよびデスミンがタンパク質分解を免れ異常に蓄積するためと示唆される．

xi）PI3K 制御サブユニットp150/VPS15（PIK3R4）と疾患

網膜色素変性症，腎臓障害，発生異常を伴う典型的なciliopathy（繊毛病）のうち，既知の関連遺伝子に変異が見出されなかった家系から，VPS15/PIK3R4のR998Q変異が見出された[23]．R998はWD40リピートに位置する．患者由来の線維芽細胞において繊毛が短くなっており，ゼブラフィッシュのアンチセンスモルフォリノによるzVps15発現抑制によって，発生異常や腎嚢胞の形成などの繊毛病様の表現型が確認されている．加えて，この表現型が野生型のzVps15発現により回復すること，ヒトVPS15のR998Qに相当するzVps15-R976Q変異体では回復しないことが示されている．その分子機構として，VPS15-R998Q変異細胞ではゴルジ体から繊毛へのタンパク質輸送に異常が生じていることがあげられている．

皮質や視神経の萎縮，皮質の異形成などをはじめとする神経発生障害の患者からVPS15のL1224R変異が見出された[24]．L1224はWD40リピート中に位置する．この患者由来の線維芽細胞ではVPS15の発現が低下しているのに加えて，VPS15と複合体を形成するVPS34およびBECLIN1の発現も低下し，オートファジーが低下の指標となるp62の蓄積が認められることから，著者らはVPS15のL1224R変異がVPS34-VPS15-BECLIN1複合体の安定性を低下させると考察している．

2）ホスホイノシタイド 4-キナーゼ

PI 4-キナーゼファミリーには，タイプⅡ（α・β）とタイプⅢ（α・β）の4分子が存在する．アミノ酸配列上はタイプⅢがPI 3-キナーゼに近く，タイプⅡはむしろプロテインキナーゼに近い．

i）タイプⅢ PI 4-キナーゼα（PI4KA）と疾患

C型肝炎ウイルスの増殖に関与するホスト側の因子をsiRNAによりスクリーニングすることで，タイプⅢ PI 4-キナーゼα（PI4KA）が候補因子として報告された[25]．その後，C型肝炎ウイルスのnonstructural protein 5A（NS5A）がPI4KAと結合し，*in vitro*で酵素活性を上昇させること，細胞レベルでPI4P産生を誘導すること，さらにこの両者の結合やPI4KAの活性を阻害するとウイルスの複製が阻害されることが3つのグループによって相次いで報告され，創薬標的分子

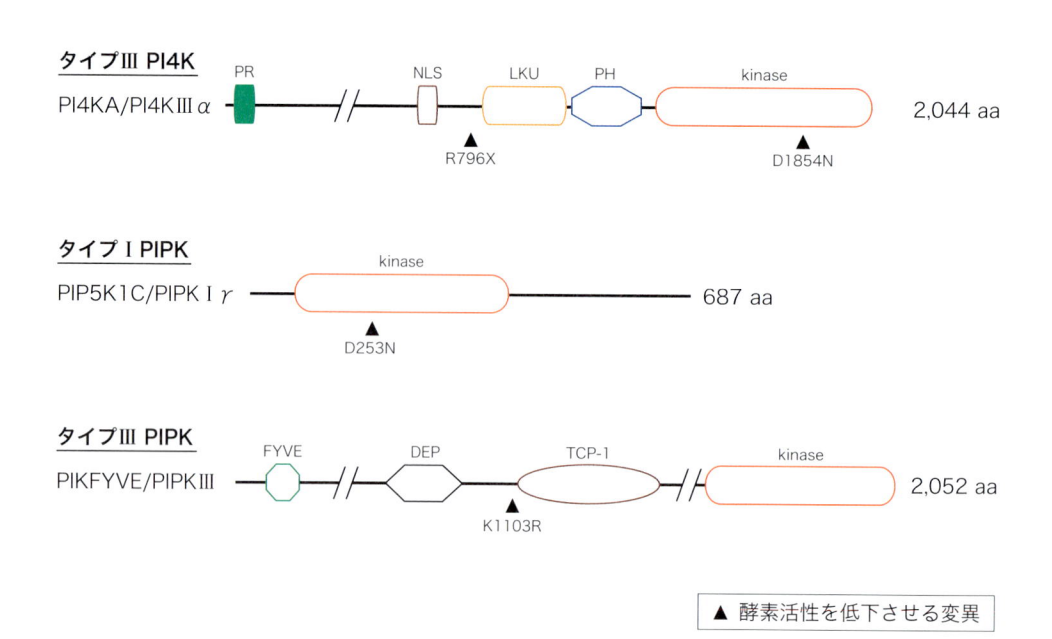

タイプⅢ PI4K
PI4KA/PI4KⅢα — PR — NLS — LKU — PH — kinase — 2,044 aa
R796X D1854N

タイプ I PIPK
PIP5K1C/PIPK I γ — kinase — 687 aa
D253N

タイプⅢ PIPK
PIKFYVE/PIPKⅢ — FYVE — DEP — TCP-1 — kinase — 2,052 aa
K1103R

▲ 酵素活性を低下させる変異

図2　ホスホイノシタイド 4-キナーゼと PIP キナーゼの構造
ここでは，疾患にかかわるアミノ酸置換の変異が報告されているタイプⅢの PI 4-キナーゼα，タイプ I の PIP キナーゼγ，およびタイプⅢの PIP キナーゼのみを示した．

としての可能性も注目された[26]～[28]．一方で，誘導型の *Pi4ka* 遺伝子欠損マウスおよび活性消失型 *Pi4ka* 遺伝子ノックインマウスでは，消化管上皮において致死的な障害が認められた[29]．現在，C 型慢性肝炎治療においては，NS3 プロテアーゼ阻害薬と NS5B ポリメラーゼ阻害薬の併用（合剤名「ハーボニー」）により劇的な効果が認められており，PI4KA を創薬標的とした C 型肝炎の治療法が今後進展する可能性は低いと思われる．

　先天性のシルビウス溝周囲の多小脳回（perisylvian polymicrogyria），小脳低形成（cerebellar hypoplasia）および関節拘縮（arthrogryposis）の患者から PI4KA の変異が見出されている[30]．R796X（未熟熟終止コドン）と D1854N のヘテロ接合変異であった（**図2**）．D1854 はキナーゼドメインに位置する種を超えて保存されたアミノ酸残基であり，D1854N 変異体では PI 4-キナーゼ活性が完全に消失することが確認されており，PI4P 生成の破綻とこれらの病態との関連が注目されている．

ⅱ）タイプⅢ PI 4-キナーゼβ（PI4KB）と疾患

　PI4KB がピコルナウイルス科に属するウイルスの増殖に重要な宿主側の因子であるという報告がある．ア

イチウイルス（Aichi virus）では，ウイルスの5つの nonstructural proteins（2B，2BC，2C，3A，3AB）と宿主の acyl-coenzyme A binding domain containing 3（ACBD3），PI4KB が複合体を形成し，PI4KB を活性化し PI4P を産生することが複製に重要であることが報告されている[31]．また，ポリオウイルス（poliovirus）では，ウイルスの2BC タンパク質が PI4KB を活性化し，産生された PI4P が oxysterol-binding protein（OSBP）を集積させ，非エステル化コレステロールを蓄積させることがウイルスの複製に重要であることが報告されている[32]．

**ⅲ）タイプⅢ PI 4-キナーゼβ（PI4KB）と
　　タイプ I PIP キナーゼα（PIP5K1A）と疾患**

　COSMIC データリソースを用いて，乳がんの62 ％でタイプⅢ PI 4-キナーゼβ（PI4KB）のコピー数が増加していることが見出された[33]．タイプ I PIP キナーゼα（PIP5K1A）は PI4KB とゲノム上で非常に近接した部位（ともに1q21.3）に位置しており，同様にコピー数の増大が認められる．その後，別の観点から PI4KB と PIP5K1A がクラス I の PI3K とともに同一の足場タンパク質 IQGAP1 上に存在することが見出され，

PIから，PI4P，PI(4,5)P$_2$，PI(3,4,5)P$_3$という一連のリン酸化反応を担う複合体として機能している可能性が示唆されている[34]．それ自身はPI(3,4,5)P$_3$を産生しないPI4KBとPIP5K1Aのコピー数の増大が，直接，発がんの原因となりうるPI(3,4,5)P$_3$量の増大へ結びつく機構として非常に興味深い．

3）PIPキナーゼ

PIPキナーゼにはタイプⅠ（α・β・γ），タイプⅡ（α・β・γ），タイプⅢの合計7分子が存在する．いずれもホスファチジルイノシトール一リン酸を基質とするが，タイプⅠはPI4Pを基質としてD–5位をリン酸化して，タイプⅡはPI5Pを基質としてD–4位をリン酸化してともにPI(4,5)P$_2$を産生するのに対して，タイプⅢはPI3Pを基質としてD–5位をリン酸化することでPI(3,5)P$_2$を産生するユニークな活性をもつ．タイプⅠ，タイプⅡはキナーゼドメイン以外に明らかな機能ドメインを有していないが，タイプⅢには酵母から広く保存された3つのドメイン構造がある．N末端側に脂質結合ドメインであるFYVEドメイン，中央部に活性調節因子との結合に重要なDEPドメイン，TCP-1ドメインがあり，C末端側にキナーゼドメインが位置している（**図2**）．

ⅰ）タイプⅠPIPキナーゼβ（PIP5K1B）と疾患

フリードライヒ運動失調症（Friedreich's ataxia：FRDA）はフラタキシン（FXN）遺伝子座におけるGAAトリプレットが原因であり，トリプレットの増幅により，ミトコンドリアのフラタキシン発現量の低下が引き起こされる．FRDA患者由来の細胞では，細胞骨格系の異常が顕著であるが，その原因は不明であった．FXN遺伝子座近傍にはPIP5K1Bが存在しており，GAAトリプレットのサイズに応じてPIP5K1Bの発現量が低下することが見出された[35]．FRDA患者由来の細胞（リンパ球）では，F–アクチンの低下に加えて，PI(4,5)P$_2$量が減少していたが，PIP5K1Bの発現回復によりPI(4,5)P$_2$量，F–アクチン量がともに回復することが認められた．一方，この効果はFXNの発現回復では認められなかった．これらの結果から，FRDAの異常の一部はPIP5K1Bの機能低下に起因するものと示唆されている．

ⅱ）タイプⅠPIPキナーゼγ（PIP5K1C）と疾患

致死性先天的関節拘縮症候群3（lethal congenital contractural syndrome type 3：LCCS3）の原因として，PIP5K1Cのホモ接合変異が報告されている[36]．本報告ではキナーゼドメイン中に位置するD253の変異（D253N）について，PIPキナーゼ活性が大幅に減弱していることが組換え体を用いた*in vitro*のアッセイで示されている．

ⅲ）タイプⅢPIPキナーゼ（PIKFYVE）と疾患

PIKFYVEは，常染色体優性の角膜斑点状ジストロフィー（fleck corneal dystrophy：CFD）の原因遺伝子として同定されている[37]．同報告ではCFDの10家系中8家系において，PIKFYVEのタンパク質短縮となるフレームシフト変異やミスセンス変異，および1アミノ酸置換変異（K1103R）が見出されているが，PI(3,5)P$_2$と病態との関連は不明である．

2 ホスホイノシタイドホスファターゼ

イノシトールリン脂質を基質とするホスファターゼに関しては，脱リン酸化活性を示すイノシトール環のリン酸基の位置と，アミノ酸配列上の相同性に基づき，3–ホスファターゼ，4–ホスファターゼ，5–ホスファターゼと分類されている．本稿では，SACファミリーは上記とは別に分類している．

1）ホスホイノシタイド3–ホスファターゼ

ホスホイノシタイドのD–3位の水酸基を脱リン酸化する活性を有する．がん抑制遺伝子としての役割がよく知られているPTEN，およびPTENと相同性の高いTPTE，TPIPに加えて，X連鎖性ミオパチー（X–linked myotubular myophathy）の原因遺伝子として同定されたmyotubularin（MTM1）および，その相同タンパク質群であるmyotubularin–related proteins（MTMR）ファミリーが存在する（**図3**）．

ⅰ）PTENと疾患

PTENの機能欠失と発がんについてはすでに多くの総説がまとめられており，それらを参照されたい[38]〜[40]．

ⅱ）MTM1と疾患

前述のようにmyotubularin（MTM1）はX連鎖性ミオパチーの原因遺伝子として同定された．遺伝子の全域にわたって数多く（2000年の時点で133種類）の変異が同定されている[41]．ホスファターゼドメインに含まれる活性中心C–X$_5$–Rモチーフおよび，MTMR12

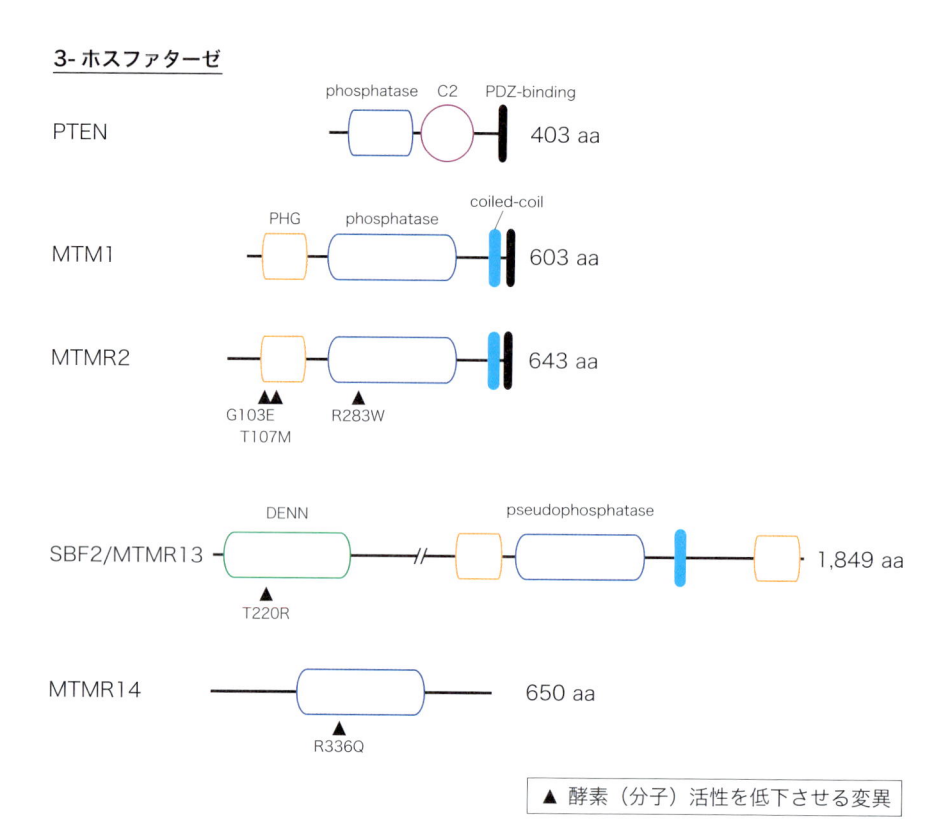

図3　ホスホイノシタイド 3-ホスファターゼの構造
ここでは，疾患にかかわるアミノ酸置換の変異が報告されている PTEN，MTM1，MTMR2，SBF2/MTMR13 および MTMR14 のみを示した．PTEN および MTM1 については，膨大な変異例が報告されている[38]〜[41] ため，ここには図示していない．

との相互作用にかかわる SET-interaction ドメイン（SID）が機能的に重要であると考えられ，軽症の場合には，これらの領域以外の 1 アミノ酸変異である例が多い．

iii）MTMR2と疾患

シャルコー・マリー・トゥース病（Charcot-Marie-Tooth disease type 4B1：CMT4B1）の原因遺伝子として同定された[42]．変異の多くはナンセンス変異やフレームシフトであるが，1 アミノ酸変異（G103E，T107M，R283W）も報告されている．G103 と T107 は PH-GRAM ドメインに，R283 はホスファターゼドメインに位置する．MTMR2 はホモ二量体を形成し，さらに二量体の MTMR13 とヘテロ四量体を形成することで活性化されるが，G103E 変異体および R283W 変異体では，MTMR2 の二量体の形成が阻害されるために機能欠失体となる[43]．

iv）MTMR5/SBF1，MTMR13/SBF2と疾患

MTMR5 と MTMR13 は，ともに自身はホスファターゼ活性を有さず，MTMR2 と結合し活性を調節している[44] [45]．MTMR5/SET binding factor 1（SBF1）は，CMT4B3 の原因遺伝子として，MTMR13/SBF2 は CMT4B2 の原因遺伝子として報告されている[46]〜[48]．CMT4B2 の場合には，MTMR13 の N 末端側のスプライシングサイトの変異やナンセンス変異が起きており，完全な 'loss-of-function' となっていることが予想される．一方，MTMR13 の DENN ドメイン中に位置する T220 のミスセンス変異（T220R）では，ホモ接合であっても CMT4B2 の症状は認められず，血小板減少症となることが報告されている[49]．MTMR13 の DENN ドメインは Rab ファミリーの低分子量 G タンパク質と結合することが知られており，イノシトールリン脂質代謝とは別の機構で血小板減少の病態に関与している

可能性も考えられる.

ⅴ）MTMR14と疾患

常染色体劣性の中心核ミオパチー（centronuclear myopathy）において，MTMR14の変異が見出された[50]．ここで見出された変異は活性中心のC–X$_5$–Rモチーフ中のR336のミスセンス変異（R336Q）であり，*in vitro* でのホスファターゼ活性が大幅に減弱していた．

2）ホスホイノシタイド4–ホスファターゼ

4–ホスファターゼには2つのファミリーに属する4分子が存在する．イノシトールポリリン酸4–ホスファターゼ（INPP4）ファミリーにはINPP4AとINPP4Bの2分子があり，TMEM55A/PIP4P2とTMEM55B/PIP4P1は，イノシトールリン脂質代謝酵素には珍しい膜貫通ドメインを有するファミリーである．INPP4AとINPP4Bは主にPI(3,4)P$_2$を基質としてD–4位を脱リン酸化する活性をもつ一方，TMEM55AとTMEM55BはPI(4,5)P$_2$を基質としてD–4位を脱リン酸化することが報告されている．

ⅰ）INPP4Aと疾患

後脳形成異常を伴うミオクローヌス性てんかん（hidbrain malformation and myoclonic epilepsy）において，INPP4Aのexon 15を含むゲノム領域がホモで欠失（フレームシフト変異による 'loss–of–function' となることが予想される）している症例が報告されている[51]．グルタミン酸作動性のシグナリングが後脳の発達やてんかんの発症に関与していることが知られており，われわれが報告した *Inpp4a* 遺伝子欠損マウスにおいてグルタミン酸作動性シグナルが亢進していた結果[52] と本症例は矛盾しないものである．

ⅱ）INPP4Bと疾患

悪性度の高いトリプルネガティブ乳がんのうち，最も頻度が高いbasal–likeサブタイプ乳がんにおいて，INPP4Bの遺伝子領域のヘテロ接合性の喪失（loss of heterozygosity：LOH）が高頻度で起きており，INNP4Bが重要ながん抑制遺伝子であることが報告されている[53][54]．日本人の乳がんにおいても，INPP4BのLOHが負の予後因子となることが報告されている[55]．加えて，INPP4Bのフレームシフト変異が胃がんと大腸がんで見出されている[56]．われわれは，甲状腺濾胞がんの30％以上でINPP4Bの発現が低下していること，また，マウスにおいては，Inpp4bがPI(3,4,5)P$_3$

ホスファターゼとしてPTENと協調して働くことで，甲状腺発がんに抑制的に働いていることを報告している[57]．一方で，ヒト大腸がんや急性骨髄性白血病（acute myelogenous leukemia：AML）においては，INPP4Bの発現が上昇しているという報告もある[58][59]．AMLの治療抵抗性については，INPP4Bの作用は酵素活性とは無関係であるという報告[60] がある．

3）ホスホイノシタイド5–ホスファターゼ

イノシトールポリリン酸5–ホスファターゼ（INPP5）ファミリーは3つのタイプに分類され，全部で9分子が存在する．タイプⅡにはSynaptojanin 1および2（SYNJ1，SYNJ2），OCRL1，INPP5B，PIPP/INPP5J，SKIP/INPP5Kの6分子，タイプⅢにはSHIP1/INPP5DとSHIP2/NPPL1の2分子，タイプⅣにはPharbin/INPP5Eの1分子が分類される．構造的には，SYNJ1とSYNJ2がN末端側にSACドメイン，中央部に5–ホスファターゼドメインと2つのホスファターゼ触媒ドメインを有しており，他の分子と大きく異なっている（**図4**）．

ⅰ）Synaptojanin 1（SYNJ1）と疾患

2つの独立した研究グループが，常染色体劣性の早期発症パーキンソン病の家系での全エクソームシークエンシングにより，同一のSYNJ1のミスセンス変異（R258Q）を報告している[61][62]．R258はSACドメイン中に位置している．このR258Q変異体では，SACドメインによって触媒されるPI3PもしくはPI4Pに対するホスファターゼ活性がほぼ完全に消失している一方で，異なるドメインによって触媒されるPI(4,5)P$_2$を基質とした際の5–ホスファターゼ活性は残存していた．R258Q変異体に相当する変異を *Synj1* に導入したノックインマウスでは，シナプスにおけるクラスリン被覆の動態異常が認められ，黒質線条体のドーパミン作動性軸索末端におけるジストロフィーが認められ，本変異がパーキンソン病の原因となりうることが示されている[63]．

ⅱ）OCRL1と疾患

OCRL1は，先天性の白内障，知能障害を伴う腎症であるX連鎖性のLowe眼脳腎症候群（Lowe oculocerebrorenal syndorome：OCRL）の原因遺伝子として見出された[64]．その後，OCRL1のコードするタンパク質がPI(4,5)P$_2$ 5–ホスファターゼであることが明ら

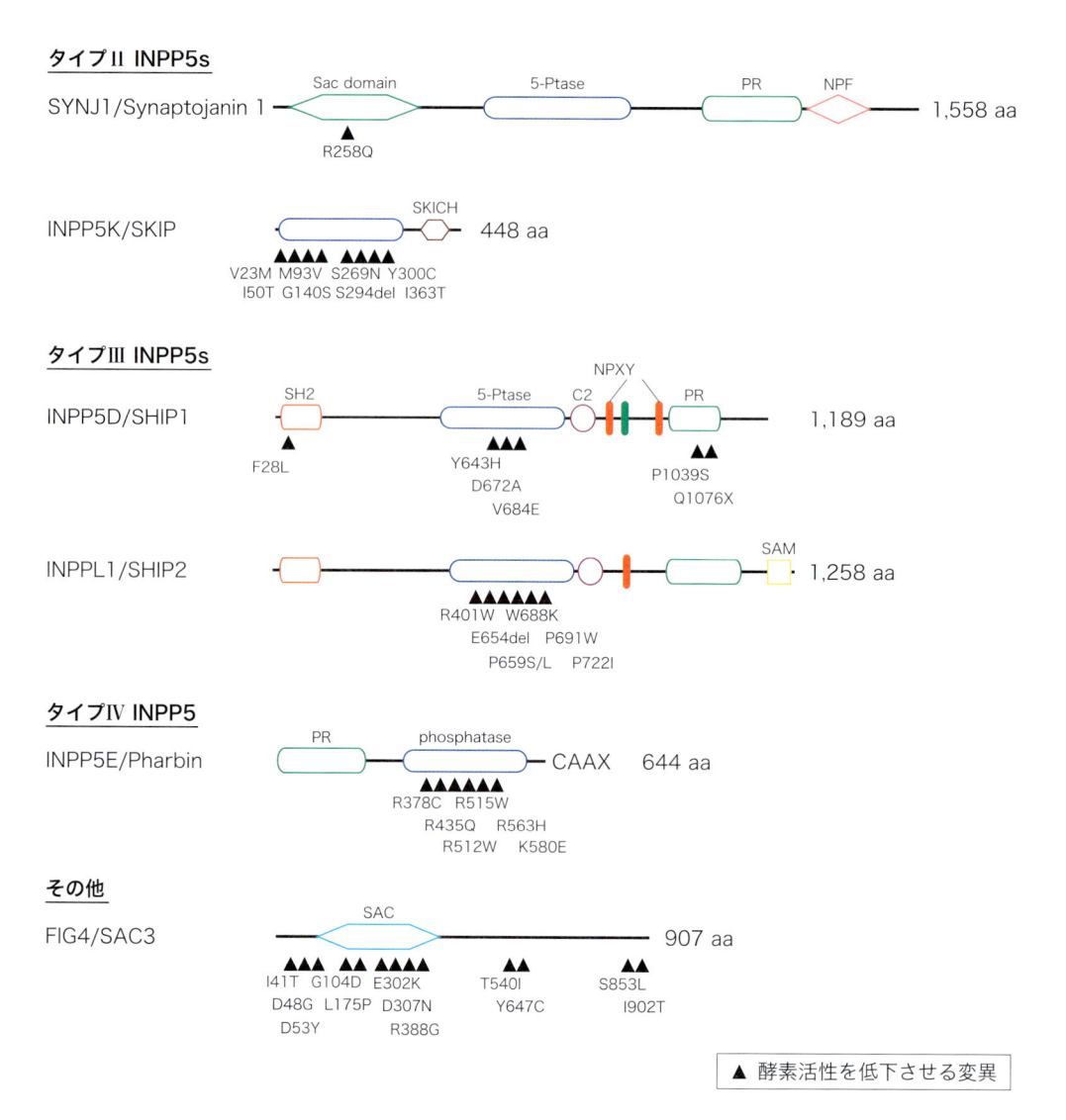

図4　ホスホイノシタイド 5- ホスファターゼと FIG4/SAC3 の構造
ここではタイプⅡに分類される SYNJ1/Synaptojanin 1，INPP5K/SKIP，タイプⅢの INPP5D/SHIP1，INPPL1/SHIP2，およびタイプⅣの INPP5E/Pharbin の 5- ホスファターゼと FIG4/SAC3 のみを示した．

かとなった[65]．OCRL の診断基準の1つは，患者由来の培養皮膚線維芽細胞で OCRL1 の脂質ホスファターゼ活性が減少していること（正常の 10％未満）である．その後，X 連鎖性の近位尿細管機能障害疾患である Dent 病の一部（約15％）で OCRL1 の変異が見出され，Dent 病2型と分類されるに至った[66]．両疾患において OCRL1 の変異は多数報告されているが，興味深いことに Dent 病2型においては，exon 1〜7 におけるフレームシフト変異が大部分であり，exon 8〜23

の変異の大部分は OCRL において見出されている．Dent 病2型では，通常と異なる exon 8 に含まれる翻訳開始点から約 80 kDa のタンパク質がつくられており，この分子が部分的に機能することで OCRL よりも軽い Dent 病2型の症状を呈していると考えられる．OCRL1 と INPP5B はアミノ酸配列上の相同性が高く（約45％），ドメイン構造も保存されている．しかしながら，OCRL 患者由来の線維芽細胞において，OCRL1 に依存した細胞の運動は INPP5B の発現によっては相

補されず[67]，機能的に異なることが示唆される．

iii）SKIP/INPP5Kと疾患

常染色体劣性の先天性筋ジストロフィーの原因として SKIP/INPP5K の変異が連報で報告されている[68][69]．Wiessner らは，白内障と知的障害を伴う8家系の解析で，3種類のミスセンス変異と1アミノ酸欠失変異（I50T，Y300C，I363T，S294del）を見出した．Osborn らは，マリネスコ・シェーグレン症候群（小脳性運動失調と白内障）およびジストログリカン症様の症状を伴う4家系より，4つのミスセンス変異（V23M，M93V，G140S，D269N）と1つのフレームシフト変異を見出した．これらの変異はホスファターゼドメインおよび，SKICH（SKIP carboxyl homology）ドメイン（I363のみ）に位置する．いずれの報告においても，変異により $PI(4,5)P_2$ を基質とした際のホスファターゼ活性が大幅に減弱していることが確認されている．

iv）SHIP1/INPP5Dと疾患

急性骨髄性白血病（acute myeloid leukemia：AML）において，ホスファターゼドメイン中のミスセンス変異（V684E）が見出されている[70]．本変異体は $PI(3,4,5)P_3$ 5-ホスファターゼ活性が大幅に低下しており，細胞レベルでは dominant-negative に働くことが示されている．その後，AML 患者由来の白血球より，さらに14種類のミスセンス変異が見出されている[71]．このうち，ホスファターゼドメインに位置する Y643H，D672A 変異では，ホスファターゼ活性が大幅に減弱していた．また，N 末端の SH2 ドメイン中の F28L 変異では，リン酸化チロシン残基との結合が減弱し，C 末端の proline-rich 領域中の変異（P1039S，Q1076X）では，Grb2 の SH3 ドメインとの結合が阻害された．これらの結果から，他に見出された変異も含めて，SHIP1 の 'loss-of-function' につながる変異であり，PI3K-Akt シグナリングに対する抑制作用が失われることが，AML の原因となっているものと推測される．

v）SHIP2/INPPL1と疾患

常染色体劣性の骨成熟遅延性異形成（opsismodysplasia）の原因遺伝子として，3つの独立したグループよりホモ接合もしくは複合ヘテロ接合変異が報告された[72]〜[74]．変異はホスファターゼドメイン中の変異（R401W，E654del，P659S，P659L，W688K，R691W，P722I）およびフレームシフト変異，ナンセンス変異であり，SHIP2 の機能低下をきたす．これらの知見は SHIP2 が正常な軟骨形成において必須の役割を担っていることを示唆するものである[75]が，その詳細な分子機構については不明な点が多く残されている．

vi）Pharbin/INPP5Eと疾患

常染色体劣性の精神遅滞・体幹肥満・網膜ジストロフィー・小陰茎（mental retardation, truncal obesity, retinal dystrophy, and micropenis：MORM）症候群および，小脳低形成と脳幹異常が特徴的なジュベール（Joubert）症候群の原因遺伝子であることが報告されている[76][77]．ホスファターゼドメイン中で6つのミスセンス変異（R378C，R435Q，R512W，R515W，R563H，K580E）が見出されているが，いずれの変異体においても $PI(3,4,5)P_3$ 5-ホスファターゼ活性が大幅に減弱していた．前述の疾患はいずれも繊毛関連疾患であり，INPP5E が繊毛形成に必須であることは，*Inpp5e* 遺伝子欠損マウスにおいても確認されている．

vii）FIG4/SAC3と疾患

常染色体劣性のシャルコー・マリー・トゥース病（Charcot-Marie-Tooth disease）の4家系より変異が見出され，原因遺伝子として同定された（CMT4J）[78]．その後も多くの変異が報告されているが，大部分がミスセンス変異（I41T）とフレームシフト変異のヘテロ接合変異である[79]．その他には，I41T と E302K（酵母で機能欠失変異体となることが確認されている）および，L17P とフレームシフト変異のヘテロ接合変異が報告されている．ヒト FIG4 の I41T 変異に相当する酵母 FIG4 変異体（I59T）では，野生型 FIG4 の機能を部分的に相補できることが確認されている．CMT4J 患者では，機能的に不完全な FIG4 変異体（I41T）のみが発現しており，そのことが病態の原因となっていると考えられる．

FIG4 の変異が筋萎縮性側索硬化症11（amyotrophic lateral sclerosis 11：ALS11）においても報告されている[80]．ここでは，フレームシフト変異およびナンセンス変異に加えて，5つのミスセンス変異（D48G，D53Y，R388G，Y647C，I902T）が見出されている．興味深いことに，これらの患者は上記のヘ

テロ変異であった．CMT4J患者の家族でFIG4のヘテロ欠損を有する者にはALSの症状は認められなかったが，本報告中でALSの症状が認められた患者よりも若齢であったため，症状が出ていなかった可能性を著者らは示唆している．その後，別グループから，ALS患者より，4つのミスセンス変異（D307N，T540I，Y647C，S853L）が新たに報告されている[81]．

FIG4の変異は，鎖骨頭蓋骨形成−小顎−母指欠損−末節骨欠損（cleidocranial dysplasia with micrognathia, absent thumbs and distal aphalangia）を特徴とするYunis−Varon症候群においても報告されている[82]．FIG4のフレームシフトのホモ接合変異，フレームシフトとミスセンス変異（G104D）のヘテロ接合変異，ミスセンス変異（L175P）のホモ接合変異である．別グループから，スプライシング異常とフレームシフト変異のヘテロ接合変異も報告されている[83]．骨形成の異常は，FIG4欠損マウスにおいても認められ，骨芽細胞におけるFIG4の重要性が示唆される．

3 ホスホリパーゼC（PLC）

哺乳動物のホスホリパーゼC（PLC）には合計13種のアイソフォームが存在し，それらは6種のサブファミリー（β，γ，δ，ε，ζ，η）に分類される[84]．PLCはPI(4,5)P$_2$を基質として，ジアシルグリセロール（DAG）とイノシトール（1,4,5）三リン酸（IP$_3$）に水解する活性を有するカルシウム要求性の酵素である．産生されたIP$_3$はER（小胞体）に存在するIP$_3$レセプターに結合し，Ca^{2+}の放出を導く．一方DAGは形質膜に留まりつつ，プロテインキナーゼC（PKC）をはじめとするキナーゼ群やGTP結合タンパク質の活性調節因子を活性化する．このPLCによるPI(4,5)P$_2$の加水分解は，それ自身重要なシグナル伝達分子として働いているPI(4,5)P$_2$の局所濃度の制御にも重要な役割を担っている．PLCファミリーは分子内に自己抑制性の領域を有するという特性から，アミノ酸変異等による‘gain−of−function’に起因する疾病がいくつか存在している．これらの疾病に対しては，アイソフォーム特異的なPLC阻害剤の開発が有効な治療戦略となりうるものと期待される．

1）PLCβサブファミリー

PLCβには4つのアイソフォーム（β1，β2，β3，β4）が存在しており，PLCβ3が広範に発現している一方，PLCβ2は血球系細胞に，PLCβ1とPLCβ4は神経系組織に高い発現が認められる．PLCβは他のPLCと異なるC末端領域を有しており，C−terminal domain（CTD）とよばれる．CTDは形質膜への局在，およびGα_qをはじめとする他のタンパク質との結合にかかわっている（図5）．

ⅰ）PLCβ1（PLCB1）と疾患

若年性のてんかん患者において，PLCβ1のプロモーター領域およびexon 1−3のホモ欠失が見出されている[85]～[87]．てんかん様症状は*Plcb1*遺伝子欠損マウスにおいても確認されており[88]，脳神経系で重要な役割を担っていると考えられる．

ⅱ）PLCβ4（PLCB4）と疾患

Auriculocondylar症候群（ACS）は小下顎症とクエスチョンマーク型耳介を特徴とする稀な頭蓋および顔面の奇形症候群である．本症候群において，PLCβ4のフレームシフト変異のホモ接合変異が報告された[89]．下顎部形成の際に重要なエンドセリンA型受容体を介したエンドセリンのシグナリングにPLCβ4が関与しており，PLCβ4の変異による‘loss−of−function’が原因だと推察されている．その後もACS患者より，ミスセンス変異やフレームシフト変異が多数報告されている．

ぶどう膜黒色腫（uveal melanoma）において，既知の三量体Gタンパク質αサブユニット（GNA11もしくはGNAQ）の変異が見出されなかったサンプルから，PLCβ4のミスセンス変異（D630Y）が新たに見出された[90]．PLCβ4はGNA11（Gα_{11}）やGNAQ（Gα_q）により活性化されることが知られており，D630Y変異は‘gain−of−function’の変異として，ぶどう膜黒色腫の原因となっていると考えられる．

2）PLCγサブファミリー

PLCγには2つのアイソフォーム（γ1，γ2）があり，PLCγ1はユビキタスに発現しており，PDGF，VEGF，EGF，FGF等の増殖因子刺激によって活性化される．一方，PLCγ2は主として血球系の細胞に発現しており，B細胞抗原受容体（BCR）やFc受容体（FcR）などの刺激依存的に活性化される．PLCγは主

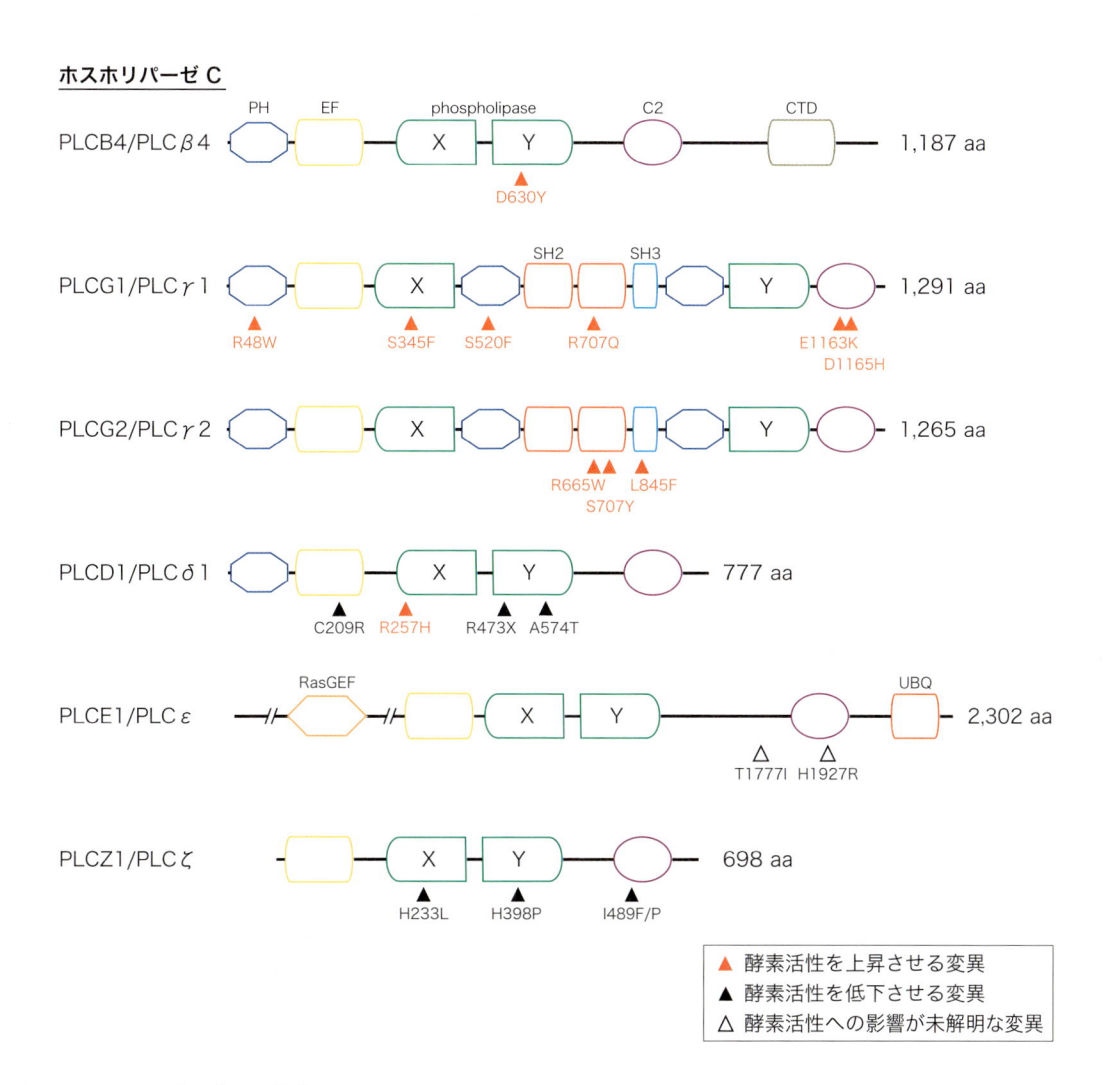

図5　ホスホリパーゼCの構造
　ここでは，疾患にかかわるアミノ酸置換の変異が報告されているPLCβ4，PLCγ1，PLCγ2，PLCδ1，PLCε，およびPLCζのみを示した．

に受容体型および非受容体型のチロシンキナーゼによるリン酸化を受けて活性化される．PLCγは分子内に自己抑制性のドメインを有することもあり，以下にあげるような'gain-of-function'の変異が疾患に関与する例が多く報告されている[91]．

i）PLCγ1（PLCG1）と疾患

　血管肉腫（angiosarcoma）に関与するミスセンス変異（R707Q）が見出されている[92]．R707はPLCγ1の自己抑制性のSH2ドメインに位置しており，このアミノ酸変異によってSH2ドメインの不安定化が導かれ，PLCγ1が異常に活性化されていると推測される．

*Plcg1*遺伝子欠損マウスでは血管発生に異常が見出されており[93]，元来PLCγ1はVEGFのシグナリングに重要な役割を果たしていると考えられる．

　皮膚T細胞性リンパ腫（cutaneous T-cell lymphoma：CTCL）に関与する遺伝子変異としてミスセンス変異（S345F，S520F）が見出された[94]．S345は触媒ドメイン中に，S520はPHドメイン中に位置している．いずれのアミノ酸変異もPLCγ1の活性化を導くことが，細胞レベルでNFATの転写活性化を指標にして示されている．PLCγ1はT細胞受容体シグナリングにおいて中心的な役割を担っており，PLCによって

1章

産生されたIP$_3$によるCa^{2+}上昇は、calmodulin、calcineurin、NFATの経路を活性化する。実際にPLCγ1の変異が認められたCTCLでは、NFATの発現上昇が見出されている。

成人T細胞白血病・リンパ腫（adult T-cell leukemia lymphoma：ATL）を対象とした大規模な遺伝子解析により、36％という高い割合でPLCγ1のミスセンス変異が見出されている[95]。PLCγ1の遺伝子異常は、ATLで見出される最も高頻度な遺伝子異常であった。上述のCTCLで見出されるS345FとS520Fに加えて、R48W、E1163K、D1165Hがより高頻度に見出された。本報告では、PLCγの下流の情報伝達分子としてよく知られるプロテインキナーゼCβ（PRKCB）の変異（構造的に'gain-of-function'が期待されるD427の変異）も高頻度で見出されている。これらの結果から、PLCγ1のR48W、E1163K、D1165Hの変異も、S345FやS520Fと同様に'gain-of-function'を導く変異であると考えられる。

ii）PLCγ2（PLCG2）と疾患

先天性の免疫異常が認められる3家系の解析により、PLCγ2のexon 19を含むゲノム領域、もしくはexon 20-22を含む領域の欠損が見出された[96]。著者らはPLAID（phospholipase Cγ2-associated antibody deficiency and immune dysregulation）症候群という名称を提唱している。PLCγ2のexon 19-22には自己抑制性に働くSH2ドメインがコードされており、これら2つの欠失変異体〔アミノ酸残基ではΔ（646-685）、Δ（686-806）に相当する〕では、いずれも大きくPLC活性が上昇しているが、患者由来のNK細胞においては、NKG2D受容体架橋刺激によるカルシウム上昇や脱顆粒などの細胞応答が大幅に低下している。B細胞受容体刺激時のB細胞においてもPLCγ2が関与するシグナリングの低下が認められ、クラススイッチの低下がPLAIDの抗体欠乏症の原因であると考えられる。

皮膚の水疱、細気管支炎、関節痛、眼炎症、腸炎、および軽度の免疫不全を伴う遺伝性の炎症疾患の家系より、エクソームシークエンシングによりPLCγ2のミスセンス変異（S707Y）が見出されている。著者らはAPLAID（autoinflamation and PLC-γ2-associated antibody deficiency and immune dysregula-

tion）という名称を提唱している。S707は自己抑制性のSH2ドメインに位置しており、S707Y変異を有するPLCγ2は活性が亢進する。PLAIDの場合とは異なり、S707Y変異を有する患者由来の末梢血単核球やB細胞では、細胞内におけるPLCγ2シグナリングが亢進している。

慢性リンパ性白血病治療に用いられるBruton's tyrosine kinase（BTK）阻害剤イブルチニブへの耐性獲得機構を調べるためにエクソームシークエンシングによる解析を行った結果、BTKのミスセンス変異（C481S、イブルチニブはATP結合部位近傍のC481に不可逆的に結合するが、C481S変異BTKでは可逆的な阻害となる）とともに、PLCγ2のS707Yに加えて、R665WとL845Fのミスセンス変異が新規に見つかっている。R665はSH2ドメイン、L845はPHドメインに位置している。両アミノ酸置換とも強いPLCγ2の活性化を引き起こし、B細胞受容体（BCR）シグナリング経路をBTK非依存的に活性化していると考えられる。

3）PLCδサブファミリー

PLCδには3つのアイソフォーム（δ1、δ3、δ4）が存在している（ウシPLCδ2がヒトPLCδ4のホモログであった）。PLCδサブファミリーは構造的には他のサブファミリーと共通するドメイン構造のみを有しており、特異的な構造をもたない。他のサブファミリーと比較して、N末端に存在するPHドメインのPI(4,5)P$_2$への親和性が高いことが特徴としてあげられる。

i）PLCδ1（PLCD1）と疾患

常染色体劣性遺伝の爪甲白斑（leukonychia）の2家系からPLCδ1のC末端切断型の変異（R473が終止コドンへ変化および10塩基欠失により終止コドンが現れるもの）、さらに常染色体優性遺伝の2家系からそれぞれ異なるPLCδ1のミスセンス変異（A574T、C209R）が報告されている[97]。R473Xは'loss-of-function'変異となることが細胞レベルで実験的に確認されているが、A574T、C209Rの2つの変異については詳細に解析されておらず、優性遺伝となるのがdominant-negativeな効果によるものなのかどうかは不明である。その後、PLCδ1の一塩基置換に起因するスプライシング異常（exon 6のスキップ）も、常染

色体劣性遺伝の爪甲白斑の原因となることが報告されている[98].

PLCδ1のミスセンス変異（R257H）が, 冠動脈スパズムの患者から対照群よりも高率で見出されている[99]. この変異を有するPLCδ1は*in vitro*では低濃度のCa²⁺イオン存在下において野生型よりも高いPI(4,5)P₂水解活性を示し, 細胞レベルでは野生型と比較してアセチルコリン応答性のカルシウム上昇が増大することが示されており, 'gain-of-function'の変異であると考えられる. このPLCδ1変異体を平滑筋特異的に発現させたトランスジェニックマウスにおいて冠動脈スパズムの病態が再現されており[100], PLCδ1の活性化が病態の発症にかかわる可能性が示唆される.

4）PLCε

PLCεはPLCファミリーのなかで最も大きな分子で, C末端にRas-association (RA) 1ドメイン, RA2ドメインを有しており, 低分子量Gタンパク質RasやRapの結合により活性化される. PLCεは1分子種のみが存在する.

ⅰ）PLCε（PLCE1）と疾患

食道がん（esophageal cancer）および胃がん（gastric cancer）で, C2ドメインのミスセンス変異（H1927R）, 触媒ドメインのミスセンス変異（T1777I）等, アミノ酸置換を伴うPLCεの感受性遺伝子多型が多数報告されている[101)102]. H1927Rのヘテロ変異を有する食道がんの細胞株では, PLCεのmRNAレベルが顕著に増大しており, タンパク質レベルでも上昇が認められる[103]. 酵素活性自身への影響は不明だが, 細胞レベルで考えれば'gain-of-function'につながる変異と思われる.

5）PLCζ

PLCζはPLCファミリーで唯一PHドメインをもたず, 最も小さな分子である. PLCδ1と比較して100倍ほどCa²⁺感受性が強く, EC_{50}が80 nM程度である. 組織発現分布は精巣に限局している.

ⅰ）PLCζ（PLCZ1）と疾患

男性不妊の患者より, PLCζのミスセンス変異が2種類（H233L, H398P）見出されている[104)〜106]. H233とH398は, それぞれ触媒サブユニットを構成しているXドメインとYドメインに位置する. マウスの卵母細胞にPLCζのcRNAをマイクロインジェク

ションすると, 受精時と同様のCa²⁺のオシレーションが観察される. しかし, H233LおよびH398Pの変異PLCζのcRNAをマイクロインジェクションした場合には, 野生型に比べて非常に微弱なCa²⁺濃度の上昇しか引き起こされなかったり, オシレーションが全く認められなかったりした. これらの機構としては形質膜への局在の低下（H233L変異で認められた）, PLCζタンパク質の安定性の低下による短寿命化（H233L・H398P二重変異で認められた）などがあげられているが, より詳細な検討が必要だと思われる.

2016年に新たなPLCζのミスセンス変異（I489F, I489P）が見出された[107)108]. I489はC末端のC2ドメイン内に位置する. 先に見つかった2つの変異同様に, I489F変異PLCζはマウス卵母細胞でのCa²⁺のオシレーションを十分に引き起こすことができない. 一方でI489F変異体では, *in vitro*でのPLC活性やCa²⁺による活性化能には差がないことを確認している. PLCζのI489F変異体では, PI(4,5)P₂への結合能は野生型と変わらない一方で, PI3PおよびPI5Pへの結合が大幅に低下していることが示された. これらの結果から, 著者らはPLCζのC2ドメインを介したPI3P, PI5Pあるいは別の因子への結合が受精に必須であることを示唆している.

おわりに

次世代シークエンサーに代表される遺伝子解析技術の進展の結果, イノシトールリン脂質代謝酵素の変異と疾患の関連性を示唆する知見は飛躍的に増大している. 今後, 質量分析法を含めた脂質解析技術の発展によって, 代謝酵素の遺伝子レベルでの変化に限らない, 生活習慣等の環境因子を背景としたイノシトールリン脂質クオリティの変化が, より明確に捉えられ, 疾患制御に広く役立つことが期待される.

文献

1）Sasaki T, et al : Prog Lipid Res, 48 : 307-343, 2009
2）Zhao L & Vogt PK : Oncogene, 27 : 5486-5496, 2008
3）Ligresti G, et al : Cell Cycle, 8 : 1352-1358, 2009
4）Dbouk HA, et al : PLoS One, 8 : e63833, 2013
5）Pazarentzos E, et al : Oncogene, 35 : 1198-1205, 2016

6）Nakanishi Y, et al：Cancer Res, 76：1193–1203, 2016
7）Angulo I, et al：Science, 342：866–871, 2013
8）Lucas CL, et al：Nat Immunol, 15：88–97, 2014
9）Crank MC, et al：J Clin Immunol, 34：272–276, 2014
10）Jaiswal BS, et al：Cancer Cell, 16：463–474, 2009
11）Lucas CL, et al：J Exp Med, 211：2537–2547, 2014
12）Deau MC, et al：J Clin Invest, 124：3923–3928, 2014
13）Chudasama KK, et al：Am J Hum Genet, 93：150–157, 2013
14）Dyment DA, et al：Am J Hum Genet, 93：158–166, 2013
15）Thauvin-Robinet C, et al：Am J Hum Genet, 93：141–149, 2013
16）Bárcena C, et al：BMC Med Genet, 15：51, 2014
17）Rivière JB, et al：Nat Genet, 44：934–940, 2012
18）Nakamura K, et al：Clin Genet, 85：396–398, 2014
19）Mirzaa GM, et al：Lancet Neurol, 14：1182–1195, 2015
20）Terrone G, et al：Eur J Hum Genet, 24：1359–1362, 2016
21）Al Tassan N, et al：Hum Mutat, 33：351–354, 2012
22）Kimura H, et al：JCI Insight, 2：e89462, 2017
23）Stoetzel C, et al：Nat Commun, 7：13586, 2016
24）Gstrein T, et al：Nat Neurosci, 21：207–217, 2018
25）Borawski J, et al：J Virol, 83：10058–10074, 2009
26）Reiss S, et al：Cell Host Microbe, 9：32–45, 2011
27）Lim YS & Hwang SB：J Biol Chem, 286：11290–11298, 2011
28）Berger KL, et al：J Virol, 85：8870–8883, 2011
29）Vaillancourt FH, et al：J Virol, 86：11595–11607, 2012
30）Pagnamenta AT, et al：Hum Mol Genet, 24：3732–3741, 2015
31）Ishikawa-Sasaki K, et al：J Virol, 88：6586–6598, 2014
32）Arita M：Microbiol Immunol, 58：239–256, 2014
33）Waugh MG：J Cancer, 5：790–796, 2014
34）Choi S, et al：Nat Cell Biol, 18：1324–1335, 2016
35）Bayot A, et al：Hum Mol Genet, 22：2894–2904, 2013
36）Narkis G, et al：Am J Hum Genet, 81：530–539, 2007
37）Li S, et al：Am J Hum Genet, 77：54–63, 2005
38）前濱朝彦，鈴木　聡：実験医学, 33：2479–2485, 2015
39）Hopkins BD, et al：Trends Biochem Sci, 39：183–190, 2014
40）Dillon LM & Miller TW：Curr Drug Targets, 15：65–79, 2014
41）Laporte J, et al：Hum Mutat, 15：393–409, 2000
42）Bolino A, et al：Nat Genet, 25：17–19, 2000
43）Luigetti M, et al：J Peripher Nerv Syst, 18：192–194, 2013
44）Kim SA, et al：Proc Natl Acad Sci U S A, 100：4492–4497, 2003
45）Berger P, et al：Proc Natl Acad Sci U S A, 100：12177–12182, 2003
46）Berger P, et al：Hum Mol Genet, 15：569–579, 2006
47）Azzedine H, et al：Am J Hum Genet, 72：1141–1153, 2003
48）Senderek J, et al：Hum Mol Genet, 12：349–356, 2003
49）Abuzenadah AM, et al：J Thromb Thrombolysis, 36：501–506, 2013
50）Tosch V, et al：Hum Mol Genet, 15：3098–3106, 2006
51）Sheffer R, et al：Neurogenetics, 16：23–26, 2015
52）Sasaki J, et al：Nature, 465：497–501, 2010
53）Gewinner C, et al：Cancer Cell, 16：115–125, 2009
54）Fedele CG, et al：Proc Natl Acad Sci U S A, 107：22231–22236, 2010
55）Tokunaga E, et al：Breast, 25：62–68, 2016
56）Choi EJ, et al：Pathol Oncol Res, 22：653–654, 2016
57）Kofuji S, et al：Cancer Discov, 5：730–739, 2015
58）Dzneladze I, et al：Leukemia, 29：1485–1495, 2015
59）Guo ST, et al：Oncogene, 35：3049–3061, 2016
60）Rijal S, et al：Blood, 125：2815–2824, 2015
61）Krebs CE, et al：Hum Mutat, 34：1200–1207, 2013
62）Quadri M, et al：Hum Mutat, 34：1208–1215, 2013
63）Cao M, et al：Neuron, 93：882–896.e5, 2017
64）Attree O, et al：Nature, 358：239–242, 1992
65）Zhang X, et al：Proc Natl Acad Sci U S A, 92：4853–4856, 1995
66）Hichri H, et al：Hum Mutat, 32：379–388, 2011
67）Coon BG, et al：Hum Mol Genet, 18：4478–4491, 2009
68）Wiessner M, et al：Am J Hum Genet, 100：523–536, 2017
69）Osborn DPS, et al：Am J Hum Genet, 100：537–545, 2017
70）Luo JM, et al：Leukemia, 17：1–8, 2003
71）Brauer H, et al：Cell Signal, 24：2095–2101, 2012
72）Huber C, et al：Am J Hum Genet, 92：144–149, 2013
73）Below JE, et al：Am J Hum Genet, 92：137–143, 2013
74）Iida A, et al：J Hum Genet, 58：391–394, 2013
75）Fradet A & Fitzgerald J：J Hum Genet, 62：135–140, 2017
76）Jacoby M, et al：Nat Genet, 41：1027–1031, 2009
77）Bielas SL, et al：Nat Genet, 41：1032–1036, 2009
78）Chow CY, et al：Nature, 448：68–72, 2007
79）Nicholson G, et al：Brain, 134：1959–1971, 2011
80）Chow CY, et al：Am J Hum Genet, 84：85–88, 2009
81）Osmanovic A, et al：Eur J Hum Genet, 25：324–331, 2017
82）Campeau PM, et al：Am J Hum Genet, 92：781–791, 2013
83）Nakajima J, et al：J Hum Genet, 58：822–824, 2013
84）Gresset A, et al：Subcell Biochem, 58：61–94, 2012
85）Kurian MA, et al：Brain, 133：2964–2970, 2010
86）Poduri A, et al：Epilepsia, 53：e146–e150, 2012
87）Ngoh A, et al：Dev Med Child Neurol, 56：1124–1128, 2014
88）Böhm D, et al：Mol Cell Neurosci, 21：584–601, 2002
89）Kido Y, et al：Am J Med Genet A, 161A：2339–2346, 2013
90）Johansson P, et al：Oncotarget, 7：4624–4631, 2016
91）Koss H, et al：Trends Biochem Sci, 39：603–611, 2014
92）Behjati S, et al：Nat Genet, 46：376–379, 2014
93）Liao HJ, et al：J Biol Chem, 277：9335–9341, 2002
94）Vaqué JP, et al：Blood, 123：2034–2043, 2014
95）Kataoka K, et al：Nat Genet, 47：1304–1315, 2015

96) Ombrello MJ, et al：N Engl J Med, 366：330-338, 2012
97) Kiuru M, et al：Am J Hum Genet, 88：839-844, 2011
98) Farooq M, et al：Br J Dermatol, 167：946-949, 2012
99) Nakano T, et al：Circulation, 105：2024-2029, 2002
100) Shibutani S, et al：Circulation, 125：1027-1036, 2012
101) Wang LD, et al：Nat Genet, 42：759-763, 2010
102) Tyutyunnykova A, et al：J Cancer, 8：716-729, 2017
103) Wang LD, et al：Mol Carcinog, 52 Suppl 1：E80-E86, 2013
104) Heytens E, et al：Hum Reprod, 24：2417-2428, 2009
105) Kashir J, et al：Fertil Steril, 98：423-431, 2012
106) Kashir J, et al：Hum Reprod, 27：222-231, 2012
107) Nomikos M, et al：Biochem J, 474：1003-1016, 2017
108) Escoffier J, et al：Hum Mol Genet, 25：878-891, 2016

＜筆頭著者プロフィール＞
高須賀俊輔：1994年，東京大学薬学部卒業（堅田利明教授），'99年，東京大学大学院薬学系研究科博士課程修了，広島大学医学部総合薬学科（櫨木修教授），住友化学工業株式会社を経て，2005年より現所属.

3. リゾリン脂質のリポクオリティ

青木淳賢

リゾリン脂質はグリセロールあるいはスフィンゴシン骨格に1本の脂肪酸鎖をもち，数多くのGPCRを介しメディエーター分子として生体内で多彩な機能をもつ．特に，グリセロリゾリン脂質はその極性頭部，脂肪酸の種類と結合位置の違いによりさまざまな分子種が存在し，それらが異なった生物活性を示す．他の脂質メディエーターと比較してリゾリン脂質のリガンド認識は比較的ゆるい．リゾリン脂質のリポクオリティはリン脂質生合成レベルである程度規定され，さらに受容体・産生酵素レベルで認識され，最終的に，その生物活性を規定する．

はじめに

"脂質"という言葉を考えてみよう．"英語"では"lipid"であるが，日本語では動植物由来の"あぶら"を意味する"脂"に加え，なぜか"質"という漢字が加わる．つまり，"脂質"は"脂（あぶら）の質"，つまり，"lipo-quality（リポクオリティ）"なのである．

この言葉から類推するに，日本人は"脂の質"を重要視する民族であったに違いない．事実，魚のω3脂肪酸に代表される日本食に含まれる脂質は世界中から脚光を浴びている．ちなみに脂質は中国語では"脂质"と表記され，"质"という漢字は"質"と同等だということだ．中国でも古来から"脂の質"は大事だったのであろうか？ 本稿では，一本脚のリン脂質，リゾリン

［略語］

2-AG：2-arachidonoylglycerol
　（2-アラキドニルグリセロール）
ATX：autotaxin（オートタキシン）
GPCR：G protein-coupled receptor
　（Gタンパク質共役型受容体）
LPA：lysophosphatidic acid
　（リゾホスファチジン酸）
LPC：lysophosphatidylcholine
　（リゾホスファチジルコリン）
LPG：lysophosphatidylglycerol
　（リゾホスファチジルグリセロール）
LPGlc：lysophosphatidylglucose
　（リゾホスファチジルグルコース）

LPI：lysophosphatidylinositol
　（リゾホスファチジルイノシトール）
LysoPS：lysophosphatidylserine
　（リゾホスファチジルセリン）
NSAIDs：non-steroidal anti-inflammatory
　drugs（非ステロイド性抗炎症薬）
PLA₁：phospholipase A_1（ホスホリパーゼ A_1）
PUFA：polyunsaturated fatty acid
　（高度不飽和脂肪酸）
S1P：sphingosine 1-phosphate
　（スフィンゴシン1リン酸）

Lipoquality of lysophospholipid mediators
Junken Aoki：Graduate School of Pharmaceutical Sciences, Tohoku University（東北大学大学院薬学研究科分子細胞生化学分野）

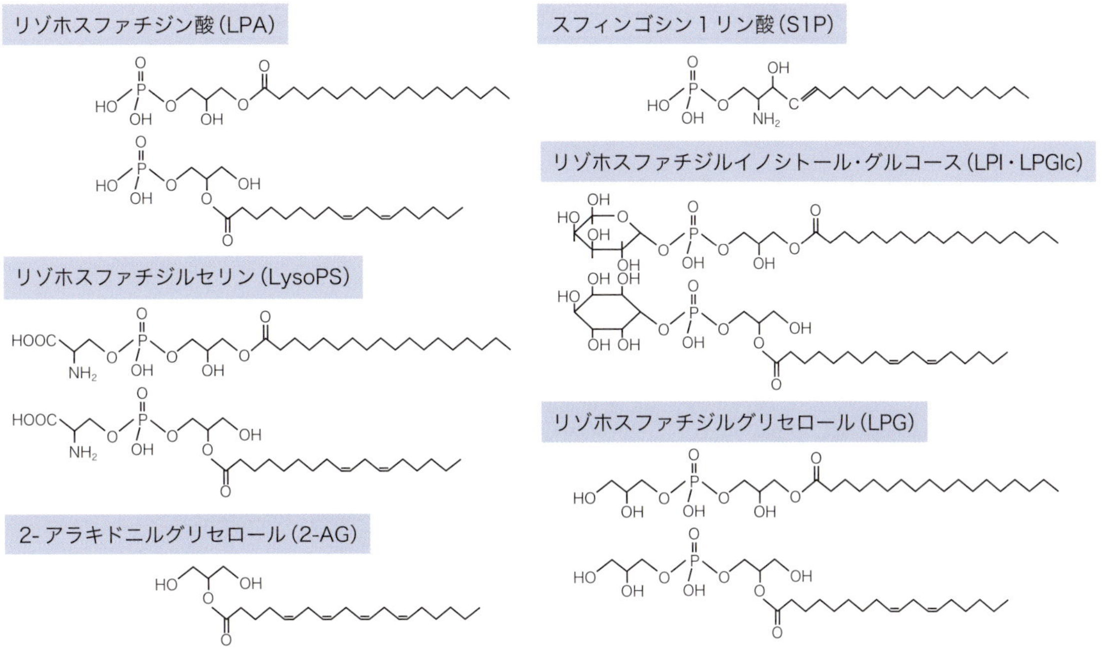

リゾホスファチジン酸（LPA）

スフィンゴシン１リン酸（S1P）

リゾホスファチジルイノシトール・グルコース（LPI・LPGlc）

リゾホスファチジルセリン（LysoPS）

リゾホスファチジルグリセロール（LPG）

2-アラキドニルグリセロール（2-AG）

図1　リゾリン脂質メディエーターの構造
　　代表的なリゾリン脂質メディエーターの構造をあげる．LPA, LysoPS, LPI, LPG, LPGlc はグリセロール骨格を，S1P はスフィンゴシン骨格をもつ．LPA の脂肪酸は，グリセロール骨格の sn-1 位に結合する場合と sn-2 位に結合する場合があり，また，その脂肪酸種も異なる．リゾリン脂質ではないが，カンナビノイド（CB）受容体の内在性リガンドである 2–アラキドニルグリセロール（2-AG）の構造も併記する．

脂質のリポクオリティを考える．

1 リゾリン脂質とは

　リン脂質は通常２本の脚，すなわち，脂肪酸をもつ．リン脂質は生体膜を構成する主要な成分である．一方，本稿の主役であるリゾリン脂質は脂肪酸を１本だけもつ，すなわち，片脚のリン脂質である（**図1**）[1]．リン脂質の極性頭部に多様性があるのと同様に，リゾリン脂質もその極性頭部の構造により分類される．例えば，極性頭部にコリンをもつリゾリン脂質はリゾホスファチジルコリン（LPC），L–セリンをもつリゾリン脂質をリゾホスファチジルセリン（LysoPS）という（**図1**）．リゾリン脂質はまたグリセロ骨格とスフィンゴ骨格に大別され，それぞれに結合する極性基とアシル基の種類の組合わせにより多数の分子種が存在する．古くからあるリゾリン脂質は培養細胞レベルや個体に投与するとさまざまな薬理作用を引き起こすことが知ら

れていた．しかし，生体内で実際にこれらリゾリン脂質が産生されて生理機能を発揮しているかどうかはほとんどわかっていなかった．リゾリン脂質はペプチド性のシグナル分子とは異なりゲノムに直接コードされておらず，その内在性の機能を解析するには産生酵素や受容体の同定が必須であったためである．この20年の間に産生酵素や受容体が次々に同定され，遺伝子ノックアウト（KO）マウスやヒトの疾患患者などに関する知見が飛躍的に蓄積されたことで，リゾリン脂質が生体内で数々の生理的・病理的役割を担うことが明らかになってきた[2)3)]．

　リゾリン脂質の物理化学的特徴は，親水基であるリン酸基と疎水性のアシル基を有することにある（**図1**）．この特徴により，細胞膜を構成するジアシルリン脂質（アシル基を２本有するリン脂質）に比べ疎水性が低下しており，容易に細胞膜から遊離して作用する．また，リゾリン脂質は脱リン酸化や脱アシル化・再アシル化反応を受けてすみやかに消去される．このように生体

表　リゾリン脂質メディエーター —受容体，発現細胞，機能，ヒト病態—

	受容体	発現細胞	機能	関与する病態
LPA	LPA$_1$	神経細胞，線維芽細胞，骨芽細胞，軟骨細胞	神経細胞死抑制，細胞移動，軟骨形成，ミエリン化	線維症，神経因性疼痛，軟骨形成不全，水頭症
	LPA$_2$	リンパ球，小腸上皮細胞	細胞死の抑制	放射線障害，抗がん剤による細胞死抑制
	LPA$_3$	子宮，精巣，肺	着床	子宮内膜症
	LPA$_4$	血管内皮細胞，間質細胞	胎児血管形成，造血	?
	LPA$_5$	血球細胞	免疫抑制	?
	LPA$_6$	上皮細胞，血管内皮細胞，単球，マクロファージ	胎児血管形成，毛包形成	先天性乏毛症
S1P	S1P$_1$	リンパ球，血管内皮細胞	胎児血管形成，リンパ球の動態制御，内皮細胞バリア	自己免疫疾患，多発性硬化症
	S1P$_2$	多くの細胞	血管張力，内皮細胞バリア，内耳機能の維持	難聴，てんかん
	S1P$_3$	多くの細胞	内皮細胞バリア	?
	S1P$_4$	リンパ球	?	?
	S1P$_5$	オリゴデンドロサイト，NK細胞	?	?
LysoPS	LPS$_1$/GPR34	Mφ，単球，ミクログリア	ウイルス感染時のサイトカイン産生	?
	LPS$_2$	リンパ球	免疫抑制	自己免疫疾患？
	LPS$_{2L}$	リンパ球	免疫抑制	?
	LPS$_3$	リンパ球	免疫抑制	バセドー病
LPI/LPG/LPGlc	GPR55	神経細胞，破骨細胞，リンパ球	神経軸索誘導，骨代謝促進，免疫抑制	神経因性疼痛，パーキンソン病

に豊富に存在するジアシルリン脂質から産生され，細胞外に遊離し，直ちに消去されるという特性は，リゾリン脂質がメディエーター分子としての機能を獲得してきた大きな要因であろう．実際，これまでに20種類弱のGタンパク質共役型受容体（GPCR）がリゾリン脂質の受容体として同定され，リゾリン脂質の示す多様な生理機能の大部分を担うことが明らかになってきている（**表**）．シグナル分子として生理活性を発揮する脂質としてはプロスタグランジン，ロイコトリエン，ステロイドなどがあまりにも有名であり，これら脂質分子はアスピリンに代表される非ステロイド性抗炎症薬（NSAIDs）の標的であったり，薬そのものだったりする．リゾリン脂質もそのような薬の標的である可能性は高く，現在，幅広い角度からの創薬応用が試みられている．そのようななかで，スフィンゴシン1リン酸（S1P）の受容体作動薬FTY720（フィンゴリモド）が免疫抑制剤として脚光を浴びたのは記憶に新しい[4]．

リゾリン脂質のもう1つの特徴は，それが細胞外すなわち血液中に存在するということである．リゾリン脂質は細胞膜やリポタンパク質から生じ，また後述するようにリゾリン脂質の産生酵素，基質ともに血液中に存在している．したがって，ヒトの臨床の意義を追求する場合，比較的材料として得やすい血液サンプル（血漿や血清）を解析することができる．

2 リゾリン脂質の構造の特徴

ここで代表的なリゾリン脂質であるリゾホスファチジン酸（LPA）とスフィンゴシン1リン酸（S1P）の構造に着目してみよう．LPAはグリセロール骨格に1本

のアシル基とリン酸基が結合した構造をもち，最も単純な構造のグリセロリン脂質である（**図1**）．ここで強調しておきたい点は，LPAは結合する脂肪酸の分子種（オレイン酸やアラキドン酸等）とそのグリセロール骨格での結合位置により，多数のLPA分子種が存在するということである．同様なことが他のグリセロリゾリン脂質，例えば，リゾホスファチジルコリン（LPC）やリゾホスファチジルセリン（LysoPS）に対してもいえる．一方，スフィンゴリゾリン脂質であるS1Pにはこのような多様性はない．つまり，分子種の多様性という点ではLPAやLysoPSのようなグリセロリゾリン脂質がスフィンゴリゾリン脂質よりはるかに多様性がある．後述するように，このグリセロリゾリン脂質分子種の多様性はそれぞれの分子機能の多様性を反映する．

さらにこれらLPAの構造の違いにより，受容体活性化能や生理活性が異なることがわかってきている[5)～7)]．LPAは特異的機構でさまざまな分子種として産生され，GPCR型の受容体を介しその機能を発揮する．現在，液体クロマトグラフィーと質量分析計を組合わせることで，LPAやLysoPSの脂肪酸の種類や結合位置を区別して検出することが可能となっている．一方，S1PはLPAと非常によく似た構造をもつ．その違いは，LPAがグリセロール骨格をもつのに対してS1Pはスフィンゴシン骨格をもつ点である（**図1**）．また，LPAの場合，多様な脂肪酸がエステル結合でグリセロール骨格に結合し，また，その結合位置も異なるのに対して，S1Pは脂肪酸部分がスフィンゴシン骨格の一部になっている．

3 リゾリン脂質受容体

古くからさまざまな細胞レベル・個体レベルでの薬理実験により，LPAとS1Pは細胞遊走，細胞形態変化，細胞増殖促進など共通の薬理作用を示し，それらがGタンパク質共役型受容体（GPCR）を介して細胞応答を起こすものと考えられていた．両者は構造が酷似しているため，共通の受容体を共有しているものと考えられていた．1996年に米国のJerold Chunらによりよって GPCR型LPA受容体（LPA$_1$）が最初のリゾリン脂質に対する受容体として報告された[8)]．また，この受容体は8つのメンバーからなるendothelial differentiation gene（EDG）ファミリーに属し，続いて他のEDGファ

ミリー遺伝子のクローニングと性状解析が行われ，さらに2つのLPA受容体（EDG2/LPA$_2$, EDG7/LPA$_3$）が同定された[9) 10)]．1998年にEDGファミリーに属するEDG1受容体がS1P受容体であることが報告され，さらに，残りの4つのGPCR（EDG3, EDG5, EDG6, EDG8）はスフィンゴシン1リン酸（S1P）受容体であることもほぼ同時期に明らかになった．2003年になり，ATPなどの核酸を認識すると考えられており，系統樹的にEDGファミリーと離れた場所に位置するP2Y受容体ファミリーのなかに4番目のLPA受容体P2Y9（後にLPA$_4$と命名）が同定された[11)]．続いて，2006年にLPA$_4$とアミノ酸レベルで34％の相同性をもつGPR92（後にLPA$_5$と命名）がLPA受容体であることが報告された[12)]．LPA$_5$についてはLPAと類似した構造のファルネシルピロリン酸（FPP）にも反応することが示された[13)]．2009年にP2Y5が6番目のLPA受容体LPA$_6$であることが示された[7)]．現在では，LPA受容体タンパク質はLPA$_1$～LPA$_6$，S1P受容体はS1P$_1$～S1P$_5$という名称が広く受け入れられている（**図2**）．

一方，2007年に杉浦らはオーファンGPCRであったGPR55がリゾホスファチジルイノシトール（LPI）に応答することを報告した[14)]．その後いくつかのラボからLPIのGPR55への反応性の追試報告がされたが，このGPR55には近縁のホモログが報告されなかったこと，LPIの構造類似体を用いたSAR（structure activity relationship）解析が行われなかったこと，LPIの産生系が不明瞭であることなどから，LPIがGPR55の真のリガンドであるかについては未解明な部分が残されている．一方，杉浦らはGPR55がリゾホスファチジルグリセロール（LPG）にも応答することを示しており[14)]，この結果は筆者らも追試して確認している．一方，2015年筆者らは上口・平林らとの共同研究で，GPR55が極性頭部にグルコースを有するリゾホスファチジルグルコース（LPGlc）に応答すること，少なくとも脳の特定部位においてはLPGlcがGPR55の内在性のリガンドであることを示した[15)]．このようなことから，GPR55は糖を極性頭部にもつ，糖含有リゾリン脂質の受容体であると考えられる．

2006年に，武田薬品工業の須郷，森らはGPR34がマスト細胞の脱顆粒に関与するリゾホスファチジルセリン（LysoPS）受容体であると報告した[16)]．この報告

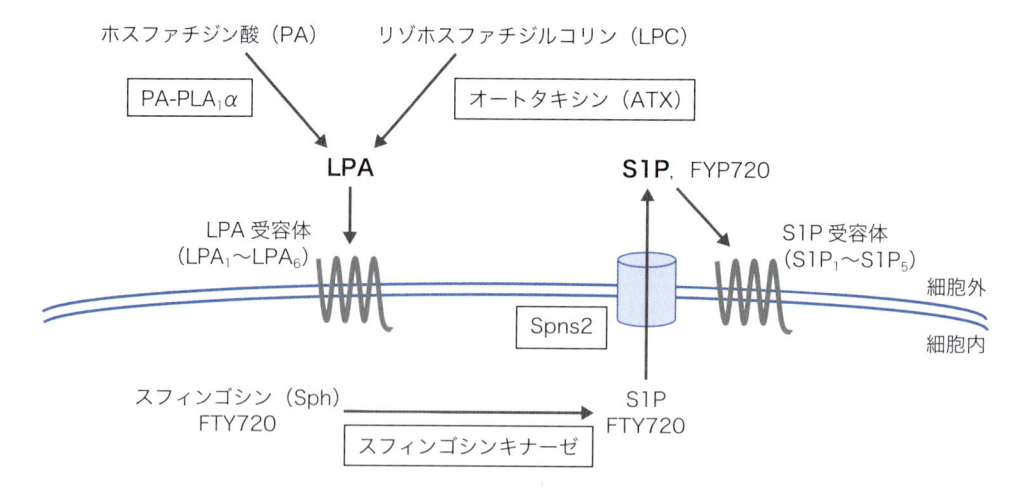

図2　LPA, S1P の産生系と作用経路
LPA はグリセロリン脂質の加水分解により生じる．ホスファチジン酸（PA）の sn-1 位の脂肪酸が PA–PLA$_1\alpha$ により取り除かれる経路と，リゾホスファチジルコリン（LPC）などのリゾリン脂質の極性頭部がオートタキシン（ATX）の作用により取り除かれ産生される経路がある．一方，S1P はスフィンゴシンがスフィンゴシンキナーゼによりリン酸化されて産生される．細胞内で産生された S1P は免疫抑制剤 FTY720（フィンゴリモド）とともに特異的トランスポーターである Spns2 により細胞外に運ばれる．他のリゾリン脂質メディエーターの産生経路はわかっていない．

は，追試されている部分とそうでない部分を含み，例えば，GPR34 KO マウスではマスト細胞の脱顆粒反応に野生型マウスと違いがないこと[17]，マスト細胞脱顆粒反応の高親和性リガンドであるリゾホスファチジルスレオニン（LPT）は GPR34 に応答しないことから[18]，GPR34 はマスト細胞の脱顆粒には関与しないと考えられている．一方，哺乳類細胞の GPR34 は魚類の GPR34 とは異なり，異所性に発現させても LysoPS 受容体としては機能しないとの報告があり[19]，GPR34 が LysoPS 受容体として機能するかについては議論の余地が多々あった．われわれは，いくつかの GPCR 活性化手法を用い，哺乳類の GPR34 が LysoPS に応答することを示しており[6]，現在では，GPR34 は LysoPS 応答性に受容体としての市民権を得ている．さらに筆者らは，オーファン GPCR スクリーニングの過程で核酸を認識する GPCR 群であると考えられていた P2Y ファミリーの分子 P2Y10, GPR174, A630033H20Rik が LysoPS に応答することを見出し，これら分子が LysoPS 受容体であることを提唱した[20]．その後，これらの3種類の GPCR は極性頭部のホスホセリンを含め，LysoPS の構造を厳密に認識することが判明した．また，各受容体発現細胞に，細胞外で LysoPS を産生することが知られているホスファチジルセリン（PS）

特異的ホスホリパーゼ A$_1$（PS–PLA$_1$）を加えると各受容体が活性化されることから[21]，本受容体が LysoPS 受容体であることが判明し，現在では，LysoPS 受容体はリゾリン脂質受容体の命名法に従い，GPR34 は LPS$_1$，P2Y10 が LPS$_2$，GPR174 が LPS$_3$，A630033H20Rik が LPS$_{2L}$ と命名されている[3]．興味深い点は，LysoPS 受容体は LPA 受容体であり，また，同じ P2Y ファミリーに属する LPA$_4$，LPA$_5$，LPA$_6$ と高い相同性を示すことである．このように，リゾリン脂質受容体は互いによく似た構造の受容体をもっている．また，8種類の EDG 受容体（LPA$_1$〜LPA$_3$，S1P$_1$〜S1P$_5$）の近縁にカンナビノイド受容体（CB1, CB2）がある．カンナビノイド受容体はマリファナや大麻の有効成分である Δ9-テトラヒドロカンナビノールに応答する受容体として同定されたが，その内在性リガンドとしてグリセロールの sn-2 位にアラキドン酸をもつモノアシルグリセロールが同定されている[22]（**図1**）．したがって，EDG ファミリー分子とその近縁の CB1 はすべて一本脚の脂質を認識・リガンドとしている．興味深いのは，CB 受容体，S1P 受容体がそのリガンドの構造を厳密に認識するということである．例えば，CB 受容体によるリガンドの認識にはグリセロールの sn-2 位に結合したアラキドン酸が必要であり，sn-1 位に結

合したアラキドン酸含有モノグリセロールや脂肪酸がアラキドン酸以外だと親和性が大きく落ちる．したがって，これら受容体は脂質の質，リポクオリティを認識しているといえる．

4 リゾリン脂質メディエーター産生酵素

リゾリン脂質メディエーターが類似した受容体に認識されるのに対し，それらの産生系は全く異なっていることはとても興味深い．まず，LPAは細胞外で産生されるのに対し，S1Pは細胞内で産生され，特異的トランスポーターを介して細胞外に運ばれる．LysoPSやLPI/LPGlc/LPGの産生系についてはよくわかっていない．LysoPSに関しては上述のPS–PLA$_1$[23]とABHD16A[24]が産生酵素の候補として報告されている．

LPAの主要な産生経路はリゾホスファチジルコリン（LPC）をはじめとするリゾリン脂質の極性基リゾホスホリパーゼD（LysoPLD活性）で加水分解される経路であり，この経路は血中や血清でのLPA産生をよく説明した．2002年にわれわれはこのLysoPLDの酵素本体をウシ胎仔血清より精製し，LysoPLDはオートタキシン（ATX）として同定されていたメラノーマ細胞が分泌する運動性促進因子（autocrine motility factor）と同一であることがわかった．この発見はがん細胞の転移・浸潤過程にLPAが関与することを示唆したと同時に，LPA受容体や産生酵素（ATX）ががんの治療ターゲットとして着目されるきっかけとなった[2) 25)]．

われわれはまたLPAは細胞表面のホスファチジン酸（PA）の脱アシル化反応によっても産生されることを発見し，このPAの脱アシル化に関与するホスファチジン酸選択的ホスホリパーゼA$_1$α（PA–PLA$_1$α）とよばれる分泌性酵素を同定している．PAは脂質二重膜の組成量としては1％以下と少なく，また，その産生機構は細胞質に限局されているため，PA–PLA$_1$αによるLPA産生はPAの産生系・細胞外への輸送系と協調していると想定されている（**図2**）．本酵素は，PAの*sn*-1の脂肪酸を切り出し，*sn*-2位に脂肪酸をもつ，*sn*-2型LPAを産生する[2) 26)]．

1）リゾリン脂質のリポクオリティを見分ける分子
   ─受容体─

上述したように，リゾリン脂質，特にグリセロリゾ

リン脂質は，その脂肪酸の結合位置と構造に多様性をもつ．実は，想像に難くないが，これらの多様なリゾリン脂質分子種は異なった受容体活性化能を示す．例えば，LPA$_3$受容体は，LPAのグリセロール骨格に結合する脂肪酸の位置と種類を厳密に認識する．すなわち，LPA$_3$の活性化には不飽和の脂肪酸が必須であり，また，グリセロール骨格の*sn*-2位に結合したLPAに高い親和性を示す[5)]．同様な傾向が，LPA$_6$[6)]，LPS$_1$[7)]，GPR55受容体[27)]にもみられる．また，LPA$_1$受容体も不飽和脂肪酸を含有する脂肪酸によりよく反応することも報告されている．すなわち，このようなリゾリン脂質受容体は，リゾリン脂質のクオリティを認識するといえる．一般的に，GPCRは内在のリガンドの構造を厳密に認識する．上述したS1P受容体やCB受容体もその一例である．このことを考慮すると，LPA$_3$，LPA$_6$，LPS$_1$，GPR55のようなある種のリゾリン脂質受容体がリゾリン脂質の極性頭部を厳密に認識するだけでなく，その脂肪酸部分の構造をも厳密に認識することは驚くに値しないと考えられる．上述の3つの脂肪酸はともに，高度不飽和脂肪酸〔PUFA，例えば，リノール酸（18:2），アラキドン酸（20:4），ドコサヘキサエン酸（22:6）〕を有するリゾリン脂質に高い親和性を示すが，そのPUFA選択性は必ずしもない．生物の進化の過程でのリゾリン脂質受容体の存在を考えると，いずれのリゾリン脂質受容体も脊椎動物以上の真核生物に保存されている．これらの生物種では基本的に細胞種によりさまざまなPUFAをリン脂質中に含有しており，また，リン脂質中ではPUFAは主にリン脂質の*sn*-2位に結合していることを考えると，一部のリゾリン脂質受容体はPUFAの認識は甘いが，*sn*-2位のリゾリン脂質を厳密に認識するように進化しているのかもしれない．

2）リゾリン脂質のリポクオリティを見分ける分子
   ─産生酵素─

受容体分子がリゾリン脂質のリポクオリティを認識することは上に述べたとおりであるが，リゾリン脂質を生み出す段階で，リゾリン脂質のリポクオリティはどれほど厳密に制御されているのであろうか？ ここでは，LPAとLysoPSの産生酵素について考えたい．上述したように，*sn*-2型のLPA産生酵素としてPA–PLA$_1$αが同定されている．興味深いことに，

PA–PLA$_1$αと高い相同性を示し，ホスファチジルセリン（PS）特異的にPLA$_1$活性を示す，PS特異的PLA$_1$がある[23]．本酵素はPA–PLA$_1$αと同様に分泌性の酵素であり，細胞外に存在するわずかなPSを認識し，LysoPSを産生し，*in vitro*ではLysoPS受容体を活性化する．

一方，リゾリン脂質の極性頭部（例えばLPCの場合はホスホコリン）に作用し，LPAを産生する酵素オートタキシン（ATX）はそのようなリポクオリティを規定することはないと考えられていた．しかし，ATXの基質特異性を詳細に調べると，ATXはPUFA含有あるいは，ミリスチン酸（14:0）などの脂肪酸鎖の短い脂肪酸をもつリゾリン脂質に高い親和性を示すことが明らかとなった．血漿中にはATXとその基質であるLPCが比較的高濃度で存在するが，LPCの含有量としては，ステアリン酸（18:0），パルミチン酸（16:0）をもつLPCが主要なLPC分子種である．しかし，血漿を加温した際ATX依存的に産生されるLPAはリノール酸（18:2），アラキドン酸（20:4）などのマイナーLPC分子種から産生されるLPAである．実際，さまざまな鎖長をもつLPCを用いATXの基質特異性を検討すると，ATXはPUFA含有リゾリン脂質のみを基質とすることが確認された．また，X線構造解析から判明したATXの基質ポケットは，PUFAや短鎖のLPCは収容できるが，ステアリン酸（18:0）よりも長い直鎖の脂肪酸を有するLPCは収容できないことがわかった[28]．

以上のことから，リゾリン脂質のリポクオリティはその産生の段階で産生酵素により厳密に規定されていることがわかる．

5 リポクオリティと病態

リゾリン脂質のリポクオリティは産生酵素により創り出され，受容体等の分子により識別されることが判明してきた．われわれは，このリゾリン脂質のリポクオリティの意義をさらに明らかにするために，東京大学医学部附属病院の矢冨裕教授との共同研究としてリゾリン脂質をさまざまな病態において解析している．この解析を可能にしたのは2つの幸運が重なってのことである．1つは，リゾリン脂質を含めたリン脂質の高感度解析が脂肪酸種を含め可能になってきたことで

ある[21]．これは質量分析技術の高度化の貢献が大きい．2つ目は，リゾリン脂質が血中に存在することである．S1PやLPAは古くから血漿や血清などの体液中に見出されることが報告されており，また，後述するように，局所で産生されたとしても，高感度化により，血液中に漏れ出たリゾリン脂質を検出することが可能である．

われわれは，さまざまな病態サンプル中のリゾリン脂質を網羅的に解析し，いくつかの興味深い知見を得ている．その1つが，心筋梗塞時に血液中で検出されるドコサヘキサエン酸（DHA）含有LPAである[29]．冠動脈の梗塞を原因とする本疾患で梗塞後の初期段階にDHA型のLPAが特異的に上昇することがわかった．マウス心筋梗塞モデルでの検証により，DHA–LPAは主に心筋梗塞巣で産生され，血液中に漏れ出ることがわかった．DHA–LPAはわれわれヒトの病態発症の過程にリゾリン脂質のリポクオリティが関与しうる例の1つである．DHA–LPAはLPA$_3$やLPA$_6$受容体のよいリガンドとなるため，これら受容体を介し機能している可能性がある．

おわりに

リゾリン脂質の主に脂肪酸に由来するリポクオリティについて概説した．リン脂質のリポクオリティの中核をなすPUFAは高度に酸化反応を受けやすく，実際生体内にはさまざまな酸化脂肪酸含有リン脂質が存在する．リゾリン脂質の脂肪酸も例外ではなく，特に，酸化されやすい細胞外環境にさらされたリゾリン脂質脂肪酸は酸化修飾されている可能性は大である．今後，質量分析機器の高感度化などの技術革新により，このような"酸化"リゾリン脂質を含めリゾリン脂質のリポクオリティを論じる日も近いかもしれない．

文献

1）Aikawa S, et al：J Biochem, 157：81–89, 2015
2）Aoki J, et al：Biochim Biophys Acta, 1781：513–518, 2008
3）Makide K, et al：J Lipid Res, 55：1986–1995, 2014
4）Mandala S, et al：Science, 296：346–349, 2002
5）Bandoh K, et al：FEBS Lett, 478：159–165, 2000
6）Kitamura H, et al：J Biochem, 151：511–518, 2012
7）Yanagida K, et al：J Biol Chem, 284：17731–17741, 2009

8）Hecht JH, et al：J Cell Biol, 135：1071-1083, 1996

9）An S, et al：J Biol Chem, 273：7906-7910, 1998

10）Bandoh K, et al：J Biol Chem, 274：27776-27785, 1999

11）Noguchi K, et al：J Biol Chem, 278：25600-25606, 2003

12）Lee CW, et al：J Biol Chem, 281：23589-23597, 2006

13）Oh DY, et al：J Biol Chem, 283：21054-21064, 2008

14）Oka S, et al：Biochem Biophys Res Commun, 362：928-934, 2007

15）Guy AT, et al：Science, 349：974-977, 2015

16）Sugo T, et al：Biochem Biophys Res Commun, 341：1078-1087, 2006

17）Liebscher I, et al：J Biol Chem, 286：2101-2110, 2011

18）Iwashita M, et al：J Med Chem, 52：5837-5863, 2009

19）Ritscher L, et al：Biochem J, 443：841-850, 2012

20）Inoue A, et al：Nat Methods, 9：1021-1029, 2012

21）Okudaira M, et al：J Lipid Res, 55：2178-2192, 2014

22）Sugiura T, et al：Biochem Biophys Res Commun, 243：838-843, 1998

23）Sato T, et al：J Biol Chem, 272：2192-2198, 1997

24）Kamat SS, et al：Nat Chem Biol, 11：164-171, 2015

25）Umezu-Goto M, et al：J Cell Biol, 158：227-233, 2002

26）Sonoda H, et al：J Biol Chem, 277：34254-34263, 2002

27）Oka S, et al：J Biochem, 145：13-20, 2009

28）Nishimasu H, et al：Nat Struct Mol Biol, 18：205-212, 2011

29）Kurano M, et al：Arterioscler Thromb Vasc Biol, 35：463-470, 2015

＜著者プロフィール＞

青木淳賢：東北大学大学院薬学研究科教授．1992年東京大学大学院薬学研究科博士課程修了．2005年JSTさきがけ研究員．'07年より現職．リン脂質に由来する生理活性分子，特にリゾリン脂質に関する産生と作用機構の解明を通じ，リゾリン脂質の生体内機能の全容解明をめざしている．現在，LC-MS/MSを用いた脂質の高感度定量・イメージング解析に取り組んでいる．

1章
〜リポクオリティ研究とは
その生理的意義と疾患制御〜

4. スフィンゴ脂質代謝と疾患制御

木原章雄

スフィンゴ脂質は真核生物の生体膜脂質の1つであり，他の脂質では代替できない固有の機能を有する．そのため，スフィンゴ脂質生合成遺伝子の変異は神経疾患，皮膚疾患をはじめとするさまざまな疾患を引き起こす．また，生合成の異常だけでなく，スフィンゴ脂質分解遺伝子変異に起因する分解異常も特定のスフィンゴ脂質の過剰蓄積を引き起こし，疾患に結びつく．本稿では，近年筆者らが解明した長鎖塩基（スフィンゴ脂質の疎水鎖）分解経路の詳細とともにスフィンゴ脂質の生合成・分解関連遺伝子およびその変異による疾患を解説する．

はじめに

　真核生物の主要な脂質の1つであるスフィンゴ脂質は多機能性脂質であり，器官形成，皮膚バリア形成，神経機能，細菌毒素およびウイルスの認識，精子形成，免疫，耐糖能制御などに関与する．スフィンゴ脂質は多様性に富むことが特徴であり，それぞれの分子種が固有の機能をもつ．すなわち，多様性が多機能性を生み出している．多様なスフィンゴ脂質をつくり出すために，多数の合成と分解に関与する遺伝子群が存在し，それらの遺伝子変異に起因する数多くの遺伝性疾患が知られている．

［略語］
S1P：sphingosine 1–phosphate
　（スフィンゴシン1–リン酸）
SPT：serine palmitoyltransferase
　（セリンパルミトイルトランスフェラーゼ）

1 スフィンゴ脂質の構造と機能

　スフィンゴ脂質は疎水性骨格のセラミドと極性基から構成されている（**図1A**）．哺乳類スフィンゴ脂質の極性基はホスホコリン（スフィンゴミエリン）または糖鎖（スフィンゴ糖脂質）である（**図1B, C**）．スフィンゴ糖脂質にみられる糖はグルコース，ガラクトース，N–アセチルグルコサミン，N–アセチルガラクトサミン，シアル酸，フコース，およびマンノースである[1][2]．最も単純なスフィンゴ糖脂質はグルコシルセラミドとガラクトシルセラミドであり，それぞれグルコースとガラクトース1分子がセラミドに付加している．これらに上記のさまざまな糖が異なった結合様式で結合することで，数百種類にも及ぶスフィンゴ糖脂質が生み出される[2]．ガラクトシルセラミドは脳のミエリンに多く存在し，ミエリンの形成・維持に重要な働きをしている．スフィンゴ糖脂質のなかには，病原体の毒素やウイルスの受容体になっているものがある．例えば，ガングリオシドGM1はコレラ毒素，グロボシドGb3

Sphingolipid metabolism and pathogenic control
Akio Kihara[1][2]：Laboratory of Biochemistry, Faculty of Pharmaceutical Sciences, Hokkaido University[1] /AMED–CREST[2]（北海道大学大学院薬学研究院生化学研究室[1] / 日本医療研究開発機構 –CREST[2]）

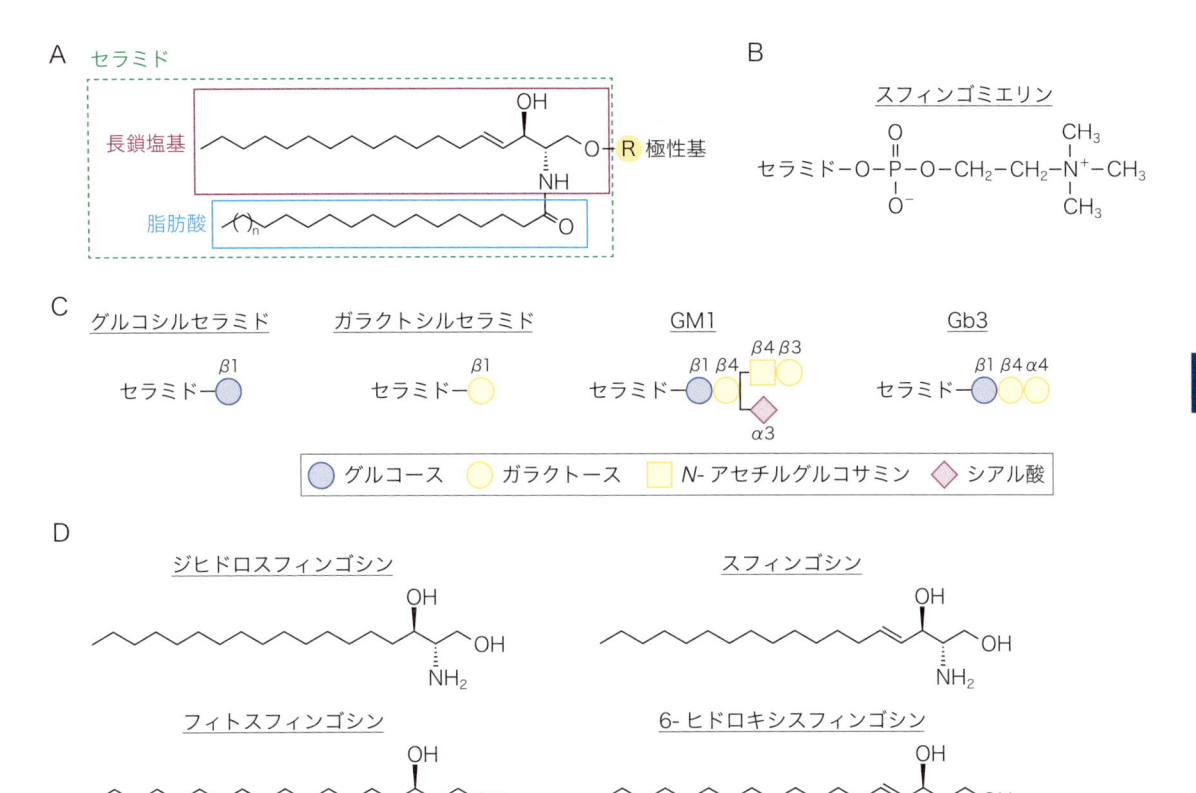

図1 スフィンゴ脂質の構造
A) スフィンゴ脂質の構造. B) スフィンゴミエリンの構造. C) スフィンゴ糖脂質の糖鎖構造. 糖残基の表記に関して, 例えばグルコシルセラミドのβ1とは, グルコース残基のC1炭素がβ-グリコシド結合によりセラミドと結合していることを示す. D) 長鎖塩基の構造.

はベロ毒素の受容体である[1].

　スフィンゴ脂質の疎水骨格セラミドは長鎖塩基と脂肪酸の2本の疎水鎖から構成されている. 長鎖塩基には塩基という名前が示す通り, アミノ基がC2位に存在する (**図1D**). また, 長鎖塩基は共通してC1位とC3位に水酸基を有す. ジヒドロスフィンゴシン (d18:0) は最も単純な長鎖塩基であり, C1, C2, C3位以外に極性基をもたず, 炭化水素鎖は飽和である. dは水酸基の数 (d:2つ, t:3つ), 18は炭素数, 0は二重結合の数をあらわす. 哺乳類長鎖塩基の炭素鎖長にはC18が最も多いが, C20も存在する. スフィンゴシン (d18:1) はC4-C5位間にトランス二重結合をもち, 哺乳類で最も多い長鎖塩基である. フィトスフィンゴシン (t18:0) はC4位に水酸基をもち, 表皮, 小腸, 大腸, 腎臓などの限られた臓器に存在する. 6-ヒ

ドロキシスフィンゴシン (t18:1) はC4-C5位間にトランス二重結合, C6位に水酸基をもち, 表皮特異的に存在している. 表皮のみ上記4種すべての長鎖塩基が存在する. 表皮には多様かつ多くのセラミドが存在し, 皮膚バリア形成に重要な役割を果たしている (詳細は**第3章-9**を参照).

　一般的な組織では, セラミドの脂肪酸のほとんどがC16:0-C24:0の飽和脂肪酸あるいはC24:1の一価不飽和脂肪酸である. 例外的に, 精巣／精子には4-6の二重結合とC26-C32の鎖長をもつ多価不飽和脂肪酸含有スフィンゴ脂質が存在し, 精子形成に重要である[3]. 一方, グリセロリン脂質中の脂肪酸のほとんどはC16-C20であり, グリセロール*sn*-2位に結合した脂肪酸の多くはシス二重結合を含んだ不飽和脂肪酸である. つまり, スフィンゴ脂質の脂肪酸鎖の特徴として,

飽和の極長鎖脂肪酸（炭素数C21以上）が多いことがあげられる．スフィンゴ脂質はコレステロールとともに細胞膜中で脂質マイクロドメインを形成する．脂質マイクロドメインにはシグナル伝達にかかわるタンパク質が多く集積しており，効率的なシグナル伝達が行われていると考えられている．スフィンゴ脂質は水素結合のドナーあるいはアクセプターとなる水酸基やアミノ基を多く有し，主に折れ曲がりの少ない飽和脂肪酸から構成されているため，分子間の水素結合や疎水性相互作用が強く，会合しやすい性質をもっている．

② スフィンゴ脂質合成酵素と疾患

スフィンゴ脂質生合成の第一段階はセリンとパルミトイルCoAの縮合反応であり，3-ケトジヒドロスフィンゴシンが産生する（**図2**）．この反応を触媒する酵素はセリンパルミトイルトランスフェラーゼ（SPT）である．哺乳類のSPTはヘテロ二量体（SPTLC1/SPTLC2あるいはSPTLC1/SPTLC3）のSPTサブユニットと低分子量の調節サブユニット（ssSPTaあるいはssSPTb）によって構成される[2]．*SPTLC1* または *SPTLC2* 遺伝子における特定のミスセンス変異は，遺伝性感覚ニューロパチータイプ1を引き起こす[4]．これらの変異はSPTの基質特異性を変化させ，変異SPTは本来の基質であるセリンに加えてアラニンおよびグリシンをも基質として利用する．その結果，1-デオキシおよび1-デオキシメチル型の3-ケトジヒドロスフィンゴシンが産生される．これらは極性基が本来付加するべき1位の水酸基を欠いているため，複合スフィンゴ脂質の前駆体となることができず，デオキシ型セラミドが蓄積して神経毒性を引き起こす．

3-ケトジヒドロスフィンゴシン還元酵素KDSR（別名FVT1）はスフィンゴ脂質合成の第二段階，すなわち3-ケトジヒドロスフィンゴシンからジヒドロスフィンゴシンへの変換を触媒する[5]（**図2**）．*KDSR* は血小板減少を伴う先天性魚鱗癬の原因遺伝子である[6]．魚鱗癬とは皮膚バリア機能低下によって引き起こされる皮膚角化症のことである．セラミド合成酵素はジヒドロスフィンゴシンとアシルCoAを基質として，ジヒドロセラミドを生成する（**図2**）．哺乳類のセラミド合成酵素にはCERS1〜6の6種のアイソザイムが存在する．

これらはそれぞれ基質とするアシルCoAに対して異なった基質特異性を示す[2]．これらのうち，CERS3は炭素数26以上の超長鎖セラミド産生を行う．超長鎖セラミドは表皮と精巣／精子にのみ存在する．表皮にはアシルセラミドとよばれる特殊な超長鎖セラミドが存在し，皮膚バリア形成に重要である（詳細は**第3章-9**を参照）．表皮の超長鎖セラミドの脂肪酸は飽和または一価不飽和であるが，精巣／精子の脂肪酸は上述の通り，多価不飽和である．*CERS3* の遺伝子変異は *KDSR* 変異と同様に先天性魚鱗癬を引き起こす[7]．CERS1〜6それぞれの異なった生理機能は，*Cers1〜6* のノックアウト（KO）マウスが示す表現型から明らかとなった．*Cers3* KOマウスは皮膚バリア異常と精子形成不全を示す[3][8]．CERS1は神経細胞に多いC18セラミド産生を行うが，*Cers1* KOマウスは小脳の発達／機能不全を示す[9]．CERS2は肝臓やミエリンに多いC22とC24セラミド産生にかかわり，*Cers2* KOマウスは肝障害，高頻度の肝がん発症，ミエリン形成異常，小脳変性を示す[10]．*CERS4* mRNAは皮脂腺に多く発現しており，*Cers4* KOマウスは進行性の脱毛を示す[11]．CERS5とCERS6は全身に多く存在するC16セラミドの産生を触媒する．*Cers5* KOマウスは高脂肪食誘導性の肥満に抵抗性を示し，*Cers6* KOマウスは握力の低下，行動異常，自己免疫性脳脊髄炎モデルにおける症状の増悪を示す[12][13]．

ジヒドロセラミドはジヒドロセラミド不飽和化酵素DEGS1とジヒドロセラミドC4水酸化酵素DEGS2によってそれぞれセラミドとフィトセラミドへ変換される（**図2**）．*Degs1* KOマウスではセラミドレベルが野生型マウスの約15％にまで低下し，その代わりにDEGS1の基質であるジヒドロセラミドの量が上昇している[14]．*Degs1* KOマウスは魚鱗癬様皮膚症状，貧毛，震え，血液学的異常，成長遅延，肝機能低下，寿命の低下（出生後8〜10週以内に死亡）などの多面的な表現型を示す[14]．スフィンゴ脂質生合成過程のうち，セラミド合成までが小胞体で行われる．ガラクトシルセラミドの産生も小胞体で行われるが，スフィンゴミエリンとガラクトシルセラミド以外のスフィンゴ糖脂質の産生はゴルジ体で行われる．小胞体で生じたセラミドの一部はセラミド輸送タンパク質CERTによってトランスゴルジ体へ輸送された後，スフィンゴミエリン

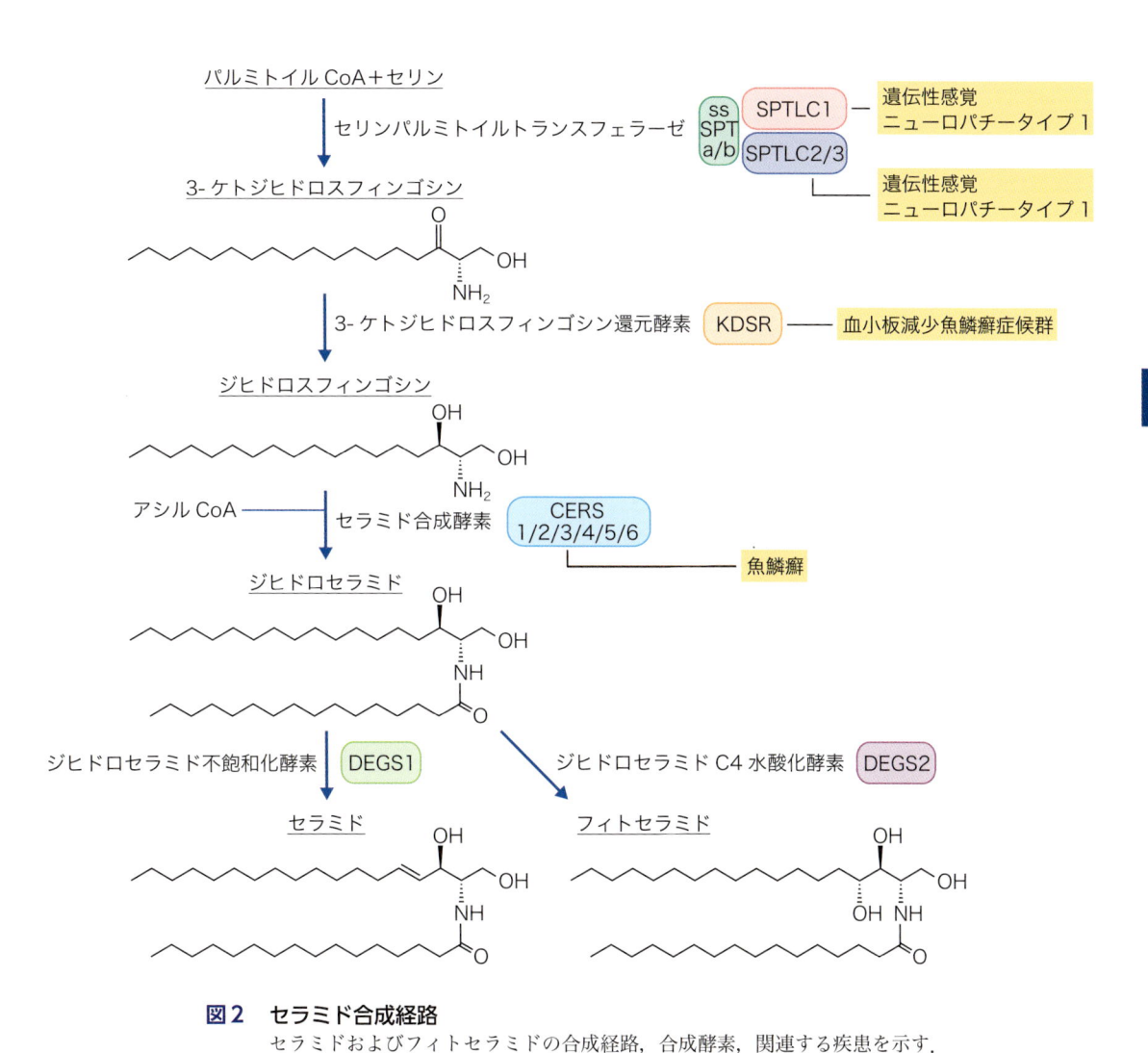

図2 セラミド合成経路
　セラミドおよびフィトセラミドの合成経路，合成酵素，関連する疾患を示す.

合成酵素（SGMS1/SMS1またはSGMS2/SMS2）によってスフィンゴミエリンへ変換される[1]. *Sms1* KOマウスは新生致死の増加，白色脂肪組織の減少，ミトコンドリアの機能異常，インスリン産生量の低下，聴覚異常を示し，*Sms2* KOマウスは高脂肪食誘導性の肥満・肝脂肪に抵抗性を示し，インスリンに対して感受性である[1]. グルコシルセラミドの基質となるセラミドはCERTに依存しない経路で小胞体からシスゴルジ体へ運ばれてグルコシルセラミドへ変換され，さらにゴルジ体で他のスフィンゴ糖脂質へと変換される[1].

3 スフィンゴ脂質分解系と疾患

　スフィンゴ脂質の極性基は主にリソソームに存在する加水分解酵素群によって除去されてセラミドとなり，セラミドはさらにセラミダーゼによって長鎖塩基と脂肪酸にまで分解される. リソソームの加水分解酵素あるいはその活性化因子をコードする遺伝子の変異はスフィンゴ脂質蓄積症（スフィンゴリピドーシス）を引き起こす. 現在までに約40種の遺伝子の変異に起因する10種のスフィンゴ脂質蓄積症が報告されている. これらはNiemann–Pick病，Fabry病，Krabbe病，Gaucher病，Tay–Sachs病，Sandhoff病，異染性白質ジストロフィー，GM1ガングリオシドーシス，シア

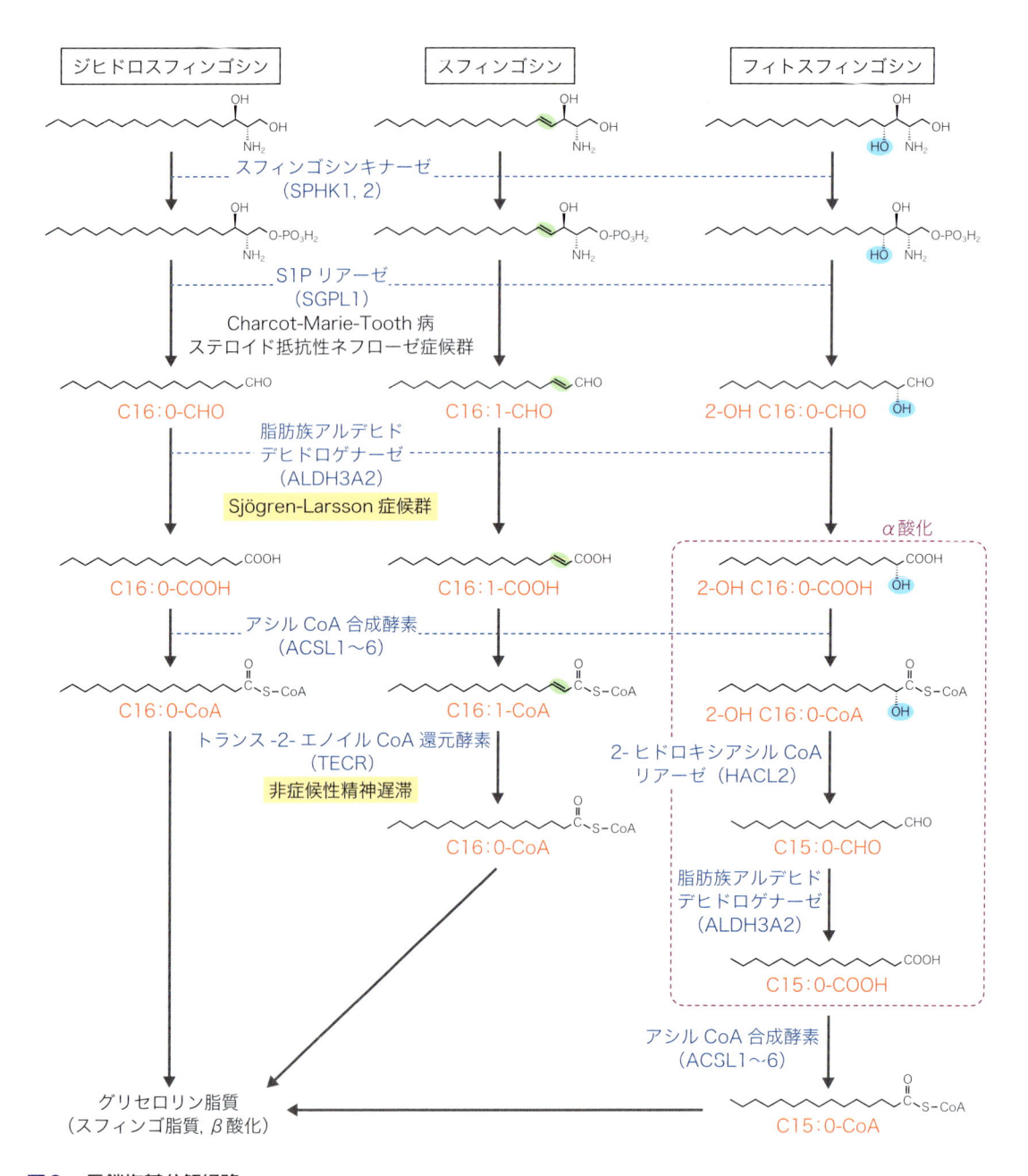

図3　長鎖塩基分解経路
　ジヒドロスフィンゴシン，スフィンゴシン，フィトスフィンゴシンの分解経路，代謝酵素，関連する疾患を示す．

リドーシス，Farber病である[1]．

　スフィンゴ脂質分解系で生じた長鎖塩基は再度スフィンゴ脂質合成に使用されるか，さらに分解を受ける．この分解系で長鎖塩基は1位水酸基がスフィンゴシンキナーゼによってリン酸化されて長鎖塩基1-リン酸となったのち，2-3位間がスフィンゴシン1-リン酸

（S1P）リアーゼによって開裂して長鎖アルデヒドとなる[2][15]（**図3**）．長鎖アルデヒドは脂肪族アルデヒドデヒドロゲナーゼによる酸化によって長鎖脂肪酸へ変換されたのち，アシルCoA合成酵素によってアシルCoAとなる．生じたアシルCoAの多くはグリセロリン脂質へ代謝されるが，一部はスフィンゴ脂質などの他の脂

質やβ酸化によって二酸化炭素に変換される（**図3**）．

長鎖塩基分解系はスフィンゴ脂質量の恒常性維持のために重要である．この分解系の最初の不可逆反応はS1Pリアーゼが触媒する開裂段階である．S1Pリアーゼ*SGPL1*の遺伝子変異は遺伝性運動性感覚性ニューロパチーであるCharcot-Marie-Tooth病あるいはステロイド抵抗性ネフローゼ症候群を引き起こす[16) 17)]．前者では遠位筋の筋力低下と萎縮，運動障害，感覚消失，骨格の変形がみられ，後者ではネフローゼ，魚鱗癬，副腎不全，免疫不全，神経障害，筋萎縮，甲状腺機能低下，停留睾丸症がみられる．*SPGL1*遺伝子の変異の違いによる酵素活性への影響の程度の差が両者の病態の違いを生み出していると考えられる．

哺乳類で最も多い長鎖塩基はスフィンゴシンであり，上述の長鎖塩基分解経路でS1Pが生じる．細胞内で生じたS1Pの一部は特定の細胞（内皮細胞，赤血球，血小板）から細胞外（血漿中やリンパ液中など）へ放出され，脂質メディエーターとして機能する．細胞外S1Pは細胞膜に存在するS1P受容体（$S1P_1$～$S1P_5$の5つの受容体）に結合して，細胞運動制御，細胞増殖，接着結合などの細胞応答を引き起こす[18)]．S1Pは免疫系においてTリンパ球の胸腺および二次リンパ組織からの移出過程に重要であり，この過程を抑える作用をもつフィンゴリモド[※1]が多発性硬化症治療薬として臨床応用されている．フィンゴリモドはスフィンゴシンキナーゼによってリン酸化され，$S1P_1$の機能的アンタゴニストとして作用する[18)]．S1Pはすべての細胞／組織で産生されるが，細胞外へ放出されるのは内皮細胞，赤血球，血小板などのS1Pトランスポーター（内皮細胞：SPNS2，赤血球／血小板：MFSD2B）を発現している細胞に限られる[19) 20)]．

長鎖塩基分解経路のうち，S1Pリアーゼによる反応以降の詳細は長年不明であったが，近年筆者らが解明した．S1Pリアーゼの反応物である長鎖アルデヒドは脂肪族アルデヒドデヒドロゲナーゼALDH3A2によって長鎖脂肪酸へと変換される[21)]（**図3**）．*ALDH3A2*は神経皮膚疾患であるSjögren-Larsson症候群[※2]の原因遺伝子である[22)]．S1PはALDH3A2によって長鎖アルデヒドであるトランス–2–ヘキサデセナールとなったのち，アシルCoA合成酵素（ACSL1～ACSL6）によってトランス–2–ヘキサデセノイルCoAとなり，さらにトランス–2-エノイルCoA還元酵素TECRによってパルミトイルCoAとなる[15)]．*TECR*は非症候性精神遅滞の原因遺伝子である[23)]．

フィトスフィンゴシンは4位に水酸基をもち，その除去のため，フィトスフィンゴシンの分解経路は他の長鎖塩基の分解経路よりも複雑である．フィトスフィンゴシンは分解経路の前半では他の長鎖塩基と同様，スフィンゴシンキナーゼ，S1Pリアーゼ，脂肪族アルデヒドデヒドロゲナーゼによって脂肪酸（2–ヒドロキシパルミチン酸）へ変換される．一方，分解経路の後半では2–ヒドロキシパルミチン酸がα酸化[※3]によって炭素数が1つ少ないペンタデカン酸へ変換される[24)]．α酸化はCoA付加，C1-C2間の開裂，酸化の3段階によって行われ，C1-C2間の開裂を行う2–ヒドロキシアシルCoAリアーゼとして最近筆者らはHACL2を同定した[25)]．HACL2は小胞体に局在するチアミン2–リン酸依存性酵素である．これまで，α酸化はペルオキシソームで行われると考えられていたが，筆者らは小胞体でも行われることをはじめて明らかにした．α酸化によって生じたペンタデカン酸はアシルCoA合成酵素によってペンタデカノイルCoAとなった後に，主に

※1　フィンゴリモド

多発性硬化症治療薬フィンゴリモド（開発名：FTY720）はスフィンゴシンキナーゼによってリン酸化されたのち，S1P受容体$S1P_1$の機能的アンタゴニストとして作用して，Tリンパ球の胸腺および二次リンパ組織からの移出過程を抑制する．

※2　Sjögren-Larsson症候群

皮膚症状として魚鱗癬，神経症状として精神遅滞，痙性対麻痺がみられる．原因遺伝子は脂肪族アルデヒドデヒドロゲナーゼをコードする*ALDH3A2*であり，患者中の皮膚と神経系に蓄積した脂肪族アルデヒドが病態を引き起こすと考えられている．

※3　α酸化

カルボン酸の隣に位置する炭素（α炭素）の酸化を伴う分解のことを指す．α酸化によって炭素数が1つ減るため，偶数鎖脂肪酸は奇数鎖脂肪酸となる．α酸化異常に関連した疾患として，植物由来フィタン酸の代謝不全を示すRefsum病がある．

グリセロリン脂質へ代謝される.

おわりに

この約20年の間にほとんどのスフィンゴ脂質生合成・分解遺伝子が同定された. また, 近年のゲノム解析技術の発展によって遺伝性疾患の原因遺伝子が解明され, 多くのスフィンゴ脂質生合成・分解遺伝子変異が疾患と結びついていることが明らかとなった. 今後, それぞれの遺伝子変異に起因する病態発症の分子機構が解明されることで, 治療薬の開発が期待される.

文献

1) 木原章雄：実験医学, 33：2372-2378, 2015
2) Kihara A：Prog Lipid Res, 63：50-69, 2016
3) Rabionet M, et al：Hum Mol Genet, 24：4792-4808, 2015
4) Verhoeven K, et al：Curr Opin Neurol, 19：474-480, 2006
5) Kihara A & Igarashi Y：J Biol Chem, 279：49243-49250, 2004
6) Takeichi T, et al：J Invest Dermatol, 137：2344-2353, 2017
7) Eckl KM, et al：J Invest Dermatol, 133：2202-2211, 2013
8) Jennemann R, et al：Hum Mol Genet, 21：586-608, 2012
9) Zhao L, et al：PLoS Genet, 7：e1002063, 2011
10) Imgrund S, et al：J Biol Chem, 284：33549-33560, 2009
11) Ebel P, et al：Biochem J, 461：147-158, 2014
12) Gosejacob D, et al：J Biol Chem, 291：6989-7003, 2016
13) Ebel P, et al：J Biol Chem, 288：21433-21447, 2013
14) Holland WL, et al：Cell Metab, 5：167-179, 2007
15) Kihara A：Biochim Biophys Acta, 1841：766-772, 2014
16) Atkinson D, et al：Neurology, 88：533-542, 2017
17) Lovric S, et al：J Clin Invest, 127：912-928, 2017
18) 木原章雄：生化学, 78：725-737, 2006
19) Kawahara A, et al：Science, 323：524-527, 2009
20) Vu TM, et al：Nature, 550：524-528, 2017
21) Nakahara K, et al：Mol Cell, 46：461-471, 2012
22) Rizzo WB：Mol Genet Metab, 90：1-9, 2007
23) Çalışkan M, et al：Hum Mol Genet, 20：1285-1289, 2011
24) Kondo N, et al：Nat Commun, 5：5338, 2014
25) Kitamura T, et al：Proc Natl Acad Sci U S A, 114：E2616-E2623, 2017

＜著者プロフィール＞
木原章雄：1998年, 京都大学大学院理学研究科博士課程修了. 大学院時代は主に膜タンパク質の分解に関する研究を行っていた. '99～2000年には岡崎国立共同研究機構基礎生物学研究所でポスドクとしてオートファジーの研究を行い, '01年に北海道大学大学院薬学研究科へ助手として赴任してから脂質の研究をはじめた. 助教授, 准教授を経て, '08年より同薬学研究院教授. 脂質研究の面白さを広めていきたいと思っています.

1. ホスホリパーゼA₂ファミリーによるリポクオリティ制御

村上 誠，佐藤弘泰，武富芳隆，平林哲也

従来のホスホリパーゼA₂（PLA₂）の研究は，もっぱらアラキドン酸代謝の研究であった．構造や性質の異なる多数のPLA₂が同定された現在，この古典的概念だけではPLA₂分子群の機能を十分に語ることはできない．PLA₂という名称をもちながらPLA₂反応とは異なる脂質代謝にかかわる酵素や，PLA₂とは一見無関係の名称をもちながらPLA₂として働く酵素を含めると，広義のPLA₂の総数は今や50を超える．PLA₂分子群はまさにリポクオリティ制御の中核に位置するボトルネック酵素として，脂質の三大機能（エネルギーとしての脂質，膜としての脂質，シグナルとしての脂質）に多様にかかわっている．本稿では広義のPLA₂について，これまでに明らかとなっている生体内機能と関連する脂質代謝を概説する．

はじめに

酵素学の定義上，グリセロリン脂質のエステル結合を加水分解する酵素をホスホリパーゼとよび，このうち脂肪酸を切り出すものをホスホリパーゼA（PLA）とよぶ．このうち1位を切る酵素がPLA₁，2位を切る酵素がPLA₂である．生命科学の歴史においてPLA₂が注目されてきた理由は，グリセロリン脂質の2位に脂質メディエーター（エイコサノイド）の前駆体であるアラキドン酸が貯蔵されており，これを切り出す酵素がPLA₂だからである．この20年余の間に，哺乳動物には性質や局在の異なる「広義」のPLA₂が50種類以上存在することがわかってきた．「広義」とよぶ理由は，構造上PLA₂の仲間に属しながら，PLA₂以外の活性を示す酵素が多数存在するためである．それゆえに，

PLA₂分子群のかかわる生命応答はアラキドン酸代謝に限らず多岐にわたる．本稿では，生体内での役割ならびに関連する脂質代謝が明らかとなっているPLA₂について概説する．

1 PLA₂命名法の混乱

PLA₂は，国際命名規約に基づくとPLA2G2A（PLA₂，Group 2，A型の意）のように表記され，データベース上にはPLA2G1からPLA2G16までがリストされている．しかしながらこの命名法にはいくつか問題があり，研究者に混乱を招く原因となっている．PLA₂分子群は構造や性質の特徴からcPLA₂（cytosolic PLA₂），iPLA₂（Ca^{2+}-independent PLA₂），sPLA₂（secreted PLA₂）などのファミリーに大別され

Regulation of lipoquality by the phospholipase A₂ family
Makoto Murakami[1] [2] /Hiroyasu Sato[1] /Yoshitaka Taketomi[1] /Tetsuya Hirabayashi[3]：Laboratory of Microenvironmental and Metabolic Health Science, Center for Disease Biology and Integrative Medicine, Graduate School of Medicine, the University of Tokyo[1] /AMED-CREST[2] /Tokyo Metropolitan Institute of Medical Science[3]（東京大学大学院医学系研究科疾患生命工学センター健康環境医工学部門[1] / 日本医療研究開発機構CREST[2] / 東京都医学総合研究所[3]）

るが，上記分類では各酵素がどのファミリーに属するのか判別できない．なかでもsPLA$_2$ファミリーのみが構造上の微妙な違いをもとに細分化されており〔PLA2G1（A，Bの2種），G2（A，C，D，E，Fの5種），G3，G5，G9，G10，G11，G12（A，Bの2種），G13，G14〕，このなかには微生物（G13，G14），軟体動物（G9），植物（G11），ヘビ毒（G1A，G2B）にしか存在しないsPLA$_2$も含まれている．cPLA$_2$ファミリーに属する酵素はPLA2G4（A〜Fの6種）にひとまとめにされているが，各cPLA$_2$間の違いは各sPLA$_2$間の違いよりも大きい．iPLA$_2$ファミリーに属する9種類の酵素のうち，上記分類にリストされているのはPLA2G6のみである．また，このファミリーの酵素の多くはPLA$_2$以外の反応を触媒するため，PLA$_2$とよぶこと自体に問題がある．同様のことが他の新しいPLA$_2$ファミリーにも当てはまるため，PLA$_2$の名称は一層複雑化し，誤解を招きやすい．本稿では各PLA$_2$の一般名称を用いるので，酵素名との対応関係に混乱するようであれば，**表**を適宜参照されたい．

2 cPLA$_2$ファミリー

本ファミリーのプロトタイプであるcPLA$_2$αはアラキドン酸代謝を担う主要酵素であり，全身組織に普遍的に分布する．cPLA$_2$αは細胞の活性化（Ca^{2+}とリン酸化）に応じてリン脂質からアラキドン酸を選択的に切り出し，下流のシクロオキシゲナーゼやリポキシゲナーゼと連関してプロスタグランジン（PG）やロイコトリエン（LT）などのエイコサノイドの産生にかかわる[1]．cPLA$_2$α欠損マウスの表現型はPG，LTの合成酵素や受容体の欠損マウスとおおむね合致する．しかしながら，cPLA$_2$αを欠損してもエイコサノイドが減少しない組織もあり，例えば脳や肝臓のPG産生にはモノグリセリドリパーゼの寄与が大きい[2]．したがって，従来の定説であった「アラキドン酸代謝＝cPLA$_2$α」の図式がすべての細胞で必ずしも成り立つわけではない．

cPLA$_2$β，δ，ε，ζは同一遺伝子座にコードされ，酵素活性の測定条件によってはPLA$_2$活性よりもPLA$_1$活性の方が強い．cPLA$_2$δは乾癬の皮膚に発現誘導され，マスト細胞のエクソソームを介してCD1aに脂質抗原を提示する役割をもつことが提唱されているが[3]，われわれの検討によればcPLA$_2$δの主要発現細胞は免疫細胞ではなく表皮角化細胞である．cPLA$_2$εにはリン脂質の1位の脂肪酸をホスファチジルエタノールアミン（PE）のアミノ基に転移するNアシルトランスフェラーゼ活性があり，別の生理活性脂質であるNアシルエタノールアミンの生合成にかかわる可能性が提唱されている[4]．cPLA$_2$γは本ファミリーに共通して存在するC2ドメインをもたず，PLA$_2$活性に加えてトランスアシラーゼ活性を示し，C型肝炎ウイルス感染による脂肪滴形成にかかわるという報告がある[5]．いずれにしても，cPLA$_2$α以外のアイソザイムの生体内機能は未解明であり，欠損マウスでの検証が待たれる．

[略語]

ABHD：α/β hydrolase（α/βヒドロラーゼ）

cPLA$_2$：cytosolic phospholipase A$_2$
　（細胞質ホスホリパーゼA$_2$）

DHA：docosahexaenoic acid
　（ドコサヘキサエン酸）

iPLA$_2$：Ca^{2+}-independent phospholipase A$_2$
　（Ca^{2+}非依存性ホスホリパーゼA$_2$）

LPA：lysophosphatidic acid
　（リゾホスファチジン酸）

LPC：lysophosphatidylcholine
　（リゾホスファチジルコリン）

Lp-PLA$_2$：lipoprotein-associated PLA$_2$
　（リポタンパク質結合型PLA$_2$）

LT：leukotriene（ロイコトリエン）

LysoPS：lysophosphatidylserine
　（リゾホスファチジルセリン）

PAF-AH：platelet-activating factor
　acetylhydrolase（血小板活性化因子
　アセチルヒドラーゼ）

PG：prostaglandin（プロスタグランジン）

PLA$_2$：phospholipase A$_2$（ホスホリパーゼA$_2$）

PLAAT：phospholipase A/acyltransferase
　（ホスホリパーゼA/アシルトランスフェラーゼ）

PNPLA：patatin-like phospholipase domain-
　containing lipase（パタチン型ホスホリパーゼ
　様リパーゼ）

sPLA$_2$：secreted phospholipase A$_2$
　（分泌性ホスホリパーゼA$_2$）

TG：triglyceride（トリグリセリド）

表　PLA$_2$分子群の分類と酵素機能

ファミリー	アイソザイム数	遺伝子名	PLA$_2$一般名	その他の名称	活性中心	酵素機能
cPLA$_2$	6	*PLA2G4A*	cPLA$_2\alpha$	ⅣA型PLA$_2$	Ser	アラキドン酸含有リン脂質特異的PLA$_2$
		PLA2G4B	cPLA$_2\beta$	ⅣB型PLA$_2$		PLA$_1$＞PLA$_2$
		PLA2G4C	cPLA$_2\gamma$	ⅣC型PLA$_2$		PLA$_2$, トランスアシラーゼ, リゾホスホリパーゼ
		PLA2G4D	cPLA$_2\delta$	ⅣD型PLA$_2$		PLA$_1$＞PLA$_2$
		PLA2G4E	cPLA$_2\varepsilon$	ⅣE型PLA$_2$		PLA$_1$＞PLA$_2$, Nアシルトランスフェラーゼ
		PLA2G4F	cPLA$_2\zeta$	ⅣF型PLA$_2$		PLA$_1$/$_2$
iPLA$_2$	9	*PNPLA1*			Ser	ω-O-アシルセラミド合成酵素
		PNPLA2	iPLA$_2\zeta$	ATGL		TGリパーゼ
		PNPLA3	iPLA$_2\varepsilon$	adiponutrin		TGリパーゼ, トランスアシラーゼ, レチニルエステルリパーゼ
		PNPLA4	iPLA$_2\eta$	GS2		レチニルエステルリパーゼ？
		PNPLA5		GS2-like		TGリパーゼ？
		PNPLA6	iPLA$_2\delta$	NTE		リゾホスホリパーゼ
		PNPLA7		NRE		リゾホスホリパーゼ
		PNPLA8	iPLA$_2\gamma$	ⅥB型PLA$_2$		PLA$_1$/$_2$
		PLA2G6	iPLA$_2\beta$	PNPLA9, ⅥA型PLA$_2$		PLA$_2$
sPLA$_2$	11	*PLA2G1B*	sPLA$_2$-ⅠB	ⅠB型PLA$_2$, pancreatic PLA$_2$	His	PLA$_2$
		PLA2G2A	sPLA$_2$-ⅡA	ⅡA型PLA$_2$, non-pancreatic PLA$_2$		PLA$_2$
		PLA2G2C	sPLA$_2$-ⅡC	ⅡC型PLA$_2$		PLA$_2$
		PLA2G2D	sPLA$_2$-ⅡD	ⅡD型PLA$_2$		PLA$_2$
		PLA2G2E	sPLA$_2$-ⅡE	ⅡE型PLA$_2$		PLA$_2$
		PLA2G2F	sPLA$_2$-ⅡF	ⅡF型PLA$_2$		PLA$_2$
		PLA2G3	sPLA$_2$-Ⅲ	Ⅲ型PLA$_2$		PLA$_2$
		PLA2G5	sPLA$_2$-Ⅴ	Ⅴ型PLA$_2$		PLA$_2$
		PLA2G10	sPLA$_2$-Ⅹ	Ⅹ型PLA$_2$		PLA$_2$
		PLA2G12A	sPLA$_2$-ⅫA	ⅫA型PLA$_2$		PLA$_2$
		PLA2G12B	sPLA$_2$-ⅫB	ⅫB型PLA$_2$		酵素活性なし
PAF-AH	4	*PLA2G7*	血漿型PAF-AH	Lp-PLA$_2$	Ser	PAF・酸化リン脂質特異的PLA$_2$
		PAFAH2	Ⅱ型PAF-AH	PLA2G7B		PAF・酸化リン脂質特異的PLA$_2$
		PAFAH1B2	Ⅰ型PAF-AH α1サブユニット	PLA2G8A		PAF特異的PLA$_2$
		PAFAH1B3	Ⅰ型PAF-AH α2サブユニット	PLA2G8B		PAF特異的PLA$_2$
LPLA$_2$	1	*PLA2G15*	LPLA2	LLPL	Ser	PLA$_1$/$_2$, 1-O-アシルセラミド合成酵素
PLAAT	5	*HRASLS1*	PLAAT1	A-C1	Cys	Nアシルトランスフェラーゼ, PLA$_1$/$_2$
		HRASLS2	PLAAT2			Nアシルトランスフェラーゼ, PLA$_1$/$_2$
		PLA2G16	PLAAT3	HRASLS3, Ad-PLA$_2$, H-rev107		PLA$_1$/$_2$
		HRASLS4	PLAAT4	TIG3		PLA$_1$/$_2$
		HRASLS5	PLAAT5			Nアシルトランスフェラーゼ, PLA$_1$/$_2$
ABHD	19	*ABHD3*			Ser	中鎖脂肪酸含有リン脂質選択的PLA$_2$
		ABHD4				Nアシルリン脂質選択的PLA$_2$
		ABHD5		CGI-58		酵素活性なし, PNPLA2のコファクター
		ABHD6				リゾホスホリパーゼ, MGリパーゼ
		ABHD12		LysoPSリパーゼ		LysoPS特異的リゾホスホリパーゼ, MGリパーゼ
		ABHD16A		PSリパーゼ		PS特異的PLA$_2$

3 iPLA$_2$/PNPLAファミリー

iPLA$_2$ファミリーは酵素活性にCa^{2+}を必要とせず，植物のリパーゼであるpatatin（iPLA$_2\alpha$）と類似の触媒領域をもつことから，最近ではPNPLA（patatin-like phospholipase domain containing lipase）とよばれることが多い．このファミリーは下等な真核生物にも広く存在することから，真核細胞の生命活動の根源と

なる脂質代謝を制御しているものと考えられる．事実，本ファミリーの遺伝子変異や欠損は重篤な症状を呈する場合が多い．本ファミリーの標的脂質は多様であり，PLA$_2$という名称を鵜呑みにすると機能を誤認することがあるので注意されたい．

iPLA$_2$/PNPLAファミリーのうち，正真正銘のPLA$_2$としてリン脂質に作用するのはiPLA$_2\beta$（PLA2G6/PNPLA9）のみである．本酵素は全身に普遍的に分布

し，その欠損はインスリン分泌の異常，耐糖能の低下，脂肪肝の改善，神経変性，雄性不妊など，数多くの表現型を呈する[6]．ヒトiPLA$_2\beta$の変異によって生じる神経変性疾患には，乳児型神経軸索ジストロフィー，脳内鉄蓄積型神経変性，パーキンソニズム・ジストニア症候群などがある[7]．iPLA$_2\beta$の作用機序については諸説あり，生命応答に応じて脂質メディエーターの産生や膜リン脂質のリモデリングにかかわることが提唱されている．iPLA$_2\gamma$（PNPLA8）は本質的にはPLA$_2$であるが，リン脂質の2位に高度不飽和脂肪酸がある場合にはPLA$_1$活性が優位となり，高度不飽和脂肪酸をもつリゾリン脂質を産生する[8]．さらに，本酵素は酸化カルジオリピンの代謝にかかわり，ミトコンドリアの機能維持に重要である[9]．このため，iPLA$_2\gamma$の欠損や変異は，脂質代謝異常やミトコンドリア障害に関連してエネルギー代謝のさかんな組織（骨格筋，心筋，脂肪組織）や脳神経系を中心とした表現型を生じる[10]．iPLA$_2\gamma$の変異がかかわるヒト疾患としては，乳酸アシドーシスを伴うミトコンドリアミオパチーがある[11]．

PNPLA6（iPLA$_2\delta$）とPNPLA7はリゾホスファチジルコリン（LPC）から脂肪酸とグリセロホスホコリンを遊離するリゾホスリパーゼである[12] [13]．PNPLA6はもともと有機リン系殺虫剤の標的分子として同定された経緯からNTE（neuronal target esterase），PNPLA7はその近縁分子であることからNRE（NTE-related esterase）ともよばれる．PNPLA6ホモ欠損は胎盤異常による胎生致死，ヘテロ欠損は自発運動量が亢進する多動性障害を生じる[14]．また，PNPLA6をマウスやハエで神経特異的に欠損させると神経変性が広範囲で起こる[15]．ヒトPNPLA6の変異は痙縮，ニューロパチー，運動失調，性腺機能低下，網膜脈絡膜萎縮など幅広い症状を示す[16] [17]．PNPLA7欠損マウスは全身の代謝が乱れて早期老化様の表現型を呈し，成体になるまでに大部分の個体が死亡する（投稿準備中）．PNPLA6, 7の欠損・変異による激しい表現型は，リゾホスリパーゼ反応の産物であるグリセロホスホコリンの下流で生じるコリンやグリセロール3リン酸の代謝が乱れるためと予想している．

PNPLA2（iPLA$_2\zeta$）とPNPLA3（iPLA$_2\varepsilon$）はリン脂質ではなく中性脂質の代謝にかかわる．PNPLA2はATGL（adipose triacylglycerol lipase）の別名で有名であり，脂肪分解（lipolysis）に必須のトリグリセリド（TG）リパーゼである．PNPLA2によりTGから遊離された脂肪酸はβ酸化に供されると同時に，核内受容体PPARαやPPARδの内因性リガンドとして作用し，エネルギー消費を高める[18]．PNPLA2により白色脂肪から遊離された脂肪酸は褐色脂肪における熱産生に利用される[19]．このため，PNPLA2欠損マウスは低温適応障害を示すほか，全身組織にTGが沈着し，心不全のため早期に死亡する[20]．この病態は，ヒトでは中性脂肪蓄積心筋血管症として知られる[21]．一方で，PNPLA2欠損マウスでは脂肪酸利用が制限されるため，代替的に糖の利用が亢進し，耐糖能とインスリン感受性が向上する[20]．PNPLA3（別名adiponutrin）は肝細胞においてTGリパーゼとして機能すると考えられるが，脂肪分解ではなく脂肪合成（lipogenesis）に相関して発現が増加することから，リパーゼの逆反応（トランスアシラーゼ）を触媒している可能性も指摘されている．PNPLA3の遺伝子多型I148Mは非アルコール性脂肪性肝疾患（NAFLD, NASH）の重大な危険因子である[22]．実際，PNPLA3 I148M変異体を肝臓に過剰発現させたマウスは脂肪肝となる[23]．最近の研究によれば，PNPLA3は肝細胞よりも肝星細胞に高発現している．肝星細胞はビタミンAをレチニルパルミチン酸として脂質滴に貯蔵するが，肝線維化の際には脂質滴を失って筋線維芽細胞に分化する．PNPLA3は肝星細胞においてレチニルパルミチン酸を分解するリパーゼとしてビタミンAの供給量を調節しており，上記PNPLA3変異により酵素活性が低下することが肝疾患と結びつくという説が提唱されている[24]．

PNPLA2, 3との構造上の類似性からPNPLA4（iPLA$_2\eta$；マウスには存在しない）やPNPLA5も中性脂質の代謝にかかわるものと予想されるが，正確な機能は明らかとなっていない．PNPLA5はオートファジーに伴う脂肪滴TGの分解にかかわる可能性が指摘されているが，全組織に普遍的に分布しているわけではなく，この仮説が一般化できるかどうかは疑問である．われわれの検討によれば，PNPLA5の発現は皮脂腺に限局しており，皮脂成分の代謝にかかわっている可能性が高い．PNPLA1は表皮に発現している特殊な酵素で，皮膚バリアに必須の脂質であるアシルセラミドの生合成にかかわる（**第3章 -9**参照）．

4 sPLA₂ ファミリー

sPLA₂の分類は元来，ヘビ毒（Ⅰ，Ⅱ型）やハチ毒（Ⅲ型）に含まれるsPLA₂の古典的分類に基づいており，プロペプチドおよびC末端延長配列の有無，分子内ジスルフィド結合の位置関係が分類の指標となる．哺乳動物には11種類のsPLA₂が存在するが，このうちsPLA₂-Ⅰ／Ⅱ／Ⅴ／Ⅹはヘビ毒sPLA₂，sPLA₂-Ⅲはハチ毒sPLA₂と類似している．sPLA₂-ⅫⅡは活性中心を除き，そのどちらとも相同性がない．sPLA₂は分泌される性質上，細胞外に存在するリン脂質に作用する．各sPLA₂は異なる組織分布と基質選択性を示し，それゆえに組織固有の生命応答にかかわる．各sPLA₂が制御する脂質代謝と関連する生命現象を**図**にまとめた．

sPLA₂-ⅠBは膵腺細胞から小腸内腔に分泌される消化酵素であり，基質は食餌および胆汁に含まれるリン脂質である．sPLA₂-ⅠB欠損マウスは小腸から吸収されるLPCが減少し，肥満や動脈硬化になりにくい[25]．また，小腸上皮細胞に発現誘導されるsPLA₂-ⅠBは寄生虫の膜リン脂質を分解して寄生虫駆除にかかわる[26]．sPLA₂-ⅡAは炎症刺激により上皮細胞や免疫細胞に発現誘導され，その第一の役割は細菌の膜リン脂質を分解することによる感染防御である[27]．一方，感染を伴わない自然炎症においては，sPLA₂-ⅡAは血小板や白血球から放出されたミトコンドリアやエクソソームのリン脂質を分解して脂肪酸を非特異的に遊離し，炎症性脂質メディエーターの産生を介して炎症を増悪する[28]．sPLA₂-ⅡDはリンパ組織の樹状細胞に高発現しており，ドコサヘキサエン酸（DHA）などのω3脂肪酸に由来する抗炎症性脂質メディエーターを構成的に動員して獲得免疫にブレーキをかける．このため，sPLA₂-ⅡD欠損マウスでは接触性皮膚炎（Th1応答）や乾癬（Th17応答）が増悪する一方，抗ウイルス免疫や抗腫瘍免疫が増強されるため，ウイルス性肺炎や皮膚がんが改善する[29]．sPLA₂-ⅡEは肥満の脂肪細胞に発現誘導され，リポタンパク質の微量リン脂質を脂肪酸非特異的に分解して脂質運搬能に影響を及ぼす[30]．sPLA₂-ⅡFは表皮角化細胞から分泌され，主にDHA含有プラズマローゲンからリゾプラズマローゲンを遊離して，乾癬や皮膚がんなどの表皮肥厚疾患の増悪にかかわる[31]．またsPLA₂-ⅡF欠損マウスではテープ剥離後の角質バリアの回復が遅延することから，本酵素により遊離されるDHAに角質の修復を助ける働きがあるものと推察している．

sPLA₂-Ⅴはリン脂質から不飽和度の低い不飽和脂肪酸（オレイン酸やリノール酸）を比較的選択的に遊離する性質をもつ．肥満の脂肪細胞に誘導されるsPLA₂-Ⅴはリポタンパク質のホスファチジルコリンからオレイン酸を遊離し，飽和脂肪酸によるM1マクロファージの誘導に拮抗して慢性炎症を抑制することで，肥満症に対して防御的に働く[30]．さらに，sPLA₂-ⅤはIL-4の刺激によりM2マクロファージに発現誘導され，オレイン酸依存的に自然リンパ球ILC2の活性化を増強してTh2免疫を高め，喘息の増悪にかかわる[32]．一方，気管支上皮細胞から分泌されるsPLA₂-ⅩもまたILC2の活性化を促進して喘息の増悪にかかわるが，この場合sPLA₂-Ⅹにより動員される脂質はアラキドン酸由来のLTC₄である[33]．また，sPLA₂-Ⅹは大腸上皮細胞と精子に高発現しており，ω3脂肪酸を動員して大腸炎を抑制するとともに，精子の受精能を高める[34]．

sPLA₂-Ⅲは精巣上体の上皮細胞から分泌されて内腔を通過する精子膜リン脂質のリモデリングを調節し，精子の運動性の獲得にかかわる[35]．また，sPLA₂-Ⅲは未成熟なマスト細胞から分泌されて局所微小環境のPGD₂を動員し，マスト細胞の成熟を促進する[36]．大腸上皮細胞に発現しているsPLA₂-Ⅲは，リゾホスファチジン酸（LPA）などのリゾリン脂質を動員して大腸炎や大腸がんの増悪にかかわる[37]．したがって，sPLA₂-Ⅲ欠損マウスは雄性不妊，アレルギー不応答，大腸炎・大腸がん軽減の表現型を示す．

5 その他のPLA₂関連分子

PAF-AH（platelet-activating factor acetylhydrolase）は脂質メディエーターPAFや酸化リン脂質を加水分解するPLA₂の一群である．血漿型PAF-AH（PLA2G7）はLp-PLA₂（lipoprotein-associated PLA₂）としても知られ，ヒトでの血中濃度は動脈硬化性疾患と正の相関を示す[38]．これは，本酵素によりリポタンパク質から遊離されるLPCや酸化脂肪酸が動脈硬化に促進的に働くためと考えられている．Lp-PLA₂の細胞内ホモログであるⅡ型PAF-AH（PAF-AH2/

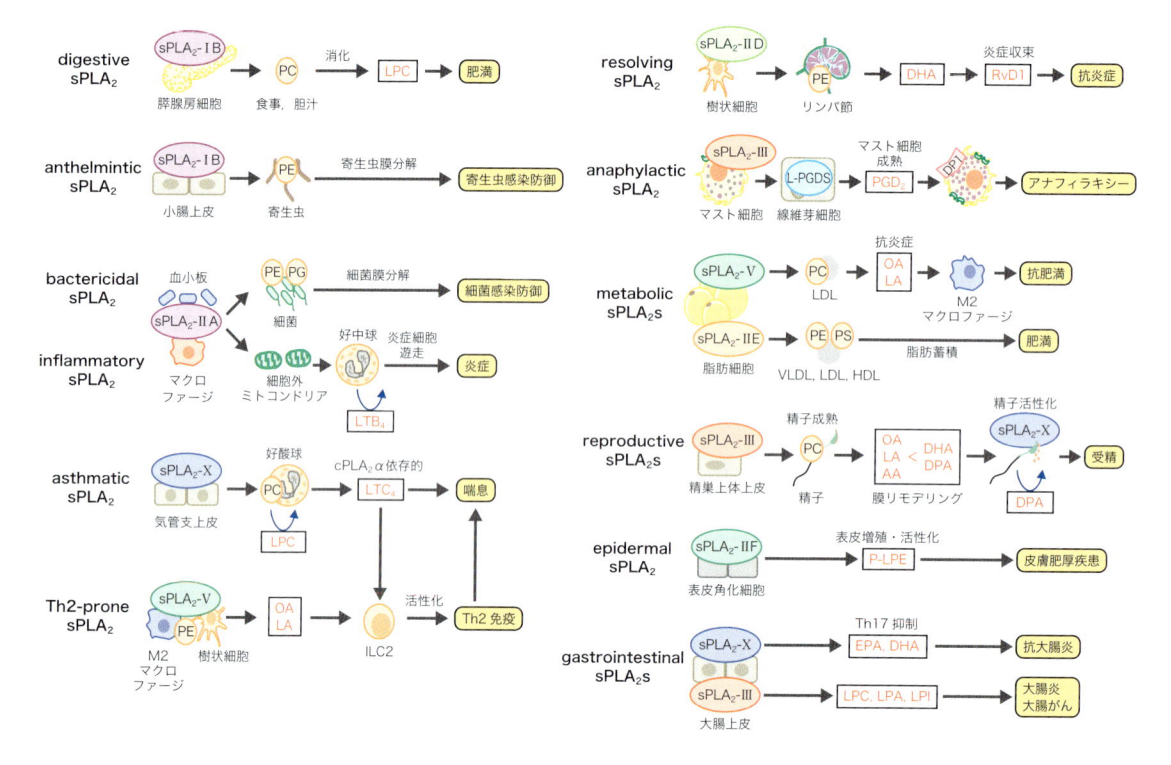

図　sPLA₂分子群の機能
各sPLA₂の発現細胞，標的リン脂質，動員される責任脂質，関与する生命応答を図示した．詳細は本文ならびに文献25～37を参照．

PLA2G7B）は細胞膜中の酸化リン脂質を分解し，酸化ストレスから細胞を保護する役割を担う．ごく最近，PAF-AH2が切り出すω3脂肪酸の酸化代謝物（ω3エポキシド）が抗原依存的なマスト細胞の活性化を最適化する役割を担うことが明らかとなった．すなわち，PAF-AH2欠損マウスではω3エポキシドが減少するためマスト細胞が沈静化し，それに応じてアレルギーも軽減する[39]．この結果は，ω3脂肪酸は常に体に優しいというわけではなく，生体にとって不都合な方向にも作用しうることを意味している．Ⅰ型PAF-AHは2つの活性サブユニット（PLA2G8A, B）と非触媒サブユニット（別名LIS1）の三量体を形成する．両触媒サブユニットを二重欠損すると，メカニズムは不明ながら雄性不妊を生じる[40]．一方，非触媒サブユニット（別名LIS1）は滑脳症の原因遺伝子であるが，この表現型はPAF-AHの酵素活性とはおそらく無関係であり，ダイニンの制御不全による脳発生期の神経細胞の異常によるものである[41]．また，Ⅰ型PAF-AHとがんの関連が指摘されている．

LCAT（lecithin cholesterol acyltransferase）ファミリーに属するリソソームPLA₂（LPLA2）はPLA2G15に分類され，リソソーム内の酸性条件下でPLA₁/A₂活性を示す．別名LLPL（LCAT-like lysophospholipase）ともよばれる．PLA2G15の機能は，リソソームに取り込まれたリン脂質の分解である．PLA2G15の欠損マウスは肺胞マクロファージ内に未消化のリン脂質サーファクタントが蓄積するほか，脂質抗原を適切に代謝できないためCD1dに提示できず，微生物脂質抗原や自己脂質抗原に対する免疫が低下する[42]．

PLAAT（phospholipase A/acyltransferase）ファミリーにはヒトで5種，マウスで3種の酵素が含まれ，構造的にはLRAT（lecithin retinol acyltransferase）と近縁である．PLAAT3は脂肪細胞特異的PLA₂（Ad-PLA₂：adipose-specific PLA₂）として最初に報告され，その後PLA2G16に分類された．PLA2G16の欠損マウスは肥満に抵抗性を示す[43]．この要因として，本

酵素が脂肪細胞のPGE$_2$を動員して脂肪分解を抑制すると報告されたが，その後の解析でPGE$_2$は脂肪分解をむしろ促進すること，PLA2G16はPLA$_2$よりもPLA$_1$としての活性が強いことが判明し，作用機序については再検証が必要である．過剰発現細胞を用いた解析によれば，PLA2G16はペルオキシソームの形成を促進し，エーテル型リン脂質の産生にかかわる[44]．また，作用機序は不明だが，PLA2G16ががんの悪性化やピコナウイルスの感染にかかわるという[45]．PLA2G16以外のアイソザイムはPLA$_1$/A$_2$活性に加えてNアシルトランフェラーゼ活性をもち，Nアシルエタノールアミンの生合成にかかわるものと推察されている．

ABHD（α/β hydrolase）ファミリーは20種近くの酵素を含み，分子内にリパーゼモチーフとアシルトランスフェラーゼモチーフを有する．ABHDファミリーのなかにPLA$_2$の名称を与えられている酵素は存在しないが，リン脂質を基質としてPLA$_2$もしくは類縁の活性を示すアイソザイムが複数存在する．例えば，ABHD3は中鎖脂肪酸含有リン脂質，ABHD4はNアシルリン脂質，ABHD12はリゾホスファチジルセリン（LysoPS），ABHD16Aはホスファチジルセリン（PS）にそれぞれ作用するPLA$_1$/A$_2$またはリゾホスホリパーゼである[46]．ABHD12のヒト変異は多発性神経障害，難聴，白内障などの症状を呈し，欠損マウスでは脳にLysoPSが蓄積する[47]．また，ABHD5は酵素活性をもたないが，その変異に起因するChanarin–Dorfman症候群では中性脂肪蓄積に加えて魚鱗癬を呈する[48]．これは，ABHD5が前者ではPNPLA2，後者ではPNPLA1のコファクターとして働くためと考えられる．

おわりに

本稿では，広義のPLA$_2$についてこれまでに明らかになっている知見を概説した．できるだけ多くのPLA$_2$をカバーしたつもりではあるが，誌面の都合上，各酵素の解説が不十分である点はご容赦願いたい．読者が自身の研究のなかでPLA$_2$の名称をもつ分子に出会ったとしても，それが必ずしもPLA$_2$として働くとは限らないこと，アラキドン酸代謝と連関するとは限らないこと，PLA$_2$の名称をもたないPLA$_2$が隠れていることを思い出してほしい．広義のPLA$_2$の機能を理解す

るためには，各酵素がかかわる脂質代謝反応を正確に把握する必要がある．そのための解析技術が最新のリピドミクスである．遺伝子改変マウスとリピドミクスの融合により，PLA$_2$の研究は飛躍的に発展した．PLA$_2$分子群は，まさにリポクオリティ制御の要として，脂質の三大機能（エネルギー脂質，膜脂質，シグナル脂質）に多様にかかわっているのである．

文献

1）Shimizu T：Annu Rev Pharmacol Toxicol, 49：123-150, 2009
2）Nomura DK, et al：Science, 334：809-813, 2011
3）Cheung KL, et al：J Exp Med, 213：2399-2412, 2016
4）Ogura Y, et al：Nat Chem Biol, 12：669-671, 2016
5）Su X, et al：Biochim Biophys Acta, 1862：692-705, 2017
6）Ramanadham S, et al：J Lipid Res, 56：1643-1668, 2015
7）Morgan NV, et al：Nat Genet, 38：752-754, 2006
8）Liu X, et al：Cell Chem Biol, 23：1217-1227, 2016
9）Liu GY, et al：J Biol Chem, 292：10672-10684, 2017
10）Mancuso DJ, et al：J Biol Chem, 285：36495-36510, 2010
11）Saunders CJ, et al：Hum Mutat, 36：301-306, 2015
12）Quistad GB, et al：Proc Natl Acad Sci U S A, 100：7983-7987, 2003
13）Kienesberger PC, et al：J Biol Chem, 283：5908-5917, 2008
14）Winrow CJ, et al：Nat Genet, 33：477-485, 2003
15）Akassoglou K, et al：Proc Natl Acad Sci U S A, 101：5075-5080, 2004
16）Synofzik M, et al：Brain, 137：69-77, 2014
17）Kmoch S, et al：Nat Commun, 6：5614, 2015
18）Haemmerle G, et al：Nat Med, 17：1076-1085, 2011
19）Schreiber R, et al：Cell Metab, 26：753-763.e7, 2017
20）Haemmerle G, et al：Science, 312：734-737, 2006
21）Fischer J, et al：Nat Genet, 39：28-30, 2007
22）Romeo S, et al：Nat Genet, 40：1461-1465, 2008
23）Li JZ, et al：J Clin Invest, 122：4130-4144, 2012
24）Bruschi FV, et al：Hepatology, 65：1875-1890, 2017
25）Labonté ED, et al：Diabetes, 55：935-941, 2006
26）Entwistle LJ, et al：Cell Host Microbe, 22：484-493.e5, 2017
27）Weinrauch Y, et al：J Clin Invest, 102：633-638, 1998
28）Boudreau LH, et al：Blood, 124：2173-2183, 2014
29）Miki Y, et al：J Biol Chem, 291：15588-15601, 2016
30）Sato H, et al：Cell Metab, 20：119-132, 2014
31）Yamamoto K, et al：J Exp Med, 212：1901-1919, 2015
32）Yamaguchi M, et al：Mucosal Immunol, in press (2018)
33）Nolin JD, et al：JCI Insight, 2：e94929, 2017
34）Murase R, et al：J Biol Chem, 291：6895-6911, 2016
35）Sato H, et al：J Clin Invest, 120：1400-1414, 2010

36) Taketomi Y, et al：Nat Immunol, 14：554-563, 2013
37) Murase R, et al：Sci Rep, 7：12261, 2017
38) Wilensky RL, et al：Nat Med, 14：1059-1066, 2008
39) Shimanaka Y, et al：Nat Med, 23：1287-1297, 2017
40) Koizumi H, et al：J Biol Chem, 278：12489-12494, 2003
41) DeSantis ME, et al：Cell, 170：1197-1208.e12, 2017
42) Paduraru C, et al：Proc Natl Acad Sci U S A, 110：5097-5102, 2013
43) Jaworski K, et al：Nat Med, 15：159-168, 2009
44) Uyama T, et al：J Biol Chem, 290：17520-17534, 2015
45) Staring J, et al：Nature, 541：412-416, 2017
46) Kamat SS, et al：Nat Chem Biol, 11：164-171, 2015
47) Blankman JL, et al：Proc Natl Acad Sci U S A, 110：1500-1505, 2013
48) Lass A, et al：Cell Metab, 3：309-319, 2006

＜筆頭著者プロフィール＞
村上　誠：1986年東京大学薬学部卒業，'91年同大学院薬学系研究科博士課程修了．2年間の日本学術振興会奨励研究員を経て，'93年から2年間米国ハーバード大学免疫学教室（K. F. Austen教授）に留学．'95年より昭和大学薬学部・講師，'97年より同・准教授．2005年より東京都医学総合研究所脂質代謝プロジェクト・プロジェクトリーダー，'13年より同・参事研究員．'17年より東京大学大学院医学系研究科教授（現職）．脂質メディエーターの生合成調節機構の研究を進めてきたが，最近はPLA$_2$分子群が制御する多次元ワールドにどっぷり浸かっている．

2. 脂肪酸伸長酵素・不飽和化酵素による リポクオリティ制御

松坂 賢, 島野 仁

生体内の脂肪酸は炭素鎖長および二重結合の数と位置の違いにより多種類存在する. このような多様性は脂肪酸伸長酵素 (elongase) と不飽和化酵素 (desaturase) によって生み出される. これらの酵素は小胞体膜上に存在し, 基質とする脂肪酸の鎖長や不飽和度, 組織分布, 発現調節がアイソフォームによって異なる. 遺伝子改変マウスの解析等により各脂肪酸伸長酵素・不飽和化酵素のリポクオリティ制御や多様な生理機能, 病態との関連が明らかにされてきており, 脂肪酸伸長酵素・不飽和化酵素が疾患の新規治療標的として期待される.

はじめに

　生体内の脂肪酸は, 炭素鎖長および二重結合の数と位置の違いにより多種類存在する. 哺乳類では, 細胞質の脂肪酸合成酵素 (fatty acid synthase : FAS) が脂肪酸合成において主要な役割を担い, 炭素数 (C) 16のパルミチン酸 (C16:0) まで合成される. FASによって合成されたパルミチン酸や摂取する食事から供給される脂肪酸は, 小胞体膜上に存在する膜結合酵素により

[略語]
DHA : docosahexaenoic acid
　（ドコサヘキサエン酸）
ELOVL : elongation of very long chain fatty
　acids
FADS : fatty acid desaturase
　（脂肪酸不飽和化酵素）
FAS : fatty acid synthase（脂肪酸合成酵素）
SCD : stearoyl-CoA desaturase
　（ステアロイル CoA 不飽和化酵素）

2炭素の伸長 (elongation) あるいは不飽和化 (desaturation) といった長鎖脂肪酸の手直しを受ける. その目的は, 生体の構造的・生理的機能に必要なある種の脂肪酸を既存の脂肪酸から誘導することである. 近年, 脂肪酸伸長酵素・不飽和化酵素が相次いでクローニングされ, 培養細胞やマウス個体におけるgain-of-functionやloss-of-functionの利用による機能解析により, 各脂肪酸伸長酵素・不飽和化酵素の機能や, 鎖長や不飽和結合数による脂肪酸多様性の機能特性が明らかにされつつある. 本稿では, 各脂肪酸伸長酵素・不飽和化酵素の生理的役割や疾患とのかかわり, 治療・創薬への応用に関する最近の知見を紹介する.

1 脂肪酸の炭素鎖の伸長, 不飽和化

　細胞質のFASによる脂肪酸合成はパルミチン酸 (C16:0) までであるが, われわれにはそれ以上の炭素鎖の伸長をマロニルCoAから2個の炭素を付加して行

Lipoquality regulation by fatty acid elongases and desaturases
Takashi Matsuzaka/Hitoshi Shimano : Department of Endocrinology and Metabolism, Faculty of Medicine, University of Tsukuba（筑波大学医学医療系内分泌代謝・糖尿病内科）

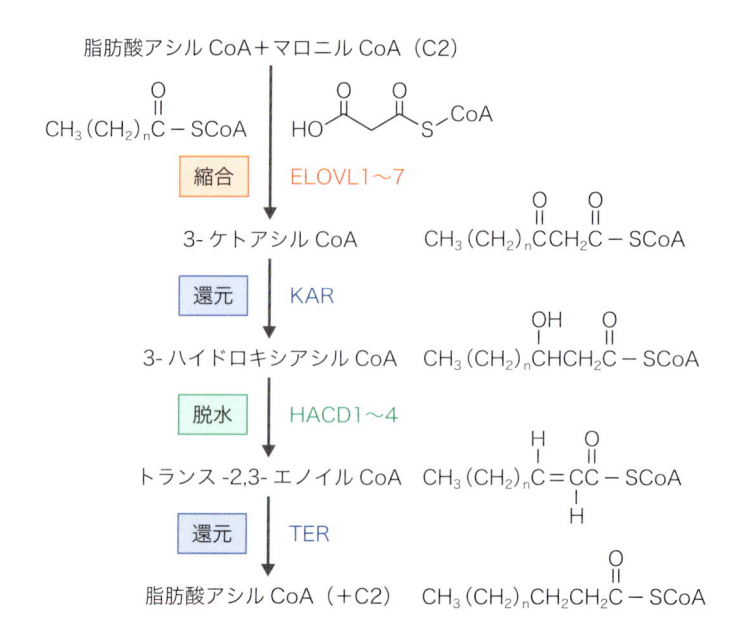

図1　脂肪酸伸長反応
　脂肪酸の炭素鎖の伸長はELOVL（elongation of very long chain fatty acids），KAR（3-ketoacyl-CoA reductase），HACD（3-hydroxyacyl-CoA dehydratase），TER（trans-2,3-enoyl-CoA reductase）の4つの酵素によって行われる．ELOVLタンパク質が律速段階であり，基質特異性を決定している．文献1をもとに作成．

う小胞体膜上の脂肪酸伸長経路がある．脂肪酸の伸長は，縮合・還元・脱水・還元の4段階の反応からなる伸長サイクルをくり返すことで合成される（**図1**）[1]．ELOVL（elongation of very long chain fatty acids）タンパク質はその第1段階（律速段階）である縮合反応を担う酵素で，哺乳類では現在ELOVL1〜7の7種類が報告されており，基質とする脂肪酸の炭素数や不飽和度，発現組織，発現様式が異なる（**図2**，**図3**）[1]．2段階目の還元反応は3-ケトアシルCoA還元酵素（3-ketoacyl-CoA reductase：KAR），3段階目の脱水反応は3-ヒドロキシアシルCoA脱水酵素（3-hydroxyacyl-CoA dehydratase：HACD），最終の還元反応はトランス-2,3-エノイルCoA還元酵素（trans-2,3-enoyl-CoA reductase：TECR）によって行われる．KARおよびTECRのアイソフォームはそれぞれ1つであるが，HACDにはHACD1〜4の4つのアイソフォームが存在する．

　脂肪酸の不飽和化反応は，伸長系と同じく小胞体膜上で行われる．脂肪酸の不飽和化には基質特異性をもつ不飽和化酵素（desaturase）が働く（**図4**）．不飽和化を受ける基質部位に応じてΔ9-desaturase（stea-royl-CoA desaturase：SCD），Δ5-desaturase（FADS1），Δ6-desaturase（FADS2）の3つのアイソフォームが存在する（**図2**，**図3**）[1]．われわれの体内に存在する不飽和脂肪酸はn-9, n-7, n-3, n-6の4系に分類しうる．これらはω端（カルボキシル基の反対端）から何番目の炭素に最初の不飽和結合があるかによって不飽和脂肪酸を分類したものである．これは，ヒトの体内で行われる脂肪酸不飽和化は既存の不飽和結合からカルボキシル基側に向かって進行するからである．

2 ELOVL1

　ELOVL1はC20以上の飽和・一価不飽和脂肪酸を基質とし，C24以上の飽和・一価不飽和脂肪酸を合成する脂肪酸伸長酵素である[2]．これらの脂肪酸はスフィンゴ脂質の合成に利用され，X連鎖性副腎白質ジストロフィー（X-linked adrenoleukodystrophy：X-ALD），皮膚のバリア機能，ドライアイとの関連が報告されている．

　X-ALDは副腎不全と中枢神経系の広範な進行性脱

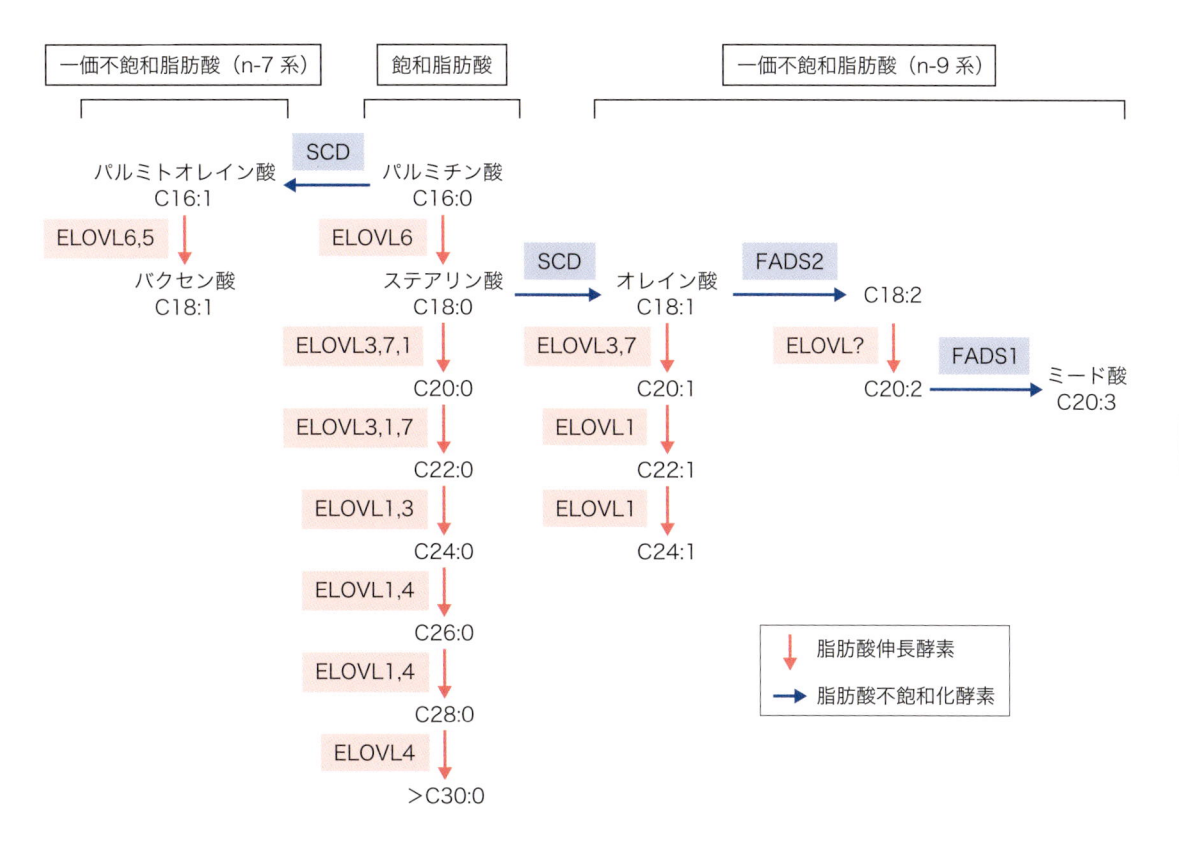

図2　哺乳類における飽和および一価不飽和脂肪酸とその合成経路
文献1をもとに作成.

髄を主体とするX連鎖性劣性形式の遺伝性疾患である．病因はXq28に存在する*ABCD1*遺伝子異常によるが，生化学的特徴としてC25:0，C26:0などの極長鎖脂肪酸の増加が中枢神経系や血漿，赤血球膜，白血球などにおいて見出される．X–ALD患者の線維芽細胞でELOVL1発現の増加は認められないが，ELOVL1のノックダウンはC26:0を減少させる[3]．「ロレンツォのオイル」（オレイン酸C18:1n-9とエルカ酸C22:1n-9のトリグリセリドを4：1の割合で配合したもの）がELOVL1の活性を抑制することから[4]，ELOVL1の阻害がX–ALDの有効な治療標的として期待される．

また，*Elovl1*欠損マウスが作製され，生体内での機能が解析されている．*Elovl1*欠損マウスは皮膚のバリア機能の障害により生後間もなく死亡する[5]．*Elovl1*欠損マウスでは皮膚角質層の脂質ラメラがほぼ消失しており，これにはC26以上の極長鎖飽和・一価不飽和脂肪酸のセラミドの減少が関与するものと考えられる．

最近，ELOVL1とドライアイの関連が報告された[6]．表皮以外で*Elovl1*が欠損したマウスは瞬きの頻度が高く，涙液の水分蒸散量が増えるというドライアイの症状を示した．5カ月齢以上のマウスでは角膜の混濁が認められた．これは，涙液の最外層にある脂質層に含まれ，涙液の蒸発防止，感染防御，涙液の表面張力の低下に重要な役割を果たしているマイバムとよばれる脂質中のC25以上の長さをもつマイバムが減少するためであった．したがって，ELOVL1が極長鎖マイバム脂質の合成および涙液バリア機能に重要な役割を果たしており，ELOVL1や極長鎖マイバムを標的とした薬剤や目薬がドライアイの予防・治療につながると期待される．

3 ELOVL2

ELOVL2はC20およびC22の多価不飽和脂肪酸を基

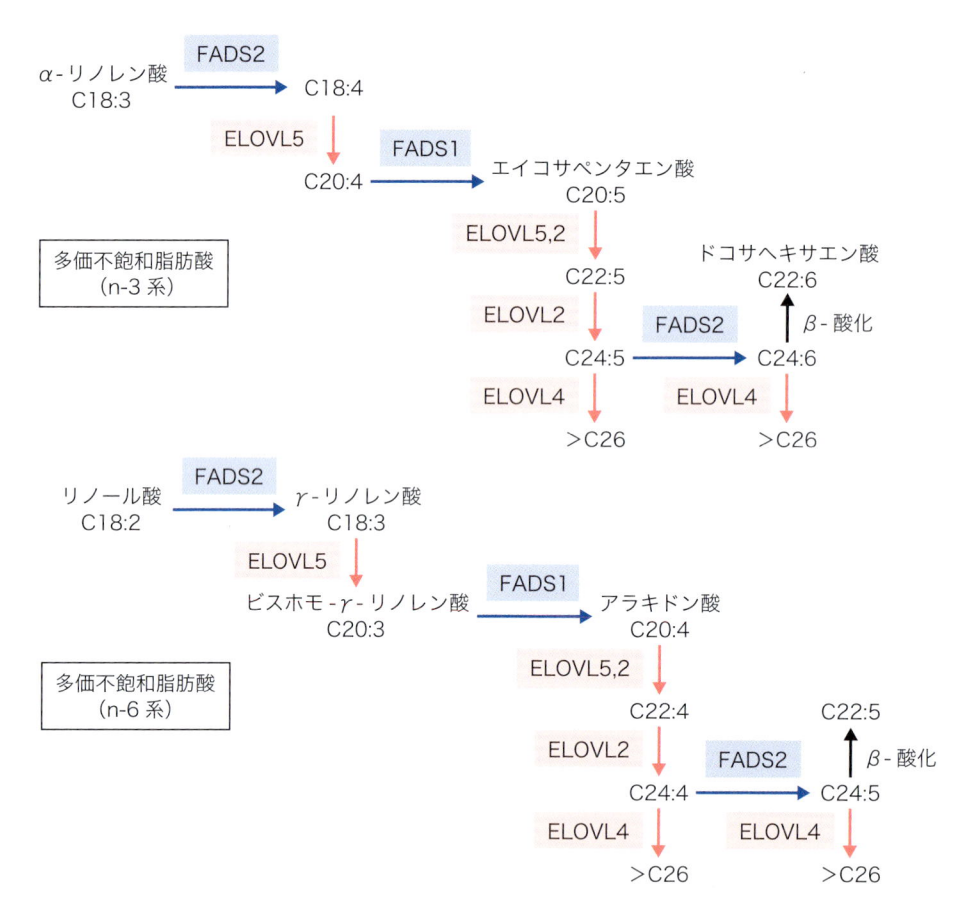

図3 哺乳類における多価不飽和脂肪酸とその合成経路
文献1をもとに作成.

質とし，C24の多価不飽和脂肪酸を合成する脂肪酸伸長酵素である[2]．精巣と精子では例外的に極長鎖多価不飽和脂肪酸を含むスフィンゴ脂質を有するが，オスの*Elovl2*欠損マウスでは精巣のC28:5n-6およびC30:5n-6が減少するために精子形成不全が生じ，不妊となる[7]．ELOVL2はドコサヘキサエン酸（docosa-hexaenoic acid：DHA）の合成にも関与するが，*Elovl2*欠損マウスの各臓器やメスの*Elovl2*欠損マウスの母乳中のDHAは減少する[8]．興味深いことに，*Elovl2*欠損マウスの母乳で育てられた野生型マウスでは，野生型マウスの母乳で育てられた野生型マウスに比べて肝臓および血中のDHA含量が有意に増加した．このとき，血液脳関門におけるDHA輸送体としての機能が報告されているMfsd2aの発現が増加していたことから，ELOVL2による内因性のDHA合成と

Mfsd2aによるDHAの取り込みによる個体レベルのDHA制御機構が示唆される．

4 ELOVL3

ELOVL3は寒冷刺激により褐色脂肪組織で200倍以上発現が増加する遺伝子*Cig30*（cold-inducible gly-coprotein of 30 kDa）として哺乳類で最初にクローニングされた脂肪酸伸長酵素である[9]．ELOVL3はC20およびC22の飽和・一価不飽和脂肪酸の伸長に関与し，褐色脂肪組織のほか，皮膚，白色脂肪細胞，ベージュ脂肪細胞，肝臓，皮脂腺，マイボーム腺にも発現が認められる．*Elovl3*欠損マウスはC18〜24の飽和および一価不飽和脂肪酸合成の変化により，皮膚のバリア機能の低下と，寒冷刺激時の褐色脂肪細胞への脂

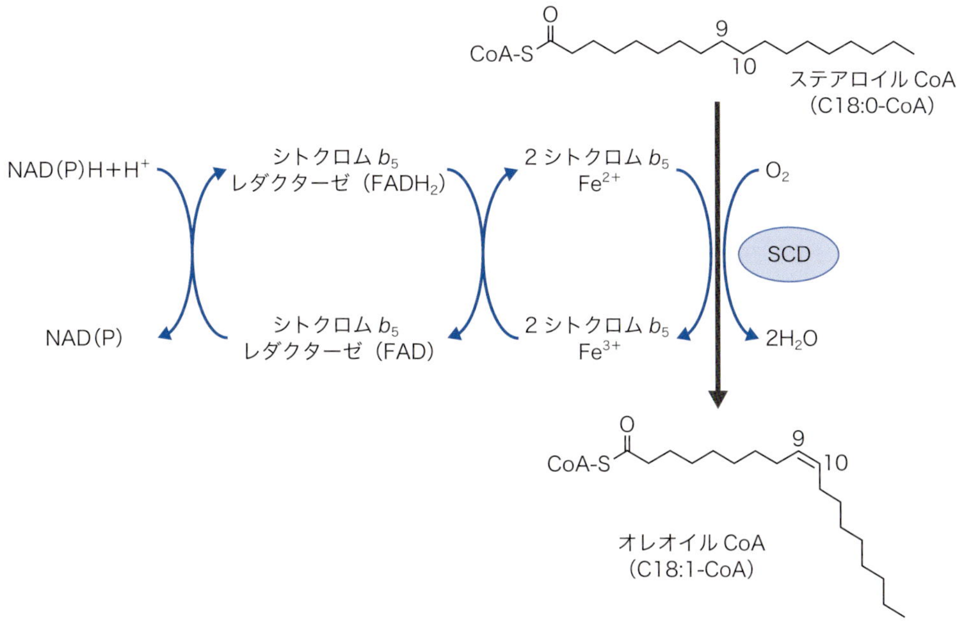

図4　stearoyl-CoA desaturase（SCD）による不飽和化反応
文献36より引用.

2章
リポクオリティの違いを生み出し
識別する機構

質蓄積能の低下が認められた[10) 11)]．また，*Elovl3* 欠損マウスは普通食飼育下では生後16週ごろから体重増加が抑制され，高脂肪食負荷による体重増加も抑制された[12)]．*Elovl3* 欠損マウスでは肝臓と白色脂肪組織での脂肪酸合成，トリグリセリド合成，脂肪酸取り込みが低下し，高脂肪食による脂肪肝の形成や脂肪細胞の肥大が抑制される．また，褐色脂肪組織での熱産生が亢進して酸素消費量が増加したことも高脂肪食による体重増加の抑制に関与すると考えられる．このような *Elovl3* 欠損マウスの肥満抵抗性の詳細な分子機序は明らかにされていないが，*Elovl3* 欠損マウスは皮膚のバリア機能の低下のため体温消失が大きく，体温維持のためのエネルギー消費の亢進がやせの表現型に大きな影響を与えている可能性も否定できない．

5 ELOVL4

ELOVL4は網膜，マイボーム腺，脳，皮膚，精巣などで発現し，C24以上の極長鎖の多価不飽和脂肪酸および飽和・一価不飽和脂肪酸を合成する脂肪酸伸長酵素である．ヒトでは眼底黄斑部が変性する3型シュタ

ルガルト病の原因が*ELOVL4*遺伝子に5 bpの欠失変異をもつヘテロ接合体であることが明らかにされた[13)]．この変異ではC末端の小胞体局在モチーフが欠損しており，野生型ELVOL4と凝集体を形成することでその活性を阻害すると推測されている．

Elovl4 欠損マウスは正常に出生するが，出生後まもなく脱水症状で死亡する[14)]．これは，極長鎖脂肪酸を含むアシルセラミドの減少により皮膚のバリア機能が低下するためと考えられている．*Elovl4* ヘテロ欠損マウスでは，網膜の形態上の異常はみられないが，リポフスチンの蓄積と視覚機能の低下が認められる．また，このマウスの網膜から抽出した脂質分画では，飽和および一価不飽和の極長鎖脂肪酸を含むリン脂質が顕著に低下する．

最近，ELOVL4の機能異常が脳機能の異常を引き起こすことがヒトおよびマウスの研究から明らかにされた．脊髄小脳失調症（spinocerebellar ataxia：SCA）は優性遺伝性の運動失調を主な症状とする神経変性疾患であり，26のSCAの原因遺伝子が同定されていたが，いまだ原因が同定されていない家系も多数存在していた．日本人の新たな未同定SCA 2家系で連鎖解析

実験医学　Vol. 36　No. 10（増刊）2018　　　65　（1635）

と次世代シークエンシングにより原因遺伝子変異の同定が行われ，*ELOVL4*遺伝子変異（p.W246G）が発見された[15]．また，同じく*ELOVL4*遺伝子のアレル変異（p.L168F）をもつ小脳失調症および変異性紅斑角皮症を有する1家系も報告された[16]．また，3型シュタルガルト病の*Elovl4*遺伝子変異のホモノックインに皮膚特異的に野生型*Elovl4*遺伝子をレスキューした遺伝子改変マウスは生後19日でてんかんを発症し，生後21日で死亡する[17]．C28:0やC30:0の極長鎖飽和脂肪酸はシナプス小胞に豊富に含まれていることが明らかとなり，このマウスから単離した海馬初代培養ニューロンではこれらの極長鎖飽和脂肪酸が減少する結果，プレシナプス小胞の放出が早まり，異常な神経発火が引き起こされることが明らかとなった．

6 ELOVL5

ELOVL5はC18〜20の多価不飽和脂肪酸およびC16の一価不飽和脂肪酸を基質とする脂肪酸伸長酵素である[18]．ELOVL5は肝臓で最も発現量が多い脂肪酸伸長酵素であり，その発現は転写因子PPARα，SREBP-1c，LXRにより正に制御され，生後の発達，栄養状態，多価不飽和脂肪酸の摂取により変化する[19]．

*Elovl5*欠損マウスはC18からC20への多価不飽和脂肪酸の伸長活性が著しく低下するため，C18多価不飽和脂肪酸が増加し，C20多価不飽和脂肪酸が減少する．多価不飽和脂肪酸は脂質合成転写因子SREBP-1cの活性化を抑制するが，その効果は鎖長が長いほど，また不飽和結合が多いほど強い．*Elovl5*欠損マウスは長鎖多価不飽和脂肪酸が減少するために肝臓の活性化型SREBP-1cが活性化し，脂肪酸合成が亢進し，脂肪肝になる[20]．一方，アデノウイルスを用いてマウス肝臓でElovl5を過剰発現させると，高脂肪食による血糖値およびインスリン値の上昇が抑制され，耐糖能が改善した[21][22]．Elovl5過剰発現によりアラキドン酸（C20:4n-6）が減少するが，C20多価不飽和脂肪酸はPPARαのよいリガンドであるためPPARα活性が低下し，高脂肪食による糖新生の亢進が抑制され，耐糖能が改善したと考えられる．したがって，肝臓におけるELOVL5の活性化は脂肪肝や耐糖能異常の新しい治療法となる可能性があり，生活習慣病とのかかわりやそ

の分子メカニズムの詳細な解明が期待される．

また最近，ELOVL5も脊髄小脳失調症38型（SCA38）の原因遺伝子であることがヒトおよびマウスで示された[23][24]．

7 ELOVL6

ELOVL6はC12〜16の飽和・一価不飽和脂肪酸を基質とし，C18の飽和・一価不飽和脂肪酸を合成する脂肪酸伸長酵素である[25]．われわれはSREBPの標的遺伝子としてELOVL6をクローニングし，*Elovl6*欠損マウスを用いてELOVL6の生体内での機能や病態とのかかわりを解析してきた．*Elovl6*欠損マウスの各臓器では野生型マウスと比較してステアリン酸（C18:0）およびオレイン酸（C18:1n-9）が減少し，パルミチン酸（C16:0），パルミトオレイン酸（C16:1n-7），バクセン酸（C18:1n-7）が増加する[26]．*Elovl6*欠損マウスに高脂肪高ショ糖食を給餌すると，野生型と同様に肥満と脂肪肝を呈したが，インスリン抵抗性の改善が認められた．このインスリン抵抗性の改善は，肝臓におけるIRS-2/Aktシグナルの保持とジアシルグリセロール/PKCε経路の抑制によるものであった．すなわち，*Elovl6*欠損による脂肪酸組成の変化は，肝臓のエネルギー代謝の変化を介して肥満に伴うインスリン抵抗性を回避すると考えられる．また，ELOVL6が動脈硬化[27][28]，2型糖尿病[29][30]，肺線維症[31]，軟骨細胞の増殖・分化[32]，発がん[33]にもかかわることを明らかにした．生活習慣病の発症・進展における脂肪酸の質の重要性が示されるとともに，ELOVL6の制御が生活習慣病やがんの新しい治療戦略として期待される．

8 ELOVL7

ELOVL7はデータベース上で他の脂肪酸伸長酵素と相同性の高い遺伝子として同定されたが，その機能に関する報告は少ない．ELOVL7はC16〜20の脂肪酸を基質とし，特にC18:3n-3とC18:3n-6に対する親和性が高いことが報告されている．また，前立腺がんではELOVL7発現が増加し，前立腺がん細胞ではELOVL7のノックダウンによりC20:0，C22:0，C24:0が減少し，細胞増殖が抑制される[34]．また，ヒトサイ

トメガロウイルスの感染によりELOVL7発現は150倍以上増加するという[35]．この発現増加にはウイルスタンパク質pUL38によって活性化されるmTORとSREBP-1が関与し，ELOVL7により合成される長鎖飽和脂肪酸がウイルスの複製に寄与するものと考えられている．

9 SCD

stearoyl-CoA desaturase（SCD）は小胞体に存在し，飽和脂肪酸であるステアリン酸（C18:0）およびパルミチン酸（C16:0）に二重結合を導入し，一価不飽和脂肪酸であるオレイン酸（C18:1n-9）およびパルミトオレイン酸（C16:1n-7）を合成する（**図4**）[36]．オレイン酸はDGATやACATの最良の基質であり，トリアシルグリセロール，コレステロールエステル，リン脂質などに取り込まれ，細胞内の主要な脂肪酸として存在する．SCDは，マウスでは4つのアイソフォーム（Scd1, Scd2, PCD/Scd3, Scd4），ヒトでは2つのアイソフォーム（SCD, SCD5）が存在する．Scd1（SCD）はほとんどの臓器や細胞で発現が認められるが，特にリポジェニック組織で高い発現が認められる．Scd2（SCD5）もほとんどの組織で恒常的に発現しているが，特に脂肪組織と脳に多く発現している．PCD/Scd3は皮脂腺やマイボーム腺に，Scd4は心臓に特異的に発現している．

マウスの4つのアイソフォームのなかでは，Scd1の研究が最も進んでいる．*Scd1*欠損マウスでは一価不飽和脂肪酸（C16:1n-7, C18:1n-9）が減少し，一方で飽和脂肪酸（C16:0, C18:0）は増加する．*Scd1*欠損マウスは肝臓におけるトリアシルグリセロールおよびコレステロールエステルの量が顕著に減少する[37]．また，*Scd1*欠損マウスは野生型マウスに比べて摂餌量が多いにもかかわらず，体脂肪量が顕著に減少する．さらに，*Scd1*欠損マウスは高脂肪食負荷および遺伝性肥満モデル*ob/ob*マウスとの交配による肥満に対して抵抗性を示し，インスリン抵抗性が改善した[38] [39]．この抗肥満作用はエネルギー消費の増大と酸素消費量の増加によるものであり，その一部は肝臓でのAMPKの活性化を介した脂肪酸β酸化系遺伝子群の発現上昇で説明される[40]．

ところが，肝臓特異的*Scd1*欠損マウスは，高炭水化物食による肥満と脂肪肝は抑制するものの，高脂肪食誘導性の肥満，脂肪肝，インスリン抵抗性は抑制しなかった[41]．また，脂肪組織特異的*Scd1*欠損マウスおよび肝臓・脂肪組織特異的*Scd1*欠損マウスでも高脂肪食誘導性の肥満とインスリン抵抗性は改善されなかった[42] [43]．したがって，*Scd1*欠損マウスで認められる抗肥満作用には，肝臓や脂肪組織以外の組織におけるScd1阻害が必要であると考えられる．皮膚特異的*Scd1*欠損マウスは皮脂腺の脂質欠乏および形成不全を生じるとともに，皮膚からの熱喪失の増大を補うための体温維持機構の活性化のためにエネルギー消費が亢進し，高脂肪食による体重増加に抵抗性を示した[44]．したがって，*Scd1*欠損マウスで認められる肥満抵抗性は皮膚のScd1欠損で説明される可能性がある．

10 FADS1（Δ5-desaturase），FADS2（Δ6-desaturase）

FADS1およびFADS2は必須脂肪酸であるn-3系およびn-6系多価不飽和脂肪酸に二重結合を導入する不飽和化酵素である[1]．ヒトのFADS1とFADS2は75%の相同性を有し，同じ11番染色体上に存在する．興味深いことに，11番染色体上にはFADS1およびFADS2と相同性が高い別の遺伝子があり，FADS3として同定されている．FADS1およびFADS2は内因性の多価不飽和脂肪酸合成の律速酵素であり，多価不飽和脂肪酸含量の制御にきわめて重要な酵素である．FADS1およびFADS2活性の変化は精神神経疾患，2型糖尿病，心血管疾患，炎症，免疫，がんなどのさまざまな疾患と関連する[45]．また，FADS1およびFADS2の遺伝子多型がその酵素活性を変化させ，必須脂肪酸のプロファイルに影響を及ぼすことで上記疾患と関連することが複数報告されている[46]．

おわりに

このように，脂肪酸伸長酵素・不飽和化酵素により制御される脂肪酸の鎖長・不飽和度は，さまざまな臓器・細胞の生理機能および病態の制御に重要な役割を担っている．脂肪酸伸長酵素・不飽和化酵素の遺伝子

改変マウスの表現型や脂質プロファイルの解析は，各脂肪酸伸長酵素・不飽和化酵素のリポクオリティ制御における役割や生理機能・疾患との関連の解明に重要である．また，近年発展が著しい脂質メタボローム解析を適用することにより，脂肪酸伸長酵素・不飽和化酵素が制御するリポクオリティの全容解明と脂肪酸の新しい機能の解明が期待される．さらに，ゲノム解析技術と脂質メタボローム解析技術を駆使した脂肪酸伸長酵素・不飽和化酵素のヒトの遺伝子多型と疾患との関連の解析は，今後さらに加速することが予想される．脂肪酸伸長酵素・不飽和化酵素の制御により脂肪酸の「量」のみならず「質」を適切に制御することができれば，疾患の新たな治療法となる可能性があり，今後のさらなる研究の発展が期待される．

文献

1) Guillou H, et al：Prog Lipid Res, 49：186–199, 2010
2) Tvrdik P, et al：J Cell Biol, 149：707–718, 2000
3) Ofman R, et al：EMBO Mol Med, 2：90–97, 2010
4) Sassa T, et al：J Lipid Res, 55：524–530, 2014
5) Sassa T, et al：Mol Cell Biol, 33：2787–2796, 2013
6) Sassa T, et al：FASEB J, fj201700947R, 2018
7) Zadravec D, et al：J Lipid Res, 52：245–255, 2011
8) Pauter AM, et al：J Lipid Res, 58：111–123, 2017
9) Tvrdik P, et al：J Biol Chem, 272：31738–31746, 1997
10) Westerberg R, et al：J Biol Chem, 279：5621–5629, 2004
11) Westerberg R, et al：J Biol Chem, 281：4958–4968, 2006
12) Zadravec D, et al：FASEB J, 24：4366–4377, 2010
13) Zhang K, et al：Nat Genet, 27：89–93, 2001
14) Cameron DJ, et al：Int J Biol Sci, 3：111–119, 2007
15) Ozaki K, et al：JAMA Neurol, 72：797–805, 2015
16) Bourassa CV, et al：JAMA Neurol, 72：942–943, 2015
17) Hopiavuori BR, et al：Mol Neurobiol, 55：1795–1813, 2018
18) Parker-Barnes JM, et al：Proc Natl Acad Sci U S A, 97：8284–8289, 2000
19) Wang Y, et al：J Lipid Res, 46：706–715, 2005
20) Moon YA, et al：J Lipid Res, 50：412–423, 2009
21) Wang Y, et al：J Lipid Res, 49：1538–1552, 2008
22) Tripathy S, et al：J Lipid Res, 51：2642–2654, 2010
23) Di Gregorio E, et al：Am J Hum Genet, 95：209–217, 2014
24) Hoxha E, et al：Front Cell Neurosci, 11：343, 2017
25) Matsuzaka T, et al：J Lipid Res, 43：911–920, 2002
26) Matsuzaka T, et al：Nat Med, 13：1193–1202, 2007
27) Saito R, et al：Arterioscler Thromb Vasc Biol, 31：1973–1979, 2011
28) Sunaga H, et al：J Am Heart Assoc, 5：e004014, 2016
29) Tang N, et al：Biochem Biophys Res Commun, 450：318–323, 2014
30) Zhao H, et al：Diabetes, 66：1833–1846, 2017
31) Sunaga H, et al：Nat Commun, 4：2563, 2013
32) Kikuchi M, et al：PLoS One, 11：e0159375, 2016
33) Muranaka H, et al：Oncogenesis, 6：e350, 2017
34) Tamura K, et al：Cancer Res, 69：8133–8140, 2009
35) Purdy JG, et al：Cell Rep, 10：1375–1385, 2015
36) Paton CM & Ntambi JM：Am J Physiol Endocrinol Metab, 297：E28–E37, 2009
37) Miyazaki M, et al：J Biol Chem, 275：30132–30138, 2000
38) Ntambi JM, et al：Proc Natl Acad Sci U S A, 99：11482–11486, 2002
39) Cohen P, et al：Science, 297：240–243, 2002
40) Dobrzyn P, et al：Proc Natl Acad Sci U S A, 101：6409–6414, 2004
41) Miyazaki M, et al：Cell Metab, 6：484–496, 2007
42) Hyun CK, et al：Biochem Biophys Res Commun, 399：480–486, 2010
43) Flowers MT, et al：J Lipid Res, 53：1646–1653, 2012
44) Sampath H, et al：J Biol Chem, 284：19961–19973, 2009
45) Tosi F, et al：Adv Exp Med Biol, 824：61–81, 2014
46) Lattka E, et al：Curr Opin Lipidol, 21：64–69, 2010

＜筆頭著者プロフィール＞
松坂　賢：2005年筑波大学大学院人間総合科学研究科博士課程修了．'05～'07年筑波大学大学院人間総合科学研究科助手．'07～'11年筑波大学大学院人間総合科学研究科助教．'11年より筑波大学医学医療系准教授，現在に至る．脂肪酸伸長酵素Elovl6の解析を通じて，脂質多様性の生理的意義の解明と，脂肪酸組成制御による疾患の新規治療法の開発をめざしています．

3. 膜リン脂質生合成酵素による リポクオリティ制御
—リゾリン脂質アシル転移酵素

進藤英雄，清水孝雄

生体膜リン脂質は流動的で，常につくり替えられる．近年，生合成酵素であるリゾリン脂質アシル転移酵素の欠損マウスにより膜リン脂質組成を変動できるようになってきた．膜環境を変えることによって膜リン脂質の生体機能解析が可能である．生合成メカニズム提唱から60年を経て，ようやく開発された膜リン脂質操作技術の利用から，再び生体膜リン脂質研究が盛り上がりつつある．

はじめに

　生体膜の役割は細胞の膜としての機能の他に，シグナル伝達や脂質メディエーター前駆体貯蔵としての役割も担う．その主成分の1つがグリセロリン脂質（以下，リン脂質）であり，グリセロール骨格sn-1位と2位に脂肪酸，3位に極性基を保有している．2本の脂肪酸は炭素数や二重結合の数，結合様式が異なるため，さまざまな分子種のリン脂質が存在する．通常，生体内のリン脂質中脂肪酸はおおよそ炭素数14〜22，二重結合数は0〜6の脂肪酸が多い．これらの組合わせで，生体内には1,000分子種を超えるリン脂質が存在するといわれている．組織や細胞によって特徴は異なり，それぞれの機能に応じている．さらに生体膜内でもその配置には偏りがある．なぜ，このように多様性が必要で，どのように形成されるのか，まだまだ不明点は多い．本稿では，近年，少しずつわかってきた膜リン脂質制御メカニズムとその生物機能についてまとめたい．

1 多様な生体膜リン脂質

　リン脂質は極性基で名称が決まり，ホスファチジルコリン（PC），ホスファチジン酸（PA），ホスファチジルエタノールアミン（PE），ホスファチジルセリン（PS），ホスファチジルグリセロール（PG），ホスファチジルイノシトール（PI），カルジオリピン（CL）が存在する[1]．さらに脂肪酸の組合わせも多様である．多くのリン脂質に共通してsn-1位には飽和およびモノ不飽和脂肪酸，sn-2位は高度不飽和脂肪酸が多い．組織によっても特徴があり，脳，網膜，精巣，筋肉にはドコサヘキサエン酸（DHA）が多く，肺にはパルミチン酸が多い．マクロファージなどの炎症性細胞ではアラキドン酸が多い．また，血小板活性化因子（PAF）は生理活性をもつリン脂質メディエーターである[2]〜[4]．

Control of lipoquality by membrane phospholipid biosynthetic enzymes—Lysophospholipid acyltransferases
Hideo Shindou[1][2] /Takao Shimizu[1][3]：Department of Lipid Signaling, Research Institute, National Center for Global Health and Medicine[1] /Department of Lipid Science, Graduate School of Medicine, The University of Tokyo[2] /Department of Lipidomics, Graduate School of Medicine, The University of Tokyo[3]（国立国際医療研究センター脂質シグナリングプロジェクト[1] /東京大学大学院医学系研究科脂質医科学連携講座[2] /東京大学大学院医学系研究科リピドミクス社会連携講座[3]）

2 リン脂質生合成経路

　リン脂質の多様性形成には2種類の経路が関与していることが1950年代に提唱された．1つは，グリセロール3リン酸（G3P）を起点とした*de novo*経路（ケネディー経路）[5]で，リン脂質はここで一度生合成される[6]．もう一方は，一度生合成されたリン脂質の脂肪酸の交換を行うリモデリング経路（ランズ回路）[7]である（**図1**）．脂肪酸をリン脂質に組込み多様性を形成する役割をもつ酵素がリゾリン脂質アシル転移酵素※群であり，ケネディー経路とランズ回路の両方の経路で存在する反応である．例として，リゾホスファチジルコリンアシル転移酵素（LPCAT）はリゾPCからPCを生合成する（ランズ回路）．リゾホスファチジン酸アシル転移酵素（LPAAT）はリゾPA（LPA）からPAを生合成する（ケネディー経路）．他にも脂肪酸を切り出すホスホリパーゼ群やアシルCoA合成酵素群も多様性形成に影響すると思われる．リゾリン脂質アシル転移酵素群の同定はホスホリパーゼ群より遅かったが，現在13種類報告されて生化学的解析から欠損マウスを用いた生体機能解析も進んできた[6][8][9]．これら欠損マウスや細胞はある程度特定の膜リン脂質を減少させることによって，生体膜環境を変えられる．このように膜リン脂質を操作することで膜機能を変えるマウスの報告をいくつかまとめる．

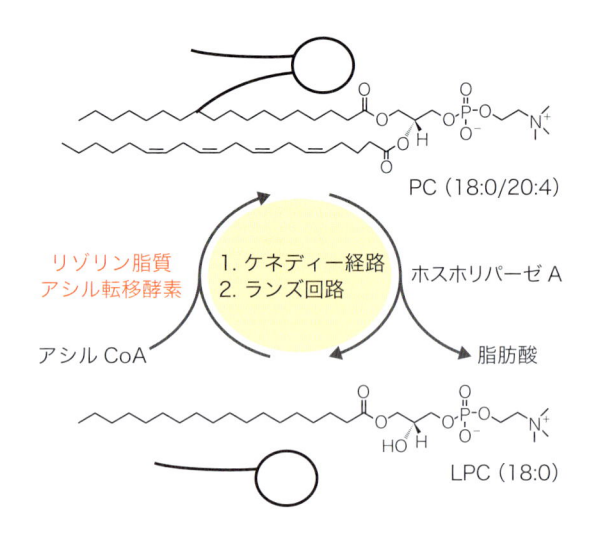

図1　リン脂質リモデリング反応

リン脂質はホスホリパーゼAにより脂肪酸とリゾリン脂質に分解される．リゾリン脂質はリゾリン脂質アシル転移酵素によってリン脂質に戻される．このときの基質であるアシルCoAの種類（脂肪酸の種類）によってさまざまなリン脂質となる．ケネディー経路でも脂肪酸をLPAに組み込む（PA合成）ため併記している．ここではステアリン酸とアラキドン酸をもつPCを例として記載した．ホスホリパーゼAで切り出される脂肪酸がアラキドン酸であれば，プロスタグランジンやロイコトリエンなどのエイコサノイドに代謝される場合もある．

> ※　**リゾリン脂質アシル転移酵素**
> リゾリン脂質にアシルCoAの脂肪酸を転移し，リン脂質を生合成する酵素．現在13種類報告されている．脂肪酸の交換反応を行い，リン脂質をつくり替えている．

［略語］

CL：cardiolipin（カルジオリピン）
COX：cyclooxygenase（シクロオキシゲナーゼ）
DHA：docosahexaenoic acid
　　（ドコサヘキサエン酸）
DPPC：dipalmitoyl–PC
G3P：glycerol 3–phosphate
　　（グリセロール3リン酸）
LPAAT：lysophosphatidic acid acyltransferase
　　（リゾホスファチジン酸アシル転移酵素）
LPCAT：lysophosphatidylcholine acyltrans-
　　ferase（リゾホスファチジルコリンアシル転移
　　酵素）
MTP：microsomal triglyceride transfer
　　protein

PA：phosphatidic acid（ホスファチジン酸）
PAF：platelet–activating factor
　　（血小板活性化因子）
PC：phosphatidylcholine
　　（ホスファチジルコリン）
PE：phosphatidylethanolamine
　　（ホスファチジルエタノールアミン）
PG：phosphatidylglycerol
　　（ホスファチジルグリセロール）
PI：phosphatidylinositol
　　（ホスファチジルイノシトール）
PS：phosphatidylserine（ホスファチジルセリン）
PSL：partial sciatic nerve ligation
TBC：tubulobulbar complex

❸ 膜リン脂質操作マウス

リン脂質組成は多種の酵素やそれらの基質や産物の協働で制御されているが，ここでは生合成の最終ステップであるリゾリン脂質アシル転移酵素に注目する．近年，質量分析計の発達とともにこれらの欠損マウスの解析が進んできたため，特定の膜リン脂質を減少させたり，別のものが代償的に増えたりする状態を観察できるようになった．つまり，ある程度膜リン脂質を操作（減少，変化）できるマウス群である．これらの近年の報告を一部紹介する．

1）LPCAT1 欠損マウス：
パルミチン酸含有リン脂質操作マウス

LPCAT1 は肺（特にⅡ型肺胞上皮細胞）や網膜に高く発現し，LPC とパルミトイル CoA を基質として好むため，sn-1 位と sn-2 位の脂肪酸が飽和である PC〔例：dipalmitoyl-PC（DPPC），**図2**〕を生合成できる．DPPC は呼吸に必須な肺サーファクタントの主成分であり，サーファクタントタンパク質などと肺胞腔内に分泌されて，肺の表面張力を下げ，呼吸を円滑にする役割をもつ．DPPC などの飽和脂肪酸含有リン脂質は酸化から守られやすいと考えられており，また界面活性低下作用も強い．LPCAT1 は *in vitro* の活性では PAF も産生できるが，その生物学的な役割は不明である．

LPCAT1 欠損マウスは肺サーファクタント脂質の DPPC の割合が減少していた．通常の SPF 飼育環境下では生存できるが，急性肺障害（人工呼吸器関連肺障害）モデル実験では炎症が惹起され，死亡率も高かった．このとき，肺のエラスタンスは高くなり，血中酸素濃度も低下していた．肺サーファクタント脂質の PC 量は変動していなかったため，正常な質（脂肪酸組成）が呼吸に重要であることがわかった．LPCAT1 がリモデリング経路で DPPC を産生することで，呼吸を円滑にしていることがわかった[10]．また，自然発症の網膜変性症モデルマウスである rd11 マウスでは LPCAT1 が変異し，DPPC が減少している．詳細は不明だが，網膜形成に異常があり視覚機能を失うことが報告されている[11]．

2）LPCAT2 欠損マウス：PAF 操作マウス

LPCAT2 はマクロファージや好中球，脾臓などに高

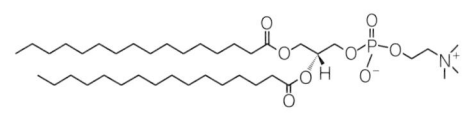

PC (16:0/16:0, DPPC)

図2　パルミチン酸含有リン脂質
LPCAT1 主産物で肺サーファクタント主成分の DPPC（PC16:0/16:0）の構造．sn-1/2 位の2つとも飽和脂肪酸であり酸化されにくく，呼吸に重要である．

く発現し，アセチル CoA やアラキドノイル CoA を基質として好む．アクセプターは LPC（sn-1 位がエステル結合）や lyso-PAF（エーテル結合）を好む．lyso-PAF とアセチル CoA から PAF（**図3A**）を産生できる．LPCAT2 欠損マウスのマクロファージや脾臓，脊髄（**図3B**）では PAF 量の減少が認められたが，アラキドン酸含有リン脂質変動は観察されなかった．LPCAT2 はマクロファージにおいて3種類の経路で制御される．PAF や ATP 刺激による秒オーダーの活性化（PKC の関与），リポポリサッカライド刺激による分オーダーの活性化（MAPK-activated protein kinase 2，MK2 が関与）と時間オーダーの発現誘導である[12]〜[14]．2つの活性化は共に 34 番目のセリンのリン酸化による．もう一方の PAF 生合成酵素である LPCAT1 にはこのような制御はないため，LPCAT1/2 はシクロオキシゲナーゼ（COX）1/2 の関係のようにも思われる．

近年，PAF が神経因性疼痛に関与するという報告があるため，坐骨神経を部分的に結紮する partial sciatic nerve ligation（PSL）モデル解析（神経因性疼痛モデル）を行った．PSL モデルでは症状として通常の触覚刺激を疼痛と感じてしまうアロディニアを示す．LPCAT2 欠損マウスではアロディニアスコアが軽減（**図3B**）し，もう一方の LPCAT1 欠損マウスは野生型と同等であった．この疼痛は脊髄での機能異常が考えられ，PSL モデルでは脊髄ミクログリア数の上昇も観察された．LPCAT2 は脊髄ミクログリアに発現し，脊髄中 PAF は LPCAT2 欠損マウスでほとんど検出されなかった（**図3B**）．細胞を PAF で刺激すると LPCAT2 のリン酸化を介して PAF 産生が亢進する．そのため PAF 産生のフィードバックループが存在し，痛みを持続する PAF pain loop を形成すると推測している（**図3C**）．PAF

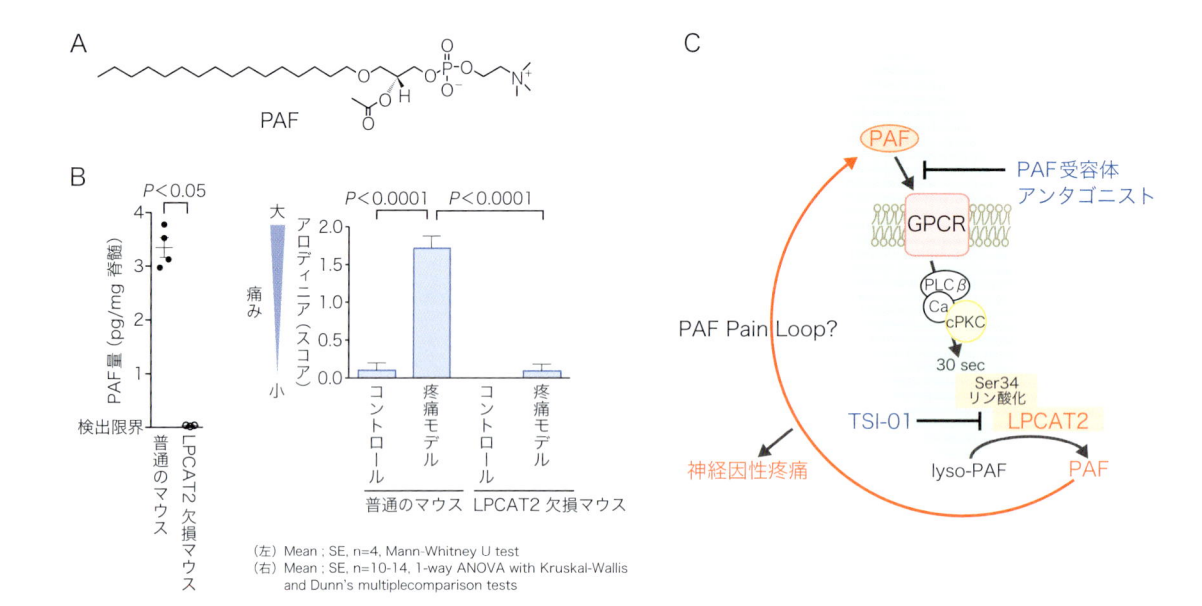

図3 PAFと神経因性疼痛

A) LPCAT2主産物であるPAFの構造. *sn*-1位はエーテル結合. **図2**はエステル結合. **B**) LPCAT2欠損マウスの脊髄中PAFはほとんど検出されず, アロディニアも軽減していた. **C**) 仮説:PAF産生フィードバックがPAF Pain Loopを形成しているかもしれない. LPCAT2阻害剤とPAF受容体アンタゴニストが鎮痛薬開発ポイントである. LPCAT2欠損マウスはPAF産生低下により疼痛軽減であった. 文献15をもとに作成.

受容体アンタゴニスト (ABT491, WEB2086) でマクロファージを前処理してATPで刺激すると, 初期 (5分後) のATPによるPAF産生に差はないが, 後期 (20分後) はアンタゴニスト処理でPAFが減少する. 詳細な解析は必要だが, PAF–PAF受容体によるポジティブフィードバックループの存在を示唆している[15].

この解析は新規の鎮痛薬開発へ発展する可能性がある (**図3C**). LPCAT2の阻害剤は17万化合物からスクリーニングを行い, TSI-01を同定[16] していることから, シーズとしても利用できる. また, PAF受容体アンタゴニストは多くの製薬企業が喘息薬などとして開発したが上市されなかったため, drug-repositioningも有効である. 神経因性疼痛は未解決疼痛であり, NSAIDsやオピオイドでは除けない痛みである. これらに続く新規鎮痛薬開発が望まれている.

3) LPCAT3欠損マウス:
アラキドン酸含有リン脂質操作マウス

肝臓や小腸など広範囲に発現するLPCAT3はアラキドノイルCoAを好みアラキドン酸含有PC (**図4A**), PE, PSを生合成する. LPCAT3欠損マウスは生後数日

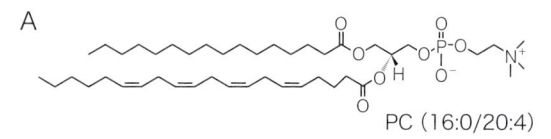

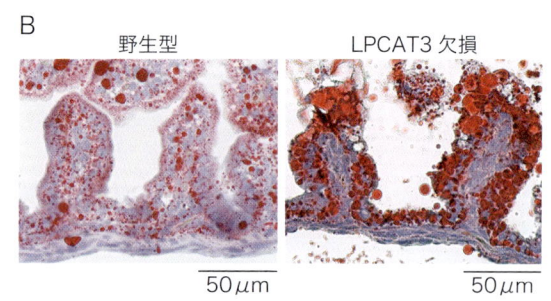

図4 アラキドン酸含有リン脂質と中性脂質輸送

A) LPCAT3主産物であるPC (16:0/20:4) の構造.
B) LPCAT3欠損マウス新生児小腸はトリアシルグリセロールが蓄積していた. Oil Red O染色. LPCAT3欠損マウスはアラキドン酸含有リン脂質低下により, 中性脂質分泌異常であった. **B**は文献17より転載.

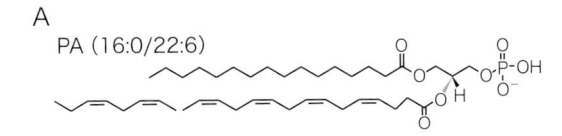

A

PA (16:0/22:6)

B

| 網膜 | | 精子 | |
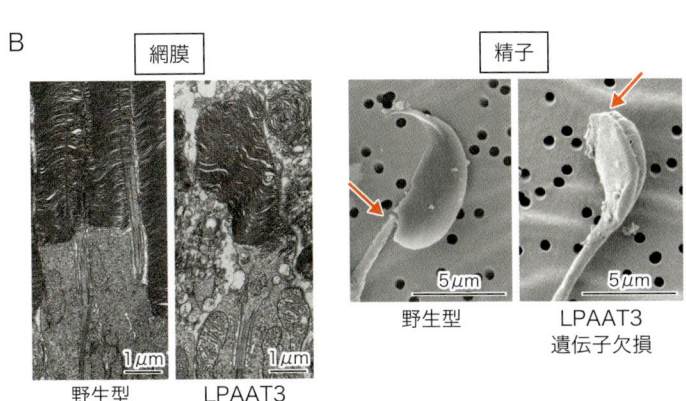

野生型　LPAAT3遺伝子欠損　　野生型　　LPAAT3遺伝子欠損

図5　DHA含有リン脂質と視覚・生殖機能

A）LPAAT3主産物であるPA（16:0/22:6）の構造．B）電子顕微鏡写真：LPAAT3欠損マウス網膜視細胞のdisc構造や配置に異常があった．精子も矢印で折れ曲がる形態異常であった．LPAAT3欠損マウスはDHA含有リン脂質低下により視覚と雄性生殖の機能不全であった．Bは文献19および20より転載．

までしか生存できない新生児致死であり，また，広範囲の組織でアラキドン酸含有リン脂質が低下していた[17)18)]．新生児小腸組織では中性脂質（トリアシルグリセロール）の蓄積，分泌異常が観察された（**図4B**）．リポソームを用いた*in vitro*実験で，microsomal triglyceride transfer protein（MTP）によるトリアシルグリセロール輸送とPC組成の関係を調べると，アラキドン酸含有リン脂質が多いほど効率がよかった．LPCAT3欠損マウスではアラキドン酸含有リン脂質低下に伴いこの輸送効率が悪くなり，小腸上皮細胞にトリアシルグリセロールが蓄積したと推測された．この研究はエイコサノイドの前駆体としてではなく，膜リン脂質成分としてのアラキドン酸機能の発見となった[17)]．

4）LPAAT3欠損マウス：
　DHA含有リン脂質操作マウス

LPAAT3はDHA含有PA（**図5A**）を生合成することで，PCやPEなど広範囲にDHA含有リン脂質産生を制御している．LPAAT3は網膜で高く発現し，精巣では週齢依存的に発現量が上昇する．LPAAT3欠損マウス網膜や精巣ではDHA含有リン脂質が低下していた．

視覚機能を評価する網膜電図（electroretinogram：ERG）解析により，LPAAT3欠損マウスはrod視細胞もcone視細胞も視覚機能をほぼ失っていることがわかった．質量顕微鏡（imaging MS）解析により

DHA含有リン脂質は視細胞の層に多く，またLPAAT3欠損マウスは3週齢から視細胞外節膜や外顆粒層が薄くなった．電子顕微鏡で詳細を観察すると視細胞のdiscの構造や配置に異常があった（**図5B**）．分子シミュレーションで，DHA含有リン脂質は他のアラキドン酸含有リン脂質などよりも柔らかいこともわかった．この物性がdisc形態維持やロドプシンなどのタンパク質の配置に重要であると推測できた[19)]．

精巣でのDHA含有リン脂質低下に伴い，精子形態異常が確認された（**図5B**）．欠損マウスは自然交配もできず，異常精子数が多く，人工授精もほぼ成功しない雄性生殖不妊であった．LPAAT3は精子やライディッヒ細胞に発現し，精子成熟に伴い上昇してDHA含有リン脂質も増やす．この成熟過程では精子はセルトリ細胞の間を縫って精細管に放出される．このとき精子の細胞質成分がセルトリ細胞のエンドサイトーシス（tubulobulbar complex：TBC）によって除去される．推測ではあるが，このステップにDHA含有リン脂質の柔軟性が重要であると考えられる．DHA含有リン脂質リポソームは，このTBCの径に近い30 nmサイズのフィルターを他の分子種よりも低圧で通過した．つまり柔軟な物性であると考えられる[20)]．

LPAAT3欠損マウスの視覚と生殖機能不全の詳細な解析はまだまだ必要であるが，DHA操作マウス解析によりDHA機能の一端を示せた．また，近年骨格筋に

おけるLPAAT3/DHA機能も解析されつつある[21]. DHA含有リン脂質操作マウスであるLPAAT3欠損マウスの骨格筋解析も重要である.

5）PI組成操作マウス

他にもPIの脂肪酸をコントロールすると報告されているのがリゾホスファチジルイノシトールアシル転移酵素1（LPIAT1）とリゾカルジオリピンアシル転移酵素（LYCAT，別名LCLAT1）である．PIはsn-1位にステアリン酸，sn-2位にアラキドン酸が多い．LPIAT1はアラキドン酸含有PIを生合成する．LPIAT1欠損マウスの脳は萎縮し，発生段階から重要であることがわかっている．30日でほとんど致死であった[22]．一方のLCLAT1欠損マウスはsn-1位のステアリン酸をコントロールできることがわかっている[23]．リン脂質の生体機能解明はsn-1位とsn-2位の両方の脂肪酸を解析する必要がある．

おわりに

生体膜リン脂質生合成メカニズムとして，ケネディー経路とランズ回路は1950年代に提唱されていた．その後，ホスホリパーゼの研究にかなり遅れて，リゾリン脂質アシル転移酵素群が同定された．近年，ようやく分子レベルでの解析が進みはじめ，再びリン脂質生合成研究が発展する機会が訪れている．さらに遺伝子改変マウスの利用から生体におけるリン脂質の機能と影響する生体機能も明らかになりつつある．すべての細胞がもつ生体膜リン脂質はあらゆる生命現象や疾患に関与する可能性があり，細胞理解から臨床応用のためにもリン脂質研究は重要である．さらに発展するためには生化学，生物学にとどまらず生物物理，工学，情報学，数学などの分野との融合も必要である．例として，細胞内脂質の時空間的解析はまだ困難な課題であるが，一元素（Br）ラベル脂肪酸の可視化にX線顕微鏡を用いて成功している[24]．また，分子シミュレーションによるDHA含有リン脂質の柔軟性も計算されている[19]．これらは脂質生物学以外の研究者との共同で行っている．今後，生体膜リン脂質研究の発展のためにも，多分野の建設的な融合が必要とされる．

謝辞

本稿の内容を進めるにあたり東京大学大学院医学系研究科リピドミクス社会連携講座，ライフサイエンス研究支援室，国立国際医療研究センター脂質シグナリングプロジェクトの研究員にご協力いただき感謝いたします．

文献

1）　井上圭三ほか：「新生化学実験講座4 脂質II リン脂質」（日本生化学会／編），東京化学同人，1991
2）　現代化学 増刊17「血小板活性化因子：生化学・病理・生理」（和久敬蔵，井上圭三／編），東京化学同人，1989
3）　Prescott SM, et al：J Biol Chem, 265：17381-17384, 1990
4）　Ishii S & Shimizu T：Prog Lipid Res, 39：41-82, 2000
5）　Kennedy EP & Weiss SB：J Biol Chem, 222：193-214, 1956
6）　Shindou H & Shimizu T：J Biol Chem, 284：1-5, 2009
7）　Lands WE：J Biol Chem, 231：883-888, 1958
8）　Shimizu T：Annu Rev Pharmacol Toxicol, 49：123-150, 2009
9）　Harayama T & Riezman H：Nat Rev Mol Cell Biol, in press（2018）
10）　Harayama T, et al：Cell Metab, 20：295-305, 2014
11）　Friedman JS, et al：Proc Natl Acad Sci U S A, 107：15523-15528, 2010
12）　Shindou H, et al：J Biol Chem, 282：6532-6539, 2007
13）　Morimoto R, et al：J Biol Chem, 285：29857-29862, 2010
14）　Morimoto R, et al：J Biol Chem, 289：15566-15576, 2014
15）　Shindou H, et al：FASEB J, 31：2973-2980, 2017
16）　Tarui M, et al：J Lipid Res, 55：1386-1396, 2014
17）　Hashidate-Yoshida T, et al：Elife, 4：e06328, 2015
18）　Rong X, et al：Elife, 4：e06557, 2015
19）　Shindou H, et al：J Biol Chem, 292：12054-12064, 2017
20）　Iizuka-Hishikawa Y, et al：J Biol Chem, 292：12065-12076, 2017
21）　Valentine WJ, et al：J Lipid Res, 59：184-194, 2018
22）　Lee HC, et al：Mol Biol Cell, 23：4689-4700, 2012
23）　Imae R, et al：J Lipid Res, 53：335-347, 2012
24）　Shimura M, et al：FASEB J, 30：4149-4158, 2016

＜筆頭著者プロフィール＞

進藤英雄：東京大学大学院医学系研究科から国立国際医療研究センター（NCGM）と続けて生体膜リン脂質の多様性獲得機構と生体機能相関を研究している．生物学以外（工学，薬学，生物物理学など）のアプローチや臨床分野との共同研究を積極的に導入して，疾患解明や創薬へ発展させたいと考えている．

4. フリッパーゼとスクランブラーゼによる細胞膜リン脂質の分布制御

瀬川勝盛，鈴木　淳

哺乳類細胞において，細胞膜は細胞内外を隔てる物理的な障壁としての機能だけでなく，シグナル伝達において重要な機能を担う．例えば，細胞膜の脂質二重層を構成するリン脂質は，酵素により多様な生理活性脂質へと変換され，細胞内外へシグナルを伝達する．一方，リン脂質自身が，細胞膜における分布を変化させることで，直接シグナル伝達分子として機能する局面がある．本稿では，細胞膜リン脂質の分布を制御する2つの膜タンパク質，フリッパーゼとスクランブラーゼによるリン脂質移層機構やその生理機能について概説する．

はじめに

　哺乳類細胞の細胞膜は，非対称的なリン脂質二重層で構成される．すなわち，アミノリン脂質であるホスファチジルセリン（PS）やホスファチジルエタノールアミン（PE）は細胞質に面する内層に限局し，ホスファチジルコリン（PC）やスフィンゴミエリン（SM）は主に外層に存在する[1]．一方，細胞はさまざまな局面で，細胞膜リン脂質の非対称性を崩壊させる．アポトーシス細胞は，PSを"eat me"シグナルとして細胞表面へ露出し，マクロファージに認識・貪食される．

活性化した血小板は，細胞表面のPSが酵素反応の"足場"として機能し，血液凝固反応を促進する[2]．両反応とも，内層に限局するPSをすみやかに外層へ移層することがシグナル伝達の引き金となる．しかし，リン脂質の親水部が二重層の疎水領域を横断することはエネルギー的に不利であり，細胞はエネルギー的な障害を回避してリン脂質を移層させる必要がある．リン脂質を移層させる分子として，3つの膜タンパク質（フリッパーゼ，フロッパーゼ，スクランブラーゼ）が提唱されている．フリッパーゼは，PSやPEを特異的かつATP依存的に，脂質二重膜の外層から内層へ一方向

［略語］
BSG：basigin
PC：phosphatidylcholine
　（ホスファチジルコリン）
PE：phosphatidylethanolamine
　（ホスファチジルエタノールアミン）

PS：phosphatidylserine（ホスファチジルセリン）
SM：sphingomyelin（スフィンゴミエリン）
TMEM：transmembrane protein
Xkr：X-linked Kx blood group related

Regulation of phospholipid distribution in the plasma membrane by flippases and scramblases
Katsumori Segawa[1] /Jun Suzuki[2] : Laboratory of Biochemistry and Immunology, WPI Immunology Frontier Research Center, Osaka University[1] /Institute for Integrated Cell-Material Sciences（WPI-iCeMS）, Kyoto University[2]（大阪大学免疫学フロンティア研究センター免疫・生化学部門[1] / 京都大学高等研究院物質-細胞統合システム拠点[2]）

表1　ヒトP4型ATPaseファミリー

クラス	α-サブユニット	β-サブユニット	フリッパーゼ活性	局在	カスパーゼ	組織分布	疾患（ヒト）
1a	ATP8A1	CDC50A	PS, PE	ゴルジ体, エンドソーム		全身性	
	ATP8A2	CDC50A	PS, PE	細胞膜, ゴルジ体	No	脳, 網膜, 精巣	精神遅滞, CAMRQ
1b	ATP8B1	CDC50A/B	PS? PC? cardiolipin?	細胞膜		肝臓, 小腸, 膵臓	PFIC, BRIC
	ATP8B2	CDC50A/B	PC?	細胞膜		全身性	
	ATP8B3		?	アクロソーム		精巣	
	ATP8B4	CDC50A		細胞膜			
2	ATP9A			ゴルジ体, エンドソーム		全身性	
	ATP9B			ゴルジ体		全身性	
5	ATP10A	CDC50A	PC?	細胞膜			
	ATP10B	CDC50A		リソソーム			
	ATP10D	CDC50A		細胞膜			
6	ATP11A	CDC50A	PS, PE	細胞膜	Yes (2カ所)	全身性	
	ATP11B	CDC50A		エンドソーム		全身性	
	ATP11C	CDC50A	PS, PE	細胞膜	Yes (3カ所)	全身性	貧血

PS：ホスファチジルセリン，PE：ホスファチジルエタノールアミン，PC：ホスファチジルコリン，cardiolipin：カルジオリピン，CAMRQ：小脳失調・精神遅滞および平衡障害症，PFIC：進行性家族性肝内胆汁うっ滞症，BRIC：良性反復性胆汁うっ滞症．

に移層（フリップ）する．フロッパーゼは，PCやコレステロールをATP依存的に内層から外層へ移層（フロップ）する．対照的に，スクランブラーゼは，ATPを消費することなくリン脂質を非特異的かつ双方向に移層（スクランブル）する．これらのリン脂質移層分子により細胞膜リン脂質の分布が制御されると考えられている．

1 フリッパーゼ：P4型ATPaseファミリー

フリッパーゼとしてP4型ATPaseファミリーが提唱されている（表1）．P4型ATPaseファミリーは真核生物に存在し，ヒトでは14種類のメンバーで構成される（ATP8A1～8A2，8B1～8B4，9A～9B，10A，10B，10D，11A～11C）[3]．P4型ATPaseは10回膜貫通領域をもち，中央部分に2つの細胞質ループが存在する．この細胞質ループに，ヌクレオチド結合領域，作動領域，リン酸化領域が存在する．P4型ATPaseの多くのメンバーは，β-サブユニットであるCDC50と複合体を形成する（図1）．CDC50は2回膜貫通型タンパク質であり，ヒト・マウスでは3つのファミリー（CDC50A，B，C）で構成される．なかでもCDC50Aは，ほぼすべてのP4型ATPase（ATP9AとATP9B以外）と結合することが知られており，P4型ATPaseが正しく折りたたまれ，適切なオルガネラに局在するために必須のサブユニットであると考えられている．さらに，CDC50A自身もP4型ATPaseの酵素反応を促進する可能性が示されている[4][5]．

2 細胞膜フリッパーゼ

筆者らは，ヒト1倍体細胞を用いた遺伝子トラップスクリーニング法を用いて，ATP11CとCDC50Aが細胞膜でのPS-フリッパーゼ活性の責任因子であることを示した[6]．ATP11C欠損細胞は，PS-フリッパーゼ

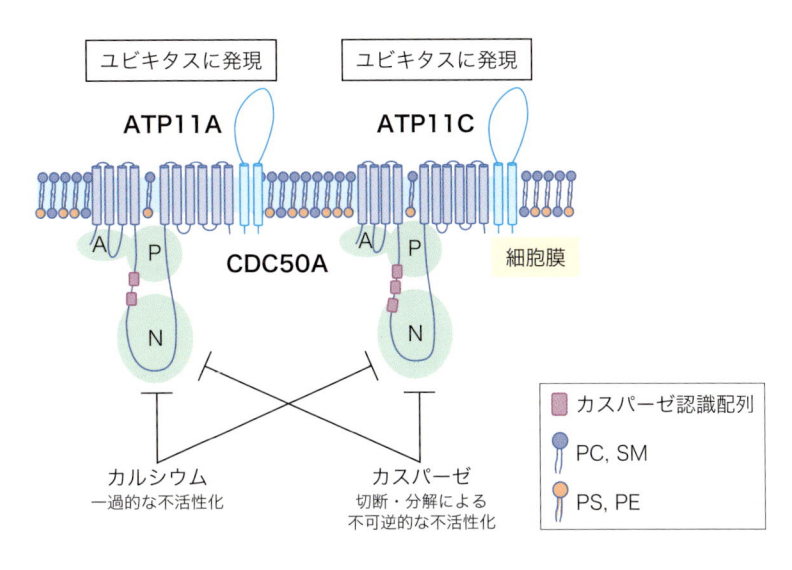

図1　細胞膜フリッパーゼとその制御
　ATP11AとATP11Cはユビキタスに発現し，機能に必須のシャペロンであるCDC50Aと結合し細胞膜に局在する．PSとPEを特異的に内層へ移層するが，この活性はカスパーゼにより不可逆的に不活性化される．分子の中央部にそれぞれ2つ（ATP11A）と3つ（ATP11C）のカスパーゼ認識配列が存在する．一方，フリッパーゼはカルシウムの上昇により阻害されるが，カルシウムの減少に応じて再活性化される．アポトーシス時，実行型カスパーゼがATP11AとATP11Cを切断しフリッパーゼ活性を不可逆的に不活性化する．A：作動領域，N：ヌクレオチド結合領域，P：リン酸化領域．

活性が親株の20％程度に減少した．一方，CDC50Aを欠損した細胞はフリッパーゼ活性が消失し，細胞膜の外層にPSを露出した．ヒト・マウスでは，ATP9AとATP9B以外のメンバーはCDC50Aと結合することにより小胞体から輸送される．実際，ATP11CはCDC50Aに依存して小胞体から輸送され，細胞膜に局在した．したがって，ATP11Cは細胞膜上のPSに対する主要なフリッパーゼであり，CDC50AはATP11Cを含む複数のフリッパーゼを適切なオルガネラに輸送することで，PSの非対称性を維持することが示唆された．そこで，ATP11C欠損細胞にヒトP4型ATPaseのファミリーメンバーを発現させ，どのメンバーが細胞膜におけるPS–フリッパーゼ活性を回復させるかを解析した結果，ATP11C以外に，ATP11AとATP8A2が細胞膜におけるPS–フリッパーゼ活性を回復させた[7]．ATP11AおよびATP8A2もCDC50A依存的に細胞膜に局在することから，CDC50A依存的な細胞膜PS–フリッパーゼであると結論した．これらの知見は国内外のグループで確認されており[4][8][9]，現在，ATP11AとATP11Cがヒト・マウスの組織に全身性に発現する細胞膜PS–フリッパーゼであると考えられている．一

方，ATP8A2はヒト・マウスともに神経細胞や精子など限られた細胞に発現し，また，トランスゴルジ網にも局在するとの報告もあり，これらの細胞で特殊な役割を担う可能性がある．他にも，ATP8B1, 8B2, 8B4, 10A, 10DがCDC50A依存的に細胞膜に局在し，いくつかのメンバー（8B1, 8B2, 10A）が細胞膜のPCを移層すると報告されている[9][10]．しかし，PCは細胞膜の外層に豊富に存在すると考えられており，今後の検討が必要であろう．

3 細胞膜フリッパーゼの活性調節

　アポトーシス細胞が表面にPSを露出する際，スクランブラーゼ活性の上昇とフリッパーゼ活性の低下が同時に起きる．これまでに，Xkr8がアポトーシス時に機能するスクランブラーゼであることが示されている（後述）．そこで，細胞膜フリッパーゼであるATP11AとATP11Cがアポトーシス時にどのような制御を受けるかを調べたところ，ATP11AとATP11Cがカスパーゼにより切断されることがわかった[6][7]．実際，精製したATP11AとATP11Cをカスパーゼと反応させると，

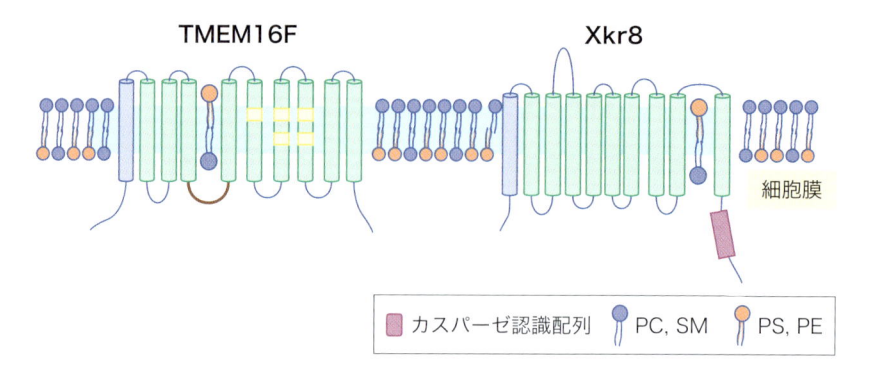

図2　細胞膜スクランブラーゼとその制御
左：10回膜貫通型タンパク質TMEM16F．4回目と5回目の膜貫通領域の間の細胞質内領域（茶色）はスクランブルドメイン（SCRD）を示す．6, 7, 8回目の膜貫通領域に存在する黄色の四角はカルシウム結合サイトを示す．右：10回膜貫通型タンパク質Xkr8．Xkrの膜貫通領域に関してはさまざまなモデルが存在するが，ここでは10回膜貫通をモデルとする．C末端の細胞内領域にはカスパーゼによって切断される領域が存在する．

すみやかに分子中央部で切断され，PS依存的なATPase活性が消失する．この結果と一致して，カスパーゼ認識配列に変異を導入したATP11AおよびATP11Cを発現した細胞は，アポトーシス時にPSを露出しない．以上より，カスパーゼによる細胞膜PS-フリッパーゼの切断・不活性化が，アポトーシス細胞のPS露出に必須であることが明らかとなった（**図1**）．一方，細胞は，細胞内カルシウムの上昇によってもPSを露出する（後述）．この過程においても，フリッパーゼ活性が減少すると想定されている．実際，精製したATP11AとATP11CによるPS依存的なATPase活性は，カルシウムの濃度依存的に阻害される（50％阻害濃度＝100〜200 μM）[7]．しかし，カルシウムによるフリッパーゼの制御とその意義は不明な点が多く，今後明らかにされることが期待される．

4 フリッパーゼの変異と疾患

フリッパーゼの変異と疾患について多くの知見が得られている（**表1**）[3]．細胞膜に局在するATP8B1の変異は，進行性家族性肝内胆汁うっ滞症や良性反復性胆汁うっ滞症の原因となる．また，一部の症例が難聴をきたすことが知られているが，この難聴はATP8B1変異マウスでも確認されている．一方，ATP8A2の変異は，ヒトにおいて小脳失調・精神遅滞および平衡障害症の原因となる．全身性に発現する細胞膜PS-フリッ

パーゼであるATP11Cを欠損したマウスは，胆汁うっ滞，B細胞欠損，貧血，難産などの重篤かつ多様な病態を示す[8]．また，最近ヒトの貧血の原因としてATP11Cの変異が同定されている[11]．しかし，フリッパーゼの変異や欠損がどのように疾患を引き起こすのか，そのメカニズムは不明であり，病態のメカニズムが解明されることが期待される．

5 TMEM16Fによる リン脂質スクランブル

アポトーシス時や血小板が活性化したときに，カルシウム依存的にリン脂質をスクランブルするタンパク質の存在が仮定されていたが，その分子実体は不明であった．筆者らは，カルシウムイオノフォアA23187を用いると生きた細胞が一過性にPSを露出することを見つけ，この特徴を利用して発現クローニングにより10回膜貫通型タンパク質であるTMEM16Fを同定した（**図2**）[12]．TMEM16Fを欠損した細胞はカルシウム刺激によるPS露出が阻害される一方，アポトーシス時には正常にPSを露出したことから，TMEM16Fはカルシウム依存的なリン脂質スクランブリングの実行因子であると結論した．遺伝疾患であるスコット症候群では，活性化した血小板がカルシウム刺激依存的にPSを露出できず，その結果，血液凝固因子が活性化できずに出血をきたす[13]．そこで患者由来の細胞のゲノムを

表2　TMEM16 ファミリー

	クロライド チャネル活性	スクランブラーゼ活性	局在	組織分布	疾患 （ヒト）
TMEM16A	○	×	細胞膜	全身性	
TMEM16B	○	×	細胞膜	目	
TMEM16C	×	○	細胞膜	脳	神経ジストニア
TMEM16D	×	○	細胞膜	卵巣・子宮	
TMEM16E	×	○ （SCRD）	細胞内	骨・筋肉・精巣	顎骨骨幹異形成症・ 筋ジストロフィー
TMEM16F	×	○	細胞膜	全身性	スコット症候群
TMEM16G	×	○	細胞膜	胃	
TMEM16H	–	–	細胞内	全身性	
TMEM16J	×	○	細胞膜	腸	
TMEM16K	–	–	細胞内	全身性	小脳失調症

TMEM16 ファミリーメンバーのクロライドチャネル活性とリン脂質スクランブラーゼ活性の有無を示す．TMEM16E は SCRD（scrambling domain）を有している．TMEM16H と TMEM16K においては細胞内に存在するためその活性はわかっていない．

調べたところ，TMEM16F 遺伝子に変異があることがわかった[12]．その後，別の患者においても TMEM16F の変異が報告され，TMEM16F がスコット症候群の原因遺伝子であることが明らかとなった[14)15]．

6 TMEM16 ファミリー

TMEM16F は 10 種類のメンバーで構成される TMEM16 ファミリーに属している（**表2**）．これまでに TMEM16A と TMEM16B がカルシウム依存的なクロライドチャネルであることが報告されていた[16]．そこですべての TMEM16 ファミリーメンバーについて調べると，TMEM16A と TMEM16B 以外のメンバーには顕著なクロライドチャネル活性は認められなかった．一方，TMEM16F 以外に TMEM16C，16D，16G，16J にリン脂質スクランブル活性があることがわかった[17]．TMEM16F と最も相同性が高い TMEM16E においては細胞内に存在するためその活性を解析することができなかった．しかし，スクランブラーゼ活性に重要なスクランブルドメイン（35 アミノ酸）を，クロライドチャネルである TMEM16A の相同領域に組込むとスクランブル活性を示したことから，TMEM16E も細胞内でリン脂質をスクランブルすると結論した[18]．TMEM16E は顎骨骨幹異形成症[19]や筋ジストロフィー[20]の原因

遺伝子であり，TMEM16C は神経ジストニア[21]，TMEM16K は小脳失調症[22]の原因遺伝子であることが報告されているが，その詳細なメカニズムは今後解析する必要があろう．

7 Xkr8 による脂質スクランブル

アポトーシス時に機能するスクランブラーゼを探すために再度発現クローニングを行ったところ，10 回膜貫通型タンパク質の Xkr8 を同定した（**図2**）[23]．Xkr8 を欠損した細胞はアポトーシス刺激において PS を露出できないことから，Xkr8 はアポトーシス時のリン脂質スクランブルの実行因子であると結論した．調べると，Xkr8 はアポトーシス時に C 末端の細胞内領域がカスパーゼによって切断されることでダイマー化し活性化することがわかった．また，Xkr8 は通常，I 型膜タンパク質の Basigin（BSG）もしくは Neuroplastin と複合体を形成することで細胞膜に輸送されていることもわかった[24]．Xkr8 の線虫のホモログである CED8 を欠損させると，線虫の発生期において死んだ細胞が貪食されず内腔に浮いてきたことから，CED8 ならびに Xkr8 は "eat me" シグナルである PS を露出することで貪食を促進すると結論した．

表3　Xkr ファミリー

表3　Xkr ファミリー

	スクランブラーゼ活性	カスパーゼ	局在	組織分布	疾患（ヒト）
Xkr1	×	–	細胞膜	脳・膵臓・骨格筋	Mcleod症候群
Xkr2	×	–	細胞膜？	胎盤	
Xkr3 （ヒトのみ）	×	–	細胞膜	精巣	
Xkr4	○	○	細胞膜	脳・目	
Xkr5	×	–	細胞膜	–	
Xkr6	×	–	細胞膜	–	
Xkr7	×	○	細胞膜	–	
Xkr8	○	○	細胞膜	全身性	
Xkr9	○	○	細胞膜	胃・腸	

Xkr ファミリーメンバーのリン脂質スクランブラーゼ活性とカスパーゼ切断サイトの有無を示す．アポトーシス刺激時のリン脂質スクランブル活性の有無のため，カスパーゼ以外の制御によるスクランブラーゼ活性の有無を示すものではない．Xkr3に関してはヒトにおいてのみ存在が確認されている．

8 Xkr ファミリー

　Xkr8は9種類のメンバーで構成されるXkrファミリーに属している（**表3**）．これまでにXK（Xkr1）が末梢神経系の異常をきたすMcleod症候群の原因遺伝子であることが報告されているが[25]，Xkr1をはじめ他のメンバーについてもどのような活性をもつのかはわかっていない．そこで，Xkr8欠損細胞にそれぞれのメンバーを発現させ活性を調べると，Xkr8以外にXkr4とXkr9が細胞質内領域をカスパーゼによって切断されることで活性化し，アポトーシス時にPSを露出させることがわかった[26]．Xkr4は脳や目に，Xkr9は腸にその発現が限局することから，今後それらの組織においてどのような生理機能をもつのかを調べる必要がある．またXkr8はⅠ型膜タンパク質のBSGファミリータンパク質をサブユニットとしているのに対し，Xkr1はⅡ型膜タンパク質のKellをサブユニットとしている[27]．今後それぞれのXkrファミリーメンバーがどのようなタンパク質をサブユニットとして用いているか調べる必要があろう．

おわりに

　フリッパーゼとスクランブラーゼの分子実体，ならびにその活性制御機構について多くのことがわかってきた．特にアポトーシス時のカスパーゼによるフリッパーゼの不活性化とスクランブラーゼの活性化はシンプルかつ力強い制御である．フリッパーゼとスクランブラーゼは共にファミリーを形成しており，それぞれのメンバーが多様な組織で発現している．今後，さまざまな組織においてそれぞれのメンバーがどのような活性制御を受け，どのような生理的役割を担っているのかを調べる必要があろう．脂質二重層におけるリン脂質の動態制御の研究はまだはじまったばかりである．

文献

1) van Meer G, et al：Nat Rev Mol Cell Biol, 9：112-124, 2008
2) Nagata S, et al：Cell Death Differ, 23：952-961, 2016
3) Andersen JP, et al：Front Physiol, 7：275, 2016
4) Coleman JA & Molday RS：J Biol Chem, 286：17205-17216, 2011
5) Segawa K, et al：J Biol Chem, 293：2172-2182, 2018
6) Segawa K, et al：Science, 344：1164-1168, 2014
7) Segawa K, et al：J Biol Chem, 291：762-772, 2016
8) Yabas M, et al：Nat Immunol, 12：441-449, 2011
9) Takatsu H, et al：J Biol Chem, 289：33543-33556, 2014
10) Naito T, et al：J Biol Chem, 290：15004-15017, 2015
11) Arashiki N, et al：Haematologica, 101：559-565, 2016
12) Suzuki J, et al：Nature, 468：834-838, 2010
13) Sims PJ, et al：J Biol Chem, 264：17049-17057, 1989
14) Castoldi E, et al：Blood, 117：4399-4400, 2011
15) Boisseau P, et al：Br J Haematol, 180：750-752, 2018
16) Yang YD, et al：Nature, 455：1210-1215, 2008

17) Suzuki J, et al：J Biol Chem, 288：13305-13316, 2013
18) Gyobu S, et al：Mol Cell Biol, 36：645-659, 2016
19) Tsutsumi S, et al：Am J Hum Genet, 74：1255-1261, 2004
20) Bolduc V, et al：Am J Hum Genet, 86：213-221, 2010
21) Charlesworth G, et al：Am J Hum Genet, 91：1041-1050, 2012
22) Vermeer S, et al：Am J Hum Genet, 87：813-819, 2010
23) Suzuki J, et al：Science, 341：403-406, 2013
24) Suzuki J, et al：Proc Natl Acad Sci U S A, 113：9509-9514, 2016
25) Ho M, et al：Cell, 77：869-880, 1994
26) Suzuki J, et al：J Biol Chem, 289：30257-30267, 2014
27) Russo D, et al：J Biol Chem, 273：13950-13956, 1998

＜著者プロフィール＞

瀬川勝盛：奈良生まれ．奈良高校卒業．大阪府立大学工学部卒業，大阪大学大学院生命機能研究科博士一貫課程修了（2009年），同年より京都大学大学院医学研究科博士研究員（長田重一教授），'11年京都大学大学院医学研究科助教を経て'17年より現職．

鈴木　淳：兵庫生まれ．尼崎北高校卒業．大阪府立大学総合科学部卒業，大阪大学大学院医学系研究科博士課程修了（2007年），同年より京都大学大学院医学研究科博士研究員（長田重一教授），'10年京都大学大学院医学研究科助教，'15年大阪大学免疫学フロンティア研究センター准教授を経て'17年より現職．

2章 リポクオリティの違いを生み出し識別する機構

5. 細胞内オルガネラ機能の リポクオリティ制御

向井康治朗，新井洋由，田口友彦

近年，生体膜を構成するリン脂質／リン脂質環境（リポクオリティ）が細胞内のシグナル伝達において重要な役割を果たすことが明らかにされ，注目を浴びている．本稿ではToll-like receptor 4（TLR4）とSTINGという自然免疫シグナル分子をとりあげ，個々のオルガネラのリポクオリティの違いが利用されて，そのシグナル活性が制御されている例を紹介する．さらに，今後，オルガネラリポクオリティの機能を解析するうえで重要な技術になると期待される，筆者らが最近報告した膜リン脂質近傍タンパク質同定法についても紹介する．

はじめに

単離したオルガネラの脂質組成の生化学的な解析や脂質プローブの局在解析から，細胞内の個々のオルガネラがそれぞれ特徴的な膜脂質組成（リポクオリティ）を有していることが明らかとなってきている[1]．個々のオルガネラの脂質組成は厳密に制御されており，逆に脂質自身もエフェクタータンパク質を介してオルガネラの機能を制御している．さらに最近ではオルガネラの機能制御だけでなく，一見脂質とは無縁に思える

ようなシグナル伝達経路が，実際には細胞内オルガネラの特徴的な膜脂質環境を利用して活性制御されていることが明らかとなりつつある．本稿では，細胞膜と初期エンドソームのホスホイノシチド（phosphoinositides：PIPs）のクオリティの違いを利用して下流シグナルを使い分けているTLR4シグナルと，ゴルジ体の脂質ラフト[※1]環境を利用して活性化するSTINGシグナルを例にあげ，細胞内オルガネラのリポクオリティが制御する生命現象を解説したい．また，オルガネラの特徴的な脂質を利用するタンパク質を同定する新たな手法として，脂質プローブと近傍タンパク質ビオチン化タグを用いた方法から見えてきたリポクオリティによるHippo-YAP経路の制御に関する知見を紹介したい．

[略語]
PIPs：phosphatidylinositol phosphates/phosphoinositides
PS：phosphatidylserine
REs：recycling endosomes/endocytic recycling compartment
STING：stimulator of interferon genes
TLR4：Toll-like receptor 4

> **※1　脂質ラフト**
> スフィンゴミエリンとコレステロールに富む脂質ドメイン．

Lipoquality of organelles regulates intracellular signaling
Kojiro Mukai[1]/Hiroyuki Arai[1,2]/Tomohiko Taguchi[1,3]：Department of Health Chemistry, Graduate School of Pharmaceutical Sciences, The University of Tokyo[1]/AMED-CREST[2]/AMED-PRIME[3]（東京大学大学院薬学系研究科衛生化学教室[1]/AMED-CREST[2]/AMED-PRIME[3]）

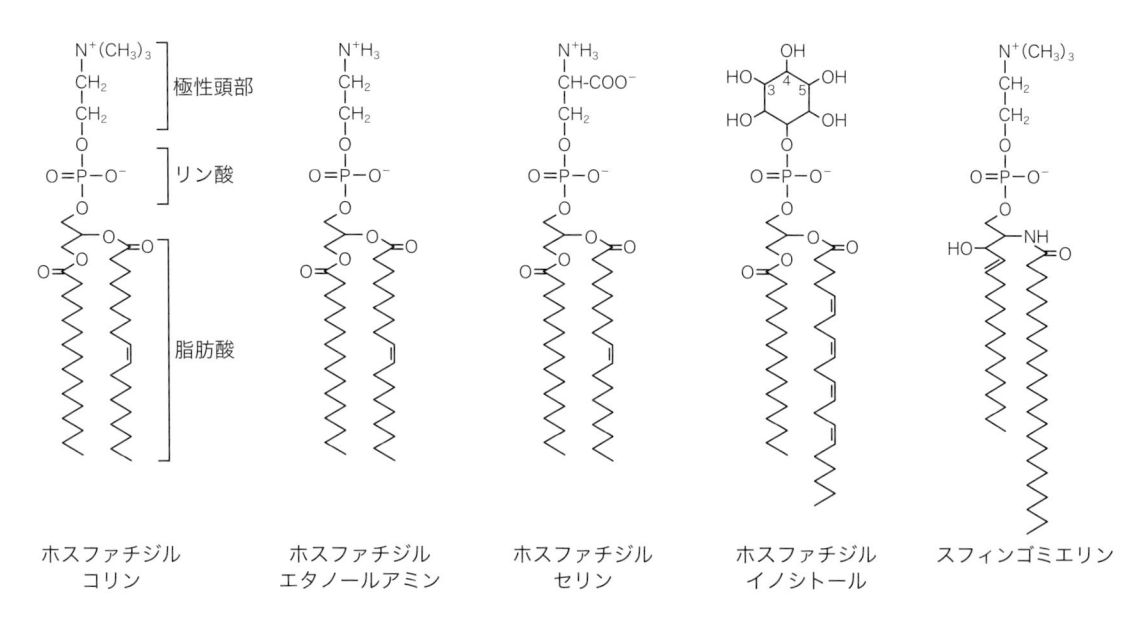

図1　細胞内のオルガネラを構成する主なリン脂質
親水性の極性頭部と疎水性の脂肪酸鎖部分がリン酸エステルを介して結合している.

1 細胞内小器官における脂質の分布とその局在性の制御

　細胞内小器官の輪郭を形成する脂質二重膜は主にリン脂質およびコレステロールとよばれる脂質から構成される. リン脂質はリン酸エステル部位をもつ脂質の総称である. 親水性である極性頭部と疎水性である脂肪酸を1つの分子の中にもつ両親媒性の分子で, 脂質二重膜を自発的に形成する能力をもっている. リン脂質は大きく分けてグリセロールを骨格とするグリセロリン脂質と, スフィンゴシンを骨格とするスフィンゴリン脂質の2つがある. 真核細胞がもつグリセロリン脂質は, 極性頭部の違いからホスファチジルコリン (PC), ホスファチジルエタノールアミン (PE), ホスファチジルセリン (PS), ホスファチジルイノシトール (PI) に分類される (**図1**). また, それぞれのグリセロリン脂質は分子内に2つの脂肪酸をもつが, その脂肪酸の組合わせも多様である.

　これらの膜リン脂質の細胞内分布は特に極性頭部に関する解析が進んでおり, 本稿では極性頭部のクオリティに関する知見を解説する. 膜リン脂質は細胞内のオルガネラに一様に存在しているのではなく, 各オルガネラがそれぞれ特徴的な脂質組成を有することが知られている (**図2**)[1]. PC, PEは特に豊富に存在し, 多くの細胞内小器官で総リン脂質のうちの約40〜50% (PC), 20〜30% (PE) を占めている. PSは細胞内総リン脂質のうち10%弱を占め, 細胞膜とリサイクリングエンドソームの内層に濃縮して存在している[2][3]. PIは細胞内総リン脂質のうち10%弱を占めるが, その親水性頭部であるイノシトールの3位, 4位, または5位の水酸基がリン酸化されてPIPsとよばれるリン脂質に変換される. PIPsはイノシトール環にリン酸基を1つもつPI3P, PI4P, PI5P, リン酸基を2つもつPI(3,4)P_2, PI(3,5)P_2, PI(4,5)P_2, リン酸基を3つもつPI(3,4,5)P_3の7種類が哺乳類細胞に存在していることが知られている[4][5]. PI3Pは初期エンドソーム, PI4Pはゴルジ体, PI5Pは核, PI(3,4)P_2およびPI(3,4,5)P_3は増殖刺激が入った細胞膜, PI(4,5)P_2は細胞膜, PI(3,5)P_2は後期エンドソームに局在することが明らかにされている. 細胞内のグリセロリン脂質には上記のものに加え, ミトコンドリアに豊富に存在するカルジオリピンやホスファチジルグリセロール, 後期エンドソームに存在するリゾビスホスファチジン酸などがある. 一方, 哺乳動物細胞に豊富に含まれるスフィンゴリン脂質にはスフィンゴミエリンがあり, 細胞膜の外層に局在している. コレステロールもスフィンゴミ

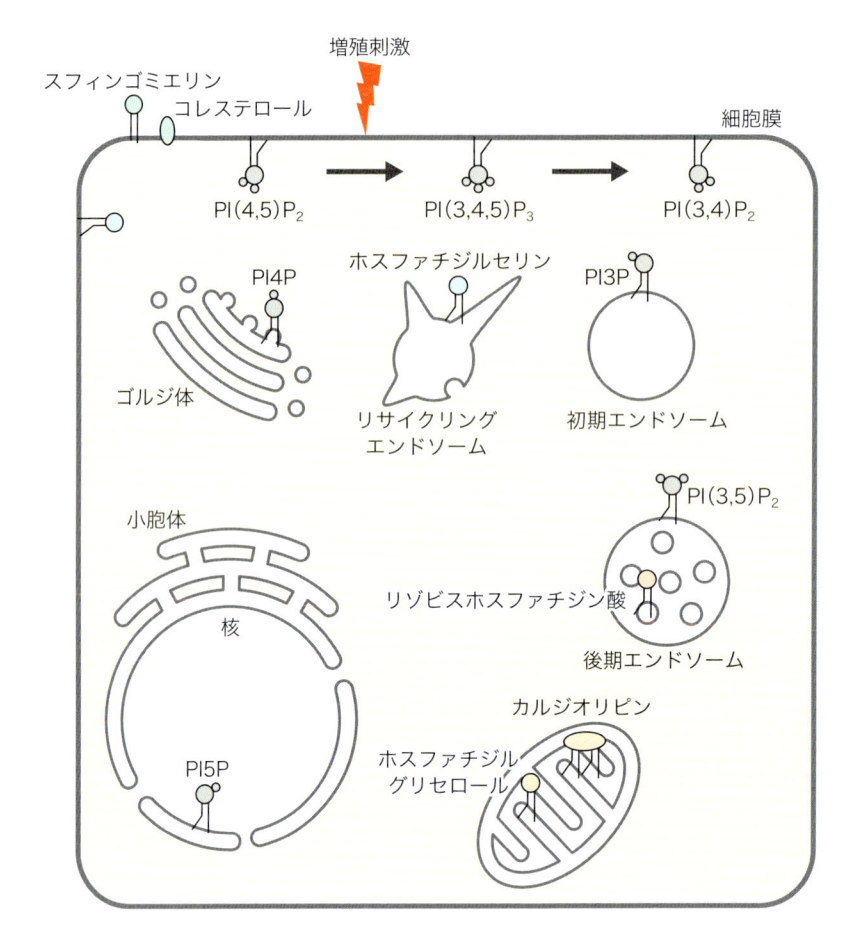

図2　細胞内オルガネラの脂質分布

ホスファチジルセリンはリサイクリングエンドソームと細胞膜に濃縮している。PI3Pは初期エンドソーム，PI4Pは
ゴルジ体，PI5Pは核，PI(3,4)P$_2$およびPI(3,4,5)P$_3$は増殖刺激が入った細胞膜，PI(4,5)P$_2$は細胞膜，PI(3,5)P$_2$
は後期エンドソームに局在する。カルジオリピンやホスファチジルグリセロールはミトコンドリアに豊富に存在す
る。リゾビスホスファチジン酸は後期エンドソームに存在する。スフィンゴミエリンとコレステロールは細胞膜の
外層に多い。

エリンと同様に細胞膜に多いことが知られている。

　これらの生体膜を構成する脂質は，脂質の合成／分
解酵素，フリップフロップを担う酵素（P$_4$-ATPase，
ABCトランスポーターなど），脂質輸送タンパク質
（CERT，ORPファミリーなど）などによって複雑な制
御を受けている。また，分泌経路（小胞体–ゴルジ体–
細胞膜）やエンドサイトーシス経路（細胞膜–エンド
ソーム–リソソーム）は，膜輸送経路として小胞または
tubuleを介してつながっており，絶えず脂質の流入と
流出が起きている動的平衡状態にあることも考慮しなけ
ればならない。各脂質のオルガネラの局在性を規定する
因子は異なり，PIPsのように合成酵素が局在（もしく

は活性化）する場所に濃縮される脂質もあれば，コレス
テロールのように小胞体で合成された後に脂質輸送タン
パク質や膜輸送を介して細胞膜に濃縮する脂質もある。

　また，最近の研究から，細胞内オルガネラの特徴的
な膜脂質環境を利用して活性制御されるシグナル伝達
機構があることが明らかとなりつつある。本稿ではま
ずTLR4を例にあげて，細胞内オルガネラのリポクオ
リティが制御するシグナル伝達機構を解説する。

2 PIPsによるTLR4シグナルの制御

　TLRは，1回膜貫通型タンパク質である。ヒトには

10種類のTLRが存在し，リポ多糖や非メチル化CpG DNAなどのウイルスや細菌固有の成分を認識する．リガンドを認識し活性化したTLRは，細胞内シグナル伝達経路を介して転写因子IRFやNF-κBを活性化し，I型インターフェロン（IFN）や炎症性サイトカインの発現誘導を行う．このシステムのおかげで，われわれの体は，侵入してきた病原体に対して即時的に対応して防御することが可能になっている．

TLR4は解析が最も進んでいるTLRである．細胞表面でリポ多糖を認識し活性化したTLR4は，アダプタータンパク質TIRAP（MAL）およびMyD88と結合し，その下流でNF-κBを活性化し，炎症性サイトカインの発現を誘導する．TIRAPは，N末端に塩基性アミノ酸が豊富に存在する領域をもち，その領域で細胞膜に限定して存在する酸性リン脂質$PI(4,5)P_2$に結合している．塩基性アミノ酸に変異を入れることで細胞膜局在を失ったTIRAPは，TLR4のシグナルを下流に伝えることができないことから，TIRAPが細胞膜に局在することが，TLR4の炎症性サイトカイン誘導に必須であることが示されている[6]．

細胞膜で活性化したTLR4は，エンドサイトーシスによって細胞内に取り込まれ，初期エンドソームとよばれる細胞内小器官に運搬される．初期エンドソームにおいてTLR4からTIRAPが解離し，その代わりにTRAMとよばれるアダプタータンパク質と結合するようになる．TLR4/TRAM複合体はTRAF3を介して転写因子IRF3を活性化し，I型IFNの発現を誘導する[7]．初期エンドソームに$PI(4,5)P_2$が存在しないことがアダプタータンパク質の切り替えを引き起こし，1つのタンパク質が炎症性サイトカインおよびI型IFNの誘導という2つの反応を誘導することが可能になっている．細胞膜と初期エンドソームのリポクオリティの差を利用した炎症・免疫の制御を端的に示している好例である（**図3**）．

3 ゴルジ体の脂質ラフト環境を利用した STINGの活性化

自然免疫応答において，細胞質に露出したDNA（ウイルス/ミトコンドリア/自己ゲノム由来）を異物として感知するセンサータンパク質cyclic GMP-AMP synthase（cGAS），およびアダプタータンパク質STINGが同定され，cGAS-STING経路の重要性が明らかとなってきている[8)9)]．cGASはDNAとの結合によって活性化され，ATPとGTPからcyclic GMP-AMP（cGAMP）を生成する[10]．cGAMPは小胞体局在の4回膜貫通型タンパク質STINGに直接結合し[11]，その下流でTBK1（キナーゼ）/IRF3（転写因子）を介してI型IFNが，NF-κBを介して炎症性サイトカインが発現誘導される[12]．このときSTINGは刺激依存的に局在変化することが知られていたものの[12)13)]，その局在変化の意義は全くわかっていなかった．最近筆者らはSTINGの活性化機構を細胞生物学的な手法を用いて解析し，STINGが刺激依存的に小胞体からゴルジ体に移動し，ゴルジ体で膜貫通領域に近接したシステイン残基がパルミトイル化されることが下流シグナルの活性化に必要であることを明らかにした．さらに，ゴルジ体においてパルミトイル化したSTINGは，ゴルジ体のスフィンゴミエリンを含む脂質ラフト上でクラスタリングして活性化している可能性を見出した（**図3**）[14]．近年STING以外にも多くの膜タンパク質が脂質修飾を受けることが明らかとなってきている[15]．今後膜脂質環境が制御する生命現象を明らかにするうえで，このような脂質修飾タンパク質と膜脂質のリポクオリティの相互作用を理解することが重要になるかもしれない．

4 リサイクリングエンドソームの ホスファチジルセリンを介した YAPの活性化

リサイクリングエンドソーム（REs）は，1980年代に，細胞膜から取り込まれた物質がふたたび細胞膜へとリサイクルされる際に通過するオルガネラとして同定された[16]．これまでに筆者らはREs膜の細胞質側にPSが濃縮して存在しており，REsを介した膜輸送経路に必要であることを明らかにしてきた[3)17)]．筆者らは，これらの解析のなかで，REsのPSを認識するタンパク質としてevectin-2とEHD1を同定してきたが，他にもREsのPSを認識するタンパク質が存在する可能性が考えられた．そこで，PSに選択的なevectin-2 PHドメインと近年報告されたBioID法[※2,18]を組合わせることで，PS近傍に存在するREsタンパク質を同定するこ

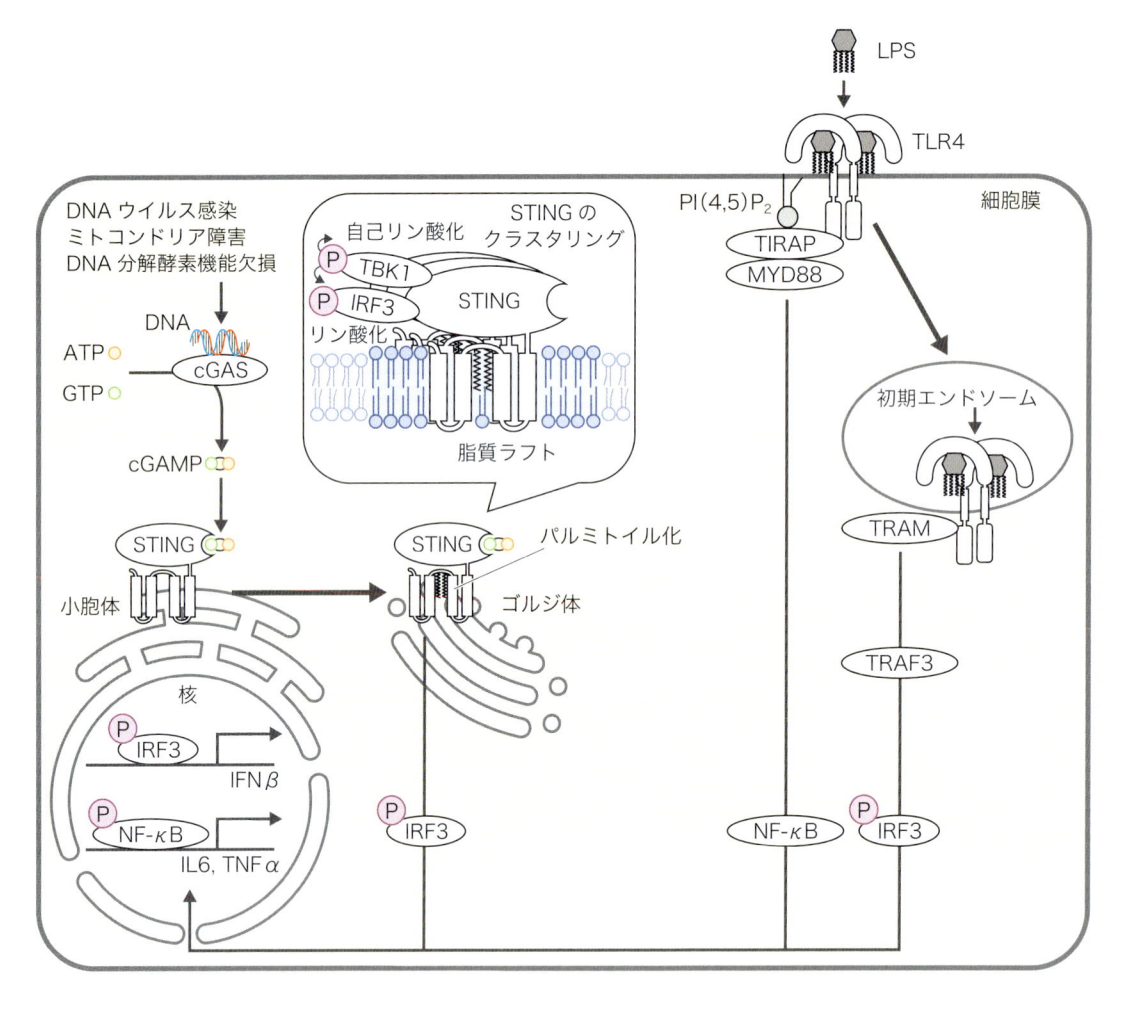

図3　オルガネラのリポクオリティが制御するシグナル伝達経路
　細胞膜で活性化した TLR4 は MyD88/TIRAP を介して NF-κB 経路を活性化する．このとき TIRAP が細胞膜上の PI(4,5)P$_2$ を認識する．その後 TLR4 はエンドサイトーシスによって細胞内に取り込まれ，初期エンドソームと呼ばれる細胞内小器官に運搬される．初期エンドソームにおいて TLR4 から TIRAP が解離し，その代わりに TRAM と呼ばれるアダプタータンパク質と結合するようになる．TLR4/TRAM 複合体は TRAF3 を介して転写因子 IRF3 を活性化し，I 型 IFN の発現を誘導する．STING は刺激依存的に小胞体からゴルジ体に移動し，ゴルジ体でパルミトイル化される．ゴルジ体でパルミトイル化された STING は，ゴルジ体のスフィンゴミエリンを含む脂質ラフト上でクラスタリングして活性化する．

とにした．

1）BioID 法

　タンパク質の機能を知るうえで，そのタンパク質と相互作用するタンパク質の情報は重要である．相互作用するタンパク質を同定する方法として，細胞の溶解液を用いた免疫沈降法などがあるが，結合の弱いタンパク質や一時的に結合するタンパク質の同定は困難であった．この問題を改善する手法として，2012 年にア

メリカのグループが BioID 法を報告した[18]．この手法は，目的タンパク質にアクセプター基質特異性が低いビオチンリガーゼ（BirA*）を融合させ，このビオチン

> **※2　BioID 法**
> 基質特異性が低い細菌由来のビオチン化酵素 BirA* を用い，BirA* の近傍に存在するタンパク質のリジン残基をビオチン化する手法．

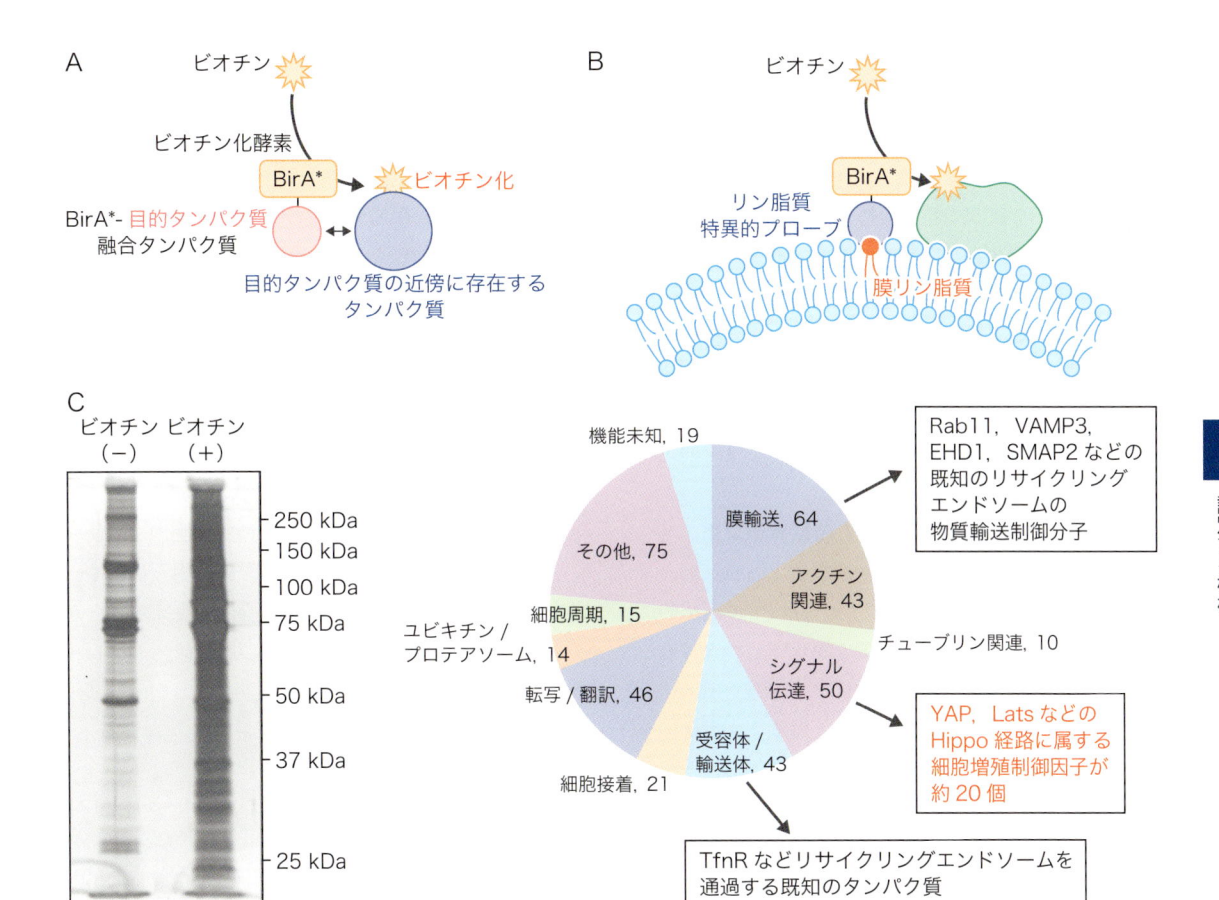

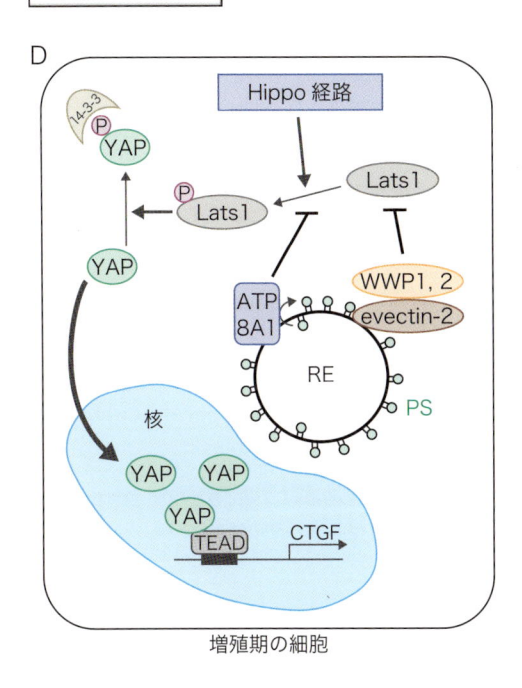

増殖期の細胞

図4 リサイクリングエンドソームのホスファチジルセリンを介したYAPの活性化

A) 大腸菌ビオチン化酵素（BirA*）を用いた近傍分子同定法の原理. **B)** リン脂質特異的プローブ/BirA*融合タンパク質を用いた膜リン脂質近傍タンパク質同定のストラテジー. **C)** 2xPH–BirA*を用いたBioID法によってビオチン化されたタンパク質. **D)** リサイクリングエンドソームに存在するホスファチジルセリンフリッパーゼATP8A1はLats1の活性化を抑制する. REに存在するPS結合タンパク質evectin-2は, Nedd4 E3リガーゼ（WWP1, WWP2）を活性化し, Lats1のユビキチン化／分解を促進する. この2つの作用による活性化Lats1の減少が, 非リン酸化型YAPを増加させる. 非リン酸化型YAPは核内で転写因子TEADを介してCTGFなどの細胞増殖にかかわる遺伝子の発現を増強する.

リガーゼ周辺（30 nm以内）に存在するタンパク質のリジン残基をビオチン化するというものである（**図4A**）．生細胞中で近傍に存在するタンパク質にラベルを入れられるところがミソであり，従来の手法で問題となるタンパク質間の結合力に左右されない．ビオチン化された近傍タンパク質は，細胞の溶解液から，ビオチンに強く結合するアビジンビーズにより回収し，質量分析で同定することができる．リン脂質そのものにBirA*をつなげることはできないので，リン脂質に特異的に結合するタンパク質プローブにBirA*を結合し，膜リン脂質の近傍に存在するタンパク質を同定することを試みた（**図4B**）．

2）リサイクリングエンドソームのビオチン化

evectin-2は221アミノ酸からなる1回膜貫通タンパク質で，evectin-2のPHドメインはPSに選択的に結合する[3]．このPHドメインをタンデムにつなげることでPSへの結合能を高めた2xPH[17]と前述のBirA*を結合したものを細胞質に発現させ，ビオチン化反応を行った．細胞染色でREsがビオチン化できたことを確認したのちに，ビオチン化タンパク質を質量分析で決定した（**図4C**）．約400種類のタンパク質を決定することができたが，そのなかには，REsの物質輸送を制御する因子やREsを通過するタンパク質など，既知のREs関連タンパク質が多数含まれていた．

3）リサイクリングエンドソームのホスファチジルセリンによるHippo-YAP経路の制御

PS近傍タンパク質のなかで特にわれわれの興味を引いたのは，Hippo-YAP経路という細胞増殖に重要なシグナル伝達経路に属する一連のタンパク質群である．REsとHippo-YAP経路の関連はこれまでに知見が全くなかったので，これらに焦点を当て解析を行った．その結果，REsの細胞質側のPSが，Hippo経路を抑制することによりYAPの活性化（非リン酸化）を制御していることが明らかとなった[19]（**図4D**）．今後REsのPSを含む脂質環境を制御する上流因子の解析から，なぜ細胞増殖を制御するシグナルがREsで制御されるのかが明らかとなることが期待される．

おわりに

細胞内での脂質の偏在性は，膜タンパク質を局所的に集積させたり，細胞質に三次元的に散在するシグナル分子を二次元的な膜表面に集積させたりすることにより，シグナル伝達の正確性と効率性を担保する機能を有すると予想される．今後それぞれのオルガネラがもつ特徴的な脂質組成の生物学的意義を明らかにするためには，脂肪酸鎖を含めた脂質の構造を認識して機能するタンパク質をいかに同定するかが鍵となる．これまでの解析ではTLR4やSTINGのようにタンパク質の解析から脂質の関与が見出される例が多かったが，今後オルガネラのリポクオリティが制御する生命現象の全貌を明らかにするうえで脂質側からのアプローチが必要となる．本稿の最後に紹介したBioID法や，近年報告されているAPEX法[20]などの生細胞内で近傍タンパク質をビオチン化するタグは，弱い相互作用や一過的な相互作用タンパク質を生細胞内で捉えることができるため，細胞内のオルガネラの脂質研究のブレイクスルーとなることを期待したい．

文献

1）van Meer G, et al：Nat Rev Mol Cell Biol, 9：112-124, 2008
2）Yeung T, et al：Science, 319：210-213, 2008
3）Uchida Y, et al：Proc Natl Acad Sci U S A, 108：15846-15851, 2011
4）Sasaki T, et al：Prog Lipid Res, 48：307-343, 2009
5）Balla T：Physiol Rev, 93：1019-1137, 2013
6）Kagan JC & Medzhitov R：Cell, 125：943-955, 2006
7）Kagan JC, et al：Nat Immunol, 9：361-368, 2008
8）Barber GN：Nat Rev Immunol, 15：760-770, 2015
9）Chen Q, et al：Nat Immunol, 17：1142-1149, 2016
10）Sun L, et al：Science, 339：786-791, 2013
11）Wu J, et al：Science, 339：826-830, 2013
12）Ishikawa H, et al：Nature, 461：788-792, 2009
13）Saitoh T, et al：Proc Natl Acad Sci U S A, 106：20842-20846, 2009
14）Mukai K, et al：Nat Commun, 7：11932, 2016
15）Blaskovic S, et al：FEBS J, 280：2766-2774, 2013
16）Maxfield FR & McGraw TE：Nat Rev Mol Cell Biol, 5：121-132, 2004
17）Lee S, et al：EMBO J, 34：669-688, 2015
18）Roux KJ, et al：J Cell Biol, 196：801-810, 2012
19）Matsudaira T, et al：Nat Commun, 8：651, 2017
20）Rhee HW, et al：Science, 339：1328-1331, 2013

＜筆頭著者プロフィール＞
向井康治朗：東京大学大学院薬学系研究科衛生化学教室助教．2015年東京大学大学院薬学系研究科博士課程卒業，'15年より現職．専門は脂質生物学，細胞生物学．

6. 生体膜のリポクオリティとタンパク質ドメインによる認識

北又 学，木田和輝，末次志郎

食物中の脂肪酸の種類が，がんなどのさまざまな疾病の経過に関与することが報告されている．ところが，脂質膜とタンパク質の相互作用におけるリン脂質の脂肪酸の役割は，明らかではなかった．リン脂質における脂肪酸の種類（脂肪酸のリポクオリティ）は，脂質膜の固さ，曲がりやすさといった物性に影響を与える．主な膜曲率の制御因子として，BARドメイン（Bin-amphiphysin-Rvs167）や両親媒性ヘリックスを有するタンパク質群が知られている．これらのタンパク質は，ホスファチジルセリンなどのリン脂質の種類だけでなく，リン脂質のもつ脂肪酸の種類によっても異なる結合様式を示し，さらには，異なる膜構造を形成することが明らかになりつつある．

はじめに

　食生活とがんの関連はさまざまに知られており，例えば，動物性脂質に多い飽和脂肪酸に比べて，魚油などに多いドコサヘキサエン酸（DHA）やエイコサペンタエン酸（EPA）のω3とよばれる不飽和脂肪酸の摂取は，ある種の疾患の抑制に関連するといわれている（**図1**）．これらの脂肪酸を，ヒトなどの哺乳動物は合成することができず，食物中などから取り込む必要がある．興味深いことに，線虫由来のω3合成酵素のfat-1を過剰発現するマウスでは，体内のDHAやEPAの量が増加し，がんや心疾患などの疾患が生じにくく

［略語］
AA：arachidonic acid（アラキドン酸）
DHA：docosahexaenoic acid
　（ドコサヘキサエン酸）
EPA：eicosapentaenoic acid
　（エイコサペンタエン酸）
OA：oleic acid（オレイン酸）
PA：palmitic acid（パルミチン酸）
PC：phosphatidylcholine
　（ホスファチジルコリン）
PE：phosphatidylethanolamine
　（ホスファチジルエタノールアミン）
PI：phosphatidylinositol
　（ホスファチジルイノシトール）
PS：phosphatidylserine（ホスファチジルセリン）
PUFA：poly-unsaturated fatty acid
　（多価不飽和脂肪酸）
SA：stearic acid（ステアリン酸）

The effect of lipoquality in the binding of the protein domains to cellular membrane
Manabu Kitamata/Kazuki Kida/Shiro Suetsugu：Laboratory of Molecular Medicine and Cell Biology, Graduate School of Biosciences, Nara Institute of Science and Technology（奈良先端科学技術大学院大学バイオサイエンス研究科分子医学細胞生物学）

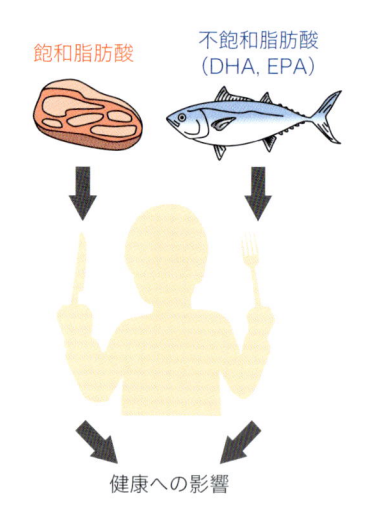

図1　摂取した脂肪酸と健康への影響
食物として摂取した脂肪酸は膜脂質に取り込まれる.
動物性脂肪に多い飽和脂肪酸や,魚油などに多い
DHAやEPAのω3とよばれる不飽和脂肪酸の摂取
量は,疾患形成や寿命などさまざまな生命現象に関
連するといわれている.

なっていることがわかっている[1]〜[3].このように,不飽和脂肪酸の種類や量は,がんなどの疾患と関連することが予想される.

脂肪酸は,吸収,代謝を経て,プロスタグランジンなどの重要な生理機能を担う脂質メディエーターとして機能するだけでなく,細胞を構成する生体膜／脂質膜へと取り込まれる.吸収された脂肪酸の骨格は,脂質膜の主成分であるリン脂質などにそのまま反映されると考えられている.本項では,脂質膜を構成するリン脂質と,その形態を制御するタンパク質に注目する.脂質膜におけるリポクオリティとは,脂質膜のリン脂質の種類だけでなく,リン脂質が含む脂肪酸の多様性である.しかし,これらのリン脂質の脂肪酸が,生体膜とタンパク質の相互作用にどのように関与しているかそれほど明らかではない.

細胞の形態は,細胞膜の形態であり,細胞膜などの生体膜において,さまざまなタンパク質が集合,機能し,細胞の増殖や浸潤転移などの細胞遊走を制御している.興味深いことに,がん細胞は正常な細胞とは異なる形態をとり,がん細胞の浸潤突起は細胞膜の部分構造である[4].また細胞膜の陥入構造であるクラスリン被覆小孔などは細胞増殖に関与する受容体のエンド

サイトーシスを行い,エンドサイトーシスの異常は,がんの悪性化に関与している[5].このような膜の形態形成を制御する脂質膜結合タンパク質としてBARドメインスーパーファミリーに属するタンパク質群や両親媒性ヘリックス[※1]を有するタンパク質群が知られている.

これまでの研究報告では,BARドメインによる膜の曲率制御はリン脂質の頭部の認識に注目してきたものが多い.そのためタンパク質とリン脂質の尾部である脂肪酸との相互作用はあまり注目されていなかった.しかし,近年,脂肪酸が膜の形態制御に非常に重要であることが報告された[6].すなわち,脂肪酸とBARドメインなどによる膜の形態制御は密接に関連していると推測される.そこでBARドメインと両親媒性ヘリックスによる膜の変形と脂肪酸との関係について,これまでの知見を概説する.

1 細胞内での脂肪酸の種類と膜の物性

1）生体膜のリン脂質と脂肪酸

細胞膜,細胞小器官を形成する脂質膜は主にリン脂質とスフィンゴ脂質による二重膜から構成されている（※2参照）.生体膜の細胞質側には主にリン脂質が存在する.生体膜を構成する主なリン脂質（の種類）はホスファチジルコリン（PC）,ホスファチジルエタノールアミン（PE）,ホスファチジルセリン（PS）,ホスファチジルイノシトール（PI）である（**図2A**）.

リン脂質は,グリセロールを骨格としている.リン脂質の種類に応じた親水性の頭部がリン酸を介してグリセロールの水酸基の1つに連結され,リン脂質の種類には考慮されない非極性である2つの脂肪酸が,残りの2つの水酸基に連結される.脂肪酸は飽和脂肪酸

> **※1　両親媒性ヘリックス**
> αヘリックスはアミノ酸が水素結合によってらせん状に折りたたまれ,円筒構造を形成する.両親媒性ヘリックスは,親水性アミノ酸が円筒構造の一面に並び,もう片方の面に疎水性アミノ酸が並ぶ.両親媒性ヘリックスは,特に脂質膜と結合した際に形成される.
>
> **※2　リン脂質二重層**
> 生体膜は,水溶液中で形成されるリン脂質二重層で構成されている.リン脂質は親水性の頭部と疎水性の尾部からなる.リン脂質の脂肪酸からなる疎水性尾部が水溶液中で向かい合い,親水性の頭部が水溶液に面している.

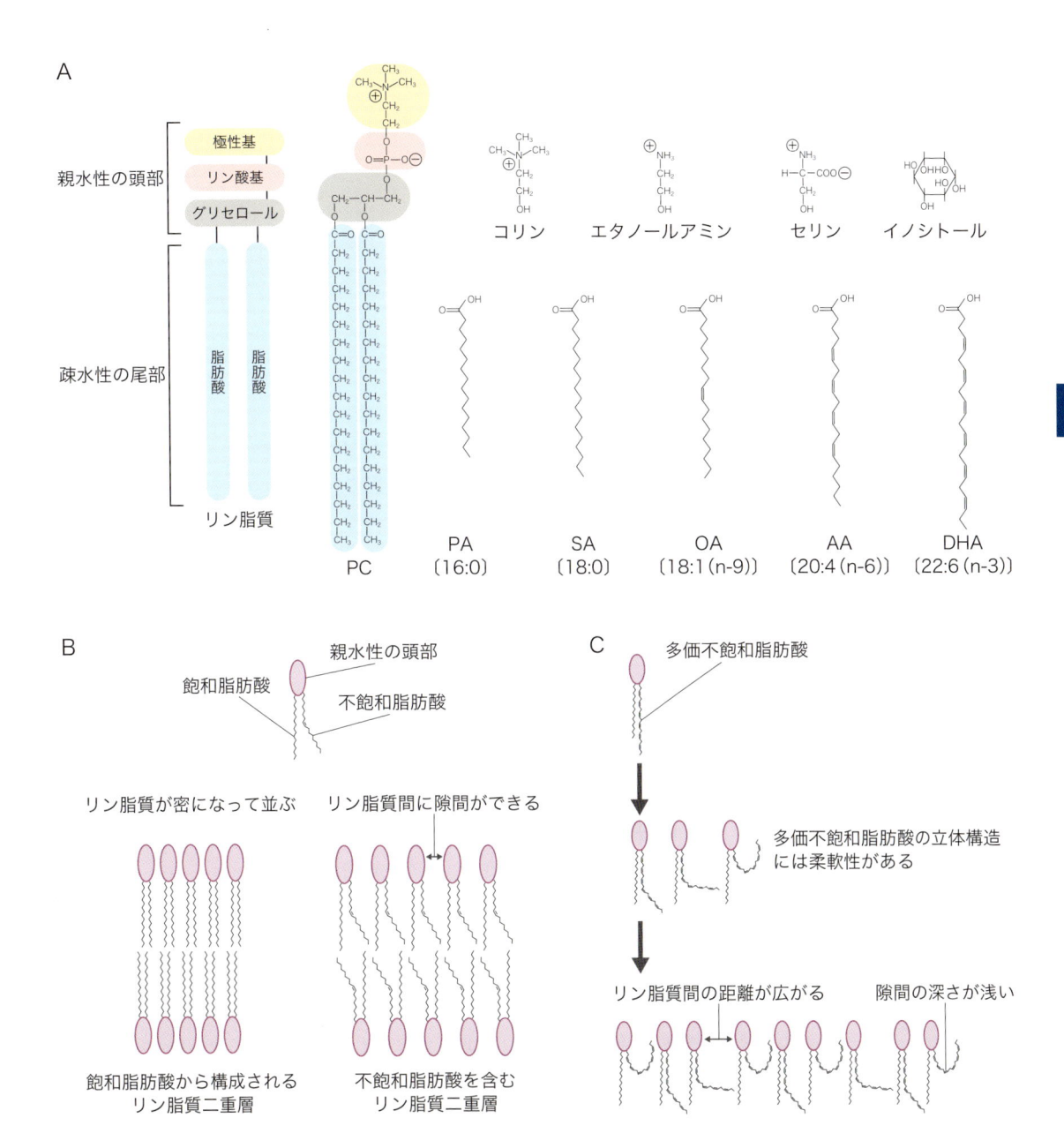

図2　リン脂質間の脂肪酸と膜

A）リン脂質は，極性基，リン酸基，グリセロールで構成される親水性の頭部と，2つの脂肪酸をもつ疎水性の尾部をもっている．代表的な細胞膜のリン脂質であるPC, PE, PS, PIの親水性頭部の構造と，そのリン脂質に含まれる脂肪酸であるパルミチン酸（PA, 16:0），ステアリン酸（SA, 18:0），オレイン酸（OA, 18:1, n-9），アラキドン酸（AA, 20:4, n-6），ドコサヘキサエン酸（DHA, 22:6, n-3）の構造を示す．**B**）リン脂質は2つの脂肪酸を含む．脂肪酸が両方とも飽和脂肪酸の場合，リン脂質が密接に並ぶため，脂肪酸は露出しない．一方で1つ以上の不飽和脂肪酸を含む場合，リン脂質分子の間に隙間ができやすくなる．**C**）多価不飽和脂肪酸を含むリン脂質は，大きく折れ曲がっている．したがって，不飽和度に応じて，脂質膜におけるリン脂質分子の間の隙間の広さ，あるいは深さが異なる．

表　PC12細胞における各リン脂質種内の脂肪酸の分布

		PC	PS	PI	PE
PA	16:0	38.8	6.2	2.8	9.8
SA	18:0	6.2	48.1	55.7	24.9
OA	18:1 (n-9)	54	41.6	12.3	37
AA	20:4 (n-6)	0.6	1.1	28.2	14.9
DHA	22:6 (n-3)	0.4	5.1	1	13.4

各リン脂質種内での各脂肪酸〔パルミチン酸（PA, 16:0）, ステアリン酸（SA, 18:0）, オレイン酸（OA, 18:1, n-9）, アラキドン酸（AA, 20:4, n-6）, ドコサヘキサエン酸（DHA, 22:6, n-3）〕の相対的な割合. 文献7より引用.

と不飽和脂肪酸に分類され, 細胞内のリン脂質にはさまざまな脂肪酸が存在する. 主な飽和脂肪酸は, パルミチン酸（16:0, 炭素が16個つながっており, 二重結合の数が0であることを示す）, ステアリン酸（18:0）である（**図2A, 表**）[7]. また, 主な不飽和脂肪酸は, オレイン酸（18:1）, アラキドン酸（20:4）, ドコサヘキサエン酸（22:6）などである（**図2A, 表**）[7]. アラキドン酸, ドコサヘキサエン酸などは二重結合を2つ以上もつため, 多価不飽和脂肪酸（poly-unsaturated fatty acid：PUFA）に分類されている. これらの脂肪酸から2つ, および親水性の頭部から1つを組合わせてリン脂質は構成されているため, リン脂質の種類は非常に多いということができる. 大部分のリン脂質は飽和脂肪酸と不飽和脂肪酸を含み, 飽和脂肪酸のみで構成されるリン脂質は比較的少ない[8) 9)]. リン脂質に含まれる脂肪酸が飽和しているか, 不飽和であるかは, 脂肪酸の折れ曲がり具合を決定し, リン脂質間の隙間の程度, すなわち, 生体膜の隙間に関連する（**図2B**）. 言い換えれば脂肪酸の多様性は, 生体膜の物性を決定している.

2）脂肪酸に依存した膜の物性

リン脂質に含まれる脂肪酸の種類によって膜の物性は異なる. リン脂質の脂肪酸が2つとも飽和脂肪酸の場合, リン脂質は隙間なく密に並び, 流動性は低く, 膜は厚くなる[10]. 一方でリン脂質が1つ以上の不飽和脂肪酸を含む場合, 脂肪酸が二重結合によって折れ曲がることでリン脂質同士の間に隙間ができる. 多価不飽和脂肪酸では複数の二重結合によって脂肪酸の炭素鎖が複数回の折れ曲がりを示す. そのため膜の流動性は高くなる. 炭化水素鎖中の不飽和結合の位置や数に

より, リン脂質分子間の隙間の深さや大きさが異なる（**図2C**）. 生体膜において, コレステロールは, この隙間にはまり込むように存在する.

3）脂肪酸とリン脂質の細胞での局在

リン脂質とその脂肪酸の種類が, 細胞小器官や細胞種に応じて異なることが, 明らかになってきている[9) 11) 12)]. 細胞膜, エンドソーム, トランスゴルジでは飽和脂肪酸を含むリン脂質が主に局在しており, 小胞体とシスゴルジでは, 不飽和脂肪酸を含むリン脂質が主に局在している[11]. このように同じリン脂質であっても脂肪酸の種類が異なる場合, 異なる細胞内局在を示す. しかし, 個々の脂肪酸の厳密な細胞内での局在や, 局在化機構は詳しくわかっていない.

2 BARドメインと両親媒性ヘリックス

1）BARドメインによる膜の変形機構

BARドメインは, タンパク質の立体構造により, タンパク質を脂質膜の曲がり具合（曲率）に結びつけるタンパク質として注目を集めている. BARドメインを有するタンパク質はヒトでは73種類が知られている[13) 14)]. BARドメインはBARドメイン, F-BARドメイン, I-BARドメインの3種類に分類される. 3種のBARドメインは, αヘリックスの束から構成され, 二量体を形成する. BARドメインのなかで, 特に両親媒性ヘリックスをもつBARドメインをN-BARドメインという. BARドメインとF-BARドメインは, おおむね三日月状の構造をとり, その凹面に正電荷のアミノ酸が集中することで正電荷が偏在したタンパク質表面を形成している[15) 16)]. これらのBARドメインとF-BAR

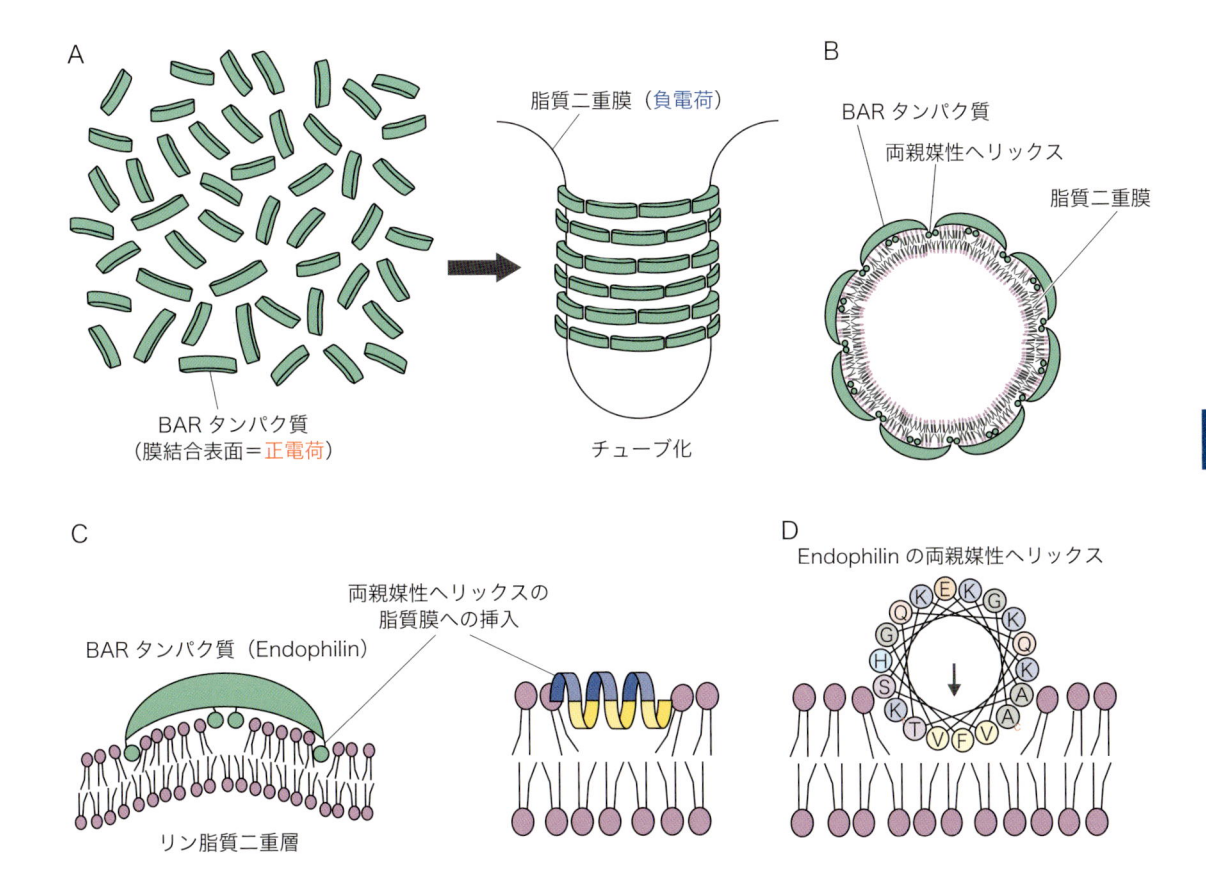

図3　両親媒性ヘリックスをもつN-BARドメインの脂質膜への結合と挿入

A）BARタンパク質は，主にBARドメイン表面の正電荷と脂質膜の負電荷の間の静電相互作用により脂質膜に結合し，らせん状に巻きつき，管状（チューブ）構造を形成する．**B**）N-BARタンパク質が重合してつくるチューブ形成の断面図．両親媒性ヘリックスが脂肪酸で構成された脂質二重膜の中間部まで挿入される．また，BARタンパク質の全体構造と結合している脂質膜の曲率が対応している．**C**）両親媒性ヘリックスをもつN-BARタンパク質であるEndophilinの両親媒性ヘリックスが，脂質膜の脂質分子間に挿入されている様子．右図には，両親媒性ヘリックスの脂質膜への挿入を示す．両親媒性ヘリックスの疎水性面（黄色）でリン脂質の脂肪酸と，親水性面（青色）でリン脂質の頭部と相互作用する．**D**）両親媒性ヘリックスの車輪図（helical wheel），すなわち，両親媒性ヘリックスを長軸方向に投影した図．Heliquest（http://heliquest.ipmc.cnrs.fr）によりEndophilinの両親媒性ヘリックスを描画した．車輪図の中心にある矢印はHeliquestによって計算されたヘリックスの両親媒性の度合いを示す．

ドメインは，人工脂質膜（リポソーム）と反応させると細胞膜の陥入構造に対応したチューブ構造（管状構造）を形成する（**図3A**）．したがって，BARドメインのタンパク質表面の形状と結合している膜の形状には相関がみられる．つまり十分な量のBARドメインが存在する場合には，BARドメインが鋳型として脂質膜を曲げ，膜の曲率を制御すると考えられる．

　一般的にBARドメインはF-BARドメインと比べて凹面の曲がり方が急である．そのため，チューブ構造（管状構造）の直径はBARドメインの方が小さい場合

が多い．一方でI-BARドメインは，N-BARドメインとF-BARドメインとは異なり，正電荷の偏在したタンパク質表面は凸面である[17]．したがってI-BARドメインは，細胞膜の突起構造に対応した脂質膜の形状を誘導する．

　これらのチューブ形成などの膜構造形成は，負電荷に帯電している脂質と正電荷を帯びたBARドメインのタンパク質表面の相互作用によって生じる．リン脂質のなかではPSやリン酸化されたPI（ホスホイノシチド）が負電荷を帯びており，BARドメインと相互作用

すると考えられている.

N-BARドメインを有するタンパク質としてAmphi-physinやEndophilin, F-BARドメインを有するタンパク質としてFormin-binding protein17（FBP17）やCdc42-interacting protein 4（CIP4）, I-BARドメインを有するタンパク質としてInsulin receptor sub-strate of 53 kDa（IRSp53）やMissing in metastasis（MIM）が知られている.

2）N-BARドメインと両親媒性ヘリックス

両親媒性ヘリックスは，αヘリックスの一種である．αヘリックスを円筒と考えると，円筒の片面が親水性，その裏側の面が疎水性である．疎水性の面が，脂質分子間の生体膜の隙間に挿入されることで，脂質膜に横たわるように挿入される．両親媒性ヘリックスの生体膜への挿入は，二重膜の面積を非対称に変化させ，膜曲率を誘導し，チューブ形成や小胞形成を行うことが知られている[18) 19)]．

このように，両親媒性ヘリックスの脂質膜への挿入は，脂質膜における脂質分子の間の隙間に依存する．脂質分子の間の隙間は，脂肪酸の不飽和度に依存する．逆にいえば，両親媒性ヘリックスに依存した脂質膜との結合においては，リン脂質と脂肪酸との疎水性な相互作用が関与すると思われる．

EndophilinやAmphiphysinなどのいくつかのN-BARドメインは，両親媒性ヘリックスをもつ[15) 20)]．N-BARドメインの両親媒性ヘリックスは，脂質膜に挿入される[21)]（**図3B〜D**）．したがって，N-BARドメインは両親媒性ヘリックスと合わさることで脂肪酸に依存した脂質膜の管状構造を形成すると考えられている．

3）Endophilinの両親媒性ヘリックスとリン脂質の脂肪酸

Endophilinは，エンドサイトーシスに関与する細胞膜陥入構造を形成するBARドメインタンパク質である．エンドサイトーシスでは，細胞膜の一部が受容体を含んだまま切断されることで内在化される．Endophilinを介したエンドサイトーシスは，細胞表面に存在する増殖因子受容体などの受容体の細胞膜での量を調節し，増殖シグナルを調節する[22)]．したがって，増殖因子からはじまるがん形成のシグナル伝達の調節を行うと考えられる．

エンドサイトーシスにおける脂質膜の切断において

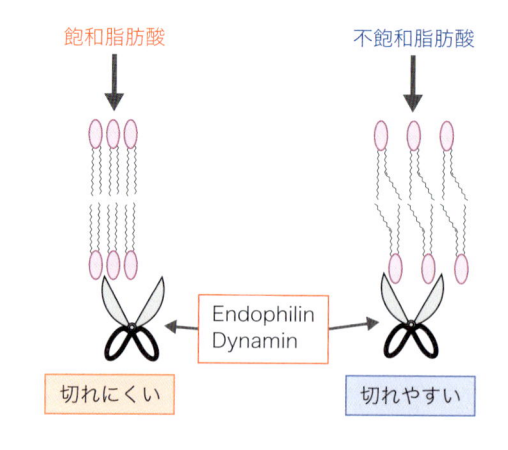

図4 リン脂質の脂肪酸と膜切断
飽和脂肪酸を含むリン脂質で構成された脂質膜は，隙間が少ないことから切断されにくいと考えられる．逆に，不飽和脂肪酸を含むリン脂質で構成された脂質膜は，隙間が多いことから切断されすいと予想される．

は，Dynamin（ダイナミン）タンパク質が，脂質膜の切断に重要な役割を果たしていると考えられてきた．DynaminとEndophilinは結合し，共同してエンドサイトーシスを行う．EndophilinとDynaminによる脂質膜切断を再構成した実験によれば，EndophilinとDynaminは，多価不飽和脂肪酸から構成されるリン脂質によってつくられた脂質膜を切断し，小胞化することができるが，飽和脂肪酸から構成されるリン脂質によってつくられた脂質膜を切断することはできない[6)]（**図4**）．

Endophilinは，Dynaminが存在しない場合でも脂質膜を小胞化することができる[20) 23)]．また，Endophilinの両親媒性ヘリックスは，脂質膜の変形や切断に重要であることが示されている[19)]．私たちは，リン脂質の頭部と脂肪酸の尾部の組合わせが，Endophilinによる脂質膜の切断に関与することを見出した（投稿準備中）．実際に，異なる臓器に由来した総脂質を用いて作製した脂質膜に対して，Endophilinは異なる膜変形活性や小胞化活性を示した，または，反応を示さなかった．臓器ごとにリン脂質の組成は異なっているが，興味深いことに，同様の脂質組成をもつ場合でも，リン脂質の脂肪酸組成が異なる場合にはEndophilinの反応性は異なる．この知見は合成脂質を用いた再構成膜でもみられ，Endophilinによる脂質膜の形態形成には脂

肪酸組成が重要な役割を果たしていることを示唆している.

Endpophilinのほか，F-BARドメインをもつPACSIN2は，脂肪酸の状態に応じて局在を変化させる[24]. 現在のところ，他のBARドメインのリン脂質の脂肪酸依存的な機能はあまり明らかではない.

4 両親媒性ヘリックスのみによる脂質膜結合

1）ALPSモチーフ

BARドメインによらず，両親媒性ヘリックスのみでも脂質膜と相互作用できる. ADP-ribosylation factor GTPase-activating protein 1（ArfGAP1）のALPS（ArfGAP1 lipid packing sensor）モチーフは，両親媒性ヘリックスの性質をもつが，その親水性面はセリン・スレオニンを多く含むため，脂質膜の存在しない場合はヘリックス構造を形成しない. 興味深いことに，ALPSモチーフは脂質膜と相互作用すると両親媒性ヘリックスを形成し，脂質膜へ挿入される[25]. ALPSモチーフの脂質膜への挿入は，試験管内では脂質膜の大きさが小さいほど強くなる. 脂質膜の大きさが小さいと膜の曲がり具合が急になり，リン脂質分子の間に隙間が生じ，脂肪酸が露出するため，両親媒性ヘリックスと相互作用しやすくなると考えられる. リン脂質分子の間の隙間は脂肪酸の不飽和度に依存することから予想されるように，ALPSモチーフと脂質膜との結合はリン脂質の脂肪酸に依存性があり，リン脂質の2つの脂肪酸がともに一価不飽和脂肪酸であるオレイン酸の場合，1つの脂肪酸のみが飽和している場合に比べて結合が強い. また細胞内ではArfGAP1がリン脂質内のオレイン酸の増加に応答してゴルジ体に局在すると報告されている[26]. 以上のことからALPSモチーフはリン脂質間の隙間を認識し，脂肪酸の飽和度依存的に生体膜へ結合すると考えられる.

ArfGAP1によるオレイン酸に対する感受性は，両親媒性ヘリックスを含むタンパク質が，脂質膜の脂質分子間の隙間，すなわち，脂肪酸の状態を認識できるプローブとなる可能性を示唆している. その際に，両親媒性ヘリックスが，脂肪酸に直接結合し，脂肪酸の種類を直接見分けているかどうか，新たな解析法の開発

を含む今後の研究が待たれる.

2）ENTHドメイン

Epsinはクラスリン被覆小胞の形成に関与しており[27]，そのEpsin N-terminal homology（ENTH）ドメインは両親媒性ヘリックスを含む. 脂質膜とENTHドメインを反応させると，両親媒性ヘリックスが膜へ挿入される. この挿入は，脂質膜の切断を誘導し，膜小胞が形成される[19]. ENTHドメインの両親媒性ヘリックスのロイシンをトリプトファンに置換すると小胞形成能が増加する. おそらくは，ロイシンよりも大きな側鎖をもつトリプトファンは，脂質膜結合を強化したと考えられる. したがって膜への挿入とその結合には疎水性アミノ酸の種類が重要であり，アミノ酸の種類はリン脂質間の隙間の大きさや深さに対応したものであると考えられる.

おわりに

BARドメインは負電荷をもつホスファチジルセリン（PS）やホスホイノシチドと強く結合する. これまでの試験管内再構成実験を用いたBARドメインによる脂質膜のチューブ構造形成の観察には，これらの負電荷をもつ脂質が用いられていた. ところが，再構成実験に用いられてきたリン脂質の組成は，特に脂肪酸の種類においては，必ずしもBARドメインをもつタンパク質が機能する生体膜の脂質膜を反映したものではない. この脂質膜のリン脂質組成を詳しく調べてみると，PSなどのリン脂質の種類による脂質組成だけでなく，リン脂質の脂肪酸の違いによって，BARドメインをもつタンパク質の作用が異なることがわかってきた. これはタンパク質による膜形態の制御はリン脂質の種類だけでなく，リン脂質の脂肪酸の組成，すなわち，リポクオリティに依存することを示している.

これまでに，脂肪酸の不飽和度と疾患の関連は，主に脂肪酸を原料として生合成される脂質メディエーターとの関連において議論されてきた. 脂肪酸は，脂質メディエーターに変換されるだけでなく，リン脂質へと変換され生体膜の構成成分となると考えられる. ところが，生体膜におけるリン脂質の脂肪酸の役割はこれまで注目されてこなかった. 本研究で示したような，脂質膜に結合するタンパク質の研究が，エンドサイトー

シスにかかわる分子装置に限らず，細胞内のタンパク質集合におけるリン脂質の脂肪酸の重要性を明らかにすると思われる．

文献

1 ） Endo J, et al：J Exp Med, 211：1673–1687, 2014
2 ） Xia S, et al：Proc Natl Acad Sci U S A, 103：12499–12504, 2006
3 ） Weylandt KH, et al：Carcinogenesis, 32：897–903, 2011
4 ） Jacquemet G, et al：Curr Opin Cell Biol, 36：23–31, 2015
5 ） Tomas A, et al：Trends Cell Biol, 24：26–34, 2014
6 ） Pinot M, et al：Science, 345：693–697, 2014
7 ） Marszalek JR & Lodish HF：Annu Rev Cell Dev Biol, 21：633–657, 2005
8 ） Subra C, et al：Biochimie, 89：205–212, 2007
9 ） Takamori S, et al：Cell, 127：831–846, 2006
10） Lauwers E, et al：Neuron, 90：11–25, 2016
11） Bigay J & Antonny B：Dev Cell, 23：886–895, 2012
12） Antonny B, et al：Trends Cell Biol, 25：427–436, 2015
13） Suetsugu S & Itoh Y：Seikagaku, 84：30–35, 2012
14） Suetsugu S, et al：Physiol Rev, 94：1219–1248, 2014
15） Peter BJ, et al：Science, 303：495–499, 2004
16） Shimada A, et al：Cell, 129：761–772, 2007
17） Suetsugu S, et al：J Biol Chem, 281：35347–35358, 2006
18） Drin G & Antonny B：FEBS Lett, 584：1840–1847, 2010
19） Boucrot E, et al：Cell, 149：124–136, 2012
20） Masuda M, et al：EMBO J, 25：2889–2897, 2006
21） Mim C, et al：Cell, 149：137–145, 2012
22） Boucrot E, et al：Nature, 517：460–465, 2015
23） Gallop JL, et al：EMBO J, 25：2898–2910, 2006
24） Dumont V, et al：FASEB J, 31：3978–3990, 2017
25） Bigay J, et al：EMBO J, 24：2244–2253, 2005
26） Vanni S, et al：Nat Commun, 5：4916, 2014
27） Itoh T, et al：Science, 291：1047–1051, 2001

＜著者プロフィール＞
北又　学：奈良先端科学技術大学院大学バイオサイエンス研究科研究員．2013年岡山大学大学院自然科学研究科博士前期課程修了．'16年東京大学大学院理学系研究科博士課程単位取得退学．アンキリンリピートドメインによる脂質膜の形態制御について研究を行っている．

木田和輝：奈良先端科学技術大学院大学バイオサイエンス研究科博士後期課程2年．

末次志郎：奈良先端科学技術大学院大学バイオサイエンス研究科教授．

7. 脂質－イオンチャネル相互連関

岡村康司，大澤匡範

近年の膜タンパク質に関する構造生物学と生物物理学的解析の進展により，脂質と膜タンパク質の相互作用の詳細が明らかになりつつある．脂質は膜タンパク質が存在する環境を提供するだけでなく機能複合体の成分でもある．本稿では膜タンパク質のなかでも生理機能に重要なイオンチャネルに着目し，脂質による制御についての知見を概説するとともに，今後の研究の展望について述べる．

はじめに

近年の膜タンパク質に関する構造生物学と生物物理学的解析の進展から，脂質による制御の詳細が明らかになりつつあるが，その動的側面の理解は遅れている．本稿では膜タンパク質のなかでもイオンチャネルに着目し，研究の現況と今後の展望について述べたい．

1 脂質とイオンチャネルの相互作用の研究の歴史

イオンチャネルなどの膜タンパク質の研究で脂質分子といえば，細胞の電気的絶縁体の場としての脂質二重膜が注目されてきた．この性質は神経細胞などの興奮性細胞でコンデンサーの役割を果たし，活動電位の形を規定するとともに，シナプス電位などのアナログ的電気信号に重要である．膜タンパク質の制御因子としての脂質の役割はプロスタグランジンなどの生理活性脂質分子の同定が端緒となり，その後細胞間メディエーターとしての脂質の膜興奮性への作用が，さまざまなイオンチャネルについて研究された．

さらに脂質とイオンチャネルの直接の相互作用が，Hilgemannらによる電気生理学実験で明らかにされた[1]．この実験ではイオンチャネルが発現した細胞の一部の膜断片の細胞内側からイノシトールリン脂質を投与し，用量－作用関係が示された．これを端緒とし，

[略語]
2-AG：2-arachidonoylglycerol（2-アラキドノイルグリセロール）
AA：arachidonic acid（アラキドン酸）
AAME：arachidonic acid methyl ester（アラキドン酸メチルエステル）
AEA：anandamide（アナンダミド）
NOE：nuclear Overhauser effect（核オーバーハウザー効果）
SA：stearic acid（ステアリン酸）

Lipid-ion channel interaction
Yasushi Okamura[1][2] /Masanori Osawa[3]：Graduate School of Medicine, Osaka University[1] /Graduate School of Frontier Biosciences, Osaka University[2] /Keio University Faculty of Pharmacy[3]（大阪大学大学院医学系研究科[1] /大阪大学大学院生命機能研究科[2] /慶應義塾大学薬学部[3]）

表　構造解析で明らかにされた脂質とイオンチャネルの相互作用の例

イオンチャネル（正式名，分類）	脂質／リガンド	解析手法*	発現ホスト	結晶化・試料
TREK1 （K2P channel） *K+チャネルの一種（マウス由来）*	単独，activatorである ML335，ML402	X-ray	酵母 *P. pastoris*	ハンギングドロップ 蒸気拡散法
GLIC （pentameric ligand-gated ion channel） *リガンド活性化カチオンチャネル（原核生物由来）*	DHA，リン脂質	X-ray	*E.coli*	50 mM DHA存在下 での共結晶化
TRPV1 *TRPチャネル（カプサイシン受容体カチオンチャネル）（ラット由来）*	ダイズ極性脂質（イノシトールリン脂質）毒素あるいはバニロイドリガンド	cryoEM	哺乳動物細胞 HEK293	ダイズ極性脂質と MSP2N2で形成した ナノディスク
TRIC（B1/B2） （trimeric intracellular cation channel） *細胞内膜カチオンチャネル（線虫由来）*	PIP_2 （発現ホスト由来）	X-ray	酵母 *P. pastoris*	シッティング・ ハンギングドロップ 蒸気拡散法
GluCl （glutamate-gated chloride channel） *グルタミン酸活性化Cl⁻チャネル（線虫由来）*	POPC	X-ray	昆虫細胞 SF9	ハンギングドロップ 蒸気拡散法
GIRK2 （inwardly rectifying K+ channel） *Gタンパク質活性化内向き整流性K+チャネル（マウス由来）*	C8-PIP_2	X-ray	酵母 *P. pastoris*	ハンギングドロップ 蒸気拡散法
Kv1.2-2.1 paddle chimera Voltage-dependent K+ channel *電位依存性K+チャネル（ヒト由来）*	脂質	X-ray	酵母 *P. pastoris*	ハンギングドロップ 蒸気拡散法

*X-ray：X線結晶構造解析，cryoEM：超低温電子顕微鏡による解析．

イオンチャネルがイノシトールリン脂質により制御を受ける例が多く知られるようになった．これらの研究はいくつかの技術の登場によりさらに加速された．具体的には生細胞でイノシトールリン脂質のレベルの変化を調べる分子ツールと，イノシトールリン脂質のレベルを制御する手法の開発である．各種イノシトールリン脂質に特異的に結合するタンパク質ドメインに蛍光分子を融合させたセンサーにより，イノシトールリン脂質の動態を定量的に追跡できるようになった[2]．またリガンドや膜電位でイノシトールリン脂質代謝を短時間で制御する技術，例えば電位依存性ホスファターゼVSP[3]はミリ秒レベルでイノシトールリン脂質PI(4,5)P_2のレベルを急激に減らすことが可能で，多くのイオンチャネルでのPI(4,5)P_2感受性が明らかにされた．最近のブレークスルーはX線結晶構造解析や超低温電子顕微鏡による単粒子解析などの構造生物学の知見である．脂質とイオンチャネルが結合した状態

の構造が複数得られ原子レベルでの相互作用が明らかになり，脂質が単にイオンチャネルを埋め込む二重膜の一部であるという概念からイオンチャネル複合体の一部であるという概念へ変わりつつある．

しかし詳しい構造が得られている現在でも依然として克服するべきハードルがある．その1つは脂質とチャネルのタンパク質との結合キネティクスの正確な見積もりがないと動態の理解が進まない点である．構造として視覚化されたものは強い結合によるもので，機能的に重要な相互作用が弱い結合は静的構造として得られにくい（タンパク質側も，電位センサードメイン[※1]などダイナミックな構造変化をしている場合はなおさ

※1　電位センサードメイン

4回膜貫通領域からなり4番目の膜貫通領域（S4）に等間隔で塩基性アミノ酸が並ぶ構造をとり，細胞膜間の電位差に応じて構造を変化させる．電位感知だけでなくイオン透過能をもつ場合もある．

分解能	相互作用	PDB	文献
2.8〜3.1 Å	3本の脂質アシル基（L1–L3）が観測されている．L1は一方のサブユニットのM2と他方のサブユニットのP2に挟まれている．L2とL3は単一のリン脂質分子のアシル鎖であり，サブユニット間のM1–M2–M4ジャンクションに結合している．	5VK5, 5VKN, 5VKP	4
3.25 Å	DHAは，膜貫通領域の細胞外側に膜にほぼ平行に結合している．DHAのカルボキシ基はGLIC細胞内領域の残基であるArg118の側鎖と，DHAのアシル基はGLIC膜貫通領域のMet252やPhe260と相互作用している．DHAの結合により，GLIC膜貫通領域は，細胞外側を開き細胞内側を閉じた構造をとっている．	4NPQ, 4HFI	5
3.2 Å	バニロイド結合部位に存在するイノシトールリン脂質が，TRPV1のサブユニット間に挟まる形で観測された．イノシトール環は，S3とS4-S5リンカーと相互作用している．Toxinとの結合には，リン脂質のアシル基とtoxinのTrpとの相互作用，リン脂質のヘッドグループとTRPV1のArgとの相互作用により，リン脂質を介した相互作用が重要な役割を果たしている．	5IRZ, 5IRX, 5IS0	6
2.3, 3.3 Å	PIP_2はTRIC三量体の各サブユニットに1分子ずつ結合している．PIP_2のリン酸基がヘリックスM4上の保存性の高いLys129, Arg133とイオン結合／水素結合を形成し，イノシトール環がM5とM6の間に結合している．アシル基は三量体中央の3回対称軸に向かって伸びている．ヘッドグループは，各サブユニットに存在するイオン透過路のゲートが閉じた構造を安定化している．	5EIK	7
3.2 Å	POPCはサブユニット間のinterfaceに挟まっている．ヘッドグループが膜外を向いているものの，膜表面よりはヘリックス1ターン程度膜に埋もれている．	4TNV, 4TNW	8
3.0 Å	ヘッドグループのリン酸基とLysがイオン結合，イノシトール水酸基と主鎖アミド基が水素結合している．本文参照．	3SYA, 3SYQ	9
2.4 Å	界面活性剤と脂質との混合試料を結晶化することにより，Kvの分子周辺に多数の脂質分子の観測に成功した．Kvの四量体は中央のポアドメインに対し，四方に突き出たVSDがあるが，VSDとVSDの間の空間が多数の脂質分子に占められていた．脂質のヘッドグループは，S6やS4-S5リンカーの極性残基と相互作用している．	2R9R	10

らである）．もう1つの問題は，現在まで脂質のイオンチャネルへの作用では親水性ヘッドグループの役割については比較的詳しいことがわかりつつあるものの，なぜ特定の脂質分子のみに作用がみられるのか詳細がわからない点である．PI(4,5)P_2とPI(3,4)P_2間で作用の違いがみられ，分子間で特異性がみられる場合には，結合ポケットへの結合を介してタンパク質側にアロステリックな構造変化が生じるといわれている．しかし，この親水性部分の役割も，イノシトールリン脂質などの酸性脂質の場合，電荷間の静電的相互作用が本体なのか，鍵と鍵穴の形状の相補性（立体障害なども含め）が問題なのかも明確に区別することが困難である．さらに，脂質分子の疎水性部分の役割に至ってはほとんど理解がされていない．不飽和脂肪酸と飽和脂肪酸の間で活性変化が異なる場合が多く知られている．例えばK^+チャネルの電位センサードメインにはアラキドン酸などの不飽和脂肪酸の親水性ヘッドグルー

プの負電荷がチャネルタンパク質の正電荷との静電的相互作用で影響を及ぼすが，飽和脂肪酸（ステアリン酸など）はヘッドグループが共通でも全く作用がない．脂肪酸部分の構造がどのようにチャネル機能を制御するのか不明である．

2 脂質とイオンチャネルの相互作用についての研究動向

1）最近の脂質とイオンチャネルの相互作用の研究例（その1）

脂質とイオンチャネルの相互作用は，X線結晶構造解析および超低温電子顕微鏡解析により原子レベルで明らかにされつつある（主な報告を**表**にまとめた）．

PI(4,5)P_2によって活性化されるGタンパク質共役型内向き整流性K^+チャネルGIRK2は，炭素数8個の短鎖アシル基（C8）を有するPI(4,5)P_2との複合体の

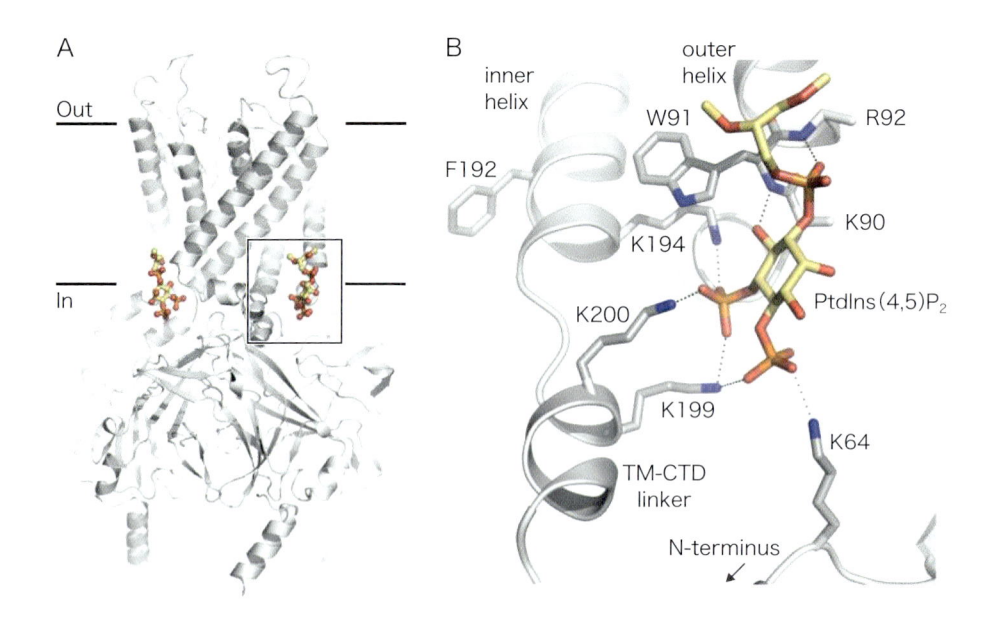

図1 Gタンパク質共役型K⁺チャネルへのPI(4,5)P₂の結合様式とゲート開口メカニズム

A）PI(4,5)P₂は，GIRK2の膜貫通領域の細胞内側に結合する．B）PI(4,5)P₂のヘッドグループとGIRK2との分子間相互作用．GIRK2のLys側鎖がPI(4,5)P₂のイノシトール環上のリン酸基とイオン結合を形成している．また，GIRK2の主鎖アミド基がPIP2のリン酸基・水酸基と水素結合を形成している．GIRK2の四量体各サブユニットのinner helix上のF192は，K透過路の内側を向いており，互いに近接することによりゲートが閉じた状態となるが，PIP2との相互作用により四量体のinner helix同士が互いに離れる方向に構造変化し，F192同士の距離が大きくなりゲートを開口させる．文献9より引用．

結晶構造が報告されている[9]．GIRKは，inner helixとouter helixとよばれる2本の膜貫通ヘリックスと大きな細胞内領域からなるサブユニットが四量体を形成して機能する．他のK⁺チャネルと同様にinner helixが膜中の細胞内側で組合わさってイオン透過を阻むゲートを形成する．報告された結晶構造では，膜のinner leafletに存在するPI(4,5)P₂の，イノシトール環に結合するリン酸基および水酸基が，GIRK2のinner helix, outer helix, N末端の細胞内領域に存在する荷電性・極性残基と静電的相互作用および水素結合を形成している（**図1**）．PI(4,5)P₂は，これらのヘッドグループの相互作用により，GIRK2のinner helixが形成するゲートが開口した構造を安定化する．

超低温電子顕微鏡を用いた解析では，脂質二重層中の膜タンパク質の二次元結晶による解析が主流であったが，近年，単粒子解析により膜タンパク質の立体構造が次々と報告されている．最近報告されたTRPV1の構造[6]では，脂質二重層のナノ粒子であるナノディスク[※2]に再構成することにより，生理的な脂質二重膜に

近い膜環境での解析に成功した．TRPV1は，熱刺激やカプサイシンにより活性化されるイオンチャネルであり，ペプチド性毒素により阻害されることが知られている．論文中の1つの構造は，ペプチド性毒素との複合体として解析された．この毒素は，TRPV1に直接相互作用するだけでなく，脂質二重膜中のイノシトールリン脂質の親水性ヘッドグループとも静電的相互作用を形成していた．このことは，イノシトールリン脂質がTRPV1と阻害毒素の相互作用を促進することを示しており，ナノディスクにより生理的な膜環境下で解析されたからこその成果である．また，TRPV1を活性化するリガンドであるカプサイシンや他のバニロイド

※2　ナノディスク

ディスク状の脂質二重層の側面を，両親媒性ヘリックスからなる膜骨格タンパク質（membrane scaffold protein：MSP）2分子で取り囲んだナノ粒子である．界面活性剤より生理的な膜環境に近い状態で膜タンパク質の観測が可能であるため，超低温顕微鏡や溶液NMR法による膜タンパク質の解析に用いられている．

の結合ポケットには，これらのリガンドが存在しないときにはイノシトールリン脂質が結合していた．このことから，TRPV1のリガンドは，生理的に重要なイノシトールリン脂質をこのポケットから追い出すことにより，この脂質を周囲に供給する役割があることが示唆された．

2）最近の脂質とイオンチャネルの相互作用の研究例（その2）

電位依存性イオンチャネルは，神経筋の信号伝達，ホルモンの分泌，血圧の調節，電解質バランスなどにおいて重要な役割を果たす．これらは先に述べた内向き整流性 K^+ チャネルと類似のポア・ゲートドメインに加え，その上流に電位センサードメインを有する構造を示す．この基本単位が4つ組合わさる（四量体または1分子内での4回リピート構造）構造をとる（同じく前述のTRPV1とも構成が類似する）．これまで多くの電位依存性チャネルについて不飽和脂肪酸による機能調節やイノシトールリン脂質依存的な活性調節の現象が知られ，電気生理学的解析や構造解析が進んできた．しかし詳しい動作原理の理解は不十分である．

電位依存性プロトンチャネルHv1（別名VSOP）は，血球細胞に発現し，活性酸素であるスーパーオキシドの産生に伴う電荷のアンバランスを解消し，NADPHオキシダーゼによる活性酸素産生を維持する[11]．Hv1は4回膜貫通領域の電位センサードメインを有するが，下流のポア・ゲートドメインをもたず，電位センサードメインがプロトンを透過させるポアとしても機能する．これまでにPLA$_2$の活性化の下流でアラキドン酸が電位依存性プロトンチャネル活性を増強し，血球細胞の活性酸素産生の調節に寄与することが知られてきた．2006年に遺伝子（*HVCN1*）が同定されアラキドン酸の活性化機構を分子レベルで明らかにできるようになった．Hv1は電位依存性イオンチャネルに比べ分子量が小さくコンパクトな構造をしており，X線結晶構造解析により立体構造も明らかにされた[12]．**図2**はHv1をHEK293T細胞に強制発現させ，パッチクランプ法[※3]により膜断片を細胞から切り離した状態（inside-outモード）で電流計測をしたもので，アラキドン酸の投与により数十倍に電流が増強することを示している．この電流の増強は単一チャネルあたりの電流量の増加ではなくチャネルの電位依存的な活性化が

顕著に加速することで生じていた[13]．また複数種の不飽和脂肪酸の作用を比較したところ，脂肪酸の親水性が重要であることが明らかになった．

❸ NMR法による脂質との相互作用の解析

では，イオンチャネルによる脂質分子の微妙な構造の差異がどのように認識され，機能が変化するのだろうか．それには脂質とイオンチャネルタンパク質との動的な相互作用の構造基盤を解明する必要がある．

従来の膜タンパク質の立体構造解析では，界面活性剤で可溶化し精製したタンパク質を，リン脂質と混合して結晶化し，X線結晶構造解析に供されていた．そのため，水溶性の低い炭素数20個程度の長鎖アシル基を有するリン脂質を用いた解析例はほとんどない．また上述したTRPV1の超低温電子顕微鏡解析に用いられたナノディスクは，長鎖リン脂質を用いた膜タンパク質の再構成が可能なため，生理的に近い膜環境での解析が可能である．しかしながら，X線，電顕のいずれの手法でも，リン脂質のアシル基はヘッドグループ近傍の原子しか観測されておらず，アシル基とタンパク質との相互作用の詳細は不明である．これらの手法は，結晶中に規則正しく並んだ分子からの回折，顕微鏡像の平均化を行うため，本質的に解析対象の構造・コンフォメーションが均一である必要がある．脂質中の疎水性アシル基は，親水性ヘッドグループ近傍の原子しか観測されていないということから，アシル基は先端に行くにつれて運動性が高くなり，構造の均一性が低いことが示唆される．

このようなダイナミックなイオンチャネル−脂質の相互作用を原子レベルで解析するには，核磁気共鳴（NMR）法が有効である．イオンチャネルとリン脂質アシル基の ^{1}H-NMRシグナルの帰属が得られれば，^{1}H同士の核間距離が5〜7 Åに存在する際に観測される核オーバーハウザー効果（NOE）[※4]や交差飽和などの

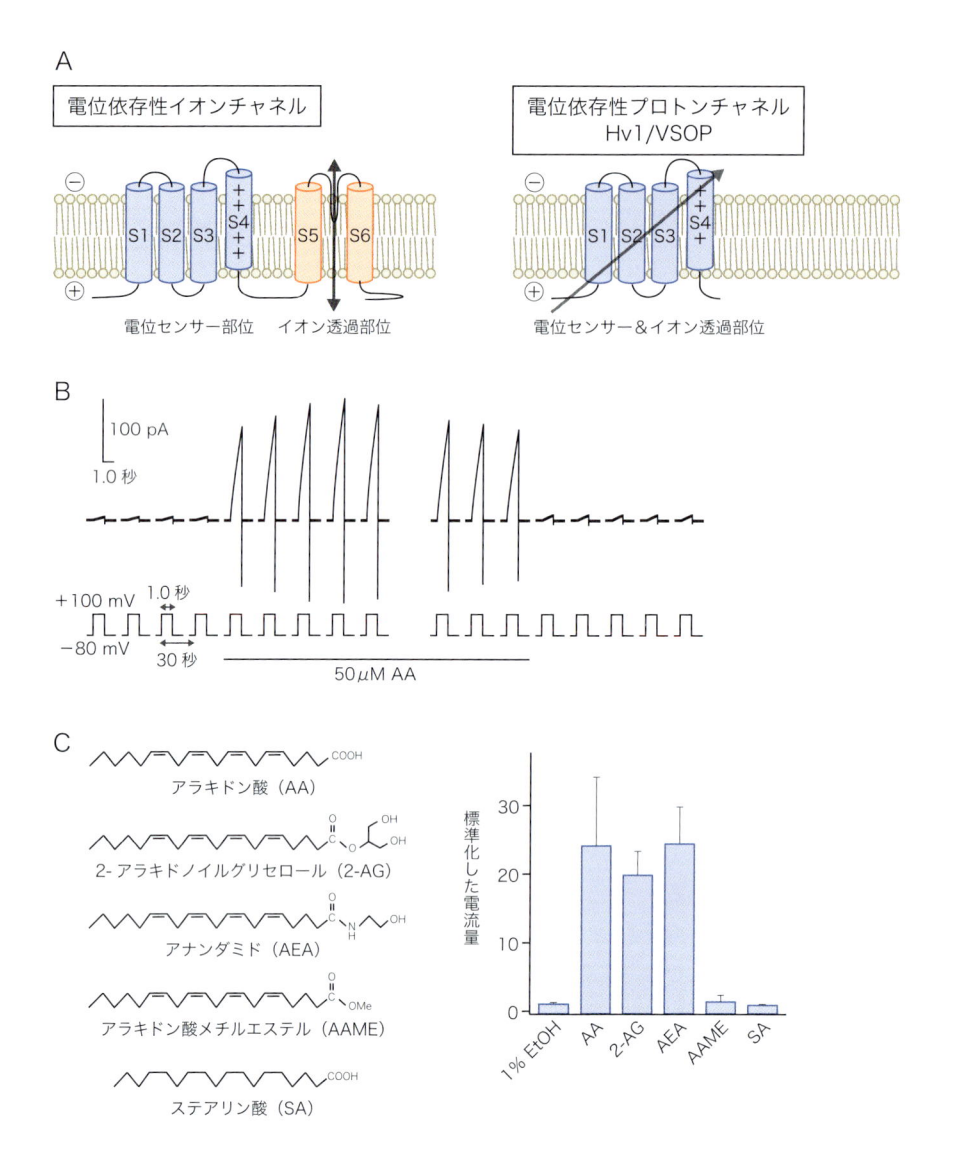

図2　電位依存性イオンチャネルとHv1の模式図およびアラキドン酸（AA）によって活性化されるHv1
　A）一般的な電位依存性イオンチャネルは，電位センサードメインとイオン透過部位（ポア・ゲートドメイン）で構成される．電位依存性プロトンチャネルHv1では電位センサードメインがイオン透過能を有する．B）inside out モードでのパッチクランプ法を用いたプロトン電流の測定．上段：電流変化，下段：電圧変化．細胞膜電位を－80 mVから100 mVに変化させるとプロトン電流が活性化する．アラキドン酸により電流量が劇的に増加する．C）さまざまな不飽和脂肪酸の構造とHv1への電流増強作用の比較．BとCは文献13より引用．

NMR現象により相互作用を原子レベルで解析するこ

※4　核オーバーハウザー効果（NOE）

静磁場中で2個の核スピン間の双極子－双極子相互作用に基づくNMR現象であり，NOE強度は核間距離の6乗に反比例する．一般に，^{1}Hの核スピン同士が5〜7Å以内に近接すると観測されるため，空間的に近接する原子ペアに関する情報が得られる．

とが可能である．これらの情報を距離拘束条件としたドッキング計算により，イオンチャネルとリン脂質の相互作用様式を可視化することができる．

　一般にNMRは，分子量が大きくなるほどシグナルが広幅化し，観測が困難となる．近年，高分子量タンパク質のNMRスペクトルを高感度・高分解能で観測できるメチルTROSY法[14]が多用されている（**図3A**）．

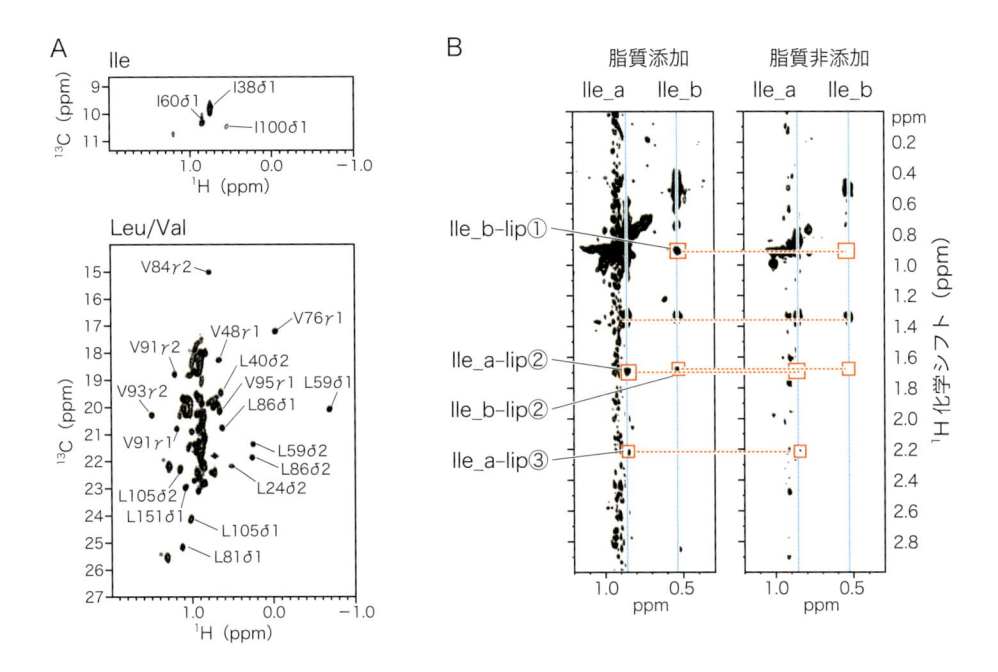

図3 イオンチャネルとリン脂質との相互作用解析を行うNMR手法

A) pH依存性K⁺チャネルKcsAのメチルTROSYスペクトル[15]. 縦軸, 横軸はそれぞれ ^{13}C, ^{1}H の化学シフトを表しており, KcsA上のIle, Leu, Valの各メチル基に由来するシグナルが分離して観測されている. リガンド添加により, 化学シフト変化を起こすシグナルや, NOEが観測されるシグナルを同定することにより, 構造変化やリガンドとの結合が部位特異的に解析可能となる. **B)** イオンチャネルと脂質の分子間NOE. イオンチャネルの特定のメチル基の ^{1}H と, 脂質上の ^{1}H の間にNOEシグナルが観測された場合, それらの原子が約5Å以内に近接していることを示す. 左は脂質添加時, 右は非添加時のスペクトル. 左側のスペクトルには, Ile残基aおよびbと, 添加した脂質アシル基部位①, ②, ③との間のNOEシグナルが観測されている.

この方法は, 観測したいメチル基だけを ^{1}H, ^{13}C 標識し, その他の水素, 炭素原子を ^{2}H, ^{12}C とした膜タンパク質試料を用いる. 膜貫通領域には, メチル基を有する疎水性アミノ酸残基が豊富に存在するため, メチル基のNMRシグナルは分子全体に広く分布するよい構造プローブとなる. 部位ごとのメチル基のシグナルの帰属が得られれば, 各部位の構造変化, 運動性, 分子間の相互作用の原子レベルでの解析が可能となる. X線結晶構造解析や超低温電子顕微鏡で観測されているヘッドグループの相互作用は, ^{1}H を介さないためNMRで観測することは困難であるが, アシル基に存在する ^{1}H とイオンチャネル上のメチル基の ^{1}H の間の相互作用情報が得られる. ナノディスクに重水素 (^{2}H) 化脂質を用い, 解析対象となる脂質分子を ^{1}H 体とすることにより, 目的の脂質とイオンチャネルの近接原子対の情報が得られる.

図3Bには, イオンチャネルのメチル基と脂質アシル基が5Å以内に近接する ^{1}H 間に観測されるNOEシグナルの例を示す. 分子間のNOEにより, イオンチャネルと脂質分子の直接の相互作用を明らかにすることが可能となる.

強固に結合するヘッドグループの相互作用とダイナミックなアシル基との相互作用を, X線結晶構造解析・電子顕微鏡とNMRを相補的に適用することにより, 脂質によるイオンチャネルの機能調節メカニズムの原子レベルでの解明が期待される.

おわりに：今後の展開

イオンチャネルと脂質の相互作用に関する最近の動向を紹介し, NMR法による実験の可能性について述べてきた. 最近ナノディスクと質量分析を組合わせて, 膜タンパク質に結合する脂質を同定する手法が報告され[16], さらに特殊な質量分析[17]やX線結晶構造解

析[18] で，任意の膜タンパク質に結合する脂質を同定できる可能性が出てきた．一方脂質の作用は多様で一過的な結合状況で機能を発揮する相互作用の理解には，動的な解析を組合わせて行う必要がある．また原子レベルの知見を細胞での生理現象とどのように対照していくかも重要な課題である．今後，包括的な研究が進み深い理解が得られることを期待したい．

文献

1) Huang CL, et al：Nature, 391：803-806, 1998
2) Balla T：Physiol Rev, 93：1019-1137, 2013
3) Murata Y, et al：Nature, 435：1239-1243, 2005
4) Lolicato M, et al：Nature, 547：364-368, 2017
5) Basak S, et al：Elife, 6：e23886, 2017
6) Gao Y, et al：Nature, 534：347-351, 2016
7) Yang H, et al：Nature, 538：537-541, 2016
8) Althoff T, et al：Nature, 512：333-337, 2014
9) Whorton MR & MacKinnon R：Cell, 147：199-208, 2011
10) Long SB, et al：Nature, 450：376-382, 2007
11) Okamura Y：Reference Module in Life Sciences, ISBN978-0-12-809633-8, 2017
12) Takeshita K, et al：Nat Struct Mol Biol, 21：352-357, 2014
13) Kawanabe A & Okamura Y：J Physiol, 594：595-610, 2016
14) Tugarinov V, et al：J Am Chem Soc, 125：10420-10428, 2003
15) Imai S, et al：Proc Natl Acad Sci U S A, 107：6216-6221, 2010
16) Dörr JM, et al：Proc Natl Acad Sci U S A, 111：18607-18612, 2014
17) Landreh M, et al：Nat Commun, 8：13993, 2017
18) Norimatsu Y, et al：Nature, 545：193-198, 2017

＜著者プロフィール＞
岡村康司：東京大学大学院医学系研究科博士課程修了．東京大学助手，産業技術総合研究所主任研究員，自然科学研究機構岡崎統合バイオサイエンスセンター教授を経て，2008年より現職．専門は神経生物学，細胞生理学．

大澤匡範：東京大学大学院薬学系研究科修士課程，山之内製薬，筑波大学大学院博士後期課程，メリーランド大学博士研究員，東京大学大学院薬学系研究科助教・講師を経て，2015年より現職．専門は，構造生物学・生物物理学．

1. リポクオリティの違いに基づくプロスタノイドのがん疾患制御

土屋創健，杉本幸彦

プロスタノイドはシクロオキシゲナーゼを律速酵素として産生される一群の生理活性脂質である．シクロオキシゲナーゼは，生体内において $\omega 6$ 脂肪酸（n-6系）のアラキドン酸を主な基質とするが，$\omega 3$ 脂肪酸（n-3系）のエイコサペンタエン酸も基質とすることができ，二重結合数が1つ異なる 2-series と 3-series のプロスタノイドが産生される．本稿では，2-series と 3-series プロスタノイドの違い（リポクオリティ）がもたらすがん疾患における相反する作用・効果に焦点を当てて概説する．

はじめに

プロスタノイドはシクロオキシゲナーゼ（cyclooxygenase：COX）を律速酵素として産生される生理活性脂質の総称であり，プロスタグランジン（prostaglandin：PG）類とトロンボキサン（thromboxane：TX）類からなる．通常，生体内においてCOXは $\omega 6$ 脂肪酸（n-6系）であるアラキドン酸を基質としてプロスタノイドを産生する．一方，COXは $\omega 3$ 脂肪酸（n-3系）であるエイコサペンタエン酸（eicosapentaenoic acid：EPA）も基質とすることができ，アラキドン酸由来の 2-series のプロスタノイドに対し，ω 鎖に二重結合（ω 末端から数えて3位）を1つ多くもった 3-series のプロスタノイドが産生される．哺乳動物においては，$\omega 6$ 脂肪酸と $\omega 3$ 脂肪酸は相互変換されず，代謝的に質の異なる脂肪酸であり，同様に 2-series と 3-series のプロスタノイドも相互変換されない．そこで，本稿では，これらの脂質の質（リポクオリティ）の違いが疾患にもたらす影響について，PGE_2 と PGE_3 ががんに及ぼす作用・効果に焦点を当てて概説する．

1 プロスタノイドの生合成と受容体

哺乳類では，プロスタノイド産生の律速酵素であるCOXには，主に常在発現型のCOX1と，種々の刺激によって発現が誘導されるCOX2の2種のアイソザイムが存在する．通常，生体内でこれらのCOXは $\omega 6$ 脂肪酸であるアラキドン酸を PGH_2 に代謝し，最終合成酵素を介して PGD_2, PGE_2, $PGF_{2\alpha}$, PGI_2, TXA_2 といった

【略語】
COX：cyclooxygenase（シクロオキシゲナーゼ）
EPA：eicosapentaenoic acid
（エイコサペンタエン酸）
NSAIDs：non-steroidal anti-inflammatory drugs（非ステロイド性抗炎症薬）
PG：prostaglandin（プロスタグランジン）

Effects based on the differences of lipid quality in prostanoids on cancer
Soken Tsuchiya/Yukihiko Sugimoto：Department of Pharmaceutical Biochemistry, Faculty of Life Sciences, Kumamoto University（熊本大学大学院生命科学研究部薬学生化学分野）

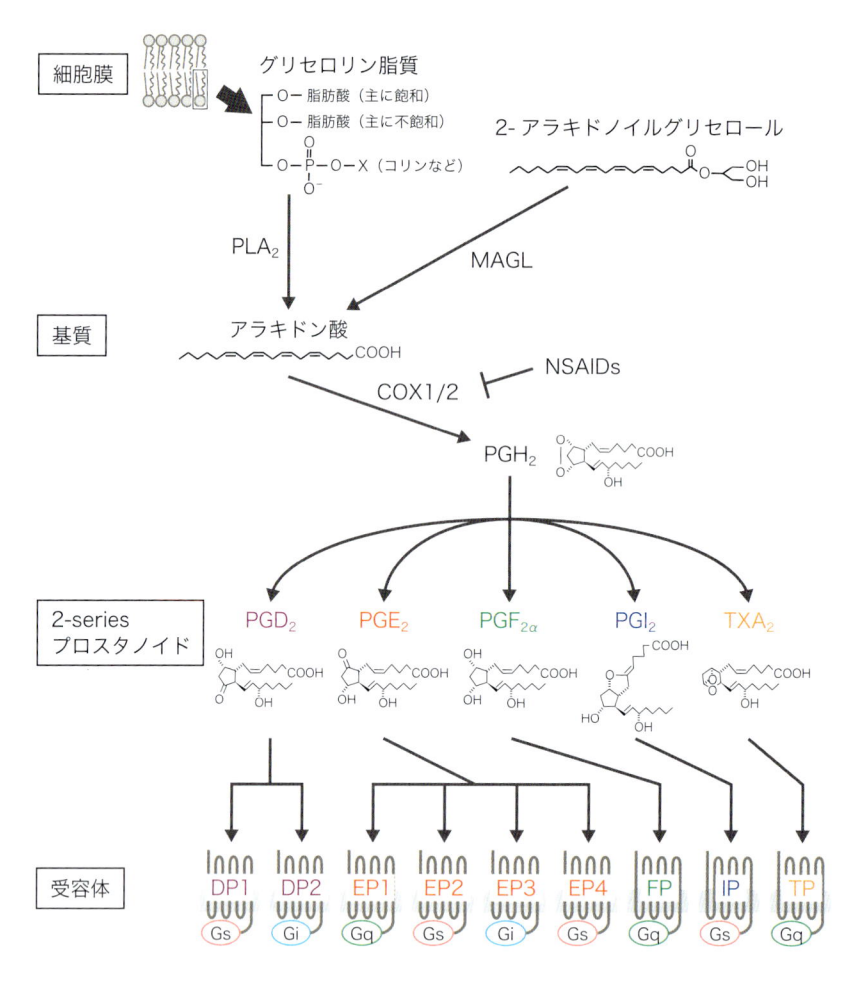

図1　2-series プロスタノイド生合成と受容体

2-series のプロスタノイドが産生される（**図1**）. アラキドン酸は20個の炭素原子が直鎖状につながり, 炭素–炭素二重結合を4個（5, 8, 11, 14位）有する多価不飽和脂肪酸で, phospholipase (PL) A_2 によって生体膜リン脂質から切り出されたり, monoacylglycerol lipase (MAGL) によって2-アラキドノイルグリセロールから合成され, プロスタノイド産生に供給される[1][2]. 産生されたプロスタノイドは細胞外に放出され, 近傍の細胞膜に存在するGタンパク質共役型受容体に作用する. プロスタノイドは, このように産生細胞の局所でオートクライン・パラクラインに働くことで, オータコイドとしてさまざまな生理・病理作用を発揮する[3][4]. PGD_2 にはDP1およびDP2受容体, PGE_2 にはEP1〜EP4の4種の受容体, $PGF_{2\alpha}$ にはFP受容体,

PGI_2 にはIP受容体, TXA_2 にはTP受容体の合計9種が存在する. EP1, FP, TP受容体は主にGqに共役して Ca^{2+} 動員系を, EP3, DP2受容体は主にGiに共役しアデニル酸シクラーゼの抑制および Ca^{2+} 動員系を, EP2, EP4, DP1, IP受容体は主にGsに共役しアデニル酸シクラーゼの活性化（cAMPの産生）を伝達する. これらの複数のリガンドと受容体, さらにはその複数のサブタイプの存在がプロスタノイドの多彩な作用の一因となっている.

EPAは代表的なω3脂肪酸であり, 20個の炭素原子が直鎖状につながり, 炭素–炭素二重結合を5個（5, 8, 11, 14, 17位）有する多価不飽和脂肪酸である（**図2**）. アラキドン酸とEPAの違いはω3位の二重結合の有無のみであるが, これらは相互変換されず, 代謝的

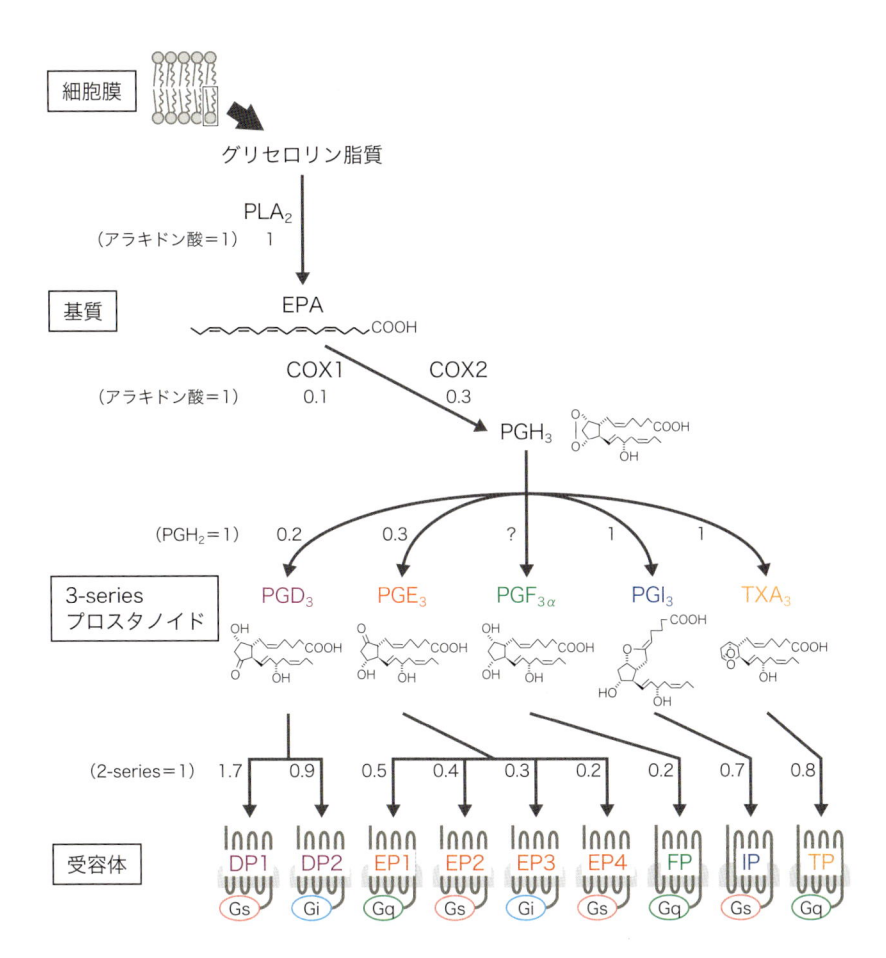

図2　3-series プロスタノイド生合成と相対活性
　　EPA を基質とした際の PLA_2 活性，COX 活性，各プロスタノイド産生効率，受容体作用活性を，それぞれ，アラキドン酸，PGH_2，2-series プロスタノイドの際を 1 とした場合の比で表示した（文献 5，6 参照）．EPA を基質とすると，生合成と受容体作用の効率は，おおむね低下する傾向を示す．

に質の異なる脂肪酸である．EPA が豊富な状況では COX は EPA を基質とし，アラキドン酸を基質にした際と比べると産生効率は低いものの（特に COX1 は 1/10），PGD_3，PGE_3，$PGF_{3\alpha}$，PGI_3，TXA_3 といった 3-series のプロスタノイドが産生される[5,6]．3-series のプロスタノイドも上述のプロスタノイド受容体に作用するが，おおむね，3-series のプロスタノイドは 2-series のプロスタノイドよりも応答性が低い（個々の受容体で異なる）[5,6]．2-series と 3-series のプロスタノイドの違いも ω3 位の二重結合の有無のみであるが，アラキドン酸と EPA 同様，2-series と 3-series のプロスタノイドも相互変換されず，両群は質の異なる脂質メディエーターである．

2　がんにおけるプロスタノイドの役割

　アスピリンに代表される非ステロイド性抗炎症薬（non-steroidal anti-inflammatory drugs：NSAIDs）は COX の特異的阻害剤である（**図1**）．NSAIDs は，プロスタノイドの生合成を抑制することで解熱・鎮痛・抗炎症作用を発揮するが，さらに大腸がんや肺がんなどの罹患リスクや死亡率を低下させることが見出された[7,8]．がん組織ではプロスタノイドの産生が亢進しており，NSAIDs はプロスタノイド産生阻害によりがんの発症を抑制するものと考えられたが，実際，PGE_2 が大腸がんの形成や進行を促進させることが見出された[9~12]．
　一方，EPA といった ω3 脂肪酸の摂取が大腸がんの

発生や進行を抑制することが報告された[13)〜15)]．ω6脂肪酸からω3脂肪酸を合成する酵素（線虫由来）を遺伝子導入したFat-1トランスジェニック（Tg）マウスにおいても，大腸がんの発生や進行が抑制されることが報告され[16) 17)]，ω3脂肪酸ががんに対して抑制的に作用することが見出された．ω3脂肪酸摂取では，大腸組織内のEPA量増加とともにアラキドン酸量低下を認め[14) 15)]，がん抑制作用機序の1つとして，アラキドン酸量の低下による2-seriesプロスタノイドの産生低下が考えられた．加えて，EPAから3-seriesのプロスタノイドが生合成されることから[5) 6)]，3-seriesのプロスタノイドががん抑制作用を担う可能性が考えられた．実際，EPAはヒト大腸がん細胞株に対してアポトーシスを誘導するが，この際，PGE_2量の低下とともにPGE_3産生を認め，さらにCOX2阻害剤はそのPGE_3量を顕著に低下させた[14)]．大腸がん細胞株を用いたマウス担がん肝転移モデルにおいても，EPAの添加によりがん組織内のPGE_2量低下とPGE_3量亢進を認め，肝転移が抑制された[15)]．

大腸がんだけでなく，他のがんでも同様の報告がなされている．肺がん細胞株にEPAを添加するとがん細胞死が誘導されるが，その際，PGE_2量低下とPGE_3産生を認めた[18)]．このPGE_3産生はCOX1阻害剤では抑制されなかったが，COX2阻害剤により抑制された．さらに，PGE_3そのものの添加によってもがん細胞増殖が抑制された．ノックダウンによりCOX2の発現量を低下させたところ，EPAによるPGE_3産生とがん細胞増殖抑制はともに低下した[19)]．前立腺がんにおいても，ω3脂肪酸摂取によるがん抑制作用が見出され，このがん抑制作用にはCOXの多型が大きく影響するという[20)]．

EPAからはレゾルビンなどのさまざまな代謝物が生成されるが，これらの報告を踏まえると，EPAによるがん抑制作用の少なくとも一部は，COX2を介して産生されたPGE_3が担うと考えることができる．このようにω3位の二重結合の違いのみにもかかわらず，二重結合のないPGE_2はがん促進的に働き，二重結合のあるPGE_3はがん抑制的に働いており，プロスタノイドの質の違いが種々のがんに対して相反する作用を引き起こすようである（**図3**）．

3 PGE_2とPGE_3に対する受容体の応答

では，PGE_2とPGE_3はPGE受容体に対してどのように作用するのだろうか？上述のように，PGE_3もPGE受容体に作用するものの，PGE_2の方がPGE_3よりも応答性が高い[5) 6)]．したがって，PGE_3はPGE_2の作用に拮抗することで，PGE_2の作用を減弱させて，がん抑制的な作用を引き起こす可能性が考えられる．さらに，大腸がん組織で発現量が亢進し，がん形成，細胞増殖，転移などを促進するEP2/EP4受容体は[9)〜12) 21) 22)]，Gsを介したアデニル酸シクラーゼ活性化以外にも，β-arrestinを介してPI3K-Aktを活性化する．実際，EP2/EP4受容体による腫瘍形成・増悪化にβ-arrestinを介したPI3K-Akt活性化が関与することが報告されている[23) 24)]．したがって，PGE_2とPGE_3ではEP2/EP4受容体下流のcAMP/β-arrestin両経路に対するシグナル伝達バイアスが異なっていて，それががんに対して相反する作用を発揮している可能性も考えられる．実際，ヒト肺がん細胞株にPGE_2を処理すると，用量依存的にAktがリン酸化されたが，EPAもしくはPGE_3を処理した際には逆にAktのリン酸化が抑制されるという[19)]．PGE_2とPGE_3のがんへの相反する作用の分子機序に関しては，PGE_3のみが作用する受容体の存在や，PGE_3がGPCR以外に作用する可能性も考えられ，包括的な解析を必要とするように思われる．

おわりに

これまでの脂質研究において，一般の注目は脂質の質よりも量に集まっていたが，量だけでは理解できない，リポクオリティの重要性が徐々に認知されてきている．本稿で取り上げたPGE_2とPGE_3はいずれもプロスタノイド受容体に作用するものの，シグナル伝達に違いを有し，がんに対して相反する作用・効果を発揮した．最近，われわれは，理化学研究所・吉原らと共同で，$PGF_{2\alpha}$が上述のFP受容体オルソログではなく，嗅覚受容体OE-114-1を介してオスゼブラフィッシュの誘引および求愛行動を促進することを見出した[25)]．このOE-114-1受容体は，$PGF_{2\alpha}$と構造が似ているPGE_2やPGD_2，さらには$PGF_{3\alpha}$にも全く応答を示さず$PGF_{2\alpha}$特異的な応答を示し，ω3位の二重結合の有無

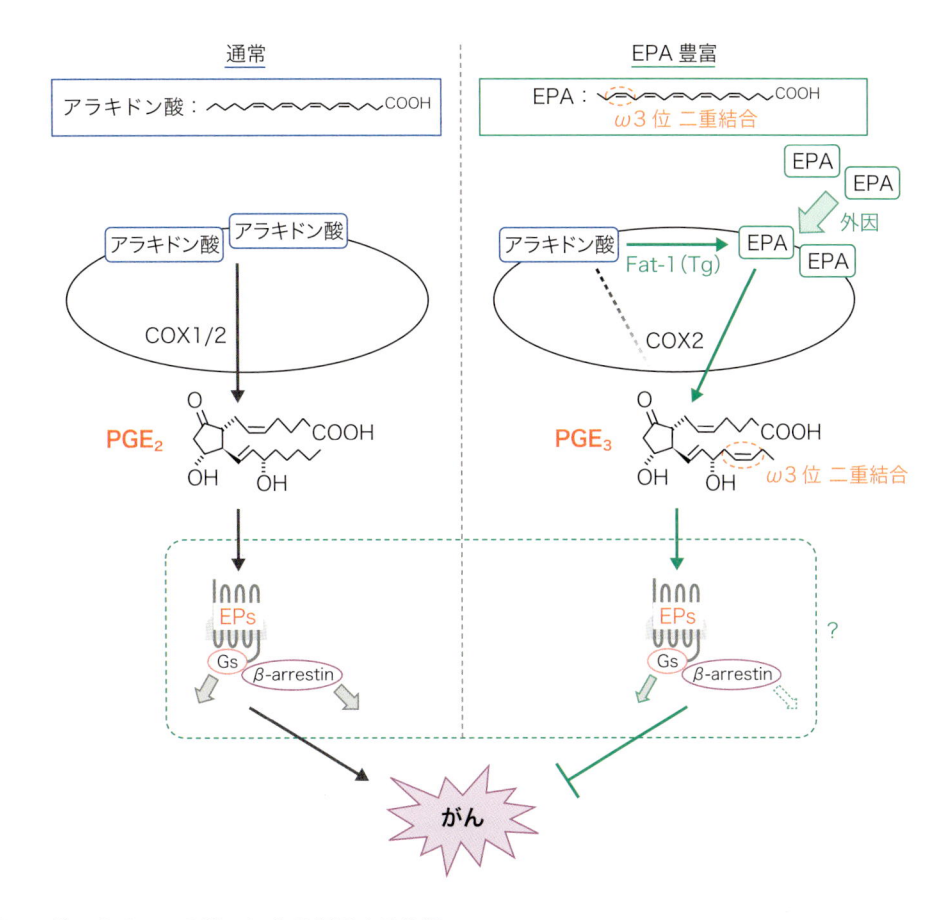

図3　PGEリポクオリティの違いによる相反する作用

PGE$_2$とPGE$_3$が相反する作用をがんに発揮する機序として，PGE$_3$でEP受容体のGタンパク質を介した作用が低下することや，β–arrestin経路とのシグナル伝達バイアスが異なっている可能性などが考えられる．

3章

リポクオリティによる疾患制御

を厳密に認識し分けていた．同様の受容体が哺乳類にも存在するかどうかは今後の課題である．このように，生体内に存在する脂質の種類は多く，リポクオリティに関する研究はまだまだこれからであり，脂質研究分野の発展により新たな局面・展開が切り拓かれていくことに期待したい．

文献

1 ）Murakami M & Kudo I：J Biochem, 131：285–292, 2002
2 ）Nomura DK, et al：Science, 334：809–813, 2011
3 ）Sugimoto Y, et al：J Biochem, 157：73–80, 2015
4 ）Kawahara K, et al：Biochim Biophys Acta, 1851：414–421, 2015
5 ）Smith WL：Curr Opin Cell Biol, 17：174–182, 2005
6 ）Wada M, et al：J Biol Chem, 282：22254–22266, 2007
7 ）Bosetti C, et al：Ann Oncol, 23：1403–1415, 2012
8 ）Rothwell PM, et al：Lancet, 377：31–41, 2011
9 ）Ma X, et al：Cancer Res, 75：2822–2832, 2015
10）Chang J, et al：Oncotarget, 6：33500–33511, 2015
11）Pozzi A, et al：J Biol Chem, 279：29797–29804, 2004
12）Wang D, et al：Gastroenterology, 149：1884–1895.e4, 2015
13）Cockbain AJ, et al：Gut, 61：135–149, 2012
14）Hawcroft G, et al：Neoplasia, 12：618–627, 2010
15）Hawcroft G, et al：Br J Pharmacol, 166：1724–1737, 2012
16）Kang JX, et al：Nature, 427：504, 2004
17）Nowak J, et al：Carcinogenesis, 28：1991–1995, 2007
18）Yang P, et al：J Lipid Res, 45：1030–1039, 2004
19）Yang P, et al：Mol Carcinog, 53：566–577, 2014
20）Fradet V, et al：Clin Cancer Res, 15：2559–2566, 2009
21）Baba Y, et al：Cancer Epidemiol Biomarkers Prev, 19：822–831, 2010
22）Chell SD, et al：Cancer Res, 66：3106–3113, 2006
23）Chun KS, et al：Carcinogenesis, 30：1620–1627, 2009
24）Buchanan FG, et al：Proc Natl Acad Sci U S A, 103：1492–1497, 2006
25）Yabuki Y, et al：Nat Neurosci, 19：897–904, 2016

<筆頭著者プロフィール>
土屋創健：1999年，京都大学薬学部卒業．2004年，同大学院薬学研究科博士課程修了．'04年，同ポスドク．'07年，同助教．'12年，熊本大学大学院生命科学研究部助教．'14年，同講師（現在に至る）．プロスタグランジンの生理的役割の解明と創薬への応用：シングルセルトランスクリプトーム解析手法などを駆使し，さまざまな方から関心をもってもらえる研究成果を出していきたい．

2. ロイコトリエン受容体の生理・病態における役割

横溝岳彦

ロイコトリエンはアラキドン酸から産生される強力な生理活性脂質であり，白血球遊走や血管透過性の亢進をもたらし，気管支喘息やアレルギー反応を悪化させる．少なくとも5種類の受容体が分子同定され，CysLT1受容体拮抗薬は臨床応用されている．ロイコトリエンB_4の低親和性受容体として同定されたBLT2受容体は酸化脂肪酸12–HHTで活性化され，創傷治癒や皮膚バリア機能維持に重要である．非ステロイド性消炎鎮痛薬は12–HHTの産生を抑えることで，皮膚や角膜の創傷治癒を遅延させることがわかった．

はじめに

ロイコトリエン（LT）は5-リポキシゲナーゼ（5–LOX）によるアラキドン酸の5位の炭素の酸化を初発として生合成される生理活性脂質の総称である．5–LOXを発現する白血球（leukocyte）で多く産生され，構造上，3つの共役二重結合（triene）を有することから，leukotrieneと命名された．古くから炎症性疾患や気管支喘息，アレルギーとの関連が知られており，CysLT1とよばれる受容体の複数の拮抗薬が，気管支喘息，アレルギー性鼻炎の治療薬として認可され，臨床医学の現場で使用されている．

1 ロイコトリエンの産生経路 （図1）

LTの産生は，リン脂質の2位にエステル結合しているアラキドン酸がホスホリパーゼA_2（PLA_2）によって切り出されることからはじまる．さまざまな分子種が存在するPLA_2（第2章-1を参照）であるが，LT産生に関しては細胞質型のcPLA$_{2\alpha}$（*Pla2g4a*）が重要であり，cPLA$_{2\alpha}$欠損マスト細胞ではFcεRI架橋によるLT産生が完全に消失する[1]．切り出されたアラキドン酸

[略語]
AA：arachidonic acid（アラキドン酸）
COX：cyclooxygease（シクロオキシゲナーゼ）
HETE：hydroxyeicosatetraenoic acid（ヒドロキシエイコサテトラエン酸）
HHT：hydroxyheptadecatirenoic acid（ヒドロキシヘプタデカトリエン酸）
LOX：lipoxygenase（リポキシゲナーゼ）
LT：leukotriene（ロイコトリエン）
NSAIDs：nonsteroidal anti-inflammatory drugs（非ステロイド性消炎鎮痛薬）
PG：prostaglandin（プロスタグランジン）
PLA$_2$：phospholipase A_2（ホスホリパーゼA_2）

Pathophysiological and physiological roles of leukotriene receptors
Takehiko Yokomizo：Department of Biochemistry, Graduate School of Medicine, Juntendo University（順天堂大学大学院医学研究科生化学第一講座）

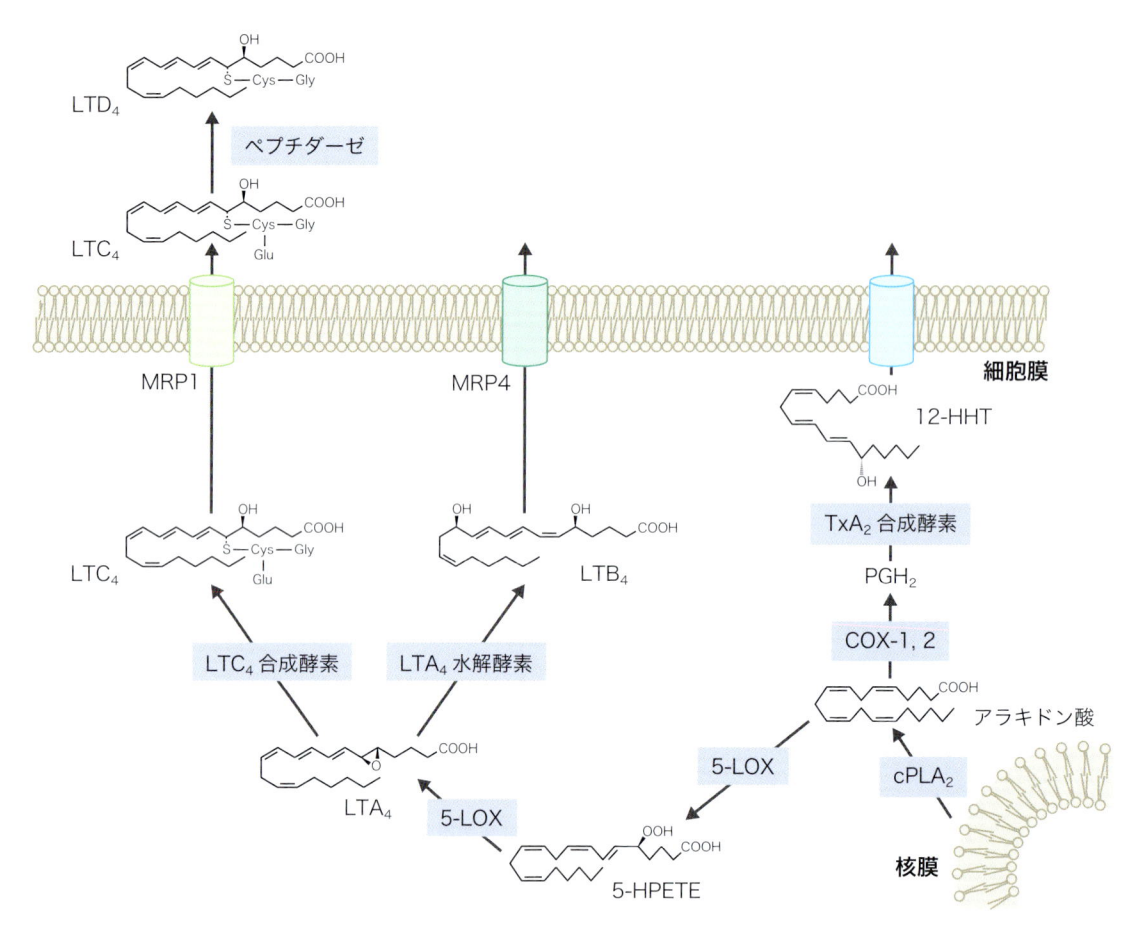

図1　ロイコトリエン・12-HHTの構造と産生経路
現在，LTやPGの前駆体であるアラキドン酸は，核膜のリン脂質由来であると考えられている．アラキドン酸は5-LOXにより5位の炭素に酸素付加を受けて生物学的活性のないLTA₄に変換される．LTA₄は，LTA₄水解酵素による水分子の付加でLTB₄へ，LTC₄合成酵素によるグルタチオン転移反応でLTC₄へと変換される．LTB₄とLTC₄はそれぞれATP依存性の輸送体MRP4とMRP1によって細胞外にくみ出される（LTB₄輸送体はMRP4以外にも存在する可能性が高い）．LTC₄は細胞外のペプチダーゼによってアミノ酸が切り取られてLTD₄，LTE₄へと変換される．

は5-LOXにより酸化され，5-HPETEを経て生物活性のないLT前駆体LTA₄が産生される．5-LOXの阻害剤ZileutonはLT産生を抑制するため，気管支喘息の治療薬として北米で使用されている．LT産生には5-LOXに加えて，5-LOX活性化タンパク質（FLAP）とよばれる膜タンパク質が必要であり，アラキドン酸を5-LOXに提示する役割をもつと考えられている．かつては細胞膜リン脂質がアラキドン酸のソースだと考えられていたが，cPLA$_{2\alpha}$や5-LOXが核膜に集積することから，現在では核膜のリン脂質に含まれるアラキドン酸からLTが産生されると考える研究者が多くなっている．LTA₄水解酵素（LTA₄ hydrolase）は生物活性のない

LTA₄に水分子を付加し，5位と12位に水酸基を有するLTB₄を産生する．LTB₄はBLT1受容体を活性化することで，さまざまな白血球サブセットを炎症部位へと遊走させる．LTC₄合成酵素はLTA₄の6位の炭素にグルタチオンを転移し，LTC₄を産生する．LTB₄とLTC₄はそれぞれ特異的な輸送体（MRP4, MRP1）を介して細胞外へ放出される．細胞外のペプチダーゼによってLTC₄のグルタミン酸が除かれるとLTD₄が，さらにグリシンが取り除かれるとLTE₄が産生される．LTC₄, D₄, E₄は，古くはslow reacting substance of anaphylaxis（SRS-A）とよばれた平滑筋収縮因子の本体であり，現在ではその構造からシステイニルLTと総称さ

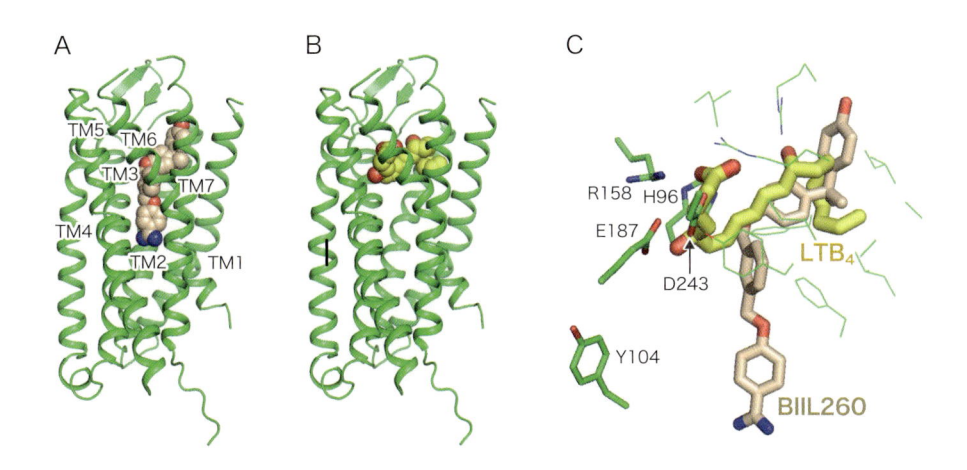

図2　モルモット BLT1 の結晶構造

A, B）モルモット BLT1 の全体構造を示す．BLT1 拮抗薬 BIIL260（A）と，LTB4（B）を球モデルで示した．C）BLT1 リガンド結合部位の詳細な構造を示す．リガンド（LTB$_4$）や拮抗薬（BIIL260）の認識は，リガンド結合ポケットの上部で行われ，拮抗作用は下部で発揮される．図中の数字は BLT1 のアミノ酸番号を示す．本図は理化学研究所・堀哲哉博士によって作成された．

れ，CysLT1, CysLT2, GPR99 受容体を介して生理作用を発揮する．CysLT1 を介して長時間持続する気道収縮を引き起こすため，CysLT1 受容体拮抗薬（Pranlukast, Montelukast）は気管支喘息治療薬として認可され，その後，アレルギー性鼻炎にも適応が拡大された．

2 ロイコトリエンの受容体

1）BLT1

　BLT1 は最初に分子同定されたロイコトリエン受容体であり，LTB$_4$ の高親和性受容体である[2]．後述する BLT2 とは異なり，リガンドの認識はきわめて厳密で，LTB$_4$ 以外の分子には反応しない．同定された当初，BLT1 は好中球と好酸球にのみ発現していると考えられていたが，その後，マクロファージや樹状細胞の一部のサブセット，分化したヘルパー T 細胞（Th1, Th2, Th17）[3] [4] や，エフェクタータイプの細胞障害性 T 細胞[5] にも発現し，これらの炎症細胞の炎症部位への遊走を担っていることが明らかとなってきた．BLT1 のプロモーター領域は CpG 配列に富み，多くの臓器でこの部位がメチル化されているため BLT1 の転写が抑制されている[6]．一部の白血球ではこのメチル化が解除され，BLT1 の転写が生じると考えられる．また，BLT1

は過剰発現系で高発現させやすく，N 末端へタグを付加してもリガンド認識や細胞内シグナル伝達に影響がないため，G タンパク質の共役部位の同定や，受容体リン酸化研究のモデル GPCR としても活用されている．われわれも BLT1 を用いて，G タンパク質との共役に必要な細胞内アミノ酸配列を報告している[7]．また，多くの GPCR に共通して観察されるヘリックス 8 構造が，BLT1 では受容体活性化後に生じる低親和性構造への変化に必須であること[8]，BLT1 のヘリックス 8 が，受容体リン酸化後のインターナリゼーションに必須であること[9]，RAGE（receptor for advanced glycation end product）とよばれる膜タンパク質が BLT1 と結合し，BLT1 のシグナルを負に制御していること[10]，などを見出している．最近，理化学研究所の堀・横山博士との共同研究によって，BLT1 拮抗薬 BIIL260 と BLT1 複合体の X 線結晶構造解析に成功した[11]．多くの GPCR に共通して観察され，不活性化状態の維持に重要だと考えられる受容体内部のナトリウム–水のクラスターを BIIL260 のベンザミジン基が解離させていたことから，ベンザミジン基を含む化合物が多くの GPCR で逆作動薬となりうる可能性が示された（**図2**）．

2）BLT2

　BLT2 は，上述した BLT1 のプロモーター領域の解析時に，BLT1 と相同性を有する GPCR の遺伝子として

同定された[12]．BLT2は，BLT1とアミノ酸配列として約45％の相同性を有しているが，動物種間の相同性がBLT1よりも高く，進化的に保存度が高い受容体であった．培養細胞に過剰発現させると，BLT2はLTB$_4$の低親和性受容体として作用し，BLT1と同様にGiタンパク質に共役し，細胞移動を促進した．また，一部の細胞ではGq系のGタンパク質にも共役し，細胞内カルシウム濃度を上昇させた．多くのBLT拮抗薬はBLT1とBLT2の両者を阻害したが，LY255283とよばれる化合物は比較的BLT2に対して強い阻害効果を有していた[13]．発現が白血球に限局されるBLT1とは異なり，BLT2は腸管上皮[14]や皮膚ケラチノサイト[15]，眼の角膜[16]といった，生体が外界と接する部分の上皮細胞に発現している．後述するように，BLT2はこうした上皮細胞間のバリア機能を亢進させたり，細胞移動を促進して創傷治癒を促進する役割を有していることが明らかになっている．

BLT2を活性化できるLTB$_4$の濃度が100 nM以上と，生体内で想定されるLTB$_4$の濃度よりも高いため，LTB$_4$以外のリガンドの存在が想定された．まず，BLT2は高濃度の12(S) – hydroxyeicosatetraenoic acid（HETE）や15(S)–HETEでも活性化されるリガンド認識の甘い受容体であることがわかった[13]．さらにわれわれは，ラット腸管から抽出した総脂質中にBLT2の活性化能を見出し，脂質クロマトグラフィーと質量分析計を用いて，このBLT2活性化能の本体が12(S)–hydroxyheptadecatrienoic acid（12–HHT）であることを証明した[17]．12–HHTは血小板で大量に産生され，血清中での濃度が数百nMに達する酸化脂肪酸であるが，これまで生物作用は知られておらず，血小板活性化がうまくいっているかどうかを確認するための，実験時の指標として利用されてきた．12–HHTは産生時に，炭素数20の前駆物質であるPGH$_2$から3炭素を有するマロンジアルデヒド（MDA）が切り出されるため，17個という奇数個の炭素を有する生理活性脂肪酸となる．LTB$_4$よりも1桁以上低い数nM前後の濃度でBLT2を活性化することから，BLT2の主要な生体内リガンドとして機能していると考えられる．12–HHTはアラキドン酸からシクロオキシゲナーゼ（COX）経路で産生されるため，NSAID（非ステロイド性消炎鎮痛薬）で産生が抑制される．これにヒント

を得たNSAIDの新しい副作用に関しては後述する．

3）CysLT1

LTA$_4$にグルタチオンが付加されて生じるLTC$_4$とその代謝物であるLTD$_4$，E$_4$は，古くから気管支平滑筋収縮や血管透過性を亢進させる物質として知られていた．長時間の気道収縮を引き起こすため気管支喘息の原因物質とされ，受容体の分子同定以前に拮抗薬（Pranlukast, Montelukast）が臨床応用された．1999年にCysLT1受容体が分子同定され[18]，予想通り7回膜貫通型のGPCRであることが示された．ヒトCysLT1はLTD$_4$＞LTC$_4$＞LTE$_4$の順で親和性を示した．CysLT1はGq/11とGi/oの両者に共役し，ホスホリパーゼCを介したイノシトールリン脂質代謝亢進とそれに引き続く細胞内カルシウム上昇，細胞移動などを引き起こす．

4）CysLT2

薬理学的にLTC$_4$とD$_4$を同様に認識するとされてきたCysLT2受容体は，2000年に分子同定された[19]．CysLT1拮抗薬はCysLT2受容体に対する親和性が低く，BAY–u9773がCysLT1とCysLT2受容体の両者を拮抗する．CysLT2は主としてGq/11を活性化し，細胞内カルシウム濃度を上昇させる[19]が，Gi/oを介してマスト細胞からのIL-8の産生放出を促進するとの報告もある[20]．CysLT2が，CysLT1と二量体を形成することでCysLT1シグナルを抑制するとの報告[21]もあり，興味深い．

5）GPR99

GPR99は当初，クエン酸回路の中間産物であるαケトグルタル酸によって活性化されるGPCRとして報告された[22]．その後，CysLT1，2受容体のダブル遺伝子欠損マウスにおいても，LTE$_4$による血管透過性の亢進が残存することをきっかけとして，GPR99がLTE$_4$受容体として機能することが報告された[23]．CysLT1やCysLT2に対するアミノ酸相同性は低いが，GPR99のLTE$_4$に対するK_d値は2.5 nMと高親和性である．GPR99は杯細胞からのムチン放出を担う受容体とされており，GPR99拮抗薬は，CysLT1拮抗薬と併用することで気管支喘息の発症をより効率的に抑制できるのではないかと注目されている．

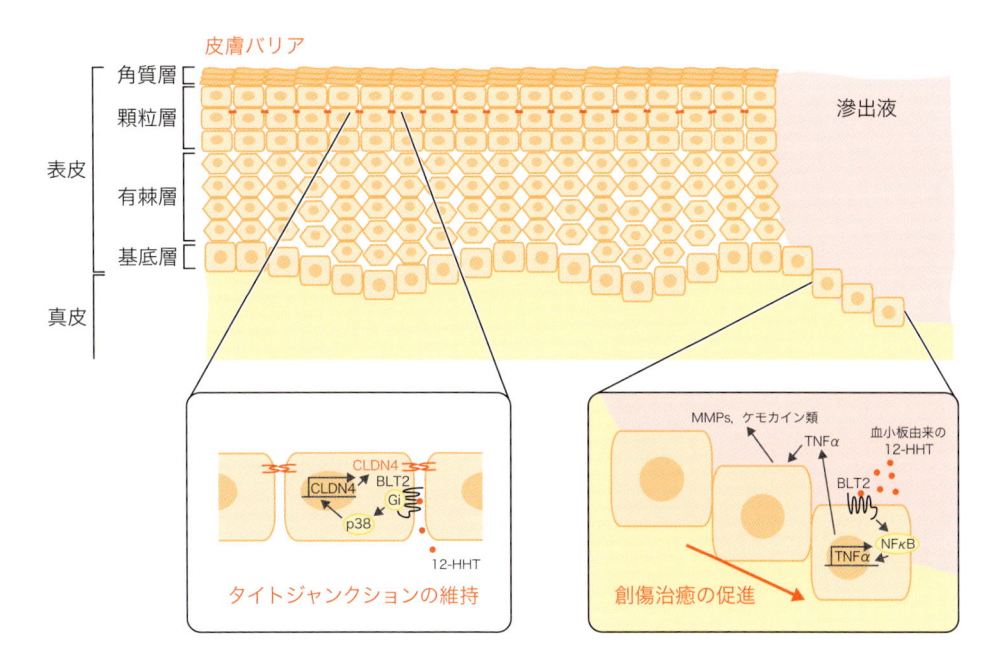

図3　12-HHT受容体BLT2の皮膚における役割

BLT2は表皮のケラチノサイトに発現している．皮膚損傷時に血小板から産生される12-HHTはBLT2を活性化し，TNF α依存性にメタロプロテイナーゼ（MMP）やケモカイン産生を介してケラチノサイトの移動を促進し，創傷治癒を促進する（右）．また，BLT2はGi，p38 MAPキナーゼの活性化を介してタイトジャンクションの主要なタンパク質であるクローディン4（CLDN4）の発現を維持することで皮膚バリアを保っている．

3 12-HHT産生抑制を介したNSAIDsの新しい副作用発現機序

アスピリンに代表されるNSAIDsは，COX-1, 2の両者を阻害し，すべてのPGやトロンボキサンの産生を抑制することで生理作用を発揮する．発熱や炎症性疼痛を引き起こすPGE_2の産生抑制が，消炎鎮痛薬としてのNSAIDsの薬効の中心であると考えられている．一方でNSAIDsは，胃炎や胃潰瘍，出血傾向，陣痛発来の抑制，新生児の動脈管開存などの副作用を引き起こすことが知られており，アメリカ合衆国では薬局で安く購入できるアスピリンの副作用が大きな社会問題となっている．NSAIDsによる胃炎や胃潰瘍，新生児の動脈管開存は胃酸分泌抑制作用や動脈管閉鎖を引き起こすPGE_2の産生抑制，陣痛発来の抑制は陣痛物質である$PGF_{2\alpha}$の産生抑制，出血傾向は血液凝固促進作用のあるTxA_2産生抑制で説明されている．

われわれはBLT2の内在性リガンドとして12-HHTを同定し，12-HHT産生がNSAIDsで完全に抑制され

ること[24]から，12-HHT産生阻害によるNSAIDsの作用・副作用の発来の可能性を検討することで，機能が不明であったBLT2受容体の生体内での役割を明らかにできるのではないかと考えた．そこで，三連四重極型の質量分析計を用いて12-HHTを含むPGやLT類を一斉定量できる測定系を構築し，病態モデルにおける12-HHTの産生を観察した[24]．また，抗体や*in situ* hybridization，RT-PCR法を用いてBLT2の発現部位をマウスで検索したところ，腸管の上皮細胞，皮膚のケラチノサイト，眼の角膜といった，外界と接する境界部分の細胞がBLT2を発現していることを見出した．BLT2が，BLT1と同様に細胞移動を活性化するGiタンパク質を介してシグナル伝達を行うことから，「12-HHTによるBLT2刺激は，上皮細胞の移動を促進する」「NSAIDsによる12-HHT産生阻害は，上皮細胞の移動を抑制する」という仮説を立て，これを検証するために，マウス皮膚を打ち抜き回復を観察する創傷治癒モデルを作製した．創傷部位の滲出液中には12-HHTの蓄積が観察され，アスピリンを前投与したマウスでは

12-HHTの産生が完全に抑制されるとともに，予想通り創傷治癒が大きく遅延した．BLT2欠損マウスでは，野生型マウスと比較して創傷治癒が遅延し，アスピリンによる遅延は観察されなかった．以上から，アスピリンは12-HHTの産生阻害を介して皮膚創傷治癒を遅延させていることが明らかとなった．皮膚の組織学的検討から，アスピリン投与やBLT2欠損によって表皮のケラチノサイトの移動が抑制されている一方で，ケラチノサイトの増殖や，真皮の線維芽細胞の増殖は変化していないこともわかった．培養ケラチノサイトを用いた *in vitro* 実験から，12-HHTによるBLT2刺激は，ケラチノサイトのTNFα産生を亢進させ，さらに細胞外マトリクスを消化するメタロプロテイナーゼの発現と活性化を介して，ケラチノサイトの移動を促進していることが明らかとなった[15]（**図3**）．同様に，BLT2が高発現している角膜の創傷治癒を観察するマウス実験系において，NSAIDであるロキソプロフェン点眼やBLT2欠損は，角膜上皮細胞の移動を抑制する結果，創傷治癒を遅延させた[16]．さらに，創傷治癒後も皮膚ではBLT2刺激が継続し，タイトジャンクション形成に重要な接着因子であるクローディンの発現を上昇させることで皮膚のバリア機能維持を行っていること，BLT2欠損マウスでは皮膚バリアが低下するため，経皮水分蒸散や皮膚を介したタンパク質性抗原の取り込みが上昇することもわかった[25]（**図3**）．

おわりに

ロイコトリエンの産生酵素や受容体は分子同定されてからかなりの時間が経過し，創薬標的としての魅力を失ったかのように思われがちである．しかしながら，これらの分子の遺伝子改変マウスの解析から，ロイコトリエンは想定されていた以上に広い機能を有していることがわかってきた．BLT1に引き続き，他のロイコトリエン受容体の結晶構造が明らかになる日も近いと思われる．結晶構造解析をもとにした，より親和性の高いロイコトリエン受容体拮抗薬の開発と応用が望まれる．

文献

1）Uozumi N, et al：Nature, 390：618–622, 1997
2）Yokomizo T, et al：Nature, 387：620–624, 1997
3）Goodarzi K, et al：Nat Immunol, 4：965–973, 2003
4）Tager AM, et al：Nat Immunol, 4：982–990, 2003
5）Ott VL, et al：Nat Immunol, 4：974–981, 2003
6）Kato K, et al：J Exp Med, 192：413–420, 2000
7）Kuniyeda K, et al：J Biol Chem, 282：3998–4006, 2007
8）Okuno T, et al：J Biol Chem, 278：41500–41509, 2003
9）Aratake Y, et al：FASEB J, 26：4068–4078, 2012
10）Ichiki T, et al：FASEB J, 30：1811–1822, 2016
11）Hori T, et al：Nat Chem Biol, 14：262–269, 2018
12）Yokomizo T, et al：J Exp Med, 192：421–432, 2000
13）Yokomizo T, et al：J Biol Chem, 276：12454–12459, 2001
14）Iizuka Y, et al：FASEB J, 24：4678–4690, 2010
15）Liu M, et al：J Exp Med, 211：1063–1078, 2014
16）Iwamoto S, et al：Sci Rep, 7：13267, 2017
17）Okuno T, et al：J Exp Med, 205：759–766, 2008
18）Lynch KR, et al：Nature, 399：789–793, 1999
19）Heise CE, et al：J Biol Chem, 275：30531–30536, 2000
20）Mellor EA, et al：Proc Natl Acad Sci U S A, 100：11589–11593, 2003
21）Jiang Y, et al：Blood, 110：3263–3270, 2007
22）He W, et al：Nature, 429：188–193, 2004
23）Kanaoka Y, et al：J Biol Chem, 288：10967–10972, 2013
24）Matsunobu T, et al：J Lipid Res, 54：2979–2987, 2013
25）Ishii Y, et al：FASEB J, 30：933–947, 2016

＜著者プロフィール＞
横溝岳彦：1988年東京大学医学部卒業，産婦人科医師研修後，東京大学大学院医学系研究科（清水孝雄教授）入学，'95年医学博士，日本学術振興会特別研究員を経て'98年東京大学助手，2000年助教授，'06年九州大学医学部医化学分野教授，'12年順天堂大学医学部教授，'10～'15年度文部科学省科研費新学術領域「脂質マシナリー」領域代表．生理活性脂質受容体研究を通じた創薬をめざしている．

3. スフィンゴシン1リン酸による生体機能の制御

大日方 英

スフィンゴシン1リン酸（S1P）は，多彩な生体機能を制御するリゾリン脂質性の生理活性脂質である．S1Pシグナル伝達系は，代謝・細胞外トランスポート・キャリアタンパク質・受容体・細胞内シグナル伝達と数多くのステップで調節されており，この調節システムの乱れはさまざまな疾患へとつながる．本稿では，S1Pシグナル伝達系の調節システムを概観し，主に免疫トラフィッキングと血管恒常性維持におけるS1Pの機能について述べる．また，S1P特異的キャリアタンパク質であるアポリポタンパク質Mについて，最近の研究成果や新たな治療戦略について紹介する．

はじめに

スフィンゴシン1リン酸（sphingosine 1-phosphate：S1P）はリゾリン脂質性の生理活性脂質であり，主に免疫系や心血管系において多彩な生理作用を有している．プロスタグランジンやロイコトリエンなどの生理活性脂質が局所で一過性に産生され，作用発揮後にすみやかに代謝されることが多いのに対して，比較的高濃度のS1Pが常に血液中およびリンパ液中を循環している．本稿では，S1Pが正常な生体機能の維持にいかに寄与しているのか，またS1Pシグナル伝達系の撹乱がどのような疾患につながるのかを概説する．

> **[略語]**
> **ApoM**：apolipoprotein M
> **HDL**：high density lipoprotein
> **S1P**：sphingosine 1-phosphate

また，筆者らの研究グループが同定したS1P特異的キャリアタンパク質であるアポリポタンパク質M（apolipoprotein M：ApoM）について，最近の研究成果を紹介する．

1 S1Pシグナル伝達系の概略

1）S1Pの産生と分解（図1A）

スフィンゴシン骨格を含む脂質を総称してスフィンゴ脂質とよぶ．S1Pは主に，細胞膜に豊富に存在するスフィンゴミエリンを起点として，セラミド，スフィンゴシンを経て，スフィンゴシンキナーゼの働きにより産生される[1]．スフィンゴシンキナーゼには2つのアイソザイムが存在し，両者を欠損させたマウスはS1Pが産生されず血管系や神経系の形成不全により胎生致死となる[2]．スフィンゴシンキナーゼは種々の腫瘍や炎症時に発現が上昇し，S1Pの産生量を増加させるこ

Sphingosine 1-phosphate in health and diseases
Hideru Obinata：Gunma University Initiative for Advanced Research（群馬大学未来先端研究機構）

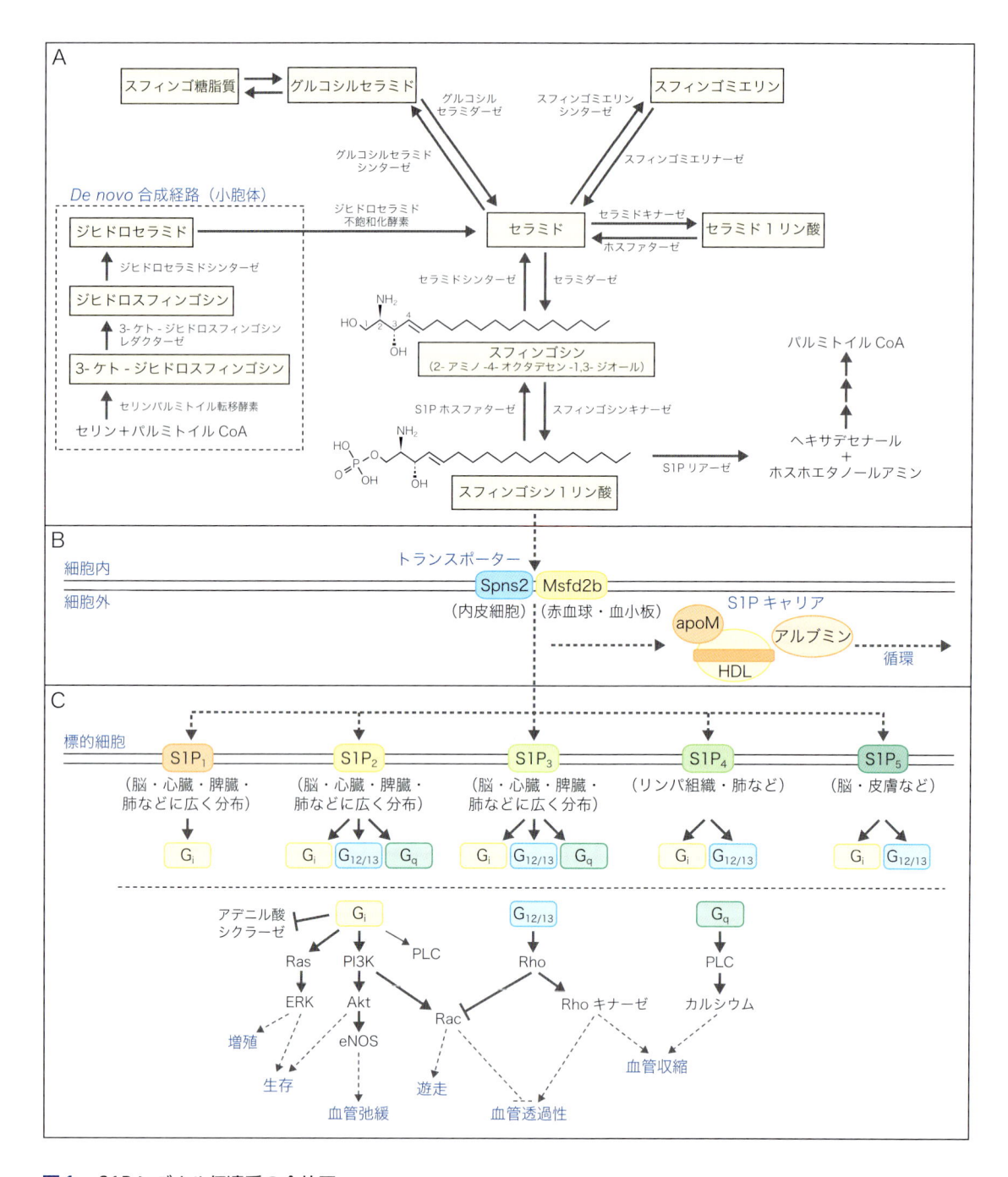

図1　S1Pシグナル伝達系の全体図
　A）スフィンゴ脂質の代謝経路．S1Pは主に細胞膜のスフィンゴミエリンからセラミド，スフィンゴシンを経て産生される．**B**）産生されたS1Pはトランスポーターによって細胞外に運ばれ，キャリアタンパク質に結合して循環に乗る．**C**）S1Pは標的細胞の細胞表面に発現する受容体に作用して細胞応答を惹起する．文献13より引用．

とが知られている[3]．

　産生されたS1Pは細胞外に輸送され脂質メディエーターとして働く一方で，細胞内のS1P濃度は低く保た

れている．スフィンゴ脂質の代謝の面から考えると，S1Pはスフィンゴ脂質の最終代謝産物であり，S1Pリアーゼの働きによりヘキサデセナールへと変換され，

その後何段階かの反応を経てパルミトイルCoAへと代謝される[4]．S1Pリアーゼの欠損マウスは，各種臓器障害や脂質代謝異常により，出生後1カ月以内に死亡する[5]．S1Pの分解には，S1Pホスファターゼ（細胞内）やリン酸化脂質ホスファターゼ（細胞外）の働きにより，スフィンゴシンへと代謝される経路もある．

ほとんどの細胞がS1Pの代謝経路をもつが，血漿中のS1Pの主な供給細胞は赤血球と血管内皮細胞である．赤血球はS1P分解経路（S1PリアーゼとS1Pホスファターゼ）をもたないためS1Pを蓄積している．同様に，血小板もS1Pリアーゼを欠くためS1Pを蓄積しており，創傷治癒のときなど血小板が活性化したときに局所的にS1P濃度を高める働きをすると考えられる．また，血管内皮細胞からのS1Pの放出は，流れ刺激により増大することが報告されている[6]．

2）トランスポーター（図1B）

細胞膜内膜で産生されたS1Pがどのように細胞外に放出されるかは不明であったが，2009年に血管内皮細胞で働くS1PトランスポーターがSpinster2（Spns2）であることが報告された[7]．Spns2の欠損マウスでは約40％の血漿S1P濃度の低下を示し，残りのS1Pは赤血球から供給されると考えられる[8]．一方，Spns2欠損マウスのリンパ液中のS1P濃度は約80％の低下を示すことから[9]，リンパ液中のS1P濃度の維持にはリンパ管内皮細胞の寄与が大きいと考えられる．

つい最近，赤血球と血小板で働くS1Pトランスポーターがmajor facilitator superfamily transporter 2b（Msfd2b）であることが報告された[10]．Msfd2b欠損マウスでは，約50％の血漿S1P濃度の低下を示す．また，欠損マウスは赤血球の形態異常（有口赤血球）による溶血を示すことから，S1P放出による細胞内スフィンゴ脂質の濃度制御が赤血球の形態維持に重要であることがうかがえる．

3）キャリアタンパク質（図1B）

血液およびリンパ液中を循環するS1Pのうち，遊離のS1Pは数nM程度とされ，約60％のS1Pが高密度リポタンパク質（HDL）に，残りの約35％はアルブミンに保持されている[11]．筆者らの研究グループは，HDL上のS1Pがアポリポタンパク質M（ApoM）に結合していることを明らかにした[12]．血漿ApoM濃度は1μM程度であり，ApoMをもつHDLは全体の約5％

に過ぎないが，S1PはapoMをもつHDLにのみ保持されている．ApoM欠損マウスは約60％の血漿S1P濃度の低下を示し，毛細血管の透過性亢進が観察される．一方，アルブミン欠損マウスでは，約15％の血漿S1P濃度の低下しか示さない（未発表データ）．アルブミンはさまざまな脂質を結合する非特異的な脂質キャリアであり，ApoMが特異性の高いS1Pのキャリアタンパク質であると考えられる．

4）受容体[13]（図1C）

S1Pの受容体として，これまでに5つのサブタイプからなるGタンパク質共役型受容体$S1P_1$〜$S1P_5$が同定されており，S1Pの生理作用の大部分は，これらの受容体からのシグナル伝達によって担われている．図1Cに示すように，5つの受容体は共役するGαタンパク質のタイプや発現分布が重複する部分をもっており，複数の受容体が時には協調的に，時には拮抗的に働くことによりS1Pの多彩な生理作用を可能にしていると考えられる．$S1P_1$〜$S1P_3$受容体は広範に発現しており，特に心血管系および免疫系の組織での発現が高い．$S1P_1$受容体と$S1P_2$受容体は拮抗的に，$S1P_1$受容体と$S1P_3$受容体は協調的に働くことが多い．$S1P_4$受容体はリンパ組織に，$S1P_5$受容体は神経系とNK細胞にほぼ限局して発現しているが，生理作用はよくわかっていない．

2 S1Pと免疫

1）リンパ球のトラフィッキング制御[13]

S1Pの濃度は，血液およびリンパ液中で濃度が高く，組織中では低く保たれている．このS1Pの濃度勾配がリンパ球のトラフィッキング制御に活かされている．リンパ球はリンパ節やパイエル板などの二次リンパ組織を循環して病原微生物の侵入を監視している．血中から二次リンパ組織への移入は，L-セレクチンやケモカインを介したシグナルにより，二次リンパ組織からリンパ管への移出は，S1Pを介したシグナルにより制御されている．リンパ球は$S1P_1$受容体を高発現しているが，S1P濃度が高い血液中では受容体は脱感作を受けて細胞内に内在化している．S1P濃度が低い二次リンパ組織に入ると，$S1P_1$受容体は徐々に細胞表面への局在を回復し，二次リンパ組織とリンパ液中に形成さ

れるS1P濃度勾配にしたがってリンパ球を遊走させると考えられている．血球系細胞特異的にS1P$_1$受容体を欠損させたマウスでは，リンパ球の成熟は正常に進むが，リンパ球が二次リンパ組織から移出することができずに蓄積し，循環中にほとんど見出せなくなる．また，S1P$_1$受容体を欠くリンパ球を野生型マウスに移植すると，二次リンパ組織へ移入した後に，移出できなくなる．これらのことから，リンパ球に発現するS1P$_1$受容体は，リンパ球の成熟や二次リンパ組織への移入には関与しないが，二次リンパ組織からの移出には必須であることがわかる．

2）S1P$_1$受容体拮抗薬の免疫抑制薬としての応用[14]

古来漢方薬として重用されていた冬虫夏草の一種から単離された有効成分ミリオシンをリード化合物として，毒性が低く免疫抑制効果をもつ化合物としてフィンゴリモド（FTY720）が見出された．フィンゴリモドの構造がS1Pに類似していることから，フィンゴリモドの主な作用点がS1P$_1$受容体の阻害であることが明らかになり，上述のS1P$_1$受容体のリンパ球トラフィッキングにおける役割の解明へとつながった．

フィンゴリモドは生体内に入るとスフィンゴシンキナーゼ2によりリン酸化を受けてFTY720-Pに変換され，S1P$_1$受容体に結合してS1P$_1$受容体の分解を促すため，リンパ球の二次リンパ組織への蓄積を引き起こす．シクロスポリンなどのカルシニューリン阻害剤とは異なり，フィンゴリモドはリンパ球の増殖や活性化には影響を与えないが，循環リンパ球数を顕著に減少させるため，新たな機序の免疫抑制剤として期待された．

当初，腎移植後の拒絶反応の抑制剤として臨床試験が行われたが，既存の標準治療を上回る臨床的利点が認められず，臨床試験が中止された．一方，自己免疫疾患の1つである再発寛解型多発性硬化症の治療薬としての臨床試験では，再発率の低下や脳の炎症領域の減少など有意な効果が認められ，現在経口投与可能な治療薬として世界各国で認可を受けている（商標名ジレニア）．

3 S1Pと血管恒常性

1）S1Pと血管新生

S1P$_1$受容体欠損マウスは，血液の漏出により胎生12.5日前後で胎生致死となる[15]．S1P$_2$受容体あるいはS1P$_3$受容体の単独欠損では胎生致死とはならないが，S1P$_1$〜S1P$_3$を同時に欠損させると胎生10.5日目頃までに致死となることから[16]，3つの受容体が協調して働くことが示唆される．また，S1P産生酵素であるスフィンゴシンキナーゼを完全に欠損させた場合も同様に胎生致死となることから[2]，S1Pシグナル伝達系が正常な血管網の形成に必須であることがわかる．

S1P$_1$受容体欠損マウスでは，脈管形成や初期の血管網の形成には大きな異常を認めないが，形成された背側大動脈は内皮細胞層の過形成とおびただしい数の微小血管突起を示し，壁細胞[※1]で十分に被覆されないため血液漏出へと至る[17]．筆者らの研究グループは，血管内皮細胞特異的にS1P$_1$受容体の欠損あるいは過剰発現を誘導できるマウスの系統を用いて，出生後マウスの網膜の血管網形成を観察した[18]．その結果，出生後5〜6日目の網膜血管網はS1P$_1$受容体の発現量に応じて密度が変化することが観察された．すなわち，S1P$_1$受容体の欠損では密な血管網を，逆に過剰発現では疎な血管網の形成を示した（図2）．S1P$_1$受容体欠損マウスでは，血管の発芽を示す先端細胞（tip cell）[※2]の数が血管網先導部で増加しており，過剰な血管の発芽により密な血管網の形成に至ると考えられる．

発芽的な血管新生においては，組織の低酸素状態に応じて産生された血管内皮細胞増殖因子などの血管新生因子が，既存の血管壁に働きかけて血管内皮細胞同士の接着をゆるめ，血管内皮細胞の発芽と遊走を促す．一方，S1P$_1$受容体の活性化は，VE-カドヘリンを介した内皮細胞間の接着結合を強化する方向に働く．したがって，血管新生におけるS1Pシグナル伝達系の役割は，血管内皮細胞間の接着結合を強化し血管新生因子

※1 壁細胞

血管内皮細胞を裏打ちして血管を安定化する細胞．毛細血管では周皮細胞が，動静脈では血管平滑筋細胞がその役を担う．血管平滑筋細胞は弾性線維などを産生して血管を強化するとともに，血管の収縮弛緩を制御する．

※2 先端細胞（tip cell）

発芽的血管新生の先導部では，血管内皮細胞が糸状仮足をさかんに伸ばして新たな血管網を形成していく様子が観察される．糸状仮足を多数もつ血管新生先導部の内皮細胞を特に先端細胞（tip cell）とよぶ．

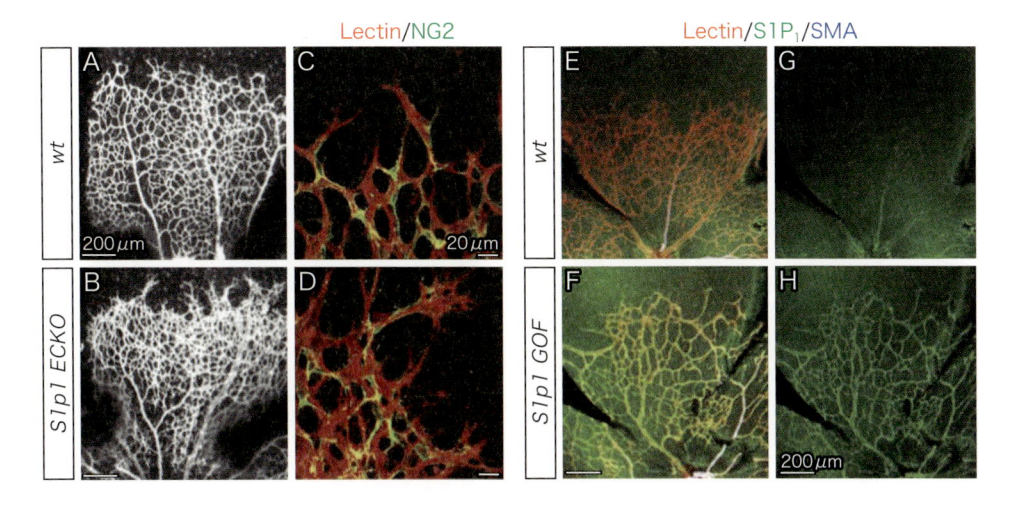

Lectin/NG2　　　　Lectin/S1P₁/SMA

図2　S1P₁受容体の発現量によるマウス網膜血管網の密度変化
血管内皮細胞特異的にS1P₁受容体を欠損させたマウス（*S1p1 ECKO*）の網膜では野生型（*wt*）に比べて血管網の密度が高くなり（**A〜D**），血管網先端部では無数の先端細胞（tip cell）が観察される（**D**）．一方，S1P₁受容体を過剰発現させたマウス（*S1p1 GOF*）では，血管網の密度が低くなる（**E〜H**）．文献18より引用．

に拮抗的に働くことで，行き過ぎた血管の発芽を抑制し，形成された血管網を安定化させることであると考えられる．

2）S1Pと血管の炎症

血管透過性の調節は，炎症を制御するうえで重要なステップの1つである．炎症時に組織で産生されるヒスタミンやロイコトリエンなどの炎症性メディエーターは，血管透過性を亢進させ，抗体や補体など血漿タンパク質の漏出や白血球の組織への浸潤を促す．一方，S1Pシグナルは内皮細胞間接着を強化し，血管透過性を減少させる．スフィンゴシンキナーゼの欠損誘導により血液中のS1Pを欠失させたマウスでは，血管透過性が上昇してアナフィラキシー誘導性の刺激による死亡率が大幅に上昇する[19]．また，S1P₁受容体を内皮細胞特異的に欠損誘導したマウスの下行大動脈では，血管の炎症性マーカーであるVCAM-1やICAM-1などの白血球接着因子の発現が顕著に増加する（**図3**）[20]．大動脈弓内側など乱れた血流に曝されている血管部位では常に炎症性マーカーの発現が高く，血管内皮細胞は一定の炎症状態におかれていると考えられるが，これらの部位ではS1P₁受容体が内在化している（**図3**）[20]．これらのことから，血管内皮細胞におけるS1P₁受容体の適切な細胞内局在とシグナル伝達による血管透過性の調節が，血管内皮細胞の炎症を抑制するのに

寄与しているものと考えられる．これを裏付けるように，高脂肪食負荷によるマウス動脈硬化モデルにおいては，S1P₁受容体を血管内皮細胞特異的に欠損誘導すると，通常は動脈硬化になりにくい下行大動脈で動脈硬化巣の形成が顕著に増大することが観察された[20]．

4 S1Pとがん

スフィンゴ脂質のうち，セラミドとスフィンゴシンは主にアポトーシスの誘導による細胞死に，一方S1Pは細胞の増殖や遊走に関与しているため，細胞内におけるセラミド・スフィンゴシン・S1Pの量比が細胞の生死の調節にかかわるとする"スフィンゴ脂質レオスタット"説が古くから提唱されている[21]．実際に大腸がんや胃がん，乳がんなどさまざまな臓器のがんで，スフィンゴ脂質代謝が変化すること，特にスフィンゴシンキナーゼ1の発現が上昇することが多数報告されており，スフィンゴシンキナーゼ1の発現量ががんの悪性度や患者の生存日数の減少と強い相関を示す例もある[3]．おそらく，スフィンゴシンキナーゼ1の発現上昇によりS1Pの産生量が増加し，産生されたS1Pが細胞外から自分自身あるいは周囲の細胞に働きかけることで，がん細胞の増殖や浸潤，血管新生，免疫反応，抗がん剤抵抗性などを調節しているものと考えられる．

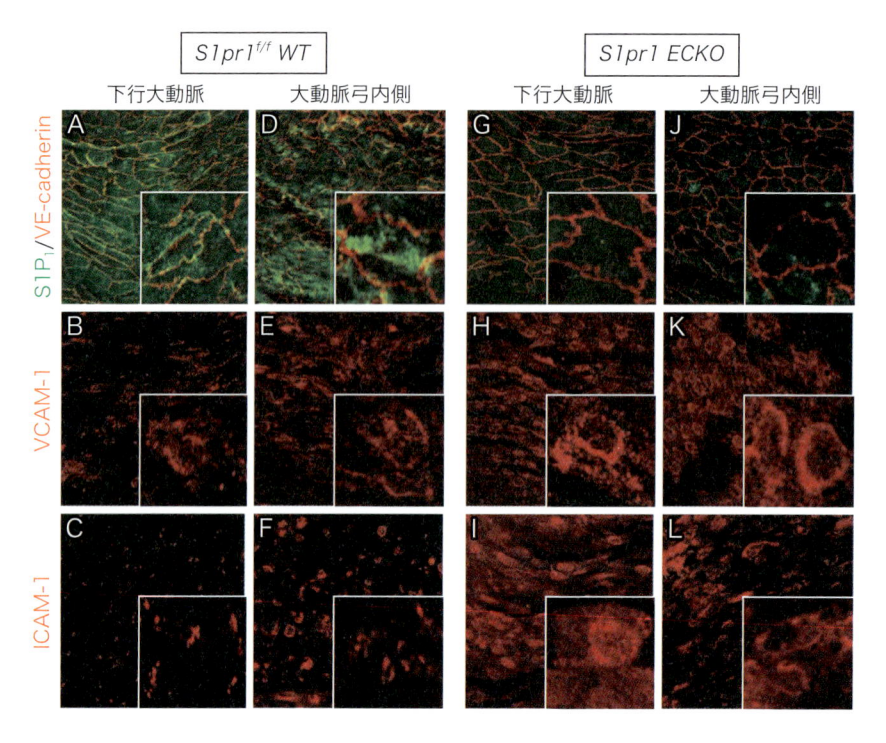

図3　S1P$_1$受容体欠損による血管炎症性マーカーの発現上昇
血管内皮細胞特異的にS1P$_1$受容体を欠損させたマウス（*S1pr1 ECKO*，**G〜L**）の大動脈では，野生型（*S1pr1$^{f/f}$ WT*，**A〜F**）に比べて血管炎症性マーカーであるVCAM-1およびICAM-1の発現量が上昇する．また，乱れた血流により炎症状態にある血管部位（大動脈弓内側など）では，S1P$_1$受容体の内在化が観察される（**D**）．文献20より引用．

スフィンゴシンキナーゼ1遺伝子の変異自体が発がんにつながるという証拠は現在のところ見出せないため，スフィンゴシンキナーゼ1はがん遺伝子というよりも，がん細胞増殖の調節因子と考えられる．しかしながら，通常の細胞内では，スフィンゴシンキナーゼ活性が比較的高く，S1PリアーゼやS1PホスファターゼによるS1P分解活性も非常に高い．また，赤血球・血小板・血管内皮細胞以外では，ABCトランスポーターファミリーの関与が報告されてはいるものの，S1Pトランスポーターが明らかになっていない．がん細胞で観察されるスフィンゴシンキナーゼ1のmRNAの増加が，実際に細胞外に放出されるS1P量の増加につながるかどうかは慎重な検討が必要である．

5　キャリア依存的なS1Pの作用

1）アルブミンとApoMの違い

　筆者らの研究グループは，HDL上のS1P特異的キャリアタンパク質としてApoMを同定したが，その後の研究で，アルブミンに結合したS1PとHDL（ApoM）に結合したS1Pとでは，機能的にさまざまな差異があることが明らかになってきた[20]．S1P$_1$受容体はGα_iに共役しており，実験的にはフォルスコリンで処理された細胞のcAMP濃度上昇がS1Pとの共刺激により抑制されることが示されていたが，これはアルブミンに結合したS1Pのみで観察され，ApoMに結合したS1PはG_i活性を示さない．また，S1P$_1$受容体の内在化は，アルブミン結合型のS1Pでより強く観察される．一方，S1P刺激によるERK$_{1/2}$の活性化は，両者で違いがみられなかった．培養細胞系を用いたS1Pシグナル解析の大部分はアルブミンに結合したS1Pを用いて行われてきたが，非特異的な脂質キャリアであるアルブミンに対してApoMのS1P特異性は高く，血中での結合比もApoMに結合したS1Pの方が2倍程度高いため，ApoMに結合したS1Pを用いてS1Pシグナルを再評価する必要があると考えられる．生理機能的な差異とし

ては，HDLに結合したS1Pは，血管内皮細胞のバリア機能を持続的に発揮すること[22]，リンパ球の発生分化を制御すること[23]，血管内皮細胞の炎症を抑制すること[20] などが報告されている．

2）HDLの抗炎症作用とS1P

HDLコレステロールレベルと冠動脈疾患の罹患率が逆相関することは，複数の疫学的な研究により明らかである．これは，HDLがもつコレステロール逆輸送系の働きと，血管に対する抗炎症作用のためであると考えられるが，HDLは種々の構成要素をもつヘテロな集団であり，抗炎症作用の本体は明らかではなかった．ApoM欠損マウスから調製したHDLを用いて，炎症性サイトカインで刺激された血管内皮細胞における効果を検討したところ，ApoMを含むHDLはApoMを含まないHDLやアルブミンに結合したS1Pに比べてより大きな炎症抑制効果を示すことがわかった[20]．ApoMに結合してHDL上に保持されているS1Pが，HDLの抗炎症作用にとって重要であることが強く示唆される．興味深いことに，Sattlerらは，冠動脈疾患をもつ患者群でHDL中のS1P含量が低下していることを報告している[24]．HDL中のS1P含量と冠動脈疾患罹患率の相関や，S1P含量低下の原因などは不明であり，今後の研究が待たれる．

3）S1Pキャリアは新たな創薬ターゲットとなりうるか？

HDLコレステロールレベルと冠動脈疾患の罹患率が逆相関することから，HDLコレステロール値を上昇させることで冠動脈疾患の予防につなげようとする試みが多数なされてきたが，必ずしも期待される成果を収めてはいない．HDLの抗炎症作用の一部がS1Pによって担われていることが明らかになったので，筆者らの研究グループは血中のS1P量を増加させることを試みた[25]．ApoMのトランスジェニックマウスで血中S1P量が増加することから，循環ApoMを増加させることでS1P量を増やすことが可能であるが，HDLに結合していないApoMは腎臓ですみやかに除かれるため半減期が短い．そこで，われわれはApoMのC末端側に免疫グロブリンのFc領域を融合させたタンパク質を作製した（ApoM-Fc）．その結果，ApoM-Fcの血中半減期は約90時間と十分に安定であり（**図4A**），100 μgのApoM-Fcを腹腔投与することで，循環S1P量が約

30％増加することが認められた（**図4B**）．さらに，ApoM-Fcの投与により，マウス高血圧モデルにおける血圧上昇（**図4C**）や虚血再灌流実験における脳や心臓の組織障害（**図4D**）が著明に低減することが観察された．これらの効果は，それぞれ血管内皮細胞のS1P$_1$受容体活性化によるNO産生の増加および血管透過性制御による炎症反応の軽減によりもたらされていると予測される．S1P受容体をターゲットとする小分子化合物は臓器選択性が低く，免疫系や心血管系などさまざまな組織の受容体に働いてしまうが，ApoM-Fcでは循環リンパ球数の変化などは観察されず，心血管系のS1P$_1$受容体シグナルを選択的に増強しているようである．動脈硬化など慢性の炎症性疾患に対する効果は今後の研究を待たなくてはならないが，循環S1P量を増加させる戦略が高血圧や虚血性組織障害の治療法として応用されていくことが期待される．

おわりに

以上述べてきたように，S1Pはさまざまな生体機能の維持および疾患制御において多彩な役割を担っている．S1Pシグナル伝達系の働きは，代謝・細胞外トランスポート・キャリアタンパク質・受容体・細胞内シグナル伝達と数多くのステップで調節されているが，本稿で紹介したように，S1P特異的キャリアタンパク質ApoMを利用して循環S1P量を増加させる戦略が，さまざまな疾患の治療法・予防法として有効かもしれない．また，長らく探し求められていた赤血球・血小板のS1PトランスポーターMsfd2bもつい最近同定され，新たな創薬のターゲットとなる可能性がある．今後，S1Pシグナル伝達系による疾患制御の解析がますます進展し，臨床応用へとつながっていくことを期待したい．

文献

1) Gault CR, et al：Adv Exp Med Biol, 688：1-23, 2010
2) Mizugishi K, et al：Mol Cell Biol, 25：11113-11121, 2005
3) Pyne NJ & Pyne S：Nat Rev Cancer, 10：489-503, 2010
4) Nakahara K, et al：Mol Cell, 46：461-471, 2012
5) Kumar A, et al：Mediators Inflamm, 2017：7685142, 2017

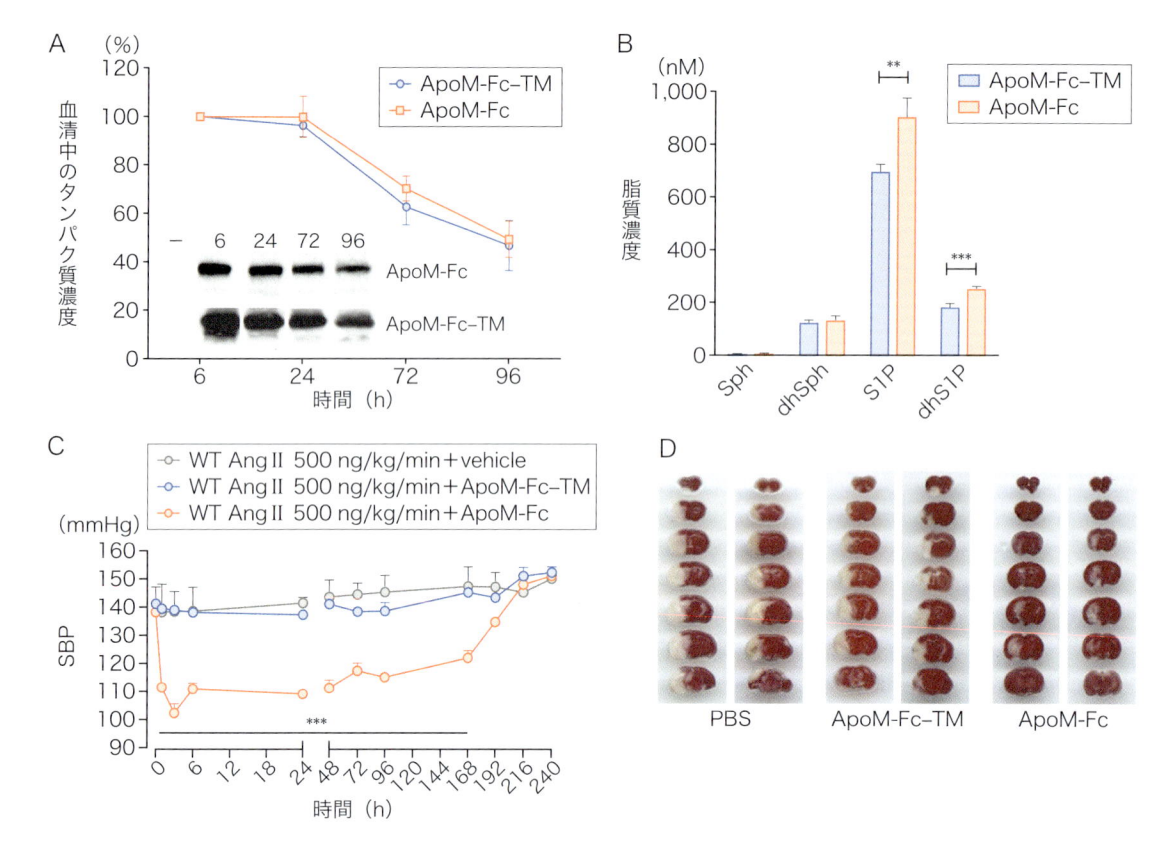

図4　S1PキャリアApoMを用いた創薬への試み
　A）免疫グロブリンのFc領域を融合させたApoM（ApoM–Fc）の血中半減期は約90時間と安定である．ApoM–Fc–TMはS1Pに結合できないApoM変異体コントロール．B）ApoM–Fc（100 µg）を腹腔投与24時間後のマウス血漿では，S1Pの濃度が約30%増加した．C）アンジオテンシンⅡの持続投与によるマウス高血圧モデルにおいて，ApoM–Fc（100 µg）の腹腔投与により収縮期血圧の低下が観察される．D）中大脳動脈結紮によるマウス脳梗塞モデル（MCAOモデル）において，ApoM–Fc（100 µg）の腹腔投与により虚血再灌流後の組織障害（白色部位）が軽減される．文献25より引用．

6）Venkataraman K, et al：Circ Res, 102：669–676, 2008
7）Kawahara A, et al：Science, 323：524–527, 2009
8）Hisano Y, et al：PLoS One, 7：e38941, 2012
9）Mendoza A, et al：Cell Rep, 2：1104–1110, 2012
10）Vu TM, et al：Nature, 550：524–528, 2017
11）Murata N, et al：Biochem J, 352 Pt 3：809–815, 2000
12）Christoffersen C, et al：Proc Natl Acad Sci U S A, 108：9613–9618, 2011
13）Obinata H & Hla T：Semin Immunopathol, 34：73–91, 2012
14）Chiba K：Yakugaku Zasshi, 129：655–665, 2009
15）Liu Y, et al：J Clin Invest, 106：951–961, 2000
16）Kono M, et al：J Biol Chem, 279：29367–29373, 2004
17）Gaengel K, et al：Dev Cell, 23：587–599, 2012
18）Jung B, et al：Dev Cell, 23：600–610, 2012
19）Camerer E, et al：J Clin Invest, 119：1871–1879, 2009
20）Galvani S, et al：Sci Signal, 8：ra79, 2015
21）Cuvillier O, et al：Nature, 381：800–803, 1996
22）Wilkerson BA, et al：J Biol Chem, 287：44645–44653, 2012
23）Blaho VA, et al：Nature, 523：342–346, 2015
24）Sattler K, et al：J Am Coll Cardiol, 66：1470–1485, 2015
25）Swendeman SL, et al：Sci Signal, 10：eaal2722, 2017

＜著者プロフィール＞
大日方 英：2000年東京大学大学院医学系研究科中途退学，同年群馬大学医学部助手，'06年東京大学大学院医学系研究科にて博士号取得，'09年米国Connecticut大学ポスドク研究員，同年米国Cornell大学ポスドク研究員，'12年より同インストラクター，'15年より群馬大学大学院医学系研究科准教授を経て，'16年より群馬大学未来先端研究機構准教授．脂質メディエーターの受容体，特に'09年にTimothy Hla教授のもとに留学してからは血管におけるS1Pの機能について研究を行っている．

4. 脂質を認識するC型レクチン受容体と免疫応答制御

本園千尋

われわれの免疫システムは免疫受容体を介して病原体ならびに損傷自己成分を認識し，免疫応答を活性化することでそれらを排除する機構を有している．近年，自然免疫受容体の1つであるC型レクチン受容体は，外因性ならびに内因性の脂質成分をリガンドとして認識し，免疫応答の活性化に寄与することが明らかになってきた．本稿では，脂質認識受容体として機能するC型レクチン受容体とその認識を介して誘導される免疫応答の分子機序について，最新の知見を解説する．

はじめに

　われわれの身体はさまざまな病原体の侵入の危険にさらされているが，われわれは種々の免疫受容体によりそれらを感知し免疫細胞を活性化する免疫システムを有している．自然免疫においては，哺乳類はもたない病原体特有のくり返し構造を認識する自然免疫受容体が病原体の認識を担っている．その代表例として，Toll様受容体（Toll-like receptors：TLRs），RIG様受容体（RIG-I-like receptors：RLRs），NOD様受容体（NOD-like receptors：NLRs）が知られている[1]．

C型レクチン受容体（C-type lectin receptors：CLRs）もその1つであり，一般に糖鎖に結合する特徴を有している．これまでに当研究室では，結核菌由来の糖脂質が一連のCLRのリガンドであることを見出し，各受容体の認識を介してそれぞれ特徴的な免疫応答の誘導に寄与することを明らかにしてきた[2]〜[5]．また最近，損傷自己由来の内因性の糖脂質についてもCLRによって認識されることを見出し，CLRを介して自然免疫ならびに獲得免疫応答の活性化に寄与することを明らかにした[6]．本稿では，①病原体ならびに損傷自己由来のどのような糖脂質がCLRによって認識されるの

［略語］

β-GlcCer：β-glucosylceramide
（β-グルコシルセラミド）
CLR：C-type lectin receptor
（C型レクチン受容体）
GBA：glucocerebrosidase
（グルコセレブロシダーゼ）

ITAM：immunoreceptor tyrosine-based activation motif
Mincle：macrophage inducible C-type lectin
TDM：trehalose 6, 6-dimycolate
（トレハロースジミコール酸）

Recognition of glycolipids by C-type lectin receptors and immune responses
Chihiro Motozono[1][2]：Department of Molecular Immunology, Research Institute for Microbial Diseases, Osaka University[1] / Laboratory of Molecular Immunology, Immunology Frontier Research Center, Osaka University[2]（大阪大学微生物病研究所分子免疫制御分野[1] / 大阪大学免疫学フロンティアセンター分子免疫分野[2]）

か，さらに，②糖脂質がCLRの認識を通じてどのように免疫応答の活性化に寄与しているのか，その分子機序について解説する．

1 C型レクチン受容体の認識とシグナル伝達機構

1）CLRのリガンド認識

CLRの糖鎖認識ドメイン（carbohydrate recognition domain：CRD）は，一般にCa^{2+}の結合部位ならびにマンノースおよびガラクトースなどの糖に対する結合に重要なアミノ酸モチーフを有しており，それらによって糖鎖修飾されたタンパク質や脂質を認識すると考えられている[7]．しかしながら，CLRのリガンド認識機構は依然として不明な点が多く，機能未知のCLRも多く残されている[8]．

2）CLRの認識を介したシグナル伝達と免疫応答の誘導

骨髄系の細胞に主に発現しているCLRのなかには，活性化モチーフであるITAM（immunoreceptor tyrosine–based activation motif）含有のアダプター分子であるFcレセプターγ鎖（FcRγ）やDAP12（DNAX–activating protein of 12 kDa）と会合する活性型CLRが存在する．これらのCLRはリガンドを認識するとITAM内のチロシンがリン酸化され，Syk（spleen tyrosine kinase）を介して活性化シグナルが伝達される．その後，CARD9–Bcl10–Malt1複合体の活性化によって転写因子であるNF–κBが活性化され，ケモカインや炎症性サイトカインの産生ならびに単球，樹状細胞の活性化を促し，自然免疫応答[9]，ならびに，獲得免疫におけるT細胞応答の誘導にかかわっている[10]．

2 結核菌由来の糖脂質を認識するMincle（macrophage inducible C–type lectin）

Mincleはリポ多糖や炎症性サイトカインによる刺激によって転写因子であるNF–IL6が活性化することでその発現が誘導されるCLRであり[11]，ITAM含有のFcRγと会合する活性型CLRの1つである．当研究室では，2009年にMincleが結核菌由来のトレハロースジミコール酸（trehalose 6, 6–dimycolate：TDM）を

リガンドとして認識することを見出し，Mincleが糖脂質認識受容体として機能することを明らかにした[2]．結核菌は細胞壁に糖脂質を豊富に含んでおり，そのなかの1つであるTDMは古くよりコードファクターとして強力な炎症反応を惹起することが知られていた[12]．しかしながら，その作用機序については長らく不明であった．Mincleを発現するレポーター細胞をリガンド検出ツールとして用い，Mincleが結核菌である*Mycobacterium smegmatis*，*Mycobacterium bovis*ならびに*Mycobacterium tuberculosis*の菌体由来成分を認識することを見出した．次にそのリガンド成分を同定するため，*Mycobacterium smegmatis*から抽出した脂質画分に対する応答性を解析したところ，Mincleが認識した脂質成分はTDM（**図1A**）であることが明らかになった．実際に，TDM刺激によるマクロファージの一酸化窒素ならびに炎症性サイトカインの産生はMincle依存的であった．以上のことから，Mincleが結核菌由来の糖脂質認識受容体として機能し，免疫応答の活性化に寄与することが明らかになった．その後のMincleタンパク質の結晶構造解析から，MincleはCRD領域内に糖結合ポケットならびに脂肪酸の結合に重要な疎水性領域を有することが明らかになり，糖脂質に対する認識に適した分子構造を有していることが明らかになった[13][14]（**図1C**）．

3 損傷自己由来の糖脂質を認識するMincle

以前に当研究室では，Mincleが死細胞を認識することを見出し，Mincleが損傷自己成分を認識する受容体として機能することを提唱した[15]．上述したように，MincleはCRD内に糖脂質の認識に適した領域を有することから（**図1C**），TDMのような外因性の糖脂質に加えて，死細胞由来の内因性の糖脂質についてもMincleによって認識されうるのではないかと仮説を立て，新規Mincleリガンドの探索を行った．

1）Mincleはβ–グルコシルセラミドをリガンドとして認識する

死細胞を含む培養液から培養上清ならびに死細胞画分を分離し，それぞれクロロホルム/メタノールで脂質成分を抽出しMincleを発現するレポーター細胞を用い

A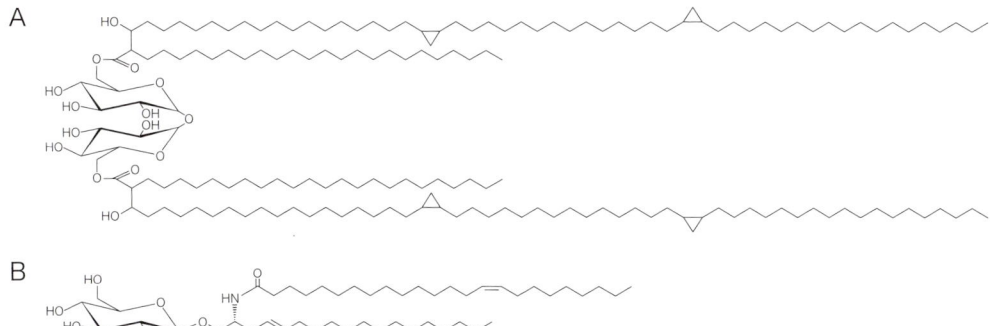

B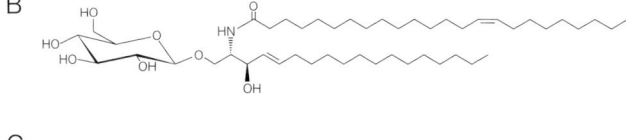

C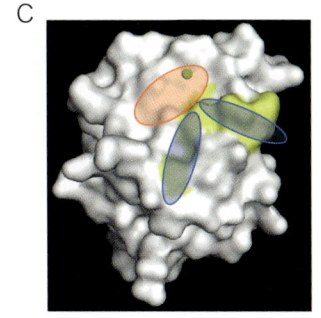

図1　Mincleリガンドの構造とMincleタンパク質の糖脂質認識部位
A，B）TDM（**A**），ならびにβ-GlcCer（C24:1）（**B**）の構造．**C**）Mincleタンパク質の構造．Ca^{2+}は緑色，疎水性領域は黄色で示す．またリガンドの糖結合ポケットは赤色，脂肪酸結合領域は青色で示す．PDBデータベース（3WH3）[14]をもとに作成した．

て活性を調べたところ，培養上清中の脂質画分に高いレポーター活性を認めた．そこで，高速液体クロマトグラフィーおよび薄層クロマトグラフィーを用いて，レポーター細胞の活性を指標にして脂質画分の精製を行った．マススペクトロメトリーならびに核磁気共鳴スペクトルにより詳細に構造の同定を行った結果，Mincleのレポーター活性を担っていた脂質成分は6種類の分子種（C16:0，C18:0，C20:0，C22:0，C24:1，C24:0）を含むβ-グルコシルセラミド※1（β-glucosylceramide：β-GlcCer）であることが明らかになった（**図1B**）．グルコシルセラミドは通常，細胞小器官である小胞体やゴルジ体に局在していると考えられており[16]，Mincleは細胞が損傷を受け細胞外に放出されたβ-GlcCerをリガンドとして認識することが示唆された．

2）Mincleはβ-GlcCerの認識を介して骨髄系細胞の活性化ならびにT細胞応答の誘導に関与する

Mincleがβ-GlcCer認識受容体として免疫応答の活性化に寄与するか調べた．*in vitro*において，β-GlcCerで骨髄由来樹状細胞を刺激すると，炎症性サイトカインの産生や細胞表面の共刺激分子，MHC（major histocompatibility complex）クラスⅡ分子の

発現上昇が認められ，それらはMincle欠損細胞で顕著に低下した．また*in vivo*において，T細胞抗原を含むタンパク質とβ-GlcCerを同時にマウスに免疫すると，強いアジュバント効果を有することが知られているTDMと同程度に抗原特異的T細胞を誘導できることが明らかになった．以上より，Mincleはβ-GlcCerの認識を通じて自然免疫ならびに獲得免疫応答の活性化にかかわっていることが明らかになった（**図2**）．

3）β-GlcCerの蓄積はMincleの認識を介して過剰な炎症反応を引き起こす

グルコシルセラミドは通常，加水分解酵素であるグルコセレブロシダーゼ（glucocerebrosidase：GBA）によって分解され，細胞内において一定の濃度に保たれている[17]．しかしながら，GBA遺伝子の変異によりGBAの機能が失われると，グルコシルセラミドがGBAによって分解されず，生体内に蓄積することでゴーシェ病※2

> **※1　グルコシルセラミド**
> セラミド代謝産物であるスフィンゴ糖脂質であり，親水性のグルコースと疎水性のセラミドからなる．通常，小胞体やゴルジ体に局在すると考えられている．

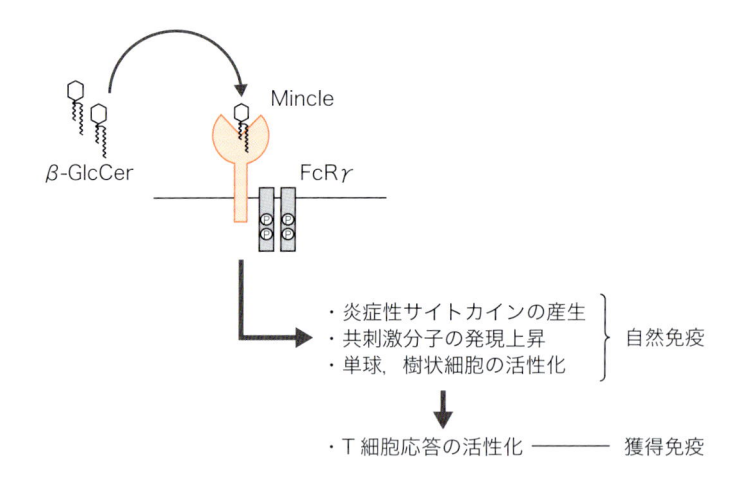

図2　β-GlcCer は Mincle の認識を介して自然免疫ならびに獲得免疫応答を活性化する
骨髄由来の細胞上の Mincle は β-GlcCer の認識を介して炎症性サイトカインの産生や共刺激分子の発現上昇を誘導する．また単球や樹状細胞の活性化を誘導することで，T細胞応答の活性化にも寄与する．◎は ITAM 内のリン酸化されたチロシンを示している．

の発症にかかわっていることが知られており[18]，またパーキンソン病への関与も示唆されている[19]．そこで，β-GlcCer の蓄積が過剰な炎症反応に関係するか，また，その炎症反応は Mincle の認識を介して誘導されるのかについて検証するため，GBA 欠損のマウスモデルを用いて解析を行った．その結果，GBA 欠損マウスでは放射線照射による細胞死の誘導により胸腺において過剰な好中球の集積が認められたが，GBA と Mincle の二重欠損マウスではその集積が低減した．以上の結果より，生体内の β-GlcCer の蓄積は細胞死の誘導により過剰な炎症反応を引き起こすことが明らかになり，Mincle は β-GlcCer の認識を介してその炎症反応の増大に寄与していることが明らかになった（**図3**）．また最近の報告によると，グルコシルセラミドの蓄積によりグルコシルセラミドに対する自己抗体の産生が起こり，補体の活性化を介して炎症反応を惹起するという別の分子機序についても明らかになっている[20]．

4）Mincle の β-GlcCer に対する認識

β-GlcCer はセラミド代謝産物であるため，

> **※2　ゴーシェ病**
> リソーム病に分類される遺伝子性疾患で，グルコシルセラミド分解酵素の遺伝子変異によって分解酵素の機能が失われ，グルコシルセラミドが蓄積することにより肝脾腫や神経変性などの症状を伴う．

β-GlcCer の上流の代謝産物であるセラミドと下流のラクトシルセラミド，また別経路の代謝産物であるガラクトシルセラミドについても Mincle によって認識されるか調べた．その結果，Mincle は β-GlcCer にのみ応答性を示した．次に，Mincle の β-GlcCer に対する認識の強さが分子種の違いによってどのように異なるのかを明らかにするため，β-GlcCer C24:1, C18:0, C16:0 に対するレポーター活性を調べた．その結果，C18:0, C16:0 に比べて C24:1 に対して高い活性を与えることが明らかになった．Mincle が代謝産物のなかでどの程度 β-GlcCer を選択的に認識しているのか，また，Mincle と β-GlcCer C24:1 との詳細な分子認識機構の解明については今後の研究課題である．

5）Mincle の β-GlcCer の認識を介した炎症反応と病態との関連性

臓器における炎症反応はゴーシェ病の特徴の1つとされており，今回明らかになった Mincle の β-GlcCer の認識を介した炎症反応の増大はその一端を担っている可能性が示唆された．しかしながら現時点でその関連性については十分に検証されていない．ゴーシェ病は臓器での炎症や神経変性などのさまざまな症状を呈するため，今後，GBA と Mincle を局所的に欠損させたモデルマウスを用いることで，Mincle を介して誘導される炎症反応がどのような病態と関連するのか，個

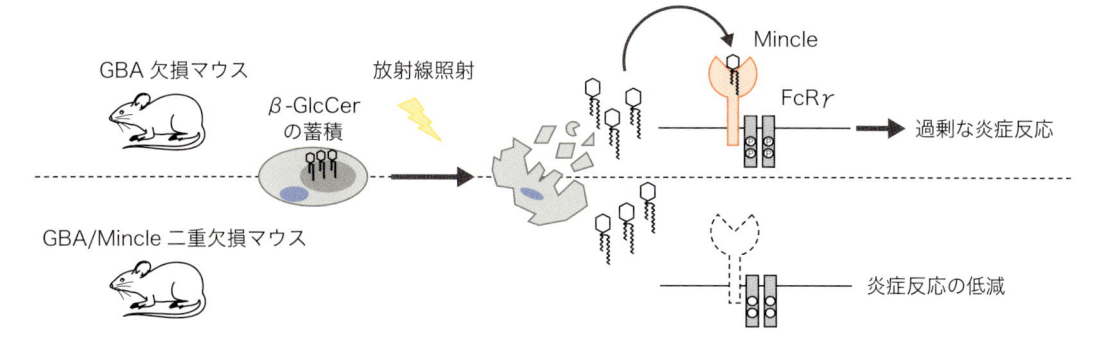

図3　β-GlcCerの過剰な蓄積はMincleの認識を介して炎症反応を増大する
GBA欠損マウスでは放射線照射による細胞死の誘導により炎症反応が増大したが，GBA/Mincle二重欠損マウスではその炎症反応が低減した．

別に検証を進めていく必要がある．もし関連性が認められるのであれば，免疫受容体の脂質認識という新たな側面から，Mincleの発現制御ならびにMincleのβ-GlcCerに対する認識を阻害するアンタゴニストの開発のような選択肢が広がり，ゴーシェ病やパーキンソン病における病態の理解および新たな治療法の開発に有用な情報を与えると期待される．

おわりに

病原体由来の外因性の糖脂質に加えて，損傷自己由来の内因性の糖脂質成分についても活性型CLRに認識され，炎症反応および免疫応答の活性化に寄与することが明らかになった．CLRのなかには，抑制性モチーフであるITIM（immunoreceptor tyrosine-based inhibition motif）をもつ抑制型CLRも存在しており，リガンド認識により免疫応答を抑制することで免疫応答制御に関与している．もし抑制型CLRについても脂質認識受容体として機能するのであれば，脂質成分は免疫受容体のリガンドとして免疫系の恒常性維持に重要な役割を果たしていると考えられる．その場合，①活性型と抑制型免疫受容体で認識する脂質はどのように異なるのか，また，②感染や細胞死に伴って細胞内外の両者の脂質リガンドの量的な変化が起こるのか，③もし起こるのであれば，両者による正負のシグナル伝達のバランスはどのように変化するのか，④さらには，その正負のシグナル伝達調節の破綻が免疫応答を通じて病態と関連しうるのかについて明らかにしたい．

今後，活性型ならびに抑制型免疫受容体の脂質リガンドに対する分子認識メカニズムとその認識を介したシグナル伝達および免疫応答制御機構の解明がさらに加速することにより，活性化型受容体を標的とした新規脂質アジュバントの開発や抑制型免疫受容体を標的とした自己免疫疾患に対する新たな免疫抑制療法の開発に発展することが期待される．

謝辞
本稿の作成にあたりご指導いただきました山﨑晶先生に深謝いたします．

文献

1）Takeuchi O & Akira S：Cell, 140：805-820, 2010
2）Ishikawa E, et al：J Exp Med, 206：2879-2888, 2009
3）Miyake Y, et al：Immunity, 38：1050-1062, 2013
4）Yonekawa A, et al：Immunity, 41：402-413, 2014
5）Toyonaga K, et al：Immunity, 45：1245-1257, 2016
6）Nagata M, et al：Proc Natl Acad Sci U S A, 114：E3285-E3294, 2017
7）Zelensky AN & Gready JE：FEBS J, 272：6179-6217, 2005
8）Sancho D & Reis e Sousa C：Annu Rev Immunol, 30：491-529, 2012
9）Dambuza IM & Brown GD：Curr Opin Immunol, 32：21-27, 2015
10）Geijtenbeek TB & Gringhuis SI：Nat Rev Immunol, 16：433-448, 2016
11）Matsumoto M, et al：J Immunol, 163：5039-5048, 1999
12）Noll H, et al：Biochim Biophys Acta, 20：299-309, 1956
13）Feinberg H, et al：J Biol Chem, 288：28457-28465, 2013

14) Furukawa A, et al：Proc Natl Acad Sci U S A, 110：17438-17443, 2013

15) Yamasaki S, et al：Nat Immunol, 9：1179-1188, 2008

16) Yamaji T & Hanada K：Traffic, 16：101-122, 2015

17) Dawson G & Oh JY：Clin Chim Acta, 75：149-153, 1977

18) Grabowski GA：Lancet, 372：1263-1271, 2008

19) Sidransky E & Lopez G：Lancet Neurol, 11：986-998, 2012

20) Pandey MK, et al：Nature, 543：108-112, 2017

＜著者プロフィール＞

本園千尋：2010年，熊本大学大学院医学教育部博士課程修了．'10～'12年，カーディフ大学（英国）留学．'12～'16年，近畿大学医学部免疫学・助教．'16～'17年，九州大学大学院医学研究院眼病態イメージング講座・助教．'17年より現職（大阪大学微生物病研究所分子免疫制御分野・助教）．免疫受容体の分子認識機構について研究を進めている．

5. 酸化リン脂質クオリティ制御の破綻による疾患と抗がん剤治療戦略

今井浩孝

抗がん剤によるフェロトーシスは遊離鉄依存性の脂質酸化依存的新規細胞死で，過酸化脂質還元酵素 GPx4 はその制御因子である．上皮間葉転換によるがん細胞の変化は，抗がん剤耐性幹細胞や転移過程に重要な役割をもつが，フェロトーシス耐性な上皮がん細胞が間葉系がん細胞に変化すると，生体膜リン脂質の多価不飽和化（リポクオリティの変化）が起こり，細胞生存において GPX4 依存性となり，フェロトーシス感受性に変化する．一方，GPx4 欠損による細胞死は，脂質酸化のメカニズムや細胞死実行因子がフェロトーシスとも異なる遊離鉄非依存性の新規細胞死（リポキシトーシス）を含むことも明らかとなった．

はじめに

リポクオリティ※1 とは生体膜を構成するリン脂質のグリセロール骨格の1位と2位にエステル化した脂肪酸の多様性を示す．脂肪酸の多様性には，①脂肪酸の長さ（炭素数），②二重結合の数（不飽和度），そして③脂質の酸化があげられる．リン脂質は，2位には不飽和脂肪酸，1位には飽和脂肪酸が多く結合している．脂肪酸には飽和脂肪酸（ステアリン酸，パルミチン酸），モノ不飽和脂肪酸（オレイン酸，パルミトオレイン酸），二重結合を2つ以上もつ多価不飽和脂肪酸〔リノール酸，リノレン酸，アラキドン酸，エイコサペンタエン酸（EPA），ドコサヘキサエン酸（DHA）〕などがある．これらの二重結合の数は脂肪酸不飽和化酵素（fatty acid desaturase）によって制御されている（**図1**）．二重結合を2つ以上もつ脂肪酸は酸化されやすい．これは過酸化水素（H_2O_2）と二価鉄（Fe^{2+}）との反応

> **※1　リポクオリティ（lipoquality）**
> リポクオリティとは生体膜脂質の質のことを指す．具体的には脂肪酸組成や酸化脂質やコレステロール量の変化など生体膜の機能に及ぼす脂質変化を指す．

[略語]

15-LOX：15-lipoxygenase
ACSL4：acyl-CoA synthetase long chain family member 4
EGF：epidermal growth factor
EMT：epithelial-mesenchymal transition
FADS2：fatty acid desaturase 2
LPCAT3：lysophosphatidylcholine acyltransferase 3
PEBP：phosphatidylethanolamine binding protein
TGF：transforming growth factor
ZEB1：zinc finger E-box-binding homeobox 1

Disease by defects of regulation of oxylipoquality in membrane and anti-cancer drug therapy strategy
Hirotaka Imai：Health Science, School of Pharmaceutical Sciences, Kitasato University（北里大学薬学部衛生化学）

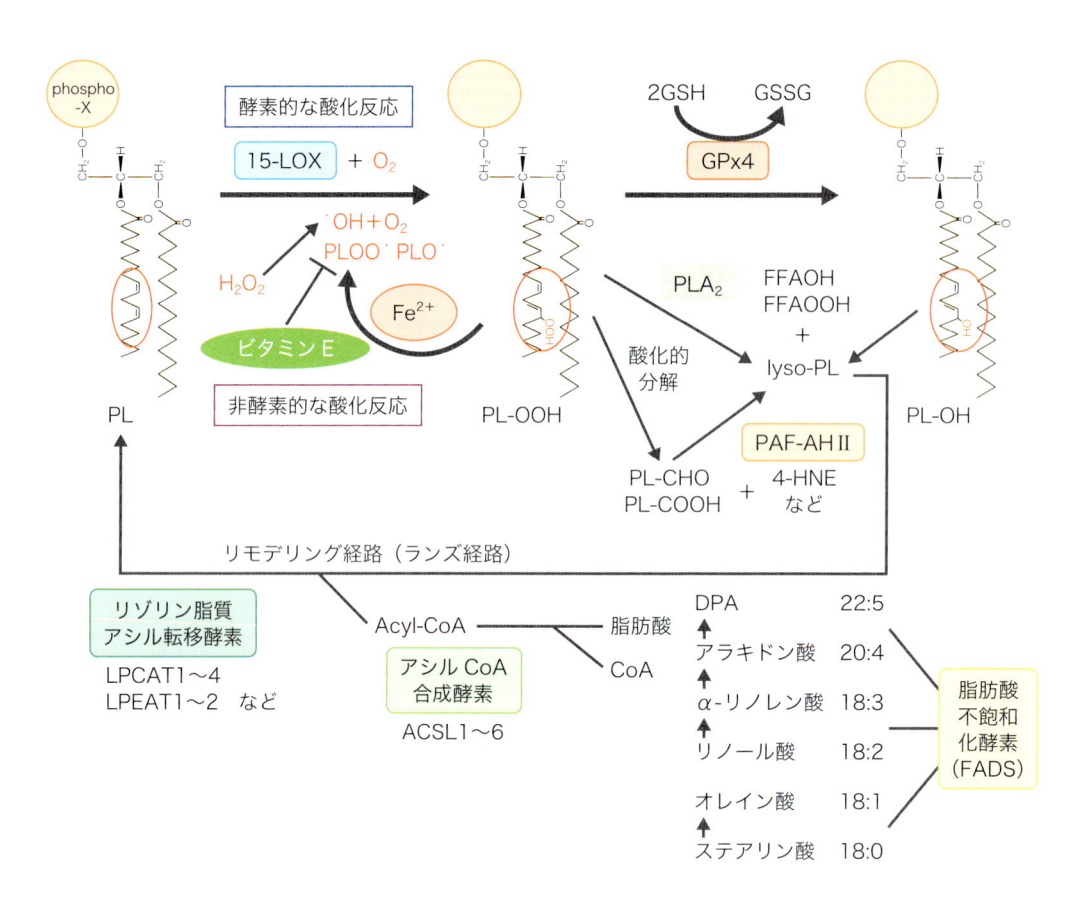

図1 酸化リン脂質の生成・代謝経路と修復経路

生体膜リン脂質は2位に多価不飽和脂肪酸をもち，フェントン反応により生じたヒドロキシラジカル（・OH）による非酵素的な酸化反応により，リン脂質ヒドロペルオキシド（PLOOH）が生成する．また15-リポキシゲナーゼ（15-LOX）などの酵素によって直接PLOOHが生成する経路も存在する．PLOOHはさらに酸化分解を受け，リン脂質アルデヒド（PL-CHO）やリン脂質カルボン酸（PL-COOH）が生成する．リン脂質アルデヒド（PL-CHO）やその分解産物である4-ヒドロキシノネナール（4-HNE）等は酵素のアミノ酸を修飾することで機能低下を引き起こす．PLOOHは，グルタチオンペルオキシダーゼ4（GPx4）により還元型グルタチオン依存的に直接還元され，ヒドロキシリン脂質（PL-OH）となる．酸化リン脂質は，ホスホリパーゼA_2（PLA_2）やPAFアセチルハイドロラーゼ2（PAH-AH II）により，酸化された2位の脂肪酸が加水分解され，リゾリン脂質（lyso-PL）が生成する．リゾリン脂質はリゾリン脂質アシル転移酵素により，未酸化の脂肪酸が結合したアシルCoAから脂肪酸を転移することにより，リン脂質が修復される．このような脂肪酸の再アシル化経路はリモデリング経路あるいはランズ経路とよばれ，組織や細胞における特徴的なリン脂質の多価不飽和脂肪酸組成の維持に寄与している．この脂肪酸組成の違いがリポクオリティであり，リン脂質中の多価不飽和脂肪酸の種類は脂肪酸不飽和化酵素（fatty acid desaturase：FADS）による脂肪酸合成経路や，またリン脂質の再アシル化に関与するリゾリン脂質アシル転移酵素やアシルCoA合成酵素（ACSL）の種類によって規定される．

（フェントン反応）により生成したヒドロキシルラジカル（HO・）により，二重結合に挟まれた炭素（ビスアレル位の炭素）上の水素が非常に引き抜かれやすく，脂質ラジカル（L・）が生成し（開始反応），酸素分子と容易に反応し，脂質ヒドロペルオキシドラジカル（LOO・）が生じ（成長反応），さらに他の脂質から水素を引き抜き，この反応が連鎖的に進行することにな

るからである（**図1**）．この連鎖反応はラジカル分子同士の反応により止まる（停止反応）．ビタミンEなどの抗酸化物質はL・，LOO・，LO・を捕捉して連鎖反応を停止させる．一重項酸素も脂質の二重結合に直接反応し，脂質ヒドロペルオキシドを生成する．これらは非酵素的な酸化反応（自動酸化）である．それ以外にリン脂質に酸素分子を付加できる酵素として，15-リ

ポキシゲナーゼ（15-LOX），シトクロムcが知られている．またヒドロキシ体やエポキシ体などの酸素1原子付加反応をする酵素としては，シトクロムP450がある．一般的にリン脂質中の不飽和脂肪酸は，一度合成されたリン脂質から，2位の脂肪酸が切り出され，リゾリン脂質アシル転移酵素によるリモデリング経路（ランズ経路）により脂肪酸が入れ替わり，それぞれの臓器や細胞における特徴的な脂肪酸組成へと変化する．酸化リン脂質の修復もこのリモデリング経路（ランズ経路）によると考えられている（**図1**）．酸化リン脂質を切断する酵素としては，ホスホリパーゼA_2（PLA_2）以外に，酸化リン脂質を特異的に切断するPAFアセチルハイドロラーゼ2（PAF-AH II）がある．また生成したリン脂質ヒドロペルオキシド（PLOOH）はさらに酸化を受け，リン脂質アルデヒド（PL-CHO），リン脂質カルボン酸（PL-COOH）にまで酸化分解されるほか，リン脂質ヒドロペルオキシドグルタチオンペルオキシダーゼ（GPx4，PHGPx）により直接還元され，ヒドロキシリン脂質（PL-OH）が生成する．生体膜リン脂質が酸化されると生体膜流動性が低下し，生体膜の機能が損なわれるほか，酸化脂肪酸である脂質メディエーターを生体膜にトラップしておく機能もあると考えられる（**図1**）．

　近年，このリン脂質の酸化を起点とした新しい細胞死フェロトーシスやわれわれが解析を進めている別のGPx4欠損新規細胞死経路（リポキシトーシス）が注目を浴びるようになってきている．GPx4活性をターゲットにした抗がん剤の発見により，上皮間葉転換[※2]したがん幹細胞や抗がん剤耐性細胞では，生体膜のリポクオリティを変化させ，フェロトーシスを起こしやすい細胞に変化していることも明らかになってきた．本稿では，GPx4欠損による脂質酸化依存的新規細胞死とリン脂質の酸化リポクオリティ変化をターゲット

にした抗がん剤治療戦略について紹介したい．

1 GPx4欠損マウスの解析から明らかになったGPx4欠損新規細胞死経路（リポキシトーシス）

　GPx4はリン脂質ヒドロペルオキシドグルタチオンペルオキシダーゼ（phspholipid hydroperoxide glutathione peroxidase：PHGPx）ともよばれ，リン脂質ヒドロペルオキシドを還元型グルタチオンを用いて直接還元できるが過酸化水素の還元力は弱い．GPx4は活性中心に必須微量元素セレンを含むセレノシステインを有するセレンタンパク質[※3]である．活性中心のセレノシステインをシステインに変換すると活性は著しく低下する．細胞内において，GPx1（細胞質型グルタチオンペルオキシダーゼ）は水溶性活性酸素種である過酸化水素を，GPx4は脂溶性のリン脂質ヒドロペルオキシドを還元するため，機能的に異なっていると考えられている．構造的にはGPx1が四量体で存在するのに対し，GPx4は通常は単量体で存在するが，精子では，高分子化することで抗酸化酵素以外に構造タンパク質として機能していることが明らかになってきている[1]．

　GPx4は，1つのゲノム遺伝子の異なる転写開始点から3つのタイプのGPx4が転写される．第2エキソンから第7エキソンまでは共通しているので，第1エキソンのみが異なる．I aエキソンからは，ミトコンドリアへの移行シグナルをもつミトコンドリア型GPx4と，細胞質と核に存在する細胞質型（非ミトコンドリア型）GPx4が，I bエキソンからは核小体型（核型ともよばれる）GPx4ができる．ミトコンドリア型GPx4と核小体型GPx4は精子形成過程で誘導がかかり，核小体型GPx4は精子の先体に，ミトコンドリア型GPx4

※2　上皮間葉転換（epithelial-mesenchymal transition）

腫瘍細胞が自身の上皮としての性質を失い，運動能を得るとともに浸潤に有利な特性を有するように，細胞の性質が変化すること．

※3　セレンタンパク質

システインの構造中の硫黄が微量元素セレンに置き換わったセレノシステインを有するタンパク質で，ヒトには25種類存在する．セレノシステインはmRNA上の終止コドンUGAによりコードされており，専用のセレノシステイルtRNAも存在する．mRNAの3´側非翻訳領域に存在するステムループ内にセレノシステイン挿入配列が存在している場合に，この領域にSelBタンパク質が結合し，終止コドンUGAで翻訳がストップせずに，セレノシステイルtRNAをリクルートでき，セレノシステインがタンパク質中に挿入される．大腸菌では翻訳のシステムがヒトと異なっており，活性中心をもつセレンタンパク質のリコンビナントがつくれない．

は精子ミトコンドリアに多く存在する．ミトコンドリア型GPx4の発現低下はヒトの重度の男性不妊症の原因となる[1]〜[4]．核小体型GPx4ノックアウトマウスは不妊にならないことから，精子での機能は不明である[4]．GPx4は体細胞で広く発現しているが，通常，非ミトコンドリア型GPx4の発現が高く，ミトコンドリア型GPx4は約10分の1，核小体型GPx4はほとんど発現が検出できない．

GPx4ノックアウトマウスは胚発生過程の7.5日で致死となる[5]．ヒトの遺伝病においてGPx4の欠損は骨形成に異常が生じ，生まれてすぐ致死となる[6]．最近，活性中心をシステインに変えたGPx4マウスが作製されたが，マウスの遺伝子背景により胎生12.5日で致死となる場合や生まれてから18日後までに致死となった[7]．われわれはこれまでに，トランスジェニックレスキュー法により，GPx4のノックアウトマウスが，ミトコンドリア型GPx4欠損，核小体型GPx4欠損，ミトコンドリア型GPx4および核小体型GPx4のダブル欠損（非ミトコンドリア型GPx4のみ発現）トランスジェニック遺伝子でレスキューできることから，非ミトコンドリア型GPx4の発現のみが胚致死の抑制には必要であることを明らかにしている[1][4][8]．また心臓GPx4欠損マウスは発生過程の17.5日で胎生致死[9]，肝臓では出生直後死，精巣では精子形成細胞が致死となり精子数が減少する[3]．網膜では出生後に視細胞が致死となり失明する[10]．このようにGPx4の欠損のみでさまざまな組織の細胞に致死を誘導する．一方，これらの母親マウスにビタミンE添加食を与えると，心臓特異的GPx4欠損マウスや肝臓特異的GPx4欠損マウスの致死は完全に抑制され，正常に生育できるようになる[9]．また精巣特異的GPx4欠損マウスでは精子形成細胞死が抑制され，精子数が回復する．またビタミンE添加食で正常に生育した心臓特異的GPx4欠損マウスや肝臓特異的GPx4欠損マウスの餌のビタミンE量を低下させると，心臓や肝臓で脂質酸化依存的な細胞死が誘導される[9]．このように，ビタミンEとGPx4による内在性に生じる生体膜の脂質酸化の抑制（リポクオリティ制御）は生命の維持に必須であり，生体膜のリポクオリティ制御のバランスが崩れたときに生成するリン脂質ヒドロペルオキシドは疾患の直接の原因となることを示している．

GPx4をさまざまな正常組織でノックアウトすると細胞死が誘導されるため，われわれは正常細胞におけるGPx4欠損細胞死がどのようなメカニズムで起きるのかを明らかにする目的で，マウスから樹立したタモキシフェン誘導型GPx4欠損MEF細胞（線維芽細胞）を用いて解析を進めている[3][8][9]．この細胞株は，タモキシフェン添加により，核に移行したCreリコンビナーゼにより，GPx4ゲノム遺伝子が破壊され，24時間後にGPx4タンパク質が消失し，ホスファチジルコリンヒドロペルオキシド（PCOOH）が生成し，48時間後にERKのリン酸化が亢進し，細胞死は48〜72時間後に致死となる非常にゆっくりな細胞死である（図2）[3][8][9]．この細胞死は，Rip1やATG5のノックダウンによっても抑制されず，カスパーゼ阻害剤でも抑制されない．抗酸化剤であるビタミンEやferrostatin-1，MEK阻害剤により細胞死は抑制されることから，フェロトーシス様の細胞死であったが，鉄のキレーターDeferoxamine（DFO）ではリン脂質ヒドロペルオキシド（PCOOH）の生成や細胞死は全く抑制できなかった．フェロトーシスを引き起こすエラスチンやRSL3添加では12時間後から24時間後までに非常に早く致死となり，鉄のキレーターDFOやferrostatin-1で抑制できることから，確かにフェロトーシスは起きる．このため，GPx4欠損細胞死とフェロトーシスは異なる細胞死であることが考えられた（図2，図3）．

そこでGPx4欠損細胞死の細胞死実行因子を明らかにするために，網羅的shRNAライブラリーのスクリーニングを行い，タモキシフェン添加後，96時間後でも生存している細胞を回収し，導入されたshRNAの配列を同定し，その遺伝子のノックダウンによりタモキシフェン添加による細胞死が抑制され，さらにその遺伝子のcDNAを再導入することにより致死が回復することを指標に6遺伝子を見出し，GPx4欠損細胞死実行因子としてLipo遺伝子（lipid peroxidation dependent novel cell death inducing gene）と名付けた．これらの遺伝子のノックダウン細胞を用いて，エラスチンやRSL3などのフェロトーシス誘導剤で細胞死が抑制されるのかについて解析したところ，どの遺伝子のノックダウンも全くフェロトーシスは抑制できなかった．これらの結果から，GPx4欠損新規細胞はフェロトーシスとは異なる細胞死経路を介することが明らか

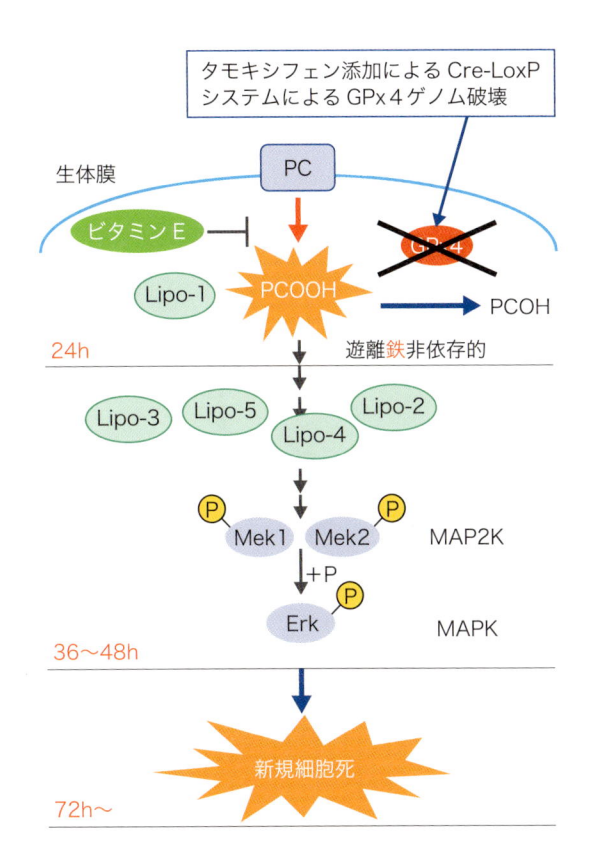

図2 GPx4欠損新規細胞死（リポキシトーシス）の致死メカニズム

タモキシフェン誘導型GPx4欠損MEF細胞では，タモキシフェン添加後，Cre-LoxPシステムによりGPx4ゲノム遺伝子が破壊され，24時間後までにGPx4欠損により，遊離鉄非依存的な脂質酸化反応が起き，ホスファチジルコリンヒドロペルオキシド（PCOOH）が生成する．また脂質酸化の下流で48時間後までにMEF-ERKの活性化が起き，72時間後までに脂質酸化依存的新規細胞死（リポキシトーシス）が誘導される．Lipo遺伝子は網羅的shRNAライブラリーによるスクリーニングにより見出されたリポキシトーシス実行因子である．Lipo-2～5は脂質酸化の下流で機能する分子で，Lipo-1はリポキシトーシスの際の生体膜リン脂質酸化に関与する．これらの分子はフェロトーシスの実行に関与しない．

となったため，リポキシトーシス（lipoxyptosis）と名付けた．現在これらLipo遺伝子のGPx4欠損細胞死における機能について解析を進めている（**図2**）．

2 RAS変異がん細胞株を用いた抗がん剤スクリーニングから明らかとなった鉄依存性新規細胞死フェロトーシス

米国のStockwellらのグループは，変異Rasによるがん細胞のみを殺し，正常細胞は殺さない化合物のスクリーニングの結果[11]，エラスチン（Erastin）[11][12]，サルファサラジン（Sulfasalazine）[12]およびRSL3[11][13]などを見出した．これらの化合物による細胞死は，ビタミンEにより抑制され，アポトーシス実行因子であるカスパーゼ阻害剤では抑制されないため，非アポトーシス細胞死であり，変異RasによるMEKの活性化を阻害すると致死は抑制され，変異Ras依存的ながん細胞を殺す化合物として同定された[11]．エラスチンはシスチントランスポーター（xCT）に結合し，シスチンの

取り込みの阻害により細胞内システインが減少し，GPxの還元物質であるグルタチオンが減少すること，その結果，GPx活性が減少することにより，細胞内に二価鉄を介したフェントン反応によりリン脂質ヒドロペルオキシドが生成し，カスパーゼ非依存的な細胞死が誘導されることを示した[12]（**図3**）．この細胞死は，脂質酸化を抑制する抗酸化剤の1つであり，フェロトーシスの特異的阻害剤とされているferrostatin-1およびビタミンEや，DFO（Deferoxamine）のような鉄のキレーターにより抑制されることから，鉄を介した新規細胞死フェロトーシス（ferroptosis）と名付けられた[12]．シスチントランスポーターをターゲットとした化合物をタイプ1とよぶ[12]（**図3**）．細胞内のシステイン量を変化させず，同じ阻害剤で細胞死を抑制できる化合物であるRSL3のターゲット分子を明らかにするために，標識したRSL3と共沈してくるタンパク質を網羅的にプロテオミクスの手法を用いて解析した結果，そのなかにGPx4があることを見出し，実際にRSL3がGPx4のセレノシステインと結合し酵素活性を阻害す

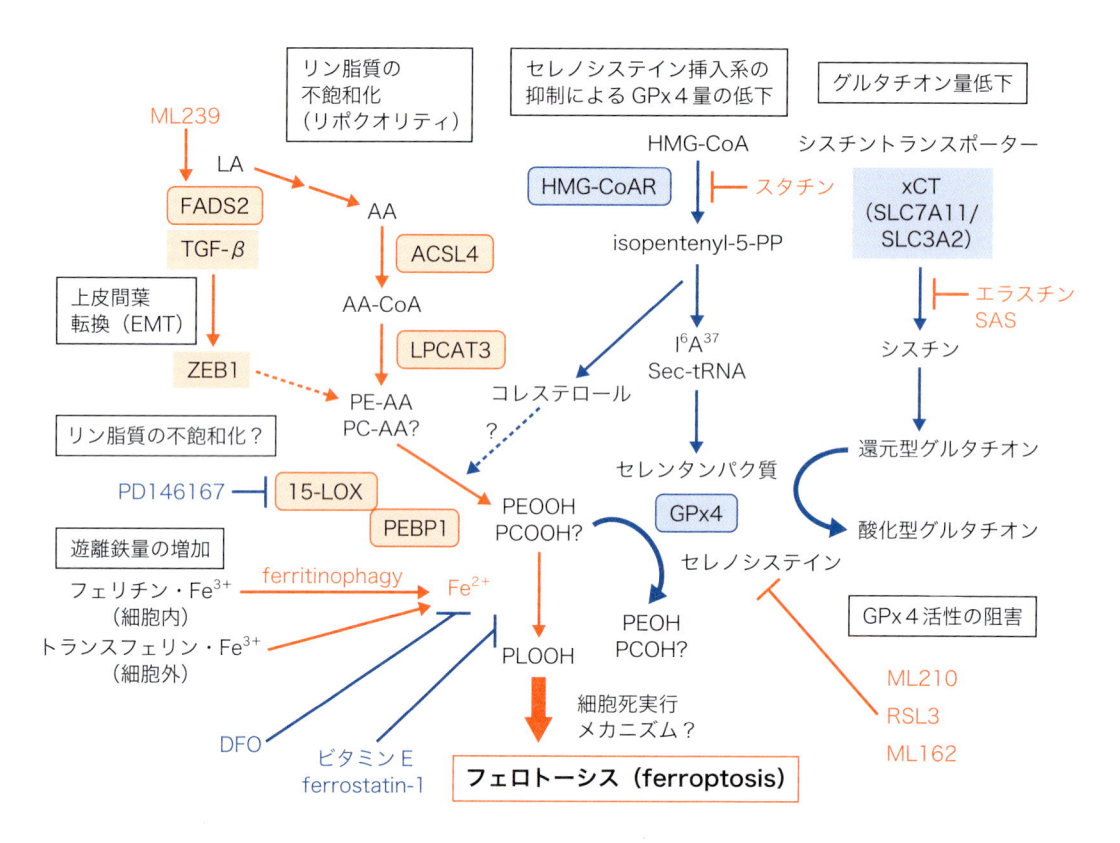

図3　フェロトーシスの分子メカニズムと制御因子

エラスチンやサルファサラジン（SAS）はシスチントランスポーター（xCT：SLC7A11 と SLC3A2 の複合体）を阻害し，細胞内へのシスチンの取り込みを抑制し，還元型グルタチオン量を減少させる．結果としてグルタチオンペルオキシダーゼ4（GPx4）活性を低下させ，15-リポキシゲナーゼ（15-LOX）によるリン脂質〔特にホスファチジルエタノールアミン（PE）〕の酸化を引き起こし，PEOOHを生成する．ホスファチジルエタノールアミン結合タンパク質（PEBP1）は15-リポキシゲナーゼの生体膜への結合に関与する．細胞内の遊離二価鉄（Fe^{2+}）と PEOOH によるフェントン反応により，ホスファチジルコリン（PC）などのリン脂質の酸化が亢進して細胞死が起きる．脂質酸化の下流に細胞死実行因子があるか，脂質酸化により膜が崩壊するのかは明らかでない．鉄のキレーター DFO（Deferoxamine）や抗酸化剤である ferrostatin-1 およびビタミン E により抑制される．このカスパーゼ非依存性の遊離鉄依存性細胞死をフェロトーシス（ferroptosis）とよぶ．フェロトーシスの誘導剤として，シスチントランスポーターに結合する化合物をタイプ1，GPx4 に直接結合する化合物（ML210, RSL3, ML162）をタイプ2とよぶ．フェロトーシスを抑制するメカニズムとしては，①細胞内の遊離二価鉄量を抑制する系として，フェリチンの分解に関与するオートファジー（ferritinophagy）の抑制やトランスフェリン受容体の抑制による細胞外からの鉄の取り込みの抑制がある．また②リン脂質脂肪酸の不飽和度（リポクオリティ）の抑制系として，アラキドン酸（AA）に選択的なアシル CoA 合成酵素（ACSL4）とリゾリン脂質アシル転移酵素3（LPCAT3）の発現抑制がある．フェロトーシスを誘導する分子としては，リノール酸（LA）からアラキドン酸の合成に関与する脂肪酸不飽和化酵素（FADS2）を誘導する ML239 や上皮がん細胞に上皮間葉転換を引き起こす TGF-β と上皮間葉転換を引き起こす転写因子 ZEB1 がフェロトーシスの感受性を上げる．コレステロール合成系律速酵素 HMG-CoA 還元酵素（HMG-CoAR）のスタチン系阻害剤は，GPx4 などのセレンタンパク質の合成に必要なセレノシステイル tRNA のイソペンテニル化による活性化を抑制し，GPx4 タンパク質量の低下を誘導する．図の赤はフェロトーシス誘導に関与する経路・酵素・化合物，青はフェロトーシス抑制に関与する経路・酵素・化合物である．

ることが明らかとなった[13]（**図3**）．GPx4 の高発現やノックダウンにより，RSL3 やエラスチンの感受性が変化することから，GPx4 はこのフェロトーシスの重要な制御因子である．このように GPx4 をターゲットとする化合物をタイプ2とよぶ[13]（**図3**）．

3 フェロトーシスは生体膜の
リポクオリティの変化により
感受性が変化する

RSL3やエラスチンによるフェロトーシスを制御できる因子が，さまざまなスクリーニング方法により次々と明らかになりつつある．これまで見出された制御分子を見てみると興味深いことに，脂質酸化の下流で働く細胞死実行因子ではなく，生体膜リン脂質の酸化を制御しうる分子，すなわちリポクオリティの制御にかかわる分子である．その主な分子としては，①鉄の代謝にかかわるもの，②生体膜リン脂質の脂肪酸組成の制御に関与する分子，③リン脂質の酸化に直接関与する酵素および④脂質酸化抑制物質や酵素の量的変化があげられる（図3）．

鉄の代謝にかかわる因子に関しては他の総説に委ねる[14]．

StockwellらのグループはエラスチンやRSL3に対して耐性を示す細胞株をスクリーニングし，脂肪酸アシルCoA合成酵素（acyl-CoA synthetase long chain family member 4：ACSL4）とリゾリン脂質アシル転移酵素（lysophosphatidylcholine acyltransferase 3：LPCAT3）の変異体を見出した[15]．

生体膜リン脂質の脂肪酸組成は，臓器や細胞によって異なっており，*de novo*の合成系（ケネディ経路）ではじめにできたリン脂質は，リモデリング経路（ランズ経路）によって，それぞれ特徴のある脂肪酸を有するリン脂質に変換されることが明らかになっている．ランズ経路によるリモデリング経路とは，例えば，生体膜を構成するリン脂質であるホスファチジルコリン（PC）やホスファチジルエタノールアミン（PE）が，ホスホリパーゼA_2によってリン脂質の脂肪酸が切り出され，リゾPCおよびリゾPEとなった後，このリゾリン脂質に別の脂肪酸を入れ直す経路である（図1，図3）．この経路を担っているリゾリン脂質アシル転移酵素にはLPCAT1～4やLPEAT1～2がある[16]．リゾリン脂質アシル転移酵素は脂肪酸を直接アシル化できるのではなく，脂肪酸にCoAが結合した脂肪酸アシルCoAが使われる．脂肪酸から脂肪酸アシルCoAを合成する酵素が脂肪酸アシルCoA合成酵素（ACSL）である．ACSLファミリー分子は現在ACSL1～6が知られてい

るが，ACSL4は主にアラキドン酸CoAをつくる酵素である．PC，PEおよびPI（ホスファチジルイノシトール）のアラキドン酸のリモデリングに関与する酵素はACSL4とLPCAT2，LPEAT2，LPCAT3とLPIATと考えられている[16]（図1，図3）．Conradらは，ACSL4 KO MEF細胞ではRSL3によるフェロトーシスやリン脂質の酸化が抑制されるが，LPCAT3 KOではあまり抑制されないことを報告した[17][18]．ACSL4 KO MEF細胞ではWT細胞と比較して，PE（ホスファチジルエタノールアミン）とPI（ホスファチジルイノシトール）のアラキドン酸（20:4）とアドレノイル酸（22:4）の含量が減少していたが，PC（ホスファチジルコリン）やPS（ホスファチジルセリン）のアラキドン酸の含量は変化していなかった．またRSL3処理によるフェロトーシスにおける酸化リン脂質のリピドミクス解析から，アラキドン酸やアドレノイル酸を含むPE（ホスファチジルエタノールアミン）の4つの酸化体（15-OOH-AA-PE，15-OOH-8OH-AA-PE，15-OOH-9OH-AA-PE，15-OOH-12OH-AA-PE）がWT細胞に比べACSL4 KO細胞で減少していることを見出し，これらの酸化リン脂質体がフェロトーシスを引き起こすために鍵となるとした[18][19]．興味深いことにGPx4 KO MEF細胞は致死となるが，ACSL4とGPx4ダブルKOでは生存できることを報告している．GPx4欠損MEF細胞はビタミンE存在下では生存できることから[8]，アラキドン酸が減少した生体膜リン脂質の酸化リポクオリティがGPx4がなくても内在性のビタミンEなどの別の抗酸化系により維持できていると考えることができる．また細胞外からのアラキドン酸などの多価不飽和脂肪酸の添加もエラスチンやRSL3に対する感受性を上げることから，生体膜リン脂質の不飽和度（リポクオリティの変化）はフェロトーシスの感受性に重要であることがわかる（図3）．

Kaganらは，これらの酸化リン脂質が15-リポキシゲナーゼ（15-LOX）により生成し，主に小胞体で生成することを示した[18][19]．リポキシゲナーゼ（LOX）には酸素の付加の場所の違いにより，5-，12-，15-の3つのLOXが存在するが，通常これらはアラキドン酸などの脂肪酸を酸化し，ロイコトリエンなどの炎症性メディエーター産生に関与する．しかし15-LOXのみがリン脂質を直接酸化しリン脂質ヒドロペルオキシド

を生成できる．15-LOXの活性中心にはノンヘム型の鉄が存在している．15-LOX活性はビタミンEやGPx4存在下では抑制される．いくつかの細胞系でLOXの阻害剤により，フェロトーシスが抑制されることが報告されている[17]が，注意が必要なのはこれらのLOX阻害剤の多くが，それ自身が抗酸化剤であり，LOXを阻害しているのではなく，脂質酸化を阻害している可能性もあるため，この可能性を消去するためには少なくともLOXのノックダウンのデータは必要である．15-LOXは，PCの他にPEも酸化できるが，なぜ15-LOXがRSL3によるフェロトーシスの際に，PCではなくPEを酸化するのかについて，最近，PEBP1（ホスファチジルエタノールアミン結合タンパク質1）がフェロトーシスの際に15-LOXと相互作用し，生体膜に15-LOXを結合させPEを酸化する説を報告した[20]．Kaganが提案した，15-LOXによるPEの酸化がフェロトーシスの起因となり，生成したPEOOHと遊離二価鉄とのフェントン反応により脂質酸化が増幅し細胞死が起きるメカニズムは1つの有力なシグナル経路である[18)～20)]（**図3**）．しかし，15-LOXは炎症性細胞に局在していることや15-LOXノックアウトマウスや細胞でもフェロトーシスは起きることから，15-LOXがない細胞系ではどのようなメカニズムで酸化が起きるのかは明らかではない．実際われわれが見出した15-LOXが発現していない細胞株におけるGPx4欠損細胞死（リポキシトーシス）ではPCヒドロペルオキシドの蓄積が観察された．

このように，ビタミンE[4) 8) 9)]，コエンザイムQ10[21]などの抗酸化物の量的変化や，生体膜脂質の酸化に重要な遊離二価鉄の細胞内含量の変化，生体膜リン脂質不飽和脂肪酸組成の変化およびリン脂質酸化酵素15-LOXによる生体膜リン脂質の酸化による生体膜のリポクオリティの変化が，フェロトーシスの感受性を決めていると考えられる．

4 酸化リポクオリティ制御による抗がん剤治療戦略

上皮の悪性腫瘍であるがんは，局所の制御不能な細胞増殖にはじまり，やがて腫瘍細胞が周囲の構造を壊しながら血管やリンパ管に侵入し，血液やリンパの還流に乗って他の部位に到着，その後の血管，リンパ管外に出て組織に定住することで遠隔臓器に転移する．この過程において腫瘍細胞が自身の上皮としての性質を失い，運動能を得るとともに浸潤に有利な特性を有するように，細胞の性質が変化する．この現象を上皮間葉転換（epithelial-mesenchymal transition：EMT）という（**図4**）．上皮間葉転換したがん細胞では遺伝子の発現が大きく変わり，細胞の形態および質的に大きな変化が起きている．最近の研究では，上皮間葉転換を起こしている細胞は，幹細胞様の機能を獲得し，がん幹細胞を生じることが示唆されており，抗がん剤治療における再発に関与していると考えられる．上皮がん細胞ではE-カドヘリンやクローディンを高発現している一方，間葉系がん細胞ではE-カドヘリンの発現が消失し，N-カドヘリン，ビメンチンやフィブロネクチンなどが発現している．間葉系がん細胞でE-カドヘリンの発現抑制に関与する転写因子をEMT-TF（上皮間葉転換誘導転写因子）とよび，E-カドヘリンのプロモーターに直接結合し，発現を抑制するSNAI1/Snail1，SNAI1/Snail2（Slug），ZEB1，ZEB2，E47，KLF8（Kruppel-llike factor8），間接的に抑制するTwistやTCF4，ELF3などがある．EGF受容体チロシンキナーゼ阻害分子標的薬やMEK阻害剤などの抗がん剤は，上皮がん細胞には有効であるが，上皮間葉転換したがん細胞が耐性を示すことがあるため，上皮間葉転換したがん細胞は抗がん剤治療からの再発に関与すると考えられている．ゆえに，この間葉転換したがん細胞を選択的に殺す薬剤はがん治療において重要である（**図4**）．

Viswanathanらは上皮間葉転換したがん細胞に効果が強い抗がん剤のスクリーニングを行い，多価不飽和脂肪酸の合成を促進する酵素の誘導剤であるML239およびGPx4活性を抑制するML210，RSL3，ML162とコレステロール合成の律速酵素HMG-CoA還元酵素の阻害剤であるスタチン系薬剤，Fluastatin，Lovastatin acid，Simvastatinの7つの化合物を見出した[22]（**図3, 図4**）．GPx4活性を阻害するML210はE-カドヘリンを高発現するいわゆる上皮がん細胞には効果がなく，E-カドヘリンの発現が消失し，ビメンチンの発現が上昇した間葉系細胞で高いフェロトーシス誘導活性を示した．間葉系細胞を特徴付けるE-カドヘリンの発現抑

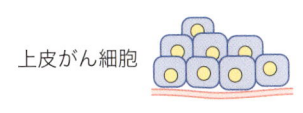
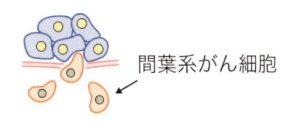
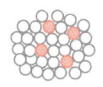
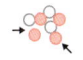

上皮がん細胞 　上皮間葉転換（EMT）　→　間葉系がん細胞

抗がん剤処理　→　抗がん剤耐性細胞（がん幹細胞）

上皮細胞の特徴		間葉系細胞の特徴
E-カドヘリン，クローディン	接着分子の変化	N-カドヘリン，ビメンチン
	誘導転写因子	ZEB1（GPx4 依存に中心的役割） SNAIL1，TWIST1 （GPx4 依存に関与しない）
	脂質の変化 （リポクオリティの変化）	GM3，GM2，GM1 の上昇 GM3 合成酵素の誘導 リン脂質の多価不飽和化？ FADS2，ACSL4，LPCAT3 の関与
低い	GPx4 の生存依存性	高い
EGF 受容体シグナル 分子標的薬	有効抗がん剤の変化	GPx4 活性阻害剤 フェロトーシス誘導剤 ML210，RSL3，ML162
アポトーシス？	細胞死	フェロトーシス

図4　EGF 受容体シグナル分子標的薬耐性がん細胞や上皮間葉転換した間葉系がん細胞におけるフェロトーシスへの感受性の変化

EGF 受容体型チロシンキナーゼ経路の分子標的薬は抗がん剤治療に使用されるが，一部は耐性となり，このがん耐性細胞（がん幹細胞）は再発の原因となる．また上皮がん細胞の上皮間葉転換により，細胞接着因子 E-カドヘリンの発現低下により間葉系がん細胞になると転移することができるようになる．これらの転移がん細胞や抗がん剤耐性細胞の治療戦略はがんの寛解に重要である．間葉系細胞を特異的に殺す抗がん剤のスクリーニングを行ったところ，GPx4 をターゲットとするフェロトーシス誘導剤が含まれていた．上皮がん細胞はフェロトーシス耐性なのに対して，間葉系がん細胞のみがフェロトーシス感受性となり，この感受性は上皮間葉転換転写因子である ZEB1 の欠損でキャンセルされる．間葉系がん細胞は，リン脂質内のアラキドン酸量を規定する ACSL4 や LPCAT3 のノックアウトにより，フェロトーシス耐性となった．またリノール酸からアラキドン酸への二重結合を増やす脂肪酸不飽和化酵素 FADS2 の誘導剤も細胞死を誘導できることから，間葉系がん細胞では生体膜のリポクオリティが不飽和化へ変化し，GPx4 が生存に必須となっていることが考えられた．転移，再発に関与するがん幹細胞へのフェロトーシス誘導剤の適用は，新たな抗がん剤治療戦略となる可能性を秘めている．

制に関与する転写因子として SNAIL1 や TWIST1 が知られているが，これらを MCF 細胞において高発現しても ML210 の感受性に変化はなかったが，脾臓の間葉系がん細胞 KP4 で ZEB1 をノックアウトすると ML210 によるフェロトーシスに耐性となることを見つけた．ZEB1 の高発現は GPx4 をターゲットとした抗がん剤によるフェロトーシス誘導に重要な役割を担っていることが示された（**図3**）．前立腺がん患者での治療誘発性の神経内分泌分化転換したオルガノイドにおいて，ZEB1 の発現が上昇した間葉細胞のみが RSL3 に感受性を示した．またヒト黒色腫では，黒色腫治療剤である

BRAF の分子標的薬である Vemurafenib（PLX4032）に対して感受性を示し，ML210 に対しては耐性であるが，この細胞を TGFβ 処理をして上皮間葉転換すると Vemurafenib に耐性となり，逆に ML210 に対して感受性となった[22]．非小細胞肺がん細胞株 HCC4006 細胞では EGF 受容体のチロシンキナーゼ阻害剤 Gefinitib により耐性を示した間葉系がん細胞では，親株に比べ ML210 やエラスチンに高感受性を示すようになった[22]．

Her2 タイプの乳がん細胞株 BT474 を EGF 受容体，Her2 の二重チロシンキナーゼ阻害剤である Lapatinib で 9 日処理し，耐性を示した細胞を 37 日培養後さらに

Lapatinibで9日処理し，薬剤耐性となった細胞株や，A375メラノーマ黒色腫細胞株を同様に2度のVemurafenib（PLX4032）処理により耐性を示した細胞株を樹立したところ，親株ではいずれもRSL3やML210では致死とならないが，耐性細胞株では致死となるように変化した[23]．A375メラノーマ親細胞でGPx4を欠損させても致死とはならないが，薬剤耐性A375細胞はGPx4を欠損させると細胞死が誘導された．このように上皮間葉転換したがん細胞や薬剤耐性を獲得した耐性がん細胞（がん幹細胞様細胞）はGPx4依存的に生存可能な細胞に変化していることが明らかとなった[23]（図4）．興味深いことに，A375メラノーマ親細胞をRSL3で前処理してからLapatinib処理すると，生き残る耐性細胞が減少する．このことは，親株の中に通常少量のGPx4依存的に生存可能ながん細胞がいるかもしれないことを示している（図4）．さらにLapatinib処理後，2週間経った耐性細胞はRSL3に感受性を示していたが，2カ月培養した耐性細胞はRSL3に感受性を示さなくなっていた．このように薬剤耐性細胞では長期培養によりGPx4依存的に生存可能な細胞から，非依存性に戻ることもあることを示した[23]．この理由についてはまだ明らかではない．

間葉系細胞の性質をもつがん細胞においてGPx4活性阻害作用をもつML210による細胞死経路は，フェロトーシスであり，リポキシゲナーゼ阻害剤（15-LOX阻害剤PD146176と5-LO阻害剤Zileuton），ferrostatin-1，ビタミンE，鉄のキレーターにより抑制される．また上述したリン脂質の不飽和度を上げるACSL4やLPCAT3をCRISPER-CAS9システムでノックアウトすると，ML210による細胞死が抑制できた．本研究でのユニークな点は，上皮間葉転換誘導転写因子ZEB1の発現がML210によるフェロトーシスに必要であることである．ZEB1はE-カドヘリンのプロモーターに結合してその発現を抑制させ，間葉系細胞の特徴を示すようにする転写因子である．なぜZEB1の高発現がML210による細胞死に対して感受性を上げるのかのメカニズムは明らかではないが，これまでにZEB1は糖脂質GM3合成酵素の誘導を介してGM3，GM2やGM1などを増加させることが明らかになっていることから，何らかの酵素の発現を介してリン脂質の不飽和脂肪酸量さらには酸化リン脂質の量，すなわちオキシ

リポクオリティを増加傾向にしていると考えられる（図3，図4）．このことはACSL4やLPCAT3のノックアウトの結果からも予想されるが，どのような生体膜リン脂質のリポクオリティ変化がこのEMTと関連しているのかは興味深い[22]．

また今回見出したGPx4をターゲットとしない化合物であるML239は，以前，乳がん上皮細胞のE-カドヘリンの発現をノックダウンした細胞を用いて，同様にEMT状態にした細胞で感受性の高い化合物をスクリーニングすることにより見出したもので，この細胞では，脂肪酸不飽和化酵素2（fatty acid desaturase 2：FADS2）の誘導を介していることが明らかとなっている[24]（図3）．ML239による細胞死は，FADS2のノックダウンおよびFADS2阻害剤により低減された．しかし，ML239による細胞死は，ビタミンEでは抑制できたが，Nアセチルシステインやフェロトーシス阻害剤ferrostatin-1では抑制ができず，この細胞ではフェロトーシス以外の細胞死であることが報告されている．FADS2はΔ6不飽和化酵素ともよばれ，リノール酸（18:2）からγ-リノレン酸（18:3）やα-リノレン酸（18:3）から18:4（ステアリドン酸）の合成等に関与する（図1，図3）．すなわち，リン脂質の不飽和度の亢進に寄与する．実際にこの細胞では，飽和およびモノ不飽和脂肪酸を有するリゾPEが減少し，多価不飽和脂肪酸を有するプラズマロージェンタイプのホスファチジルコリン（40:7，38:4，38:6，36:4，38:7，36:5）の量が増加した[24]．このことから，今回のEMT状態のがん細胞においても不飽和脂肪酸のリン脂質量が増えていることが予想されるが，ML239によるリン脂質の不飽和度（リポクオリティ）の変化や，フェロトーシス経路かどうかの検証データはなかった．

残りの3つの化合物はコレステロール合成の律速酵素HMG-CoA還元酵素阻害剤であるスタチン系薬剤，Fluastatin，Lovastatin acid，Simvastatinであった（図3）．スタチンは，HMG-CoAからメバロン酸の合成を抑制することにより，メバロン酸からイソペンテニルピロリン酸の合成も阻害する．GPx4などのセレンタンパク質合成に必須なセレノシステインを運搬するセレノシステイニルtRNAは，イソペンテニルアデノシル化を受けて成熟するため，スタチンはセレンタンパク質の合成を阻害することも報告されていた[25]（図

3). スタチンの長期処理は，GPx4タンパク質を4分の1へ減少させ，細胞内の脂質酸化を増加させる．Lovastatin acidによる細胞死はメバロン酸の添加で抑制されるが，ビタミンEやNアセチルシステインで抑制できないことから，必ずしもこの細胞死がフェロトーシスかどうかは定かではない．また，生体膜のコレステロールの低下がフェロトーシスの感受性に関与する可能性も残されている（**図3**）．今後のさらなる検討が必要であるが，生体膜のオキシリポクオリティの制御にコレステロール合成系も関与していることは興味深い．

おわりに

フェロトーシスは変異Rasがん細胞特異的に殺す化合物ライブラリーのスクリーニングにより見出された抗がん剤が，シスチントランスポーターやGPx4をターゲットとし，遊離鉄依存的な脂質酸化依存的な新規細胞死を引き起こすことから明らかとなった細胞死経路である．フェロトーシスは生体膜のリポクオリティが飽和化されると感受性が落ちる．フェロトーシスはまさにリポクオリティの破綻による酸化リン脂質の亢進が発症原因ともいえる．上皮がん細胞ではGPx4を欠損しても細胞死は起きず，EGF受容体などのチロシンキナーゼの分子標的薬で致死が誘導されるが，分子標的薬耐性がん細胞やZEB1を高発現する間葉系がん細胞は，逆にチロシンキナーゼ分子標的薬に非感受性となり，生体膜のリポクオリティが多価不飽和化に傾き，生存にGPx4が必要となったと考えられた（**図4**）．一方，このGPx4依存的ながん細胞は長期培養によってまた上皮型に戻る可能性も示された．このようにがん細胞はリポクオリティの変化を巧みに利用し，さまざまな抗がん剤耐性を獲得していることは大変興味深い．一方，正常組織でGPx4を欠損するとゆっくりとした細胞死が誘導され，遊離鉄非依存的に起きる脂質酸化の下流で機能する分子の活性化を介した新しい細胞死経路（リポキシトーシス）の存在も明らかになってきた．この経路は微量な生体膜での酸化脂質が新規細胞死のスイッチを入れていると考えられる．GPx4をターゲットとする抗がん剤は，正常組織にも副作用が出ることが予想されるが，もしフェロトーシスとリポキシトーシスを区別できればよい抗がん剤の開発にもつながる可能性を秘めている．

文献

1) Imai H, et al : Curr Top Microbiol Immunol, 403 : 143–170, 2017
2) Imai H, et al : Biol Reprod, 64 : 674–683, 2001
3) Imai H, et al : J Biol Chem, 284 : 32522–32532, 2009
4) 今井浩孝：HORMONE FRONTIER IN GYNECOLOGY, 19 : 59–70, 2012
5) Imai H, et al : Biochem Biophys Res Commun, 305 : 278–286, 2003
6) Smith AC, et al : J Med Genet, 51 : 470–474, 2014
7) Ingold I, et al : Cell, 172 : 409–422.e21, 2018
8) Imai H : J Clin Biochem Nutr, 46 : 1–13, 2010
9) 今井浩孝：実験医学, 34 : 1045–1054, 2016
10) Ueta T, et al : J Biol Chem, 287 : 7675–7682, 2012
11) Yagoda N, et al : Nature, 447 : 864–868, 2007
12) Dixon SJ, et al : Cell, 149 : 1060–1072, 2012
13) Yang WS, et al : Cell, 156 : 317–331, 2014
14) 今井浩孝：実験医学, 36 : 726–734, 2018
15) Dixon SJ, et al : ACS Chem Biol, 10 : 1604–1609, 2015
16) Hashidate-Yoshida T, et al : Elife, 4 : e06328, 2015
17) Seiler A, et al : Cell Metab, 8 : 237–248, 2008
18) Doll S, et al : Nat Chem Biol, 13 : 91–98, 2017
19) Kagan VE, et al : Nat Chem Biol, 13 : 81–90, 2017
20) Wenzel SE, et al : Cell, 171 : 628–641.e26, 2017
21) Shimada K, et al : Nat Chem Biol, 12 : 497–503, 2016
22) Viswanathan VS, et al : Nature, 547 : 453–457, 2017
23) Hangauer MJ, et al : Nature, 551 : 247–250, 2017
24) Rees MG, et al : Nat Chem Biol, 12 : 109–116, 2016
25) Warner GJ, et al : J Biol Chem, 275 : 28110–28119, 2000

＜著者プロフィール＞
今井浩孝：1988年，東京大学薬学部卒業．'93年，同大学院博士課程修了（井上圭三教授）．薬学博士．同年より北里大学薬学部衛生化学教室助手として赴任．GPx4のクローニングから機能解析に着手．'97年，同大学講師．2004年，同大学准教授．'06年10月〜'10年まで，JSTさきがけ「代謝と機能制御」（西島正弘総括）研究員兼任．'13年より現職（北里大学薬学部教授）．GPx4の機能解析を通して，リン脂質ヒドロペルオキシドの生成，代謝，機能解析と新規細胞死の分子機構の解明や病態との関連，治療法，予防法の開発をめざしている．

3章
リポクオリティによる疾患制御

6. 腸内環境のリポクオリティと疾患制御

木村郁夫，長谷耕二

近年の腸内細菌研究から，腸内細菌叢の変化が，宿主のエネルギー代謝制御や栄養の摂取，免疫機能にかかわり，宿主恒常性に影響を与えることが明らかとなった．このなかで，腸内細菌代謝産物が腸内細菌の宿主側に影響を与える分子実体として注目され，腸内細菌と腸内環境への関心がますます高まっている．特に食由来腸内細菌代謝脂肪酸も例外ではないことから，本稿では，食事脂質により影響を受ける腸内細菌叢および腸内細菌代謝産物と宿主のエネルギー代謝・免疫機能との関連について，現在までの知見を概説し，リポクオリティの観点から，腸内環境，そして疾患制御に向けた今後の展望について述べたい．

はじめに

　近年のゲノム科学の進歩に伴い，食と健康の関係が単なる現象論だけではなく，その分子メカニズムの解明という科学的根拠に基づいた証明がなされはじめた．特に近年の腸内細菌研究は著しく，腸内細菌叢がその宿主のエネルギー調節や栄養の摂取，免疫機能等に関与し，その結果，肥満や糖尿病などの病態に直接的に影響するという多数の報告から，医学的側面においても食と腸内細菌，健康への関心はますます高まってき

ている．さらに，その分子作用実体として，食由来腸内細菌代謝産物が，宿主の代謝調節・免疫機能に影響を与え，宿主の恒常性維持機能に重要な役割を果たしていることが明らかとなり，食物と腸内細菌，そして宿主エネルギー恒常性維持との関係が注目されるようになってきた．食事脂質由来の腸内代謝脂肪酸もこの例外でなく，近年，腸内細菌によって代謝され腸内で産生される新たな脂肪酸が多数確認され，その宿主に対する生体生理機能解析が急速に進んでいる．本稿において，これら腸内細菌叢変化とエネルギー代謝疾患

[略語]

GIP：glucose-dependent insulinotropic polypeptide
GLP-1：glucagon-like peptide 1
GPCR：G protein-coupled receptor
HDAC：histone deacetylase
HYA：10-hydroxy-*cis*-12-octadecenoic acid
KetoA：10-oxo-*cis*-12-octadecenoic acid

KetoC：10-oxo-*trans*-11-ocatadecenoic acid
LPS：lipopolysaccharide
MAPK：mitogen-activated protein kinase
Nrf2：NF-E2-related factor-2
TNF：tumor necrosis factor
TRPV1：transient receptor potential vanilloid 1

Lipoquality and disease control in the intestinal environment
Ikuo Kimura[1]/Koji Hase[2]：Department of Applied Biological Science, Graduate School of Agriculture, Tokyo University of Agriculture and Technology[1]/Division of Biochemistry, Faculty of Pharmacy, Keio University[2]（東京農工大学大学院農学研究院応用生命化学専攻[1]/慶應義塾大学薬学部生化学講座[2]）

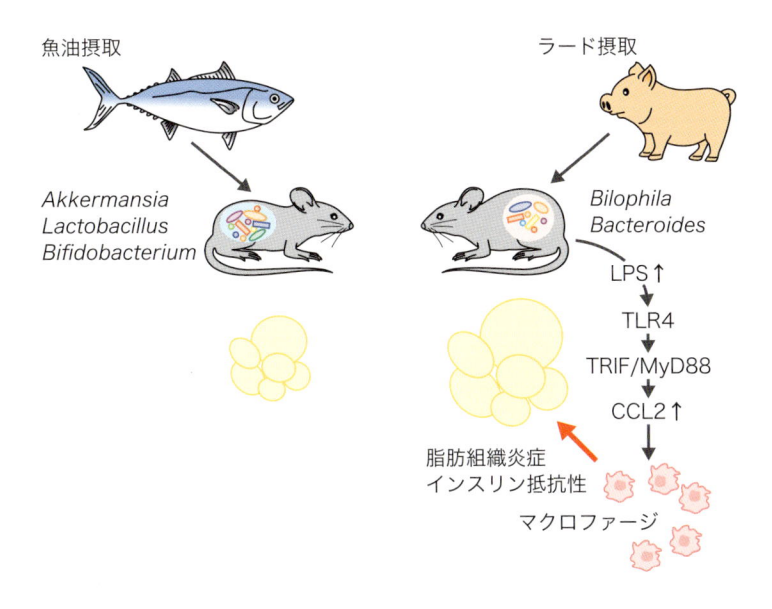

図1　食事脂質中の脂肪酸による腸内環境を介したエネルギー代謝制御
文献1をもとに作成.

や免疫疾患との関連について，また腸内細菌代謝脂肪酸が宿主エネルギー代謝や免疫機能に与える影響について，現在までの知見と今後の展望を交え，リポクオリティの観点から概説する．

1 腸内環境と脂肪酸代謝

さまざまな疾患に関与する腸内細菌叢は，抗生物質やストレス，特に食事のような外来因子によって，劇的にその構成が影響を受ける．このなかで，食事中の脂質組成の違いも例外ではなく，腸内細菌叢の変化に寄与し，肥満やインスリン抵抗性の増悪に影響するとの報告がある．DHAやEPAのようなω3系多価不飽和脂肪酸が豊富に含まれている魚油を摂取させたマウスにおいては，*Akkermansia*属，*Lactobacillus*属や*Bifidobacterium*属などの増加が確認された．一方で，飽和脂肪酸の豊富なラード摂取群においては，*Bilophila*属や*Bacteroides*属の増加に伴う血中エンドトキシン濃度の上昇と，脂肪組織炎症やインスリン抵抗性が観察された[1]（**図1**）．また，ラットにおいても，魚油摂取は，ラードおよびリノール酸のようなω6系多価不飽和脂肪酸が豊富に含まれている大豆油摂取と比較して異なった腸内細菌叢を示すことが報告されて

おり[2]，食事脂質中の飽和・不飽和脂肪酸の構成とその脂肪酸の質が腸内細菌叢を維持するために重要であることが示唆されている．このように，食事脂質の違いが腸内細菌叢や宿主の恒常性機能に影響を与えることが近年の研究によって明らかになってきたわけであるが，さらには，その脂肪酸組成と含有量の違いなども，食事脂質による応答性に影響を与え，結果，宿主恒常性維持に重要な役割を示すことが予想される．このような観点から，食事脂質や食物繊維などの栄養成分に対する腸内細菌依存的な代謝経路が近年，同定され，宿主の生体調節作用に寄与する実質的な分子実体としての腸内細菌代謝物，特に食由来の腸内細菌による代謝脂肪酸に関してさまざまな研究が展開されはじめた．

2 腸内細菌代謝物としての脂肪酸

1）多価不飽和脂肪酸

食事脂質である植物油の大豆油等に多く含まれる炭素数18の不飽和脂肪酸のリノール酸は，われわれの生命を維持するために重要な必須脂肪酸である．アラキドン酸カスケードを介したプロスタグランジンなどの脂質メディエーター産生に必須であるが，過剰なリノー

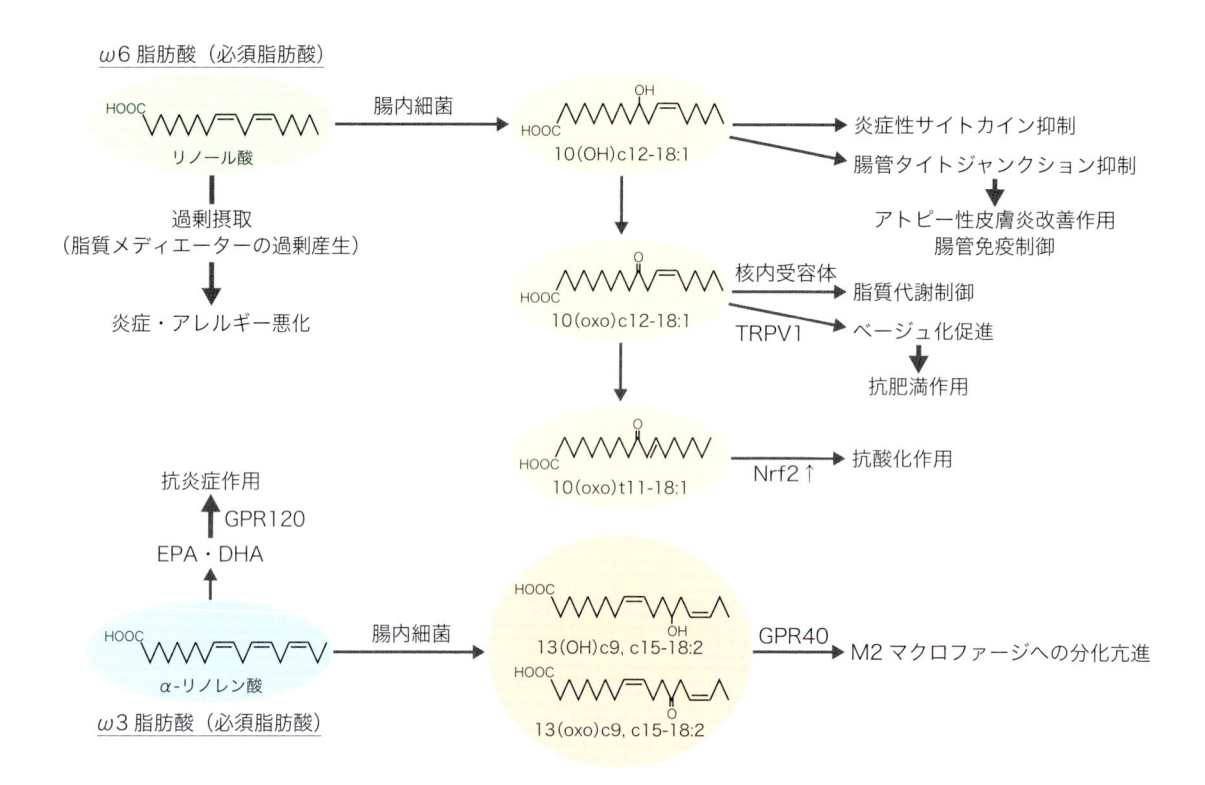

図2 腸内細菌による脂肪酸代謝と宿主への影響

ル酸摂取は炎症やアレルギーの発症・増悪に寄与する．このような多価不飽和脂肪酸は，腸内細菌が独自に有する代謝酵素による生化学的水酸化反応を介して，水酸化脂肪酸やオキソ脂肪酸などへ代謝変換される．このような腸内細菌依存的な脂肪酸代謝経路が明らかになりつつある[3]．このことから，これら腸内細菌によって代謝される脂肪酸の生体機能への影響について研究が展開されている．例えば，リノール酸の初期代謝物で水酸化脂肪酸のHYAが，株化細胞・マウスレベルで腸管上皮バリア機能の1つであるタイトジャンクションの制御に寄与することが示されている．また，その分子メカニズムの少なくとも1つに，長鎖脂肪酸受容体を介したMAPK経路の活性化や，それに伴うTNF受容体発現の制御が関与することも示されており，タイトジャンクション損傷に関連する炎症性疾患の予防・軽減に寄与することが期待される．実際に，このHYA投与によるアトピー性皮膚炎改善作用や腸管免疫制御作用などがマウスレベルで確認されており，食事脂質と腸内細菌の相互作用によって，炎症性疾患を含

めた生体恒常性維持に腸内細菌代謝物の存在が重要であることが示唆される[4]（**図2**）．また，HYAと同様にリノール酸代謝物であるオキソ脂肪酸のKetoAは核内受容体PPARγを介した脂質代謝制御や，カプサイシン受容体として知られているイオンチャネルTRPV1を介した白色脂肪組織のベージュ化による抗肥満作用に寄与すること，さらに，KetoCにはNrf2活性を介した抗酸化作用なども見出されている[5]〜[7]．興味深いことに，これら代謝物の作用は前駆体である食事脂質中のリノール酸よりも強力であることが見出されており，腸内細菌によるリノール酸代謝が宿主の生体恒常性維持に関与していることを示唆している．腸内細菌による不飽和脂肪酸代謝はリノール酸に限らず，食事脂質に含まれるα-リノレン酸，γ-リノレン酸，アラキドン酸やEPAなどに対しても，多様な腸内細菌代謝物の存在が明らかとなっている．最近，α-リノレン酸代謝物である13-hydroxy-*cis*-9, *cis*-15-octadecadie-noic acidと13-oxo-*cis*-9, *cis*-15-octadecadienoic acidが脂肪酸受容体を介してM2マクロファージ分化

表　脂肪酸受容体の局在およびリガンド親和性

	組織	リガンド	Gタンパク質
GPR40	膵β細胞，腸内分泌細胞など	リノレン酸，ドコサヘキサエン酸（DHA）などの長鎖脂肪酸に対して高親和性	Gq
GPR120	白色脂肪組織，腸内分泌細胞など		Gq
GPR41	交感神経節，腸内分泌細胞など	プロピオン酸＞酪酸＞酢酸	Gi/o
GPR43	白色脂肪組織，腸内分泌細胞など	酢酸＝プロピオン酸＞酪酸	Gi/o，Gq
GPR109a	腸管上皮細胞，免疫細胞など	酪酸	Gi/o
Olfr78	血管，腸内分泌細胞など	プロピオン酸＞酢酸	Gs

の亢進に寄与することが示されている[8]．これら腸内細菌代謝物の生体調節作用はいまだ不明瞭な部分が数多く残されている．今後，外的な腸内細菌脂肪酸代謝物の投与による活性評価ではなく，本来の生体内で食事脂質より代謝されてでき上がる腸内細菌代謝物の生理的意義を明らかにする必要がある．このことにより，食事脂質に基づく，宿主—腸内細菌共生メカニズムの解明が大いに進展すると期待される（**図2**）．

食事脂質由来脂肪酸やその腸内細菌代謝物による即時性の生体生理機能について，その分子作用メカニズムを明らかにするうえで注目されているのが，Gタンパク質共役型受容体（GPCRs）である遊離脂肪酸受容体である．この脂肪酸受容体のうち，GPR40とGPR120は，多価不飽和脂肪酸を含めた長鎖脂肪酸をリガンドとする[9]（**表**）．例えば，GPR40は，膵β細胞に非常に強く発現しており，グルコース誘導性インスリン分泌を強力に促進することからエネルギー代謝疾患に対する創薬標的としても注目されている．また，GLP-1やGIPなどのインクレチン分泌に寄与する腸内分泌細胞であるL細胞やK細胞にもGPR40の発現が確認されており，インクレチン分泌を介した間接的なインスリン分泌の制御にもかかわっていることが予想される．GPR120はGPR40と同様に長鎖脂肪酸により活性化され，そのリガンド親和性は類似する一方で，GPR40とのアミノ酸相同性はわずか10％程度であることからも，GPR120はGPR40とは異なる生体調節作用に寄与することが推察される．実際に，L細胞に発現するGPR120もGLP-1分泌に寄与するが，マクロファージや白色脂肪組織にも高発現することが知られている．従来，魚油に含まれるDHAやEPAの抗炎症作用はよく知られていたが，その分子メカニズムは明らかとされていなかった．しかし，近年，LPS刺激を受けた活性型マクロファージにおいて，ω3多価不飽和脂肪酸が，GPR120下流のβ-arrestin2を活性化することで，TAK1-TAB1複合体を介したNF-κB経路・JNK経路依存的なTNF-α依存的炎症シグナルを抑制することが見出されている．また，マウス・ヒトの両方において，白色脂肪組織におけるGPR120の機能不全が脂肪細胞の分化と脂肪酸合成の減少を引き起こし，肝臓での脂質合成と取り込みの亢進に伴う肥満を誘発する結果，耐糖能低下や脂肪肝を引き起こすことも示されている[10]．食事脂質をもとに腸内環境において変動する各種代謝脂肪酸が，これら長鎖脂肪酸受容体を介し，異なった親和性によりその活性レベルを制御することにより，腸管を起点としたさまざまな生理機能が発揮されることが予想される．したがって，今後の脂肪酸代謝物による，これらの脂肪酸受容体を介した，包括的エネルギー代謝・免疫機能制御機構の解明が期待される．

2）短鎖脂肪酸

腸内細菌の主要代謝物として，宿主の消化酵素で消化できないような，水溶性食物繊維や難消化性デンプン（レジスタントスターチ）に代表される難消化性多糖の腸内微生物発酵により生じる短鎖脂肪酸もまた重要である．短鎖脂肪酸は炭素数が2〜6の脂肪酸の総称である．腸内細菌によって主に酢酸，プロピオン酸および酪酸が産生され，ヒト大腸管腔におけるこれら代謝物の総濃度は約100 mMにも達する．従来，短鎖脂肪酸は宿主細胞（特に大腸上皮）のエネルギー源として利用されると考えられてきたが，近年では，酢酸による腸管バリア機能の増強や出血性大腸菌O157に対する感染防御作用，プロピオン酸によるアレルギー

性気道炎の改善，さらに酪酸によるヒストン脱アセチル化酵素（HDAC）阻害作用を介したエピジェネティックな制御性T（Treg）細胞分化誘導作用などの生理作用が明らかにされている．Treg細胞は炎症やアレルギーの抑制に重要であるが，酪酸はTreg細胞を誘導することで，実験的大腸炎モデルにおいて抗炎症作用を示す．酪酸は主に *Clostridium* cluster IVおよびXIVaによって産生されるが，炎症性腸疾患であるクローン病患者の腸内ではこれらの酪酸産生菌が著しく減少している．

短鎖脂肪酸の受容体としてGPR41，GPR43，GPR109aおよびOlfr78が同定されている（**表**）．それぞれの受容体によって，発現組織や短鎖脂肪酸に対するその親和性が異なることから，生体生理機能も多種多様である．特に，GPR41とGPR43は循環血中における短鎖脂肪酸濃度においても十分に活性化されることから，腸管におけるGLP-1のようなインクレチン分泌作用のほか，腸管を起点として末梢臓器への遠隔作用も多数報告されている．例えば，交感神経節に発現したGPR41が腸内細菌依存的に心拍数や熱産生などの交感神経系の機能に影響を及ぼし，エネルギー消費の亢進を介した生体内のエネルギー代謝恒常性維持に寄与する[11]．一方，白色脂肪組織に発現するGPR43が脂肪細胞特異的にインスリンシグナルを制御し，糖や脂肪酸の脂肪細胞への取り込みを抑制することで，脂肪細胞の肥大化（肥満）を防ぐ[12]．また，嗅覚受容体として同定されたOlfr78は，レニン分泌を促進することで血圧調節に関与することが報告されている．加えて，ナイアシン受容体として知られていたGPR109aは，酪酸の受容体として機能し，マクロファージや樹状細胞からのIL-6の発現を抑制し，IL-10やレチノイン酸の産生を促進する．さらに上皮細胞のGpr109aの活性化はIL-18の産生を促す．Gpr109a欠損マウスでは炎症の悪化と上皮バリアの低下により，結腸における炎症性発がんが悪化する．以上のように，腸内細菌の主要な代謝物である短鎖脂肪酸は，直接的な作用，エピゲノム修飾あるいはGPCRsを介し宿主生体恒常性に寄与することが明らかとされており，われわれの生体調節に非常に重要な役割を果たしていると予想される．

おわりに

腸内細菌叢の変化が，菌体自身やその代謝物を介して宿主の生体恒常性に密接に関与することが明らかとなったことで，腸内細菌叢の変化や代謝物産生に大きな影響を与える「食」の重要性が再認識されている．特に食事脂質由来，腸内細菌代謝脂肪酸の新たな発見がなされ，脂質研究・リポクオリティの観点からも，ますます，この分野に対する注目は高まっている．古くから知られている医食同源の概念のように，腸内細菌が宿主にとって有益な代謝を促進させるための食事の質と腸内環境を維持することが重要である．特に代謝物研究においては，代謝物そのものの利用，代謝物の基質を与える方法，あるいはプレバイオティクスのような腸内細菌叢を変化させることにより代謝物を生体内で効率よく産生させる方法などが模索されており，新たな創薬・機能性食品素材への応用が期待される．

文献

1）Caesar R, et al：Cell Metab, 22：658-668, 2015
2）Li H, et al：Sci Rep, 7：826, 2017
3）Kishino S, et al：Proc Natl Acad Sci U S A, 110：17808-17813, 2013
4）Miyamoto J, et al：J Biol Chem, 290：2902-2918, 2015
5）Goto T, et al：Biochem Biophys Res Commun, 459：597-603, 2015
6）Kim M, et al：FASEB J, 31：5036-5048, 2017
7）Furumoto H, et al：Toxicol Appl Pharmacol, 296：1-9, 2016
8）Ohue-Kitano R, et al：FASEB J, 32：304-318, 2018
9）Miyamoto J, et al：Int J Mol Sci, 17：450, 2016
10）Ichimura A, et al：Nature, 483：350-354, 2012
11）Kimura I, et al：Proc Natl Acad Sci U S A, 108：8030-8035, 2011
12）Kimura I, et al：Nat Commun, 4：1829, 2013

＜筆頭著者プロフィール＞
木村郁夫：2001年京都大学薬学部卒業，'06年京都大学大学院薬学研究科博士課程修了，'06〜'08年千葉科学大学薬学部助手・助教，'08〜'13年京都大学大学院薬学研究科助教，その間，'11〜'12年米国カリフォルニア大学サンディエゴ校医学部客員研究員，'13年より東京農工大学大学院農学研究院応用生命化学専攻テニュアトラック特任准教授．http://web.tuat.ac.jp/~kimura/

7. 中鎖脂肪酸による疾患の制御

原 康洋，平野賢一

脂質の構造的多様性のなかでも炭素鎖長の違いは，脂質に対し代謝的性質および生理機能の明確な違いをもたらしている．炭素鎖長8〜10の中鎖脂肪酸は炭素鎖長14以上の長鎖脂肪酸に比較して消化，吸収が簡便であり，また肝臓において効率的にβ酸化，ケトン体への変換が起こるという特性をもつ．本稿ではこれらの特性を生かした中鎖脂肪酸の疾患治療への利用の現状を紹介するとともに，中鎖脂肪酸を新規難病である中性脂肪蓄積心筋血管症の治療薬として開発しているわれわれの活動についても述べる．

はじめに

　脂質を構成するすべての脂肪酸は炭素鎖長によって，短鎖，中鎖，長鎖脂肪酸に分類される．一般的な定義として炭素数が7個以下を短鎖脂肪酸，8〜12個を中鎖脂肪酸[※1]（medium chain fatty acid：MCFA），14個以上を長鎖脂肪酸（long chain fatty acid：LCFA）と称する（**図1**）．ただし本稿では炭素数12のラウリン酸に関しては消化吸収経路がLCFAに類似していることから，ラウリン酸を除いた炭素数8のカプリル酸，炭素数10のカプリン酸をMCFAとして扱う．

> **［略語］**
> **LCFA**：long chain fatty acid（長鎖脂肪酸）
> **LCT**：long chain triglyceride
> 　（長鎖トリグリセリド）
> **MCFA**：medium chain fatty acid（中鎖脂肪酸）
> **MCT**：medium chain triglyceride
> 　（中鎖トリグリセリド）
> **TGCV**：triglyceride deposit cardiomyovasculopathy（中性脂肪蓄積心筋血管症）

また短鎖脂肪酸からなる脂肪は自然界には存在しない．

　MCFAは自然界の脂質に内因性として存在する脂肪酸であり，特にココナッツ油，パーム核油，哺乳類母乳などに総脂肪酸の約1〜10％として存在する（**表**）．ココナッツ油ではカプリル酸とカプリン酸が合わせて10％以上を占めており，最もMCFAに富む食品である．人乳にも約2％と少量ながら含有され，バター，チーズなどの乳製品と合わせ，多くの人が成人までに摂取する機会をもつといえる．しかしながら大豆油，菜種油など一般的食用油および食肉由来脂は，ほぼ炭素数16以上のLCFAからなりMCFAは含まれていないため，日常の食事から摂取する量は限られる．

　MCFA研究の歴史は古く，すでに1960年にHashimらは高純度の中鎖脂肪酸トリグリセリド（medium

> **※1　中鎖脂肪酸**
> 炭素数8〜12個の飽和脂肪酸．中鎖脂肪酸からなる脂肪分は自然界にはココナッツ，パーム核，母乳など限られた食物にしか存在しない．中鎖脂肪は消化，吸収が早く，肝臓で迅速にβ酸化，ケトン体への変換を受ける．

Medium chain fatty acid: a new frontier for disease therapies
Yasuhiro Hara/Ken-Ichi Hirano：Laboratory of Cardiovascular Disease, Novel, Non-invasive, and Nutritional Therapeutics（CNT）, Graduate School of Medicine, Osaka University（大阪大学大学院医学系研究科CNT研究室）

分類	脂肪酸	炭素鎖数	二重結合数	含んでいる主な食物	
短鎖脂肪酸	酢酸	2	0		
	酪酸	4	0		
	カプロン酸	6	0		
中鎖脂肪酸	カプリル酸	8	0	ココナッツ, パーム核	飽和脂肪酸
	カプリン酸	10	0	ココナッツ, パーム核	
	ラウリン酸	12	0	ココナッツ, パーム核	
長鎖脂肪酸	ミリスチン酸	14	0	ココナッツ, パーム核	
	パルミチン酸	16	0	牛脂, 豚脂	
	ステアリン酸	18	0	牛脂, 豚脂	
	オレイン酸	18	1	オリーブ	不飽和脂肪酸
	リノール酸	18	2	大豆, コーン, 菜種	
	αリノレン酸	18	3	亜麻仁	
	γリノレン酸	18	3	ボラージ草, 月見草	
	アラキドン酸	20	4	牛脂, 豚脂	

図1 脂肪酸の炭素鎖長による分類
自然界に存在する食物中の脂肪を構成する主な脂肪酸を炭素鎖長によって分類した（ただし，短鎖脂肪酸は脂肪とはならない）．炭素数12のラウリン酸は中鎖脂肪酸と長鎖脂肪酸の中間の性質をもつと考えられ，中鎖脂肪酸に含めないこともある．

表 代表的な食物の中鎖脂肪酸含有率（%）

	C4:0	C6:0	C8:0	C10:0	C12:0	C14:0	C16:0	C18:0	C18:1	C18:2	C18:3
ココナッツ油			5.8	6.5	51.2	17.6	8.5	2.7	6.5	1.2	
パーム核油			2.2	2.8	49.1	15.1	8.0	2.4	18.4	2.0	2.0
バター	2.3	1.6	1.5	2.2	2.5	8.2	25.8	9.1	32.2	4.9	7.9
大豆							10.3	3.8	24.3	52.7	10.8
菜種							4.0	1.7	58.6	21.8	
牛乳	3.1	1.0	1.2	2.6	2.2	10.5	26.3	13.2	32.2	1.6	
人乳	0.4	0.1	0.3	1.7	5.8	8 6	22.6	7.7	36.4	8.3	0.4

代表的な食物中の総脂肪酸におけるそれぞれの炭素鎖長の脂肪酸の占める割合を示した．左から順に酪酸，カプロン酸，カプリル酸，カプリン酸，ラウリン酸，ミリスチン酸，パルミチン酸，ステアリン酸，オレイン酸，リノール酸，αリノレン酸を表す．大東カカオ・青山敏明氏より提供．

chain triglyceride：MCT）を摂食させて血中コレステロールへの影響を調べた first-in-human の臨床研究を発表している[1]．これ以降，精力的に研究が進められ，早くも1967年にはGreenbergerらによるMCFAの基本的な代謝機序をまとめた優れた総説が発表されている[2]．

MCFAの栄養素としての特性は，容易な消化，吸収および直接肝臓に移行して効率よくエネルギーに変わることであり，それに付随した代謝的効果として体脂肪の蓄積の抑制が知られる．それらの特性を利用し，近年では栄養補助食品としてさまざまな形で販売されている．本稿では，MCFAを単なる栄養補助ではなく各種疾患を制御する分子として捉え，その生理的特性を中心に述べるとともにMCFAを医薬品として開発せんとするわれわれの試みについて紹介したい．

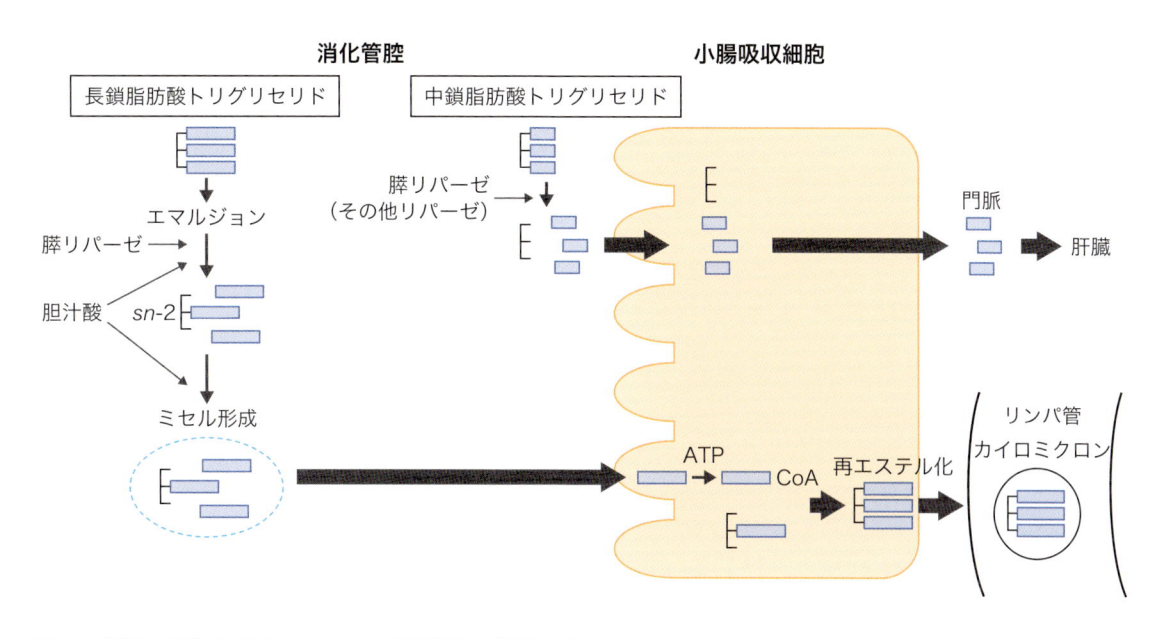

図2　煩雑な過程を必要としない中鎖脂肪酸の消化吸収
長鎖脂肪酸トリグリセリドは胆汁酸とともに膵リパーゼによって*sn*-2モノグリセリドまで加水分解され，ミセルを形成し小腸に吸収された後，再エステル化されカイロミクロンに取り込まれる．一方，中鎖脂肪酸トリグリセリドは多くのリパーゼでグリセリンと脂肪酸まで加水分解を受け，小腸で吸収された後，門脈に入り肝臓へ移行する．

1 中鎖脂肪酸（MCFA）の基本的な代謝特性

　MCFAの特筆すべき性質は，人にとって好都合のエネルギー源となる代謝過程にある．脂肪酸はトリグリセリド（TG）型の脂肪として摂食されるが，中鎖トリグリセリド（medium chain triglyceride：MCT）は，長鎖トリグリセリド（long chain triglyceride：LCT）と異なり，消化過程において容易に可溶化される．また，LCTが膵液リパーゼによって*sn*-2グリセリドまでしか加水分解されないのに対し，MCTのほとんどが膵液リパーゼだけでなく胃リパーゼによっても脂肪酸とグリセロールまで加水分解される．消化後のMCFAはその鎖長の短さからミセルを形成する必要なく小腸上皮細胞に吸収されることが可能である[2) 3)]．吸収されたMCFAは，LCFAがATP依存のアシル化を経由し再びTGとなってカイロミクロンとしてリンパ管へ移行するのに対し，脂肪酸の形で直接門脈に入り肝臓へと運ばれる（**図2**）[4) 5)]．肝臓に入ったMCFAはミトコンドリアへの移行にカルニチンを必要としないため，LCFAに比べ迅速にβ酸化が行われ効率よくエネルギー

となることができる[6)]．以上の性質は，消化器官における煩雑な消化，吸収過程およびエネルギー産生の各ステップをことごとく簡略化できるということであり，MCFAをエネルギー源としての観点から見た場合は人間にとって都合のよい脂肪酸であるといえる．

　MCFAは肝臓において効率よくケトン体に変換され，その効率はLCFAの数倍以上である[7)]．したがってMCFAは吸収後，迅速に肝臓でエネルギーとして代謝されるか，ケトン体に変換された後，各臓器においてエネルギー源として使われるかのどちらかであり，余剰の脂肪として体内に蓄積されない効率のよいエネルギー源とされる．

　それでは吸収されたMCFAのすべてが直接肝臓に行くのであろうか．われわれはイヌにカプリン酸のMCT型であるトリカプリンを経口投与し，血中カプリン酸の経時的な測定を行った．その結果，投与後1時間で血中にエステル型および遊離脂肪酸型のカプリン酸が検出され，約4時間後にピークを迎えることが確認できた[8)]．これは摂取されたMCFAのある程度のポピュレーションが小腸あるいは他の消化器官に迅速に吸収された後，細胞内で再エステル化されカイロミクロン

に取り込まれる，あるいは遊離脂肪酸として血中に入る，という形でMCFAそのものとして全身の臓器の細胞に供給されうることを示唆している．実際，MCTがリンパ系から検出されるという報告も少なからずあることを補足したい[9]．

2 母なる恵みのMCFA

前述したように人乳にはMCFAが含まれる．それでは人乳中のMCFAはどこから来るのであろうか．Thompsonらは人乳から単離した乳腺細胞に放射性同位体を取り込ませ，新規合成される脂肪酸の80％以上が炭素数14以下の飽和脂肪酸であることを示した[10]．またMohammadらは授乳期の女性に安定同位体標識したグルコースを投与し，人乳中に存在する新規合成された脂肪酸が炭素数14以下，特に炭素数10, 12, 14であり，新生されたLCFAがわずかしか存在しないことを報告している[11]．結果的に分泌される人乳の脂肪酸成分は，食事由来あるいは内在性に合成，蓄積されたプール由来のLCFAがほとんどを占めるものの，乳腺細胞は積極的に乳内にMCFAを添加していることになる．実際，哺乳動物の乳腺が炭素数16以上のLCFAの合成を阻害する酵素チオエステラーゼⅡをもっていることは古くより知られており，特にラット，マウスなどの非反芻動物の乳腺ではチオエステラーゼⅡの活性が高く，MCFAの合成が優位である[10] [12]．また，ウシなどの反芻動物の乳腺ではチオエステラーゼⅡとは別の機構でLCFAの合成を抑えると考えられている[13]．すなわち多くの哺乳動物には本質的に自ら合成したMCFAを乳中に添加しようとする機構が備わっており，MCFAは文字通り母なる恵みの脂肪酸といえる．

MCFAであるカプリル酸（caprylic acid），カプリン酸（capric acid）の名は，ヤギを意味するcapriに由来する．ウシ乳では全脂肪酸の4％にすぎないカプリル酸，カプリン酸がヤギ乳では実に13％を占める[14]．豊富なMCFAが，古来薬用として広く用いられてきたヤギ乳の効能の一端を担っているのではないだろうか．以下の項では，MCFAを積極的に疾患治療に用いる試みについて紹介する．

3 MCFAを用いた各種疾患の制御

1）MCFAを用いたケトン体ダイエットによる疾患治療

MCFAによる疾患治療の多くはその効率的なケトン体への変換を活用したものである．これはケトン体がさまざまな疾患に対し治療効果をもつこと，また脳血液関門を通過しグルコースに代わる栄養源として脳に用いられることを応用したケトン体ダイエット[※2]の一種といえる．脂肪を過剰に摂取する古典的なケトン体ダイエットに対し，摂取脂肪の40〜55％をMCTに置き換えることによって全体の脂肪量を減らし患者の負担を軽減し，また効率よくケトン体を供給するのがMCT食である．現在，種々のケトン体ダイエットのなかでもMCT食が主流になりつつある．以下，MCTによる厳密なケトン体ダイエットを用いた疾患の治療について述べる．

ⅰ）てんかん治療への応用

抗てんかん薬が奏効しない難治性てんかんに対してはMCTを利用したケトン食が有効な治療法として知られる[15]．しかしながらケトン体がてんかん発作を抑える作用機序にはいまだ不明な点が多く，血中ケトン体濃度と発作抑制に相関性がないという報告もある[15]．MCFAが単にケトン体の供給源になるだけでなくMCFAそれ自身が発作を抑える活性をもつ可能性も示唆されており，例えばChangらはラット海馬スライスを用いてカプリン酸が興奮性ニューロン受容体を直接に阻害することを示している[16]．また，カプリン酸が効率よく脳血液関門を通過することもすでに報告されている[17]．てんかん制御に対するMCFAの直接的な作用に関しては今後さらに研究が進むと思われる．

ⅱ）認知症に対する応用

アルツハイマー病および老年性の認知症全般においては脳細胞のグルコース代謝が低下しており，ケトン体をグルコースに代わるエネルギー源として用いることで脳機能が回復することが知られる．これら認知症に対し，MCT投与によりケトン体を供給する治療法の

> **※2　ケトン体ダイエット**
> 高脂肪，低炭水化物食を摂取することにより，肝臓における脂肪酸からのケトン体の高産生を誘導する食事療法．古典的には脂質：糖質＋タンパク質の重量比を3：1〜4：1に設定する方法が行われている．

TG 沈着型動脈硬化（TGCV）　　　コレステロール沈着型動脈硬化

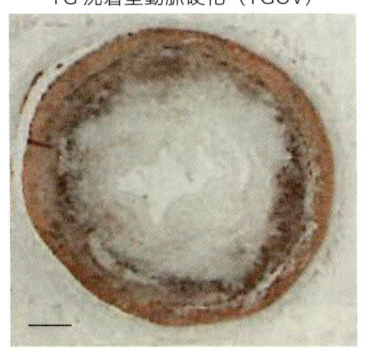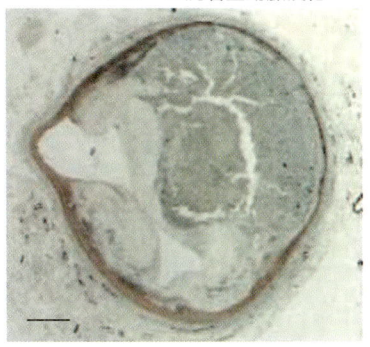

図3　TGCV症例における動脈硬化の病理像

TGCVにおける冠動脈の脂肪染色像を示した．TGCV型の動脈硬化では内皮細胞・内膜・中膜・外膜の全層にTGが沈着する求心性びまん性狭窄を呈する（左）．通常のコレステロール沈着型動脈硬化では内膜のマクロファージが泡沫化し偏心性・局所的狭窄を呈する（右）．

開発が近年活発に報告され，認知機能の改善効果が期待されている[18]．

iii）がん治療に対する応用

多くのがん細胞では解糖系が優位であり，そのため正常細胞の数倍以上という大量のグルコースを必要としている．その性質を利用しMCT食を用いてグルコース飢餓を誘導するケトン療法ががん治療目的で研究されている[19)20)]．

2）MCFAによる先天性代謝異常疾患の治療

先天性代謝異常疾患のなかでも長鎖脂肪酸のβ酸化に関する酵素の欠損症に対しては，エネルギー飢餓による低血糖と筋障害防止の治療を迅速に行う必要がある．わが国においては，乳児に対する処置としてMCTミルク「必須脂肪酸強化MCTフォーミュラ（明治）」の哺乳が一般的な方法となっている．また細胞内へのグルコース取り込み不全で難治性てんかんをきたすglucose transporter–1欠損症に対しても乳児期よりMCTミルク，MCTオイルの補給が用いられている．

3）MCFAを用いた栄養補給

消化器官における栄養吸収阻害を生じる疾患に対してもMCTの投与が有効である．原因として膵酵素の欠乏，腸管内への胆汁酸分泌の欠乏，小腸吸収粘膜の損傷，リンパ管の異常などがあげられる．消化，吸収におけるMCFAの特性は，これら栄養吸収阻害に対する栄養補給法として有効となる．さらに胃などの手術後栄養吸収低下に対してもMCT入りの栄養食が回復

のために用いられている．また，MCFAの効率のよい吸収とエネルギー変換を利用し，MCTミルクとして未熟児へ，MCTオイルとして高齢者への栄養補給のための投与も試みられている．

MCFA利用の注意点として，ケトアシドーシス状態にある糖尿病患者に対しては禁忌である．また重度肝機能障害をもつ場合にも用いることは控えるべきである．市場にはさまざまな質，量のMCTを含む食品が流通しており，疾病をもつ患者が食事療法として使用する場合は医師，管理栄養士などの指導を受ける必要がある．

4 MCFAによる中性脂肪蓄積心筋血管症の治療

1）中性脂肪蓄積心筋血管症とは

中性脂肪蓄積心筋血管症（triglyceride deposit cardiomyovasculopathy：TGCV）[※3]はわれわれが見出した新規疾患概念であり，心筋細胞と血管平滑筋細胞への高度なTGの沈着による心機能低下と動脈硬化

> **※3　中性脂肪蓄積心筋血管症（triglyceride deposit cardiomyovasculopathy）**
>
> わが国の心臓移植待機症例から見出された新規難病．心筋と冠動脈へのトリグリセリド蓄積を特徴とする．細胞内リパーゼであるadipose triglyceride lipaseが遺伝的に変異している原発性と変異のない特発性とに分類される．

を特徴とする[21)〜23)].

発端者は重症心不全のため心臓移植待機をしていた40歳の患者で，細胞内TGリパーゼであるadipose triglyceride lipase（ATGL）遺伝子欠損のホモ接合体であった．本患者の摘出心の冠動脈を検討すると，通常の動脈硬化では血管内膜にコレステロールが沈着し泡沫化するのに対し，本症では内皮細胞，内膜，中膜，外膜の全層に泡沫化細胞が存在する特徴的な求心性動脈硬化巣を示した（図3）．さらに本症における泡沫化細胞の主な細胞成分はTGを蓄積した血管平滑筋細胞，内皮細胞であることが明らかとなった．

遺伝的ATGL欠損症である原発性（primary）TGCVは，世界的に見ても40数例しか同定されていない極希少疾患である．しかしながらわれわれが行った剖検心の解析[24)]等からATGL変異をもたないTGCV症例が見出され，それらを特発性（idiopathic）TGCVとして分類している（TGCV診断の手引きhttp://www.cnt-osaka.com/）．特発性TGCV症例の多くで，多核白血球のATGL活性が著減していることが明らかとなっている[25)].

原発性・特発性，いずれのTGCVも組織中のTG蓄積量に血清TG値・BMIとの相関がみられず，既存の治療法に抵抗性を示す難治性の重症心不全，冠動脈疾患を呈し，その発症機構の解明と診断法・治療法の開発が急務である．

2）MCFAを用いたTGCV治療法の開発

TGCVでは，心臓の主要エネルギー源であるLCFAが代謝されずTGとして細胞内に蓄積する．上述のごとくMCFAはLCFAとは代謝経路が異なるため，MCFAの投与はTGCVに対する治療法として期待される．われわれは，特定のMCFA成分を高純度精製しカプセル化した治験薬CNT-01を大阪大学医学部附属病院薬剤部においてアカデミア開発した．すでにCNT-01を用いた健常人対象の第I相試験，特発性TGCVを対象とする第I／IIa相の医師主導治験を終了し，次相の準備をしている．

おわりに

MCFAは効率よく肝臓に取り込まれ代謝されることからエネルギー源として，ケトン体の供給源として各

種疾患治療に用いられてきた．さらにMCFA自体が各種組織に到達し，生理活性をもちうることも明らかになりつつある．疾患制御，治療におけるMCFAの役割は今後，増していくものと考えられ，本分野の研究の進展が期待される．

文献

1）Hashim SA, et al：Lancet, 1：1105-1108, 1960
2）Greenberger NJ & Skillman TG：N Engl J Med, 280：1045-1058, 1969
3）Bach AC & Babayan VK：Am J Clin Nutr, 36：950-962, 1982
4）Bach AC, et al：J Lipid Res, 37：708-726, 1996
5）Bloom B, et al：Am J Physiol, 166：451-455, 1951
6）Metges CC & Wolfram G：J Nutr, 121：31-36, 1991
7）Seaton TB, et al：Am J Clin Nutr, 44：630-634, 1986
8）Shrestha R, et al：Anal Sci, 33：1297-1303, 2017
9）Swift LL, et al：Am J Clin Nutr, 52：834-836, 1990
10）Thompson BJ & Smith S：Pediatr Res, 19：139-143, 1985
11）Mohammad MA, et al：Am J Physiol Endocrinol Metab, 306：E838-E847, 2014
12）Heesom KJ, et al：Biochem J, 281（Pt 1）：273-278, 1992
13）Grunnet I & Knudsen J：Eur J Biochem, 95：503-507, 1979
14）Haenlein GFW：Int J Anim Sci, 8：85, 1993
15）Augustin K, et al：Lancet Neurol, 17：84-93, 2018
16）Chang P, et al：Brain, 139（Pt 2）：431-443, 2016
17）Oldendorf WH：Am J Physiol, 224：1450-1453, 1973
18）Rebello CJ, et al：BBA Clin, 3：123-125, 2015
19）Nebeling LC & Lerner E：J Am Diet Assoc, 95：693-697, 1995
20）Schwartz K, et al：Cancer Metab, 3：3, 2015
21）Hirano K, et al：N Engl J Med, 359：2396-2398, 2008
22）Hirano K：J Atheroscler Thromb, 16：702-705, 2009
23）Hirano K, et al：Biochem Biophys Res Commun, 443：574-579, 2014
24）Ikeda Y, et al：Pathol Int, 64：325-335, 2014
25）Takagi A, et al：Biochem Biophys Res Commun, 495：646-651, 2018

＜著者プロフィール＞

原　康洋：東北大学大学院農学研究科農芸化学専攻修士課程修了．筑波大学大学院生命環境科学研究科生物機能科学専攻博士課程修了．農学博士．医薬基盤・健康・栄養研究所プロテオームリサーチプロジェクトを経て現職．疾患プロテオミクスと分子生物学を用いてTGCVなど脂質代謝疾患の発症機構解明，治療法開発に取り組んでいる．

平野賢一：中性脂肪蓄積心筋血管症の発見者．一般社団法人中性脂肪学会（Triglyceride Biology and Medicine：TGBM）代表理事．

8. リポクオリティを基軸とした T細胞分化システムの新展開

遠藤裕介，中山俊憲

食習慣，生活習慣の変化に伴い世界規模で"肥満"患者が増加している．内臓脂肪蓄積を伴う肥満症は生活習慣病と密接にかかわっており，今後の医療問題の根本とも考えられる．肥満関連疾患というと糖尿病や動脈硬化症が注目されがちであるが，自己免疫疾患，喘息，がんといった免疫細胞とかかわりの深い疾患の発症リスクが高まることが明らかになってきている．本稿では，リポクオリティによるT細胞の機能制御について概説するとともに，今回われわれが発見した細胞内脂質によるRORγtの活性化・Th17細胞分化の新たな分子メカニズムについて解説する．

はじめに

　肥満，特に内臓脂肪蓄積を伴う肥満症は，糖尿病，脂質異常症，高血圧などのいわゆる生活習慣病と密接にかかわっており，今後の医療問題の根本とも考えられる．これらの生活習慣病を合併した状態，つまり内臓肥満に起因するさまざまな代謝異常の集積はメタボリックシンドロームとよばれ，動脈硬化や心筋梗塞な

[略語]
ACC1：acetyl–CoA carboxylase 1
　（アセチルCoAカルボキシラーゼ1）
CTL：cytotoxic T lymphocyte
　（細胞傷害性T細胞）
RORγt：RAR (retinoic acid receptor)–related
　orphan receptor γt（レチノイン酸受容体関連
　オーファン受容体γt）

どの心血管系疾患のリスクファクターとして規定されている．日本では，肥満症（健康障害を伴う肥満）の診断基準が2001年に，内蔵脂肪の蓄積を基盤としてさまざまな代謝異常をもたらすメタボリックシンドロームの診断基準が2005年に策定されている．内臓脂肪蓄積を伴う肥満症の特徴として，脂肪組織で慢性炎症が生じており，糖尿病や動脈硬化症などの心血管系疾患の一因となっている．ここ数年の研究から，免疫システムと代謝システムを担う細胞の相互作用により肥満関連疾患の病態が増悪化することが明らかになりつつある[1]．本稿ではわれわれの研究を中心に，代謝と免疫のクロストークについて，肥満関連疾患およびT細胞を中心に概説する．

Control of T cell differentiation by lipoquality—entering a new era of immunometabolism
Yusuke Endo[1][2] /Toshinori Nakayama[3]：Laboratory of Medical Omics Research, Kazusa DNA Research Institute[1] / Department of Omics Medicine, Graduate School of Medicine, Chiba University[2] /Department of Immunology, Graduate School of Medicine, Chiba University[3]（かずさDNA研究所先端研究開発部オミックス医科学研究室[1] /千葉大学大学院医学研究院オミクス治療学[2] /千葉大学大学院医学研究院免疫発生学教室[3]）

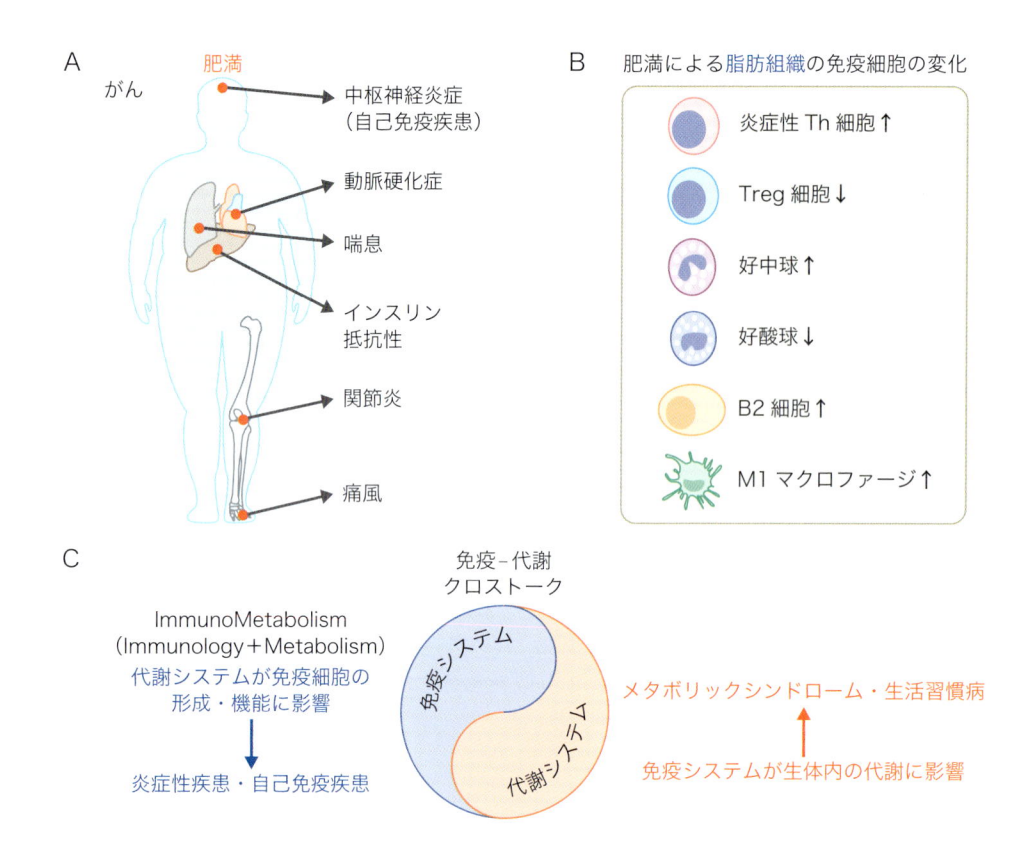

図1　肥満による生体内免疫システムの変化

A）肥満によって発症リスクの高まる疾患．従来から認められているような動脈硬化症や糖尿病だけでなく，免疫細胞の炎症が深く関与する，神経系の自己免疫疾患や関節炎および喘息などの発症リスクが上昇する．B）肥満による脂肪組織の免疫細胞の変化．炎症作用の高いM1マクロファージ，好中球，炎症性Th細胞が増加するのに対して，炎症抑制作用をもつTreg細胞は減少する．C）生体内代謝システムと免疫システムのクロストーク．

1 肥満によって誘導される免疫細胞の変化

脂肪細胞が産生する，生理活性をもつ液性因子は，免疫細胞が産生するサイトカインになぞらえアディポカインとよばれているが，そのなかには肥満関連疾患を促進する方向に働くTNFαやHB-EGF，予防的に働くレプチンやアディポネクチンなどが含まれる．内臓脂肪型肥満では，アディポカインの分泌異常が生じており，IL-6やTNFαなどの炎症性サイトカインの増加に加え，脂肪組織に多くのリンパ球系細胞，ミエロイド系細胞が浸潤してくる[2]．肥満環境下では，このように炎症性Th細胞，好中球，炎症性マクロファージなどの免疫細胞が増加するのはもちろんであるが，機能的にも変化することが報告されている（**図1**）．その

最たる例として，マクロファージの機能変化があげられる．通常状態では，脂肪組織にはIL-10やIL-1RAといった抗炎症性サイトカインを産生するM2マクロファージが多く局在しており，恒常性を保っていることが知られているが，肥満環境下ではIL-6やIL-1βなどの炎症性サイトカインを産生するM1マクロファージの数が著しく増加している[2]．一方，M1マクロファージや炎症性Th細胞の増加とは逆に炎症抑制性の機能をもつ制御性T細胞（Treg）は減少していることが明らかとなっている．このように肥満による生体内代謝システムの変化が免疫システムへと影響し，制御を失った免疫システムにより慢性炎症状態がつくり出され，自己免疫疾患をはじめとした肥満関連疾患のリスクが上昇するのだと考えられる．

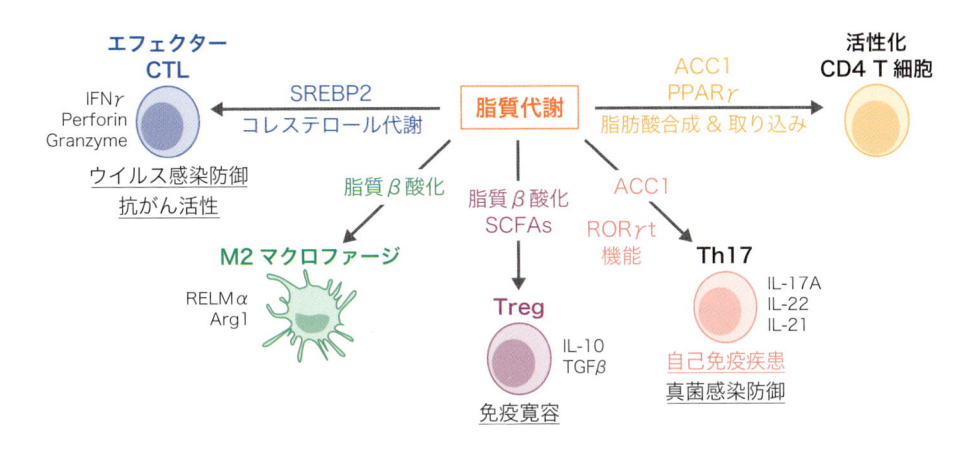

図2 脂質代謝による免疫細胞の機能制御

2 T細胞分化における細胞内代謝の役割

1 で記述したように，免疫システムは生体内の代謝変化の影響を強く受けるが，なかでもT細胞は最も代謝の影響を強く受ける免疫細胞の1つである．実際に，われわれの知見を含めいくつかの臓器で生体内代謝変化によるT細胞機能変化が報告されている[3][4]．また最新の知見により，皮膚に局在している組織常在型記憶T細胞（T_{RM}）が脂質を利用して長期間生存していることが示されている[5]．このように，T細胞は組織環境の代謝物によりその性質が大きく変化することが知られている一方で，細胞内の代謝状態を劇的に変化させることで，自身の細胞機能を能動的に誘導することが明らかとなっている．事実，抗原刺激を受けていないナイーブT細胞は，生体内においてもほとんど増殖せず，細胞内代謝も脂肪酸のβ酸化およびTCAサイクルを主に使用し，細胞の生存や恒常性維持を第一目的としている．一方，抗原刺激を受けたT細胞は，細胞成長に伴い，急速な増殖，さらにはエフェクター機能の獲得など細胞としての質が大きく変化する．この劇的な変化を起こすために，細胞内代謝自体も解糖系を中心とした経路に切り替わる（メタボリックリプログラミング）[6]．活性化T細胞における細胞内代謝様式の特徴として，好気的な条件にもかかわらず解糖系が活性化していることがあげられる（ワールブルグ効果）．この代謝様式は，がん細胞における代謝様式と酷似していることが明らかとなっており，免疫学，代謝生理学の観点からも非常に興味深い現象である[7]．活性化

T細胞やがん細胞が解糖系を主要代謝経路として用いるメリットは大きく分けて2つあると考えられている．① ATPなどの細胞内エネルギー通貨をつくる速度の上昇，②中間代謝物の合成の2点である．特に2つ目について，抗原刺激を受けた活性化T細胞は急激に細胞のサイズが大きくなり，分裂を起こす．この応答を迅速に誘導するためには，脂質合成，タンパク質合成，核酸合成を中心とした同化経路の活性化が必要とされる．同化経路は小さな部品から分子を構成する代謝過程であり，これらの反応にはエネルギーとともに小さな代謝物が必要である．この同化経路の反応のために中間代謝物が用いられる[8][9]．

次に，活性化T細胞の代謝経路の分子メカニズムについて述べたい．解糖系およびグルタミン代謝に重要な酵素群を制御する転写因子としてc-Mycがあげられる．T細胞特異的にc-Mycを欠損させた細胞では，解糖系，グルタミン代謝に必要な酵素群の発現上昇が誘導されない[10]．それに伴い，抗原刺激特異的な細胞成長，細胞増殖も起こらない．

解糖系だけでなく脂質合成の役割についても研究がなされている．脂質合成は大別して，脂肪酸合成とステロール/イソプレノイド合成の2つに分類される．がん細胞研究でこれら2つの経路に必須の酵素群を誘導する転写因子としてSREBP1/2が同定されている[11]．Bensingerらは，SREBP1/2の成熟に必要な因子Scap欠損マウスを用いて，CD8 T細胞の活性化における脂質合成の役割を明らかにしている（**図2**）[12]．Scap欠損CD8 T細胞では，脂肪酸合成，ステロール合成に重

要な酵素の発現が誘導されず，増殖も起こらない．Scap欠損T細胞に外からコレステロールを添加することによって，これらの形質は回復することから，ステロール合成が特にCD8 T細胞の早期活性化に重要であると論じている．また，最近われわれは脂肪酸合成経路だけでなく環境からの脂肪酸の取り込みが活性化T細胞のメタボリックリプログラミングに必須であることを報告している（図2）．その細胞内メカニズムとして，mTORC1–SREBP1–ACC1による脂肪酸合成とmTORC1–PPARγによる脂肪酸取り込みが同時に起こり，どちらかを欠くことで十分な細胞増殖が誘導されず，両経路が遮断されると細胞はアポトーシスを起こす[13]．その他にも，Treg細胞やM2マクロファージなど抑制機能をもつ免疫細胞は，脂質合成の逆方向の反応にあたる脂質β酸化がその細胞分化に必須であることが報告されている[14][15]．このように免疫細胞は細胞種ごとに大きく脂質代謝を変化させ，それにより新たな機能を獲得していることがわかる．次項では最近われわれが発見したリポクオリティによる炎症性Th17細胞機能の制御について紹介したい．

3 脂肪酸代謝酵素ACC1による Th17細胞分化制御と肥満関連疾患

筆者らの研究により，肥満マウスのCD44陽性メモリー様CD4 T細胞はコントロールマウス由来の細胞と比較して，IL–17A産生の増加および脂肪酸合成酵素ACC1を高発現していることが明らかとなった[3]．また，Th17細胞の増加と一致して，多発性硬化症のマウスモデルである実験的自己免疫性脳脊髄炎（EAE：experimental autoimmune encephalomyelitis）の病態が肥満マウスで増悪化するということが示された．ACC1の選択的阻害剤であるTOFAの投与により，肥満誘導性のEAE病態，およびTh17細胞の中枢神経系への浸潤は抑制されることから，CD4 T細胞で発現上昇が認められたACC1が肥満病態において自己免疫疾患を増悪化させることが示唆された．ACC1のTh17細胞分化の役割について，TOFAおよびACC1欠損マウスを用いて解析を行ったところ，ACC1の阻害および欠損によりTh17細胞分化が著しく抑制されることが示された．以上の結果より，ACC1がCD4 T細胞内に

おいて，内因的にTh17細胞分化を誘導する作用をもつことが明らかとなった．ACC1の欠損によって，他のサブセットであるTh1，Th2，iTregに大きな変化は認められなかったことから，ACC1はTh17細胞に選択的に作用していることが推察された．ACC1によるTh17細胞分化の詳細な分子メカニズムについては次節で解説する．

マウスの実験結果だけでなく，肥満患者の末梢血中のCD4 T細胞の機能変化についても述べたい．健常人20人，および肥満患者20人（BMI＞30）を対象として，末梢血CD4 T細胞の機能およびACC1の発現について解析を行った．肥満マウスの実験結果と同様に，肥満患者由来のCD45RO陽性メモリー様CD4 T細胞は健常者由来の細胞と比較して，より多くのIL–17Aを産生すること，またACC1の発現上昇が認められた．非常に興味深いことに，肥満患者のCD45RO陽性メモリー様CD4 T細胞におけるACC1の発現レベルはIL–17A産生細胞の割合と強い相関関係にあることがわかった．これらの結果より，肥満環境において，ACC1はTh17細胞分化を増強し，自己免疫疾患を増悪化させるドライバー因子として作用することが明らかとなった．

4 リポクオリティによるRORγtの 活性化機構

RORγtはTh17細胞分化のマスター転写因子であり，転写レベルの制御としてIL–6–STAT3経路により誘導されることが知られている[16]．しかし，タンパク質レベルでの活性化制御機構にはいまだ不明な点が多い．2009年に，Dan Littmanらのグループは人工的に合成したdigoxigeninがRORγtのインバースアゴニスト（逆作動薬）※として作用し，Th17細胞分化の著しい抑制およびTh17誘導性のEAE病態の劇的な改善が起こることを報告している[17]．この結果はRORγt

> ※ **インバースアゴニスト（逆作動薬）**
> 受容体と結合し恒常的に活性を減弱させる物質．一般的なアゴニストは活性型受容体と結合することにより不活性型と活性型の平衡を活性型優位の方向にずらし，よりシグナルを増幅する．アンタゴニストは，アゴニストとの結合を妨げ，アゴニストによる受容体の活性化を妨げる．一方，インバースアゴニストは不活性型受容体への親和性が高く，平衡を不活性型受容体優位の方向へずらし，受容体シグナルを抑制する．

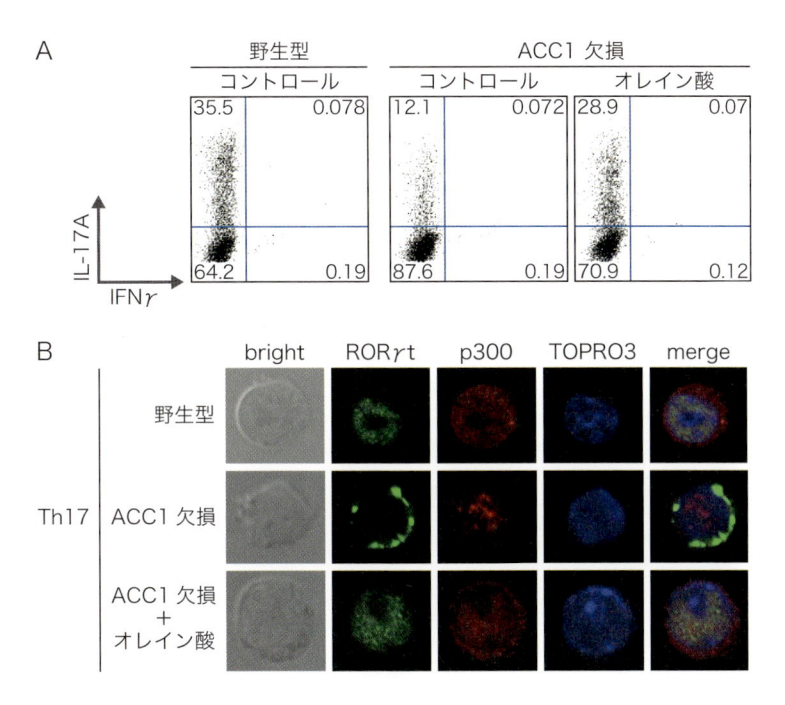

図3　オレイン酸添加によるACC1欠損Th17細胞の機能回復

A） 野生型Th17細胞と比較して，ACC1欠損Th17細胞はIL-17A産生細胞の低下が認められた．そこに一価の不飽和脂肪酸であるオレイン酸を添加することで，その産生能の回復が認められた．**B）** ACC1欠損Th17細胞にオレイン酸を添加し，RORγtの細胞内局在についての免疫染色解析．細胞内のRORγtの局在がACC1欠損Th17細胞では細胞質–核の縁に局在しているのに対して，オレイン酸を添加することで，野生型Th17細胞と同様に核の中心に局在し，コファクターであるp300と共局在が認められるようになった．文献3より引用．

の機能低下によりTh17細胞分化が大きく影響されることを意味している．そこで，ACC1の作用についてRORγtに焦点を当て解析を進めたところ，RORγt自体のmRNAおよびタンパク質量に変化は認められなかったが，RORγtの標的遺伝子である*Il23r*，*Ltb4r1*および*Ccr6*の発現が著しく低下していた．また，それに伴いRORγtの標的遺伝子座への結合能の低下，核内における局在変化が認められた．野生型Th17細胞ではRORγtは核内でHAT複合体の主要構成分子であるp300と共局在するのに対して，ACC1欠損Th17細胞ではRORγtは核の端に局在し，p300ともほとんど共局在している像は観察されなかった．

では，このようなACC1欠損によるRORγtの機能低下はどのようなメカニズムで制御されているのであろうか？重要な点として，RORγtはオーファン核内受容体型転写因子の1つであり，活性化にはリガンドの結合が必要であるが，これまでに生理的なリガンドは同定されていない．核内受容体研究から，ほとんどの核内受容体はリガンドとして，脂肪酸を含む脂質やその類似体を用いていることが明らかとなっている[18]．以上の点を踏まえ，われわれはACC1によって合成される脂肪酸代謝物がRORγtの生理的リガンドとして作用しているのではないかと考えた．はじめに，脂質代謝物に焦点を当てたメタボローム解析を行ったところ，生体内に最も豊富に存在している脂肪酸の1つであるオレイン酸がTOFAを用いてACC1を抑制したTh17細胞で有意に低下していることが示された．また，ACC1欠損Th17細胞にオレイン酸を添加することによってIL-17A産生細胞の回復が認められた．同様にIL-17Aだけでなく，*Il23r*や*Ccr6*の発現についてもオレイン酸の添加によって回復することが示された．

次にRORγtの機能についても解析を行ったところ，予想通りオレイン酸を添加することによって標的遺伝子座への結合能および，核内局在，p300との共局在が野生型マウス由来のTh17細胞とほぼ同程度まで回復することが認められた（**図3**）．非常に興味深いことに，

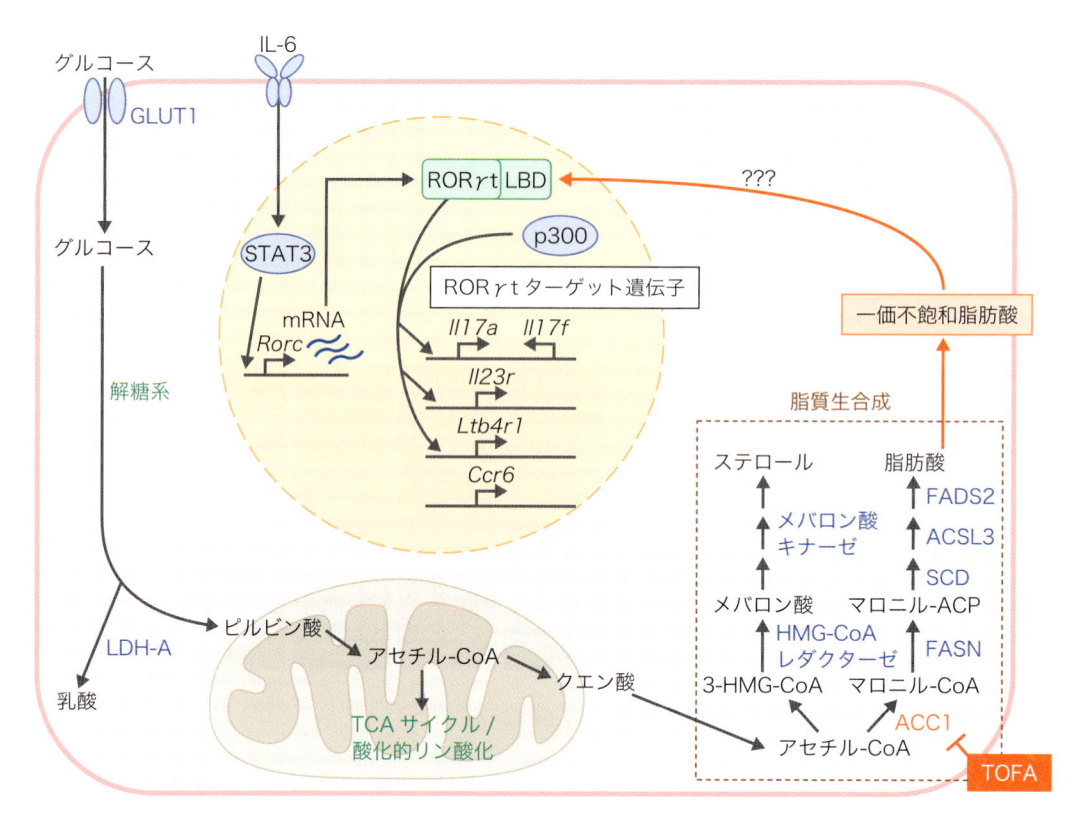

図4　細胞内脂質代謝によるACC1-RORγtを介した炎症性Th17細胞分化

健常者のTh細胞ではACC1の発現レベルは低く抑えられており，脂肪酸合成経路も活発には行われておらず，RORγtの活性化を介したTh17細胞分化も過剰には誘導されない．肥満患者ではTh細胞におけるACC1の発現が増加しており，脂肪酸合成経路を活性化させることでRORγt依存的なTh17細胞分化が誘導され，さまざまな自己免疫性疾患の発症リスクが上昇すると想定される．

多価不飽和脂肪酸や飽和脂肪酸ではこのようなRORγtの機能，Th17細胞分化の回復は認められず，一価の不飽和脂肪酸でこのような傾向が認められた．これは，おそらくRORγtの生理的なリガンドとして一価の不飽和脂肪酸およびその下流にある代謝物が機能していることを意味していると推測される．今後，どの脂質代謝物がTh17細胞におけるRORγtの機能的・生理的リガンドとして作用しているかを解明し，リポクオリティによる炎症性疾患との関連性について精査していくことが重要であると考える．

おわりに

本稿では肥満による免疫システムの変化，T細胞分化と細胞内代謝の役割を概説するとともに，今回われわれが見出した脂肪酸合成酵素ACC1の肥満環境におけるユニークな作用について論じた．ACC1は肥満環境下で，Th17細胞誘導性の自己免疫疾患を増悪化させていたことから，肥満における自己免疫性炎症疾患のドライバー因子であると考えられる．また，今回の研究結果から，ACC1は脂質代謝を活性化し，Th17細胞のマスター転写因子であるRORγtの機能をコントロールすることで，Th17細胞分化を誘導するという新たな分子メカニズムが解明された（**図4**）．今後，どの脂質代謝物がRORγtの内在性リガンドとして機能しているかを探索することで，Th17細胞による炎症性疾患の予防，新規診断マーカー，治療に結びつく可能性が広がると期待される．また，肥満患者のCD4 T細胞において，ACC1の発現レベルとTh17細胞の割合に相関が認められたことから，ACC1は自己免疫疾

患を含む肥満誘導性の炎症性疾患のリスク因子である
と考えられる．今後，ACC1やACC1が制御している
特定の脂質代謝産物およびその合成経路を創薬ター
ゲットとすることで，将来的に肥満誘導性自己免疫性
炎症疾患の治療開発に役立つことが期待される．また，
飽和脂肪酸＝悪玉，多価不飽和脂肪酸＝善玉というシ
ンプルな考えを修正し，疾患に応じたリポクオリティ
の意味づけを解明していくことが必要である．

文献

1）Gregor MF & Hotamisligil GS：Annu Rev Immunol, 29：415-445, 2011
2）Osborn O & Olefsky JM：Nat Med, 18：363-374, 2012
3）Endo Y, et al：Cell Rep, 12：1042-1055, 2015
4）Wang R & Green DR：Nat Immunol, 13：907-915, 2012
5）Pan Y, et al：Nature, 543：252-256, 2017
6）MacIver NJ, et al：Annu Rev Immunol, 31：259-283, 2013
7）Vander Heiden MG, et al：Science, 324：1029-1033, 2009
8）Macintyre AN, et al：Cell Metab, 20：61-72, 2014
9）Pearce EL & Pearce EJ：Immunity, 38：633-643, 2013
10）Wang R, et al：Immunity, 35：871-882, 2011
11）Düvel K, et al：Mol Cell, 39：171-183, 2010
12）Kidani Y, et al：Nat Immunol, 14：489-499, 2013
13）Angela M, et al：Nat Commun, 7：13683, 2016
14）Michalek RD, et al：J Immunol, 186：3299-3303, 2011
15）Huang SC, et al：Nat Immunol, 15：846-855, 2014
16）Durant L, et al：Immunity, 32：605-615, 2010
17）Huh JR, et al：Nature, 472：486-490, 2011
18）Jetten AM：Nucl Recept Signal, 7：e003, 2009

＜筆頭著者プロフィール＞
遠藤裕介：2005年慶應義塾大学理工学部卒業．'11年千葉大学大学院医学薬学府博士課程修了（中山俊憲教授）．同年4月より千葉大学免疫発生学教室にて，特任研究員，'12年特任助教，'13年特任講師として，記憶Th細胞形成や機能について取り組んでいる．また「代謝で免疫を制御する」ことを目標にエネルギー代謝調節によるT細胞分化や機能維持への影響について関心をもち，研究を行っている．

3章　リポクオリティによる疾患制御

9. 脂質による皮膚バリア形成と疾患制御

村上　誠，木原章雄

皮膚の透過性バリアは病原体や外界の異物からの侵入の危険性に対する強力な防衛手段である．表皮の最外層に位置する角質層にはバリア形成という特殊な役割に特化したアシルセラミドという脂質が存在する．本稿では，近年明らかとなったアシルセラミドの生合成経路，関与する遺伝子，遺伝子変異によって引き起こされる病態（先天性魚鱗癬），マウスモデルでの表現型解析などの知見を紹介する．また，ケラチノサイトの増殖を促進して乾癬病態にかかわるリゾプラズマロージェンなど，ケラチノサイトの増殖や創傷治癒にかかわる脂質メディエーターについても併せて紹介する．

はじめに

　私たちの体の表面に存在する表皮は物質透過性バリア（皮膚バリア）を形成しており，体外からの病原菌，アレルゲン，有害物質などの侵入と体内からの水分の蒸散を防いでいる．皮膚バリアは強力であり，皮膚からの感染は通常ほとんど起こらない．皮膚バリアが障害される例としては，物理的に皮膚バリアを突き破る虫刺症や，熱傷（やけど）による皮膚バリアの破壊，

先天的に皮膚バリアに異常を示す先天性魚鱗癬があげられる．魚鱗癬とは皮膚角化症の一種であり，乾燥，肥厚，鱗状の皮膚を特徴とする．また，アトピー性皮膚炎は弱い皮膚バリア障害であり，アレルゲンの侵入が増加している．脂質はその疎水性によりバリアとしての高い能力を有している．そのため，表皮における脂質代謝の異常はさまざまな皮膚疾患を引き起こす．本稿では脂質代謝という観点から皮膚バリア形成とその異常によって引き起こされる疾患を解説する．

［略語］
12-HHT：12-hydroxyheptadecatrienoic acid
（12-ヒドロキシヘプタデカトリエン酸）
ARCI：autosomal recessive congenital ichthyosis〔常染色体劣性(潜性)先天性魚鱗癬〕
COX-2：cyclooxygenase-2
（シクロオキシゲナーゼ-2）
KO：knockout（ノックアウト）

LOX：lipoxygenase（リポキシゲナーゼ）
PG：prostaglandin（プロスタグランジン）
PLA$_2$：phospholipase A$_2$（ホスホリパーゼ A$_2$）
PNPLA：patatin-like phospholipase domain-containing
TG：triglyceride（トリグリセリド）

Skin barrier formation by lipids and pathogenic control
Makoto Murakami[1][3]/Akio Kihara[2][3]：Laboratory of Microenvironmental and Metabolic Health Science, Center for Disease Biology and Integrative Medicine, Graduate School of Medicine, the University of Tokyo[1]/Laboratory of Biochemistry, Faculty of Pharmaceutical Sciences, Hokkaido University[2]/AMED-CREST[3]（東京大学大学院医学系研究科疾患生命工学センター健康環境医工学教室[1]/北海道大学大学院薬学研究院生化学研究室[2]/日本医療研究開発機構-CREST[3]）

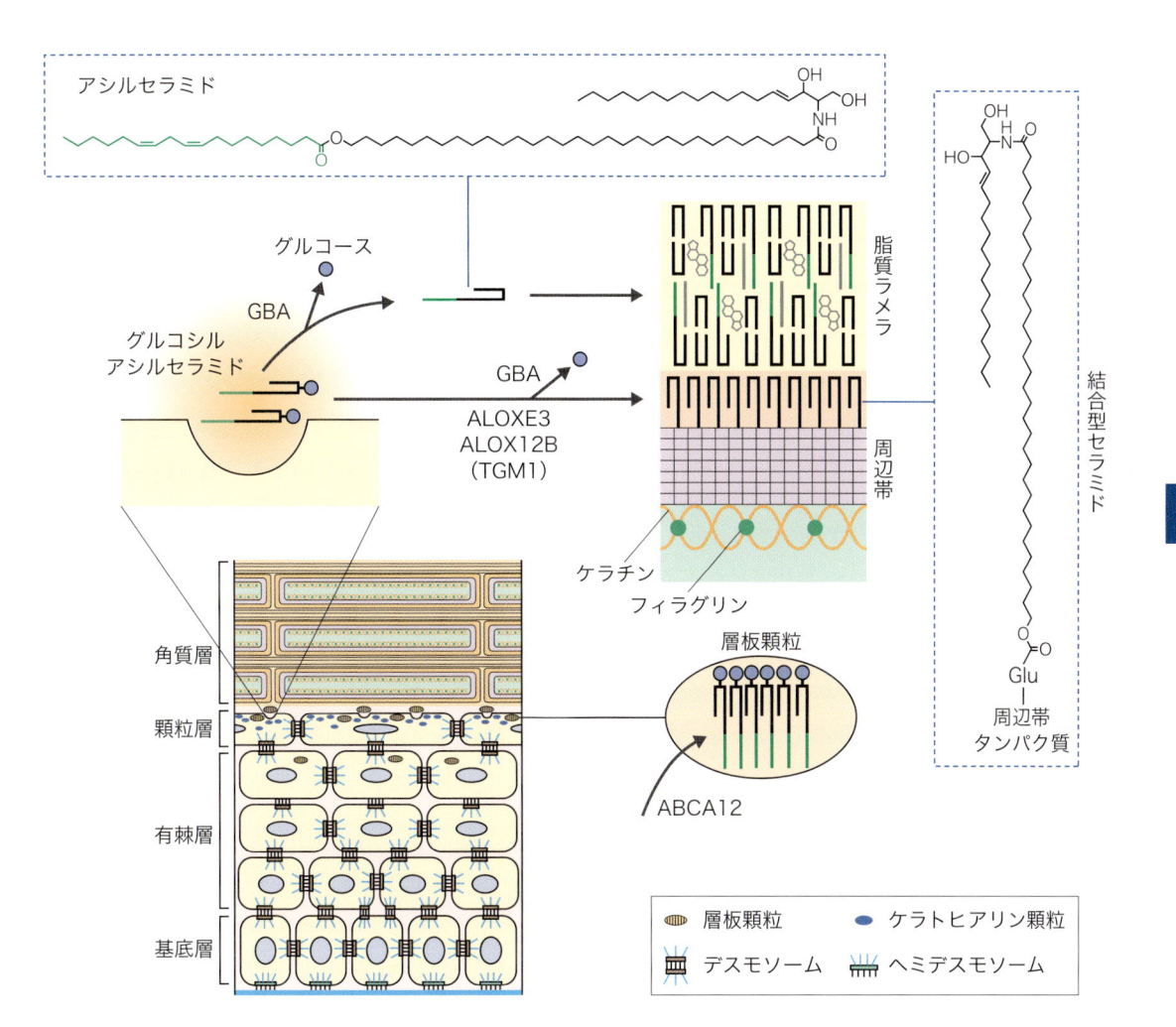

図1　表皮の構造とアシルセラミド／結合型セラミドの産生過程
　表皮は下から基底層，有棘層，顆粒層，角質層の4層構造で構成されている．脂質ラメラ前駆体が貯蔵された層板顆粒は有棘層上部から顆粒層にかけて産生され，顆粒層と角質層の境界面で細胞外へ放出される．層板顆粒のアシルグルコシルセラミドは放出後，アシルセラミドとなって脂質ラメラの成分となる．また，アシルセラミドの一部はリノール酸部分が遊離後，角質細胞の周辺帯タンパク質と共有結合し，結合型セラミドとなる．プロフィラグリンが貯蔵されたケラトヒアリン顆粒は顆粒層において形成される．角質層においてプロフィラグリンはフィラグリンへ変換され，ケラチンと凝集して角質細胞を扁平化させる．

1 皮膚バリアとアシルセラミド

　表皮は内側から基底層，有棘層，顆粒層，角質層に分類される（**図1**）．角質層の細胞（角質細胞）間には脂質の多層構造体（脂質ラメラ）が存在し，この構造体が皮膚バリアにおいて最も重要な役割を果たしている．脂質ラメラの構成脂質は主にセラミド，コレステロール，遊離脂肪酸であり，これらのうちセラミドが約50％を占める[1) 2)]．セラミドは生体膜脂質であるス

フィンゴ脂質の骨格であり，哺乳類のすべての組織に存在するが，他の組織に比べて脂質ラメラ中では量がきわめて多い．セラミドは長鎖塩基と脂肪酸がアミド結合した構造をもつ．セラミドの脂肪酸鎖長は一般的な組織では炭素数（C）16〜24であるのに対し，脂質ラメラのセラミドの鎖長は最大C36である[2) 3)]．そのなかでもC30を超えるセラミド構成脂肪酸はω末端がリノール酸によるアシル化を受ける．このような特殊な構造をもつセラミドクラスはアシルセラミド（ω -O-

アシルセラミド）とよばれ，脂質ラメラ形成および皮膚バリアに必須である[1][2]（**図1**）．リノール酸は必須脂肪酸の1つであり，必須脂肪酸欠乏症では魚鱗癬症状がみられる．この原因は正常なアシルセラミドとその派生物である結合型セラミド（後述）が産生されないためである[4][5]．

　表皮基底層でケラチノサイトは活発に分裂し，外側に向かって移動しながらそれぞれの層特異的な細胞へと分化する．有棘層から顆粒層にかけて脂質ラメラの構成脂質が活発に合成される．アシルセラミドはグルコシル化された状態（グルコシルアシルセラミド）で層板顆粒とよばれる細胞内顆粒に蓄えられる[1][2]．顆粒層の細胞が角質層に移行（角質細胞に分化）する際に，層板顆粒の中身は細胞外へ放出される．この際，グルコシルアシルセラミドはβ-グルコセレブロシダーゼによってアシルセラミドへ変換される（**図1**）．β-グルコセレブロシダーゼをコードする*GBA*遺伝子の変異はGaucher病[※1]を引き起こす[6]．Gaucher病は肝脾腫，骨症状，精神症状などの症状を呈するが，重症型は魚鱗癬を伴う[7]．角質細胞は脱核した死細胞であり，細胞膜直下には周辺帯[※2]とよばれる強固なタンパク質架橋構造体が存在する[8]（**図1**）．アシルセラミドの一部はリノール酸部分が加水分解によって除かれた後，露出した水酸基が周辺帯タンパク質と共有結合し，結合型セラミドとなる[5][8]．通常の細胞の細胞膜は脂質二重層によって構成されているが，角質細胞の細胞膜は結合型セラミドに置き換わっている[8]．以上のように，アシルセラミドは脂質ラメラの構成成分としてだけではなく，結合型セラミドの前駆体としても皮膚バリアに重要である．

※1　Gaucher病

リソソーム酵素であるβ-グルコセレブロシダーゼの機能異常を原因とするスフィンゴ脂質蓄積症（スフィンゴリピドーシス）の一種．重症度の違いにより1型〜3型に分類される．2型のなかでも最も重篤な新生児期発症型は魚鱗癬を伴う．

※2　周辺帯

周辺帯は角質細胞の機械的および透過性のバリアとして働く．インボルクリン，エンボプラキン，ペリプラキン，ロリクリン，スモールプロリンリッチタンパク質などのタンパク質の架橋によって生成される．

---

2 先天性魚鱗癬と アシルセラミド関連遺伝子

　先天性魚鱗癬は非症候性と症候性に分類され，非症候性には尋常性魚鱗癬，X連鎖性劣性（潜性）魚鱗癬，常染色体劣性（潜性）先天性魚鱗癬（autosomal recessive congenital ichthyosis：ARCI），ケラチン症性魚鱗癬などが含まれる[9]．ARCIは症状の重い順に道化師様魚鱗癬，葉状魚鱗癬，先天性魚鱗癬様紅皮症に分類される[9][10]．ARCIの原因遺伝子にはアシルセラミド／結合型セラミドに関連するタンパク質をコードする遺伝子が多く存在する．例えば*ABCA12*はアシルグルコシルセラミドを含む脂質を層板顆粒に輸送するABCトランスポーターをコードする[10]．また，ARCI原因遺伝子の*CERS3*，*CYP4F22*，*PNPLA1*と症候性魚鱗癬の原因遺伝子*KDSR*，*ELOVL4*はアシルセラミド産生に働く酵素をコードする[11]〜[16]（詳細は後述）．*ALOXB12*，*ALOXE3*はそれぞれリポキシゲナーゼ（lipoxygenase：LOX）$12R$-LOXとeLOX-3をコードする[5]．これらのLOXはアシルセラミドのリノール酸部分を修飾（水酸化とエポキシ化）する[5]．その修飾が引き続くリノール酸部分の加水分解の引き金となり，結合型セラミド産生に至る．つまり，*ALOXB12*，*ALOXE3*遺伝子変異をもつARCI患者では結合型セラミド産生が損なわれている．*TGM1*はトランスグルタミナーゼをコードし，周辺帯でのタンパク質間の架橋を行う[8]．また，TGM1が結合型セラミドの産生に関与する可能性が示唆されている[17]．

　アシルセラミドの皮膚バリア形成における重要性は古くから知られていたが，その産生経路と合成遺伝子は長い間不明であったが近年明らかとなった．一般的なセラミドの産生経路の詳細に関しては第1章-4に記載した．アシルセラミドの産生は一般的なセラミドと同様，セリンとパルミトイルCoAの縮合による3-ケトジヒドロスフィンゴシンの産生と引き続く還元によるジヒドロスフィンゴシンの産生によりはじまる（**図2**）．2段階目の還元反応を触媒する酵素は3-ケトジヒドロスフィンゴシン還元酵素KDSRである．*KDSR*は魚鱗癬症候群の原因遺伝子であり，*KDSR*変異は血小板減少症を伴う魚鱗癬を引き起こす[16]．アシルセラミドの脂肪酸部分はC30-C36の炭素鎖長をもつ超長鎖

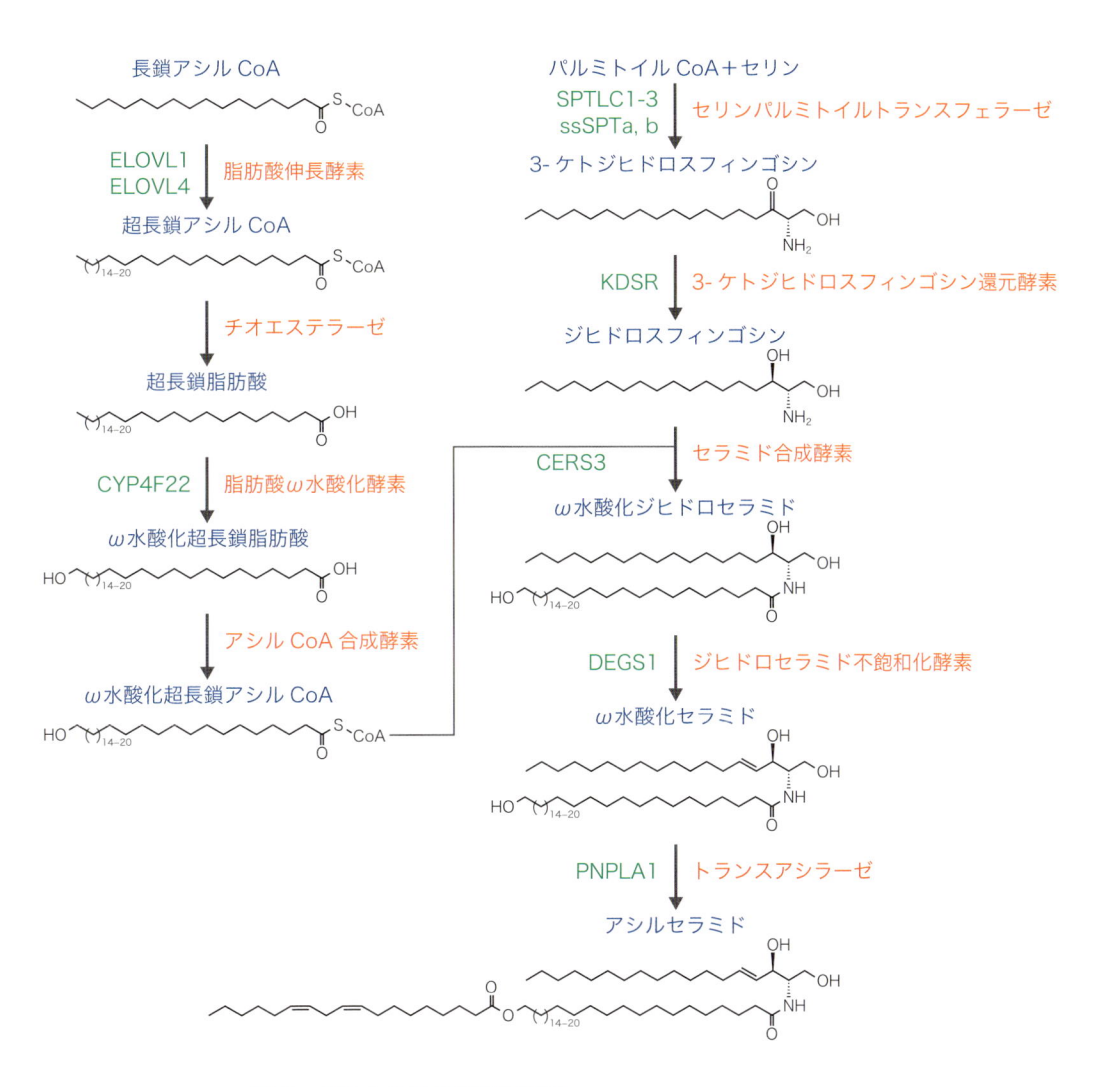

図2 アシルセラミド産生経路
アシルセラミドの一種EOSの産生経路と産生酵素を示す.

脂肪酸であり，ω末端が水酸化されている．この脂肪酸部分の伸長には脂肪酸伸長酵素（エロンガーゼ）ELOVL1とELOVL4がかかわっている．長鎖アシルCoAはELOVL1によってC26まで伸長された後，ELOVL4によってC30–C36にまで伸長される[3) 18)]（**図2**）．*ELOVL4*は魚鱗癬症候群の原因遺伝子であり，その変異は精神遅滞，痙性四肢麻痺を伴う魚鱗癬を引き起こす[11)]．超長鎖アシルCoAはCoA部分が脱離して超長鎖脂肪酸となった後，ω末端がシトクロムP450ファミリーの1つCYP4F22によって水酸化される[13)]．生じたω水酸化超長鎖脂肪酸にCoAが付加された後，ジヒドロスフィンゴシンとの間にアミド結合が形成さ

れる（**図2**）．この反応はセラミド合成酵素CERS3によって触媒される．ω水酸化ジヒドロセラミドはその後，トランスアシラーゼPNPLA1によってω末端にリノール酸が付加されてアシルセラミド（ジヒドロスフィンゴシン型EODS）となる[14) 15)]．アシルセラミド産生にかかわる*CYP4F22*, *CERS3*, *PNPLA1*はすべてARCI原因遺伝子である[10)]．アシルセラミドは長鎖塩基部分の違い（詳細は**第1章-4**を参照）により，EODS, EOS（スフィンゴシン型），EOP（フィトスフィンゴシン型），EOH（6-ヒドロキシスフィンゴシン型）に分類される．EOSとEOPに存在するC4–5間トランス二重結合あるいはC4位水酸基は，ω水酸化

セラミドの段階でそれぞれジヒドロセラミド不飽和化酵素DEGS1あるいはジヒドロセラミドC4水酸化酵素DEGS2によって導入される.

3 トランスアシラーゼPNPLA1

PNPLA（patatin-like phospholipase domain-containing）ファミリーはpatatinドメインをもつ脂質代謝酵素の一群であり，哺乳類にはPNPLA1〜9の9種のアイソザイムが存在する.PNPLAファミリーはホスホリパーゼA_2（PLA_2）ファミリーのうち，Ca^{2+}非依存性PLA_2（$iPLA_2$）ファミリーに分類されるが，厳密な意味でPLA_2活性をもつものはPNPLA9（$iPLA_2\beta$）とPNPLA8（$iPLA_2\gamma$）のみである.PNPLA2はトリグリセリド（TG）リパーゼ，PNPLA6とPNPLA7はリゾホスホリパーゼ，PNPLA3はTGリパーゼまたはトランスアシラーゼ（リパーゼの逆反応）活性を示す[19].PNPLA1はARCI原因遺伝子としては知られていたものの，その機能，活性，基質などは不明であった.全身組織に普遍的に発現している他のPNPLAアイソザイムとは異なり，PNPLA1の発現は表皮の顆粒層に限局しており，ケラチノサイトの分化に伴って誘導される[15].この分布と合致して，アシルセラミドは分化したケラチノサイト以外では産生されないが，一般的な培養細胞にCERS3，ELOVL4，CYP4F22の3つのタンパク質を発現させることでアシルセラミド前駆体であるω水酸化セラミドが産生され，さらにPNPLA1を発現させることでアシルセラミドが産生されるようになる[14].このことはPNPLA1がω水酸化セラミドとリノール酸の間のエステル結合形成を触媒することを示している.また，精製PNPLA1を含んだプロテオリポソームにω水酸化セラミドとリノール酸含有TGを添加して反応させると，アシルセラミドが産生される[14].一方，リノレオイルCoAは基質とならない.この結果は，PNPLA1がω水酸化セラミドのω水酸基にトリグリセリドのリノール酸を直接転移するトランスアシラーゼ反応を触媒していることを生化学的に証明したものである.皮膚においてTGはジアシルグリセロールアシルトランスフェラーゼDGAT2によって産生されるが，上記細胞系にDGAT2を過剰発現させるとアシルセラミド産生が亢進する[14].また，Dgat2ノッ

クアウト（KO）マウスが皮膚バリア不全を示すことも[20]，アシルセラミドへのリノール酸供給源がTGであることを支持している.

Pnpla1 KOマウスは新生致死であり，皮膚バリアが著しく損なわれ，角質の脂質ラメラ構造が喪失する[15].この表現型は，程度の差こそあれアシルセラミドの代謝にかかわる上述の遺伝子群のKOマウスで共通にみられる特徴である.Pnpla1 KOマウスの表皮ではアシルセラミド産生が不全となっており，PNPLA1の基質であるω水酸化セラミドが蓄積するとともに，結合型セラミドがほぼ完全に失われる（**図3A**）.Pnpla1 KOマウスでは表皮の分化にも障害を生じており，アシルセラミドを人為的に補填するとこの分化異常がレスキューされる[15].Pnpla1 KOマウスを用いたこれら一連の結果は，PNPLA1が生体内においてアシルセラミド合成酵素（ω水酸化セラミドにリノール酸を転移するトランスアシラーゼ）として機能するという上記の生化学実験結果を支持している（**図3B**）.

これまで，ARCIを引き起こすPNPLA1変異として2つのミスセンス変異（p.Ala34Thr，p.Ala59Val）と1つのナンセンス変異（p.Glu131X）が報告されている.これらの変異タンパク質はいずれも細胞および精製タンパク質によるアッセイ系で活性の低下または消失が観察され[14]，PNPLA1の活性低下によるアシルセラミド産生不全と病態の関連が明らかとなった.本書の主題であるリポクオリティの観点から見れば，PNPLA1は「超長鎖脂肪酸」と「リノール酸」を認識するきわめてユニークな酵素といえる.また，広義のPLA_2ファミリーに属していながら，加水分解（リノール酸の遊離）ではなくアシル化（リノール酸の転移）を触媒する点や，グリセロ脂質ではなくスフィンゴ脂質の代謝にかかわる点においてもPNPLA1は異質である.

4 非アシルセラミド経路と皮膚

上述のように，リノール酸はアシルセラミドの構成成分として皮膚バリアに必須の不飽和脂肪酸であるが，それ以外にも役割があるのであろうか.リノール酸は細胞内で伸長・不飽和化され，アラキドン酸に代謝される.リノール酸やアラキドン酸などの高度不飽和脂肪酸は細胞膜リン脂質に容易に取り込まれ，PLA_2の作

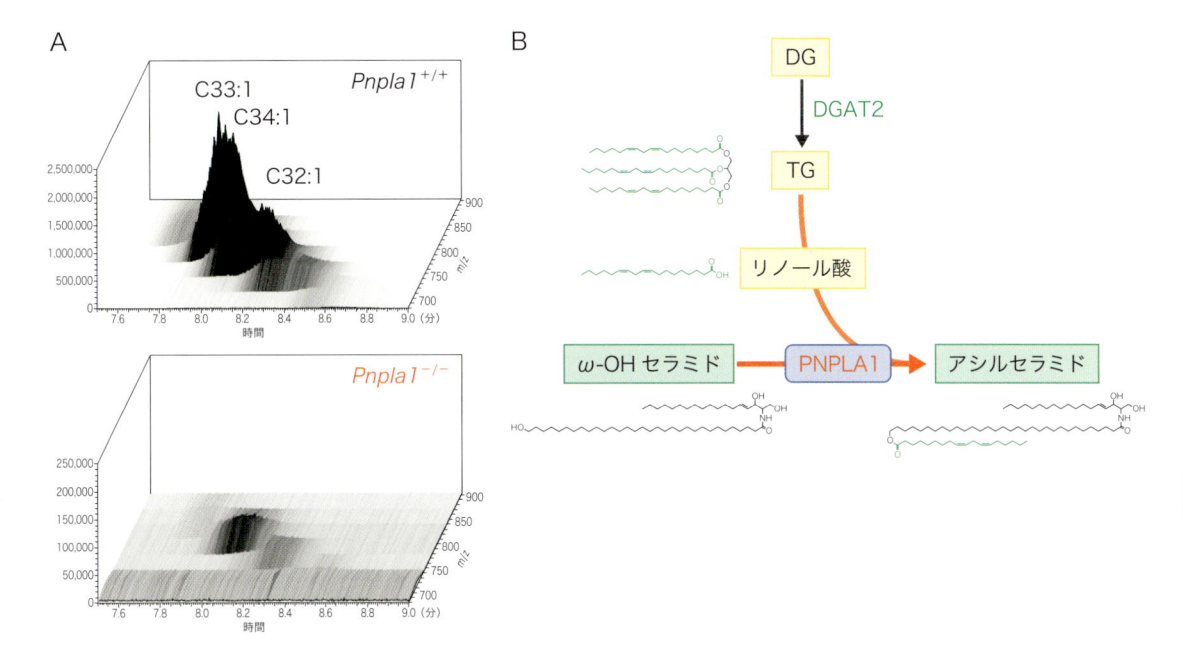

図3　アシルセラミド合成酵素 PNPLA1

A）結合型セラミド（**図1**参照）をマウスの表皮角質から抽出し，液体クラマトグラフィーで分離後，質量分析により分析した．野生型マウス（*Pnpla1*$^{+/+}$）では超長鎖脂肪酸を含有する結合型セラミドのピークが検出されるが，KOマウス（*Pnpla1*$^{-/-}$）ではこれらのピークはほぼ完全に消失する．これは，結合型セラミドの前駆体であるアシルセラミドが*Pnpla1* KOマウスでは合成されないためである．**B）**PNPLA1はω水酸化（ω-OH）セラミドのω水酸基にTGからリノール酸を直接転移してアシルセラミド（図はアシルセラミドの一種EOSを示す）を合成するトランスアシラーゼとして働く[14] [15]．なお，PNPLA1がTGのどの位置に結合したリノール酸を実際に転移するのかは未解明である．DG：ジアシルグリセロール．

用により遊離される．アラキドン酸をプロスタグランジン（PG）類に変換する酵素シクロオキシゲナーゼ-2（cyclooxygenase-2：COX-2）やPGE$_2$受容体の過剰発現マウスは皮膚バリア異常を伴う表皮肥厚を生じる[21]．PG類は免疫細胞にも多大な影響を与えるので，皮膚バリアの本態であるケラチノサイトへの直接作用とは必ずしもいえないが，PG受容体のKOマウスのなかには皮膚バリアと関連する表現型を示すものがある．例えば，PG類の1つである12-ヒドロキシヘプタデカトリエン酸（12-hydroxyheptadecatrienoic acid：12-HHT）の受容体BLT2のKOマウスでは，表皮顆粒層のタイトジャンクションの異常により皮膚バリアに乱れが生じ，創傷治癒が遅延する[22]．最近のPLA$_2$遺伝子群の網羅的KOマウスを用いた皮膚バリア機能の総合的スクリーニングによれば，ある種のPLA$_2$サブタイプの欠損による特定のPG経路の乱れが皮膚バリアの異常を引き起こすことが見出されており，このKO

マウスでは魚鱗癬のような激しい皮膚症状はみられないものの，アトピー性皮膚炎が増悪する（投稿準備中）．この点については別の機会に改めて紹介したい．

PLA$_2$反応により，リン脂質から不飽和脂肪酸と同時にリゾリン脂質が遊離される．分泌性PLA$_2$（sPLA$_2$）の1つであるsPLA$_2$-ⅡFは分化したケラチノサイトにほぼ特異的に発現しており，本酵素のKOマウスでは角質の脆弱化とケラチノサイト増殖の低下，逆に過剰発現マウスでは乾癬※3様の表皮肥厚がみられる[23]．sPLA$_2$-ⅡFにより動員される責任脂質代謝物はリゾプラズマロージェン（アルケニル型リゾホスファチジルエタノールアミン）である（**図4**）．乾癬や皮膚がんで

> **※3　乾癬**
>
> 表皮ケラチノサイトの増殖異常亢進と周縁皮膚組織の炎症を伴う慢性かつ難治性の皮膚角化症．角化の亢進によって白いかさぶた状の皮疹が現れる．病態形成にT細胞性の自己免疫系（特にTh17免疫応答）が関与する．

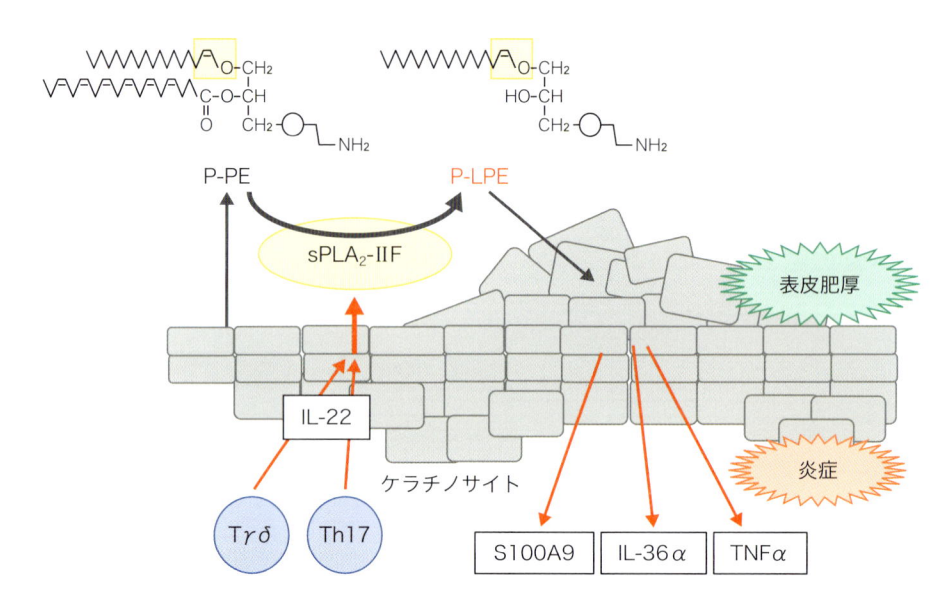

図4　sPLA₂-ⅡFの皮膚における機能
乾癬の病態において，Tγδδ細胞やTh17細胞が産生するIL-22の刺激により表皮にsPLA₂-ⅡFが発現誘導される．sPLA₂-ⅡFはケラチノサイトが分泌するプラズマロージェン（アルケニル型ホスファチジルエタノールアミン：P-PE）を加水分解してリゾプラズマロージェン（P-LPE）を産生する．P-LPEはケラチノサイトの増殖と活性化を促進し，表皮肥厚と炎症を増悪させる[23]．sPLA₂-ⅡF/P-LPE経路により誘導されるS100A9，IL-36α，TNFαはいずれも乾癬の病態マーカーである．

はsPLA₂-ⅡFの発現増加に付随してリゾプラズマロージェンの産生増加が認められる．したがって，リゾプラズマロージェンは表皮肥厚性疾患を促進する新規機能性脂質であるとともに，新規疾患バイオマーカー・創薬標的の候補でもある．

おわりに

　本稿で記載した通り，皮膚におけるバリア形成，表皮構造の恒常性維持において，これまで考えられてきた以上に脂質が重要な役割を果たすことが明らかとなってきた．今後は皮膚バリア異常とケラチノサイトの増殖／分化を結びつける分子機構の解明を通じて，魚鱗癬，アトピー性皮膚炎，乾癬などの皮膚疾患に対する創薬の開発が期待される．

文献

1 ）Breiden B & Sandhoff K：Biochim Biophys Acta, 1841：441-452, 2014
2 ）Kihara A：Prog Lipid Res, 63：50-69, 2016
3 ）Kihara A：J Biochem, 152：387-395, 2012
4 ）Bouwstra JA, et al：J Invest Dermatol, 118：606-617, 2002
5 ）Zheng Y, et al：J Biol Chem, 286：24046-24056, 2011
6 ）木原章雄：実験医学, 33：2372-2378, 2015
7 ）Stirnemann J, et al：Int J Mol Sci, 18：E441, 2017
8 ）Candi E, et al：Nat Rev Mol Cell Biol, 6：328-340, 2005
9 ）Oji V, et al：J Am Acad Dermatol, 63：607-641, 2010
10）Sugiura K & Akiyama M：J Dermatol Sci, 79：4-9, 2015
11）Aldahmesh MA, et al：Am J Hum Genet, 89：745-750, 2011
12）Eckl KM, et al：J Invest Dermatol, 133：2202-2211, 2013
13）Ohno Y, et al：Proc Natl Acad Sci U S A, 112：7707-7712, 2015
14）Ohno Y, et al：Nat Commun, 8：14610, 2017
15）Hirabayashi T, et al：Nat Commun, 8：14609, 2017
16）Takeichi T, et al：J Invest Dermatol, 137：2344-2353, 2017
17）Nemes Z, et al：Proc Natl Acad Sci U S A, 96：8402-8407, 1999
18）Sassa T, et al：Mol Cell Biol, 33：2787-2796, 2013
19）Kienesberger PC, et al：J Lipid Res, 50 Suppl：S63-S68, 2009
20）Stone SJ, et al：J Biol Chem, 279：11767-11776, 2004
21）Neufang G, et al：Proc Natl Acad Sci U S A, 98：7629-7634, 2001

22) Liu M, et al：J Exp Med, 211：1063-1078, 2014
23) Yamamoto K, et al：J Exp Med, 212：1901-1919, 2015

(現職)．最近はPLA$_2$分子群が制御する多次元ワールドにどっぷり浸かっている．

＜著者プロフィール＞
村上　誠：1991年東京大学大学院薬学系研究科博士課程修了．米国ハーバード大学留学，昭和大学薬学部講師・准教授，東京都医学総合研究所プロジェクトリーダー・参事研究員を経て2017年東京大学大学院医学系研究科教授

木原章雄：1998年京都大学大学院理学研究科博士課程修了．'99〜2000年基礎生物学研究所博士研究員，'01年北海道大学大学院薬学研究科助手．助教授，准教授を経て，'08年より同薬学研究院教授．脂質のバリアとしての重要性を広めていきたいと思っている．

3章
リポクオリティによる疾患制御

10. 網羅的脂質解析による クリスタリン網膜症の病態解明

畑　匡侑，池田華子

網膜色素上皮細胞は，脂質に富んだ視細胞外節を貪食し，また脈絡膜血管からの脂質供給を受けて，活発な脂質代謝を行う．網膜色素上皮細胞の貪食・代謝機能は，網膜の維持に必須であり，これらが障害されると網膜変性が生じる．*CYP4V2* 遺伝子変異が原因となるクリスタリン網膜症では，網膜色素上皮細胞および視細胞が変性を起こし，最終的に失明に至る．その病態は長らく不明であったが，患者由来iPS細胞から分化誘導した網膜色素上皮細胞に対して，網羅的脂質解析を用いることで，遊離コレステロール蓄積が細胞変性を引き起こしていることが明らかとなった．この新規の疾患発症機序を通して，いまだ治療薬のない難治性疾患に対する創薬研究の進展が期待される．

はじめに：網膜の構造と機能，および網膜の脂質環境について

ヒト眼球は直径2.4 cmの球体の内側に，神経組織である網膜が一面に広がる構造をもつ．網膜は，数種類の神経細胞とグリア細胞が整然と層構造をなし，光を感知し脳にその信号を送る．網膜の外側には，視細胞を維持するために必要な網膜色素上皮細胞[※1]が1列に並んでいる（**図1**）．光刺激は視細胞内で神経シグナルに変換され，双極細胞，神経節細胞へと網膜内で伝達され，神経節細胞の軸索である視神経を経て脳へ伝

えられる．

光受容細胞である視細胞では，細胞体から内節および外節とよばれる特殊な構造体が網膜色素上皮細胞側に伸びている．視細胞外節には円板膜が層状に積み重なり，その上に光感受性タンパク質である視物質が存在する．視物質の中心部にはビタミンA誘導体11–cisレチナールが結合し，安定型視物質を形成する．光信号が11–cisレチナールに吸収され光異性化を起こし，trans型に変換されることで活性型視物質となり，最終的に外節細胞膜の過分極が生じ，電気信号が発生する（phototransduction）．視物質が不活性化されると，

[略語]
BCD：Bietti crystalline dystrophy
　（クリスタリン網膜症）
iPS細胞：induced pluripotent stem cells

> **※1　網膜色素上皮細胞**
> 網膜色素上皮細胞は，メラニン色素を豊富にもつ単層円柱上皮細胞で，基底部で脈絡膜血管，頂上部で視細胞外節と接しており，外節の最先端の円板膜を日々貪食している．

Pathophysiology of Bietti crystalline dystrophy revealed by comprehensive lipidomic analyses
Masayuki Hata/Hanako Ohashi Ikeda：Neuroprotective Treatment Project for Ocular Diseases, Institute for Advancement of Clinical and Translational Science, Kyoto University Hospital（京都大学医学部附属病院臨床研究総合センター網膜神経保護プロジェクト）

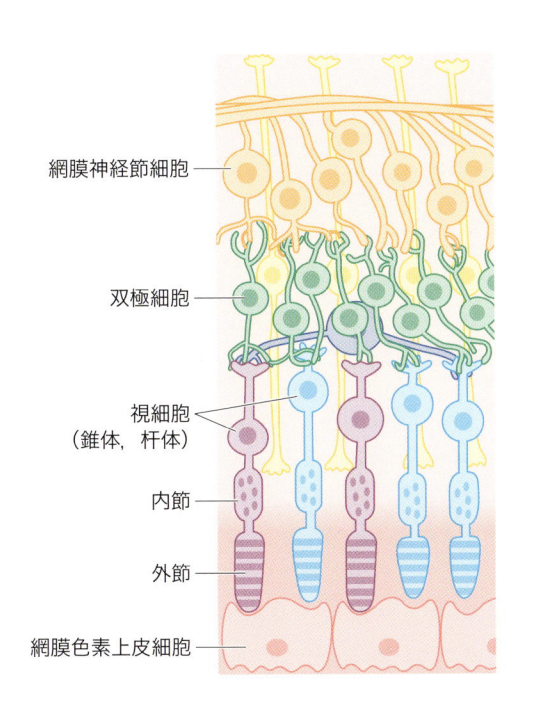

図1 網膜の構造
網膜の垂直断層像では，数種類の神経細胞とグリア細胞が層構造をなして配置している．

図中ラベル：
- 網膜神経節細胞
- 双極細胞
- 視細胞（錐体，杆体）
- 内節
- 外節
- 網膜色素上皮細胞

all-transレチナールが視物質から遊離し，all-transレチノールへと還元される．その後，網膜色素上皮細胞内へ取り込まれ，さまざまな酵素により11-cisレチナールへと変換され，再び視細胞外節へと戻される（visual cycle）．

網膜は人体の中で最も脂質が多い組織の1つであり，特に円板膜をもつ視細胞外節には非常に豊富なドコサヘキサエン酸（docosahexaenoic acid：DHA）が存在し，極長鎖多価不飽和脂肪酸（VLC-PUFA）も多い，など特異な脂質環境にある．また，視細胞は，内節には遊離コレステロールが豊富に存在する一方，外節にはコレステロールエステルが多く存在するという特徴をもつ．この視細胞外節の最先端の円板膜は，網膜色素上皮細胞により日々貪食されており，内節側で新しい円板膜がつくられる．円板膜の主な構成成分は脂質であるため，網膜色素上皮細胞内では活発な脂質代謝が行われ，代謝産物は視細胞側に戻されて，外節のリニューアルに貢献する．このように，網膜色素上皮細胞の貪食および代謝機能は網膜の維持に重要であり，例えば，貪食に重要な *MERTK* 遺伝子の変異や，網膜

色素上皮細胞に発現する代謝酵素の遺伝子変異により，網膜色素上皮細胞や視細胞の変性が生じることが知られている．

1 遺伝性網膜変性，特にクリスタリン網膜症について

1）遺伝性網膜変性について

遺伝性網膜変性は，遺伝子異常による視細胞および網膜色素上皮細胞の変性を特徴とし，網膜色素変性を代表疾患とする一連の疾患群である．緑内障，糖尿病網膜症に次ぐ，日本人の失明原因の第3位であり[1]，59歳以下の中途失明原因に限ると第1位と失明原因の多くを占めるが，いまだ病態の多くは不明であり，有効な治療法は確立されていない．その理由の1つとして，遺伝的多様性があげられる．遺伝性網膜変性の原因遺伝子は100以上が報告され，網膜色素変性に限っても70以上の原因遺伝子が報告されており，それぞれの細胞変性の機序もさまざまである．さらに，代表疾患である網膜色素変性に対して，targeted exome sequencingによる網羅的遺伝子検査を行っても，遺伝子診断率は36％程度と，原因遺伝子の多くはまだわかっていない[2]．原因遺伝子の多くは，visual cycle，phototransductionなどの機能，視細胞の構造や維持に関連するもの，網膜色素上皮細胞で働く遺伝子である．

2）クリスタリン網膜症について

クリスタリン網膜症（Bietti crystalline dystrophy：BCD）は，網膜色素変性の類縁疾患に属する，進行性の遺伝性網膜変性疾患である．常染色体劣性遺伝形式の網膜変性疾患の10％と比較的多くを占め，日本や中国など東アジアに有病率が高い．典型的には，20歳代ごろに視野障害で発症し，進行は緩徐であるが，有効な治療法がないため，50歳～70歳代で失明に至ることが多い．この疾患の特徴として，①疾患名の由来にもなっているクリスタル様沈着物が眼底（特に網膜色素上皮細胞の付近）などに沈着すること，②臨床所見において，網膜色素上皮細胞の萎縮が視細胞の萎縮に先行すること，があげられる．これらの特徴から，クリスタリン網膜症では網膜色素上皮細胞が一次病巣で，視細胞変性は二次的な変化と考えられている[3][4]．

クリスタリン網膜症の原因遺伝子については，2004年にシトクロム P450（CYP）ファミリーの1つである*CYP4V2*であることが報告され[5]，クリスタリン網膜症は*CYP4V2*遺伝子変異による単一遺伝子疾患であると考えられている．*CYP4V2*遺伝子は眼内では網膜色素上皮細胞で強く発現していることが知られている．また，原因遺伝子*CYP4V2*は*CYP*ファミリーに属すること，そして，網膜色素上皮細胞は体内で最も活発な脂質代謝部位であることから，脂質代謝異常がクリスタリン網膜症の病態に関与していることが推測される．今までの報告では，ヒト肝がん由来細胞株 HepG2 の*CYP4V2*変異では脂肪酸の酸化障害が報告されている[6][7]．また，クリスタリン網膜症患者のリンパ球や皮膚線維芽細胞においてコレステロール結晶が報告されている[8]．しかしながら，*CYP4V2*による脂質代謝の全体像，そして，クリスタリン網膜症における網膜変性メカニズムはいまだ全く不明であるのが現状であった．病態研究が進んでいない理由として，病変組織，すなわち患者の網膜色素上皮細胞は生検により採取することができない部位であること，また適切な疾患モデルが存在しないこと（マウスにおける*CYP4V2*オルソログである*CYP4V3*ノックアウトマウスは，クリスタリン網膜症の表現型と大きく異なる）があり，これらが病態解明を困難なものとしていた．

3）疾患特異的 iPS 細胞研究について

2007年に報告されたヒト人工多能性幹細胞（induced pluripotent stem cells：iPS 細胞）[※2]の作製技術により[9]，特定の疾患の遺伝背景をもつ疾患特異的 iPS 細胞を患者体細胞から樹立することが可能になった．iPS 細胞は胚性幹細胞（embryonic stem cells：ES 細胞）に匹敵する多能性を獲得した幹細胞であり，3胚葉への多分化能をもつ．すでに確立された分化方法を用いて，例えば，患者由来 iPS 細胞を網膜色素上皮細胞へと分化させることで，患者の遺伝情報を有した網膜色素上皮細胞（病変細胞）を高効率，ほぼ100％の高い純度で獲得することが可能とな

> **※2　iPS 細胞**
> 人工多能性幹細胞．体細胞に初期化因子を導入することにより樹立される多能性幹細胞．山中伸弥教授らにより，2006年にマウス体細胞を，2007年にヒト体細胞を用いて樹立成功．

る[10]~[12]．この技術を用いることで，すでに遺伝性網膜変性の一部では，病態の *in vitro* での再現，病態解明の報告がされており[13]~[15]，疾患特異的 iPS 細胞は病態解明・創薬研究になくてはならないツールになりつつある．

2 クリスタリン網膜症における脂質異常[16]

そこで，われわれは*CYP4V2*ホモ変異（indel c:802-8_810del17insGC）をもつクリスタリン網膜症患者3名の皮膚から同意のもと線維芽細胞を採取し，リプログラミング遺伝子導入により各患者由来の iPS 細胞を樹立した[16]．また対照群として，*CYP4V2*変異のない健常人3名からも同様に iPS 細胞を樹立した．次に，これらの iPS 細胞に網膜色素上皮細胞誘導法により，5~6カ月かけて網膜色素上皮細胞を誘導した．これらの網膜色素上皮細胞は，形態的にメラニン色素をもつ六角形の敷石状細胞であり，網膜色素上皮細胞のマーカータンパク質を発現しており，成熟した網膜色素上皮細胞であることが確認された．また，健常人由来の iPS 細胞から分化した網膜色素上皮細胞では，正常CYP4V2 タンパク質の発現を認めたが，クリスタリン網膜症患者由来の網膜色素上皮細胞では全くみられなかった．

興味深いことに，クリスタリン網膜症患者由来の網膜色素上皮細胞では，健常人由来の細胞に比べて，細胞の空胞形成，大型化，メラニン色素沈着などの変性所見を認めた．さらに，クリスタリン網膜症患者由来細胞では死細胞率が高く，これらの所見はアデノウイルスベクターによる正常*CYP4V2*遺伝子の導入によりレスキューされたため，*CYP4V2*遺伝子の loss-of-function による表現型であることが確認された．透過電子顕微鏡で細胞内の構造を詳細に確認すると，患者由来の網膜色素上皮細胞ではメラノソーム，オートファゴソームの蓄積がみられ，クリスタリン網膜症の病態にオートファジーが関与している可能性を示唆する所見であった．実際に，クリスタリン網膜症患者由来細胞では，リソソーム機能障害によるオートファジー分解系の障害が生じていることが明らかとなった．

次に，CYP4V2 タンパク質の脂質代謝への関与が考

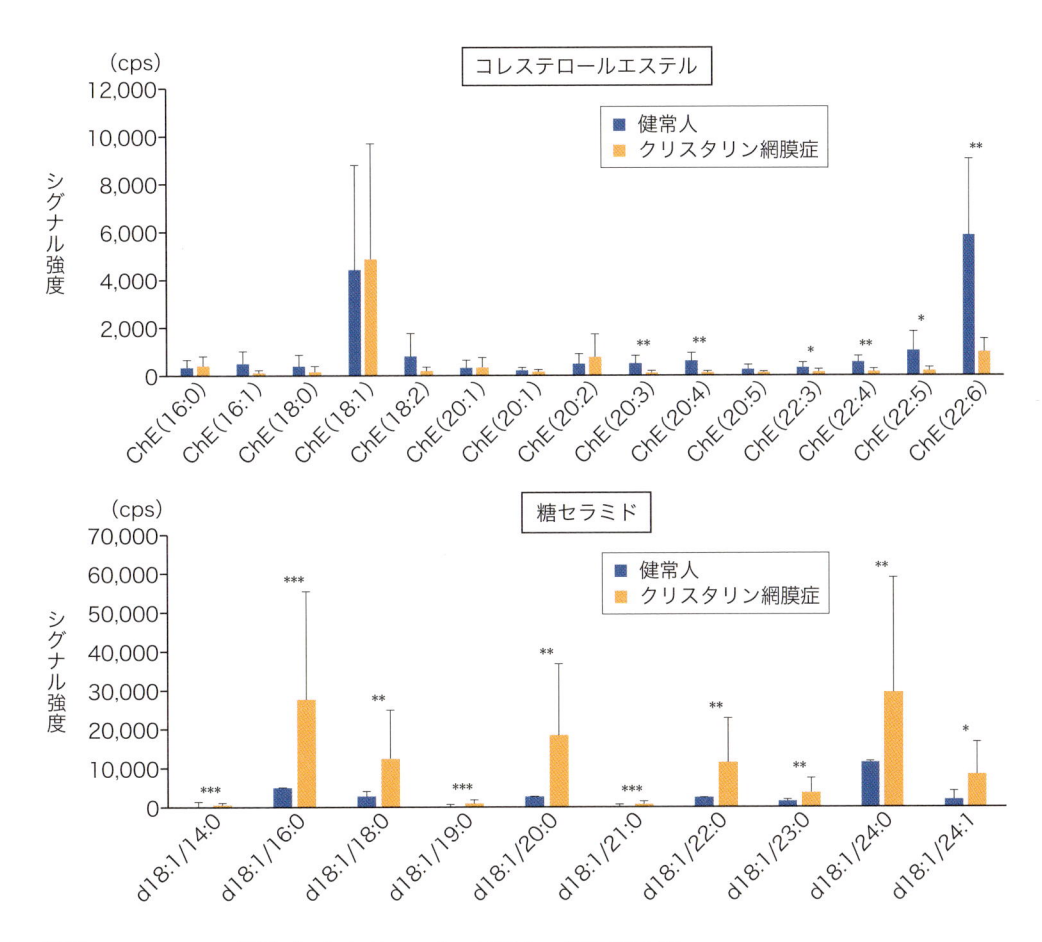

図2　脂質のnon-target解析（コレステロールエステル，糖セラミド）
クリスタリン網膜症患者由来網膜色素上皮細胞内において，コレステロールエステル低下および糖セラミド増加がみられる．*$P<0.05$，**$P<0.01$，***$P<0.001$．

えられることから，LC-MS/MS（liquid chromatography-tandem mass spectrometry）を用いた網羅的な脂質解析を行うことにした（理化学研究所 有田誠先生，池田和貴先生，磯部洋輔先生との共同研究）．まず，CYP4V2タンパク質には多価不飽和脂肪酸の水酸化酵素活性の報告があったため[6)7)]，多価不飽和脂肪酸代謝物のtarget解析を行った．水酸化酵素活性の確認のため，HEK293細胞に正常 *CYP4V2* もしくは変異型 *CYP4V2* 遺伝子を強制発現し，DHA，エイコサペンタエン酸（eicosapentaenoic acid：EPA），アラキドン酸（arachidonic acid：AA）を基質として投与し培養液中の代謝物を解析したところ，既報通り，ω，ω1位の水酸化活性を認めた．しかし，実際の病変細胞である，iPS細胞由来の網膜色素上皮細胞を用いて高

感度解析を行ったところ，クリスタリン網膜症患者由来細胞内では，EPA水酸化代謝物である20-HEPEは健常人由来の細胞に比べて少なかったが，他の代謝物は健常人由来の細胞においても検出感度以下であった．そこで，さらにnon-target解析を行ったところ，予想外なことに，クリスタリン網膜症患者由来の網膜色素上皮細胞内において，糖セラミド増加，コレステロールエステル低下を認めた（**図2**）．一方で，遊離コレステロールは，クリスタリン網膜症患者由来網膜色素上皮細胞で増加していた．そこで，脂質蓄積阻害剤を投与したところ，糖セラミドを減少させる作用のある糖セラミド合成阻害剤（N-butyl deoxynojirimycin：NBDNJ）では，コレステロールエステルや遊離コレステロールの改善効果はなく，細胞変性やリソソーム機

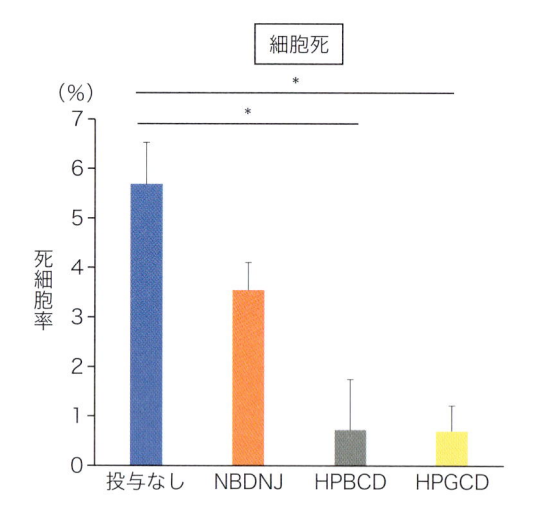

図3 化合物投与による，網膜色素上皮細胞死の抑制効果

クリスタリン網膜症患者由来の網膜色素上皮細胞内に対して，糖セラミド減少作用のあるNBDNJでは，細胞死を抑制しなかったが，遊離コレステロール減少作用のあるHPBCDおよびHPGCDでは，細胞死を抑制した．*P＜0.05．

能障害などの表現型に対する改善効果を認めなかった．一方で，遊離コレステロールを減少させる作用のあるシクロデキストリン誘導体（2-hydroxypropyl-β-cyclodextrin：HPBCDや2-hydroxypropyl-γ-cyclodextrin：HPGCD）では，コレステロールエステルの増加作用，糖セラミドの減少作用を認め，リソソーム機能障害を軽減し，細胞障害を抑制する効果を認めた（**図3**）．

以上の研究では，遺伝子変異をもつ患者由来iPS細胞から誘導した網膜色素上皮細胞を用いることでクリスタリン網膜症疾患モデルが作製可能であり，網羅的脂質解析を組合わせることで，当初は予想しえなかった病態を解明することが可能であった．さらに，病態に基づいた治療候補化合物検索により，遊離コレステロール蓄積阻害剤は，現在治療法のないクリスタリン網膜症に対して，有効な治療法となりうることを示している．

おわりに

今回は，網膜色素上皮細胞が主病変であるクリスタリン網膜症を取り上げたが，視細胞が主座である他の遺伝性網膜変性疾患についても，iPS細胞による視細胞誘導も可能であることから，疾患特異的iPS細胞は遺伝性網膜変性の病態解明に非常に有効なツールである．さらに，単一遺伝子変異が原因でなく環境要因の影響が強いとされていた加齢黄斑変性などの疾患についても，疾患特異的iPS細胞が有用である可能性も報告されている．特に加齢黄斑変性は，前駆病変に脂質蓄積がみられること，脂質関連遺伝子の一塩基多型が発症に関与すること[17]，臨床研究のシステマティック・レビューでDHA・EPAによる加齢黄斑変性の発症予防効果が示されていること[18]などから，脂質研究が現在さかんに行われている．網膜および網膜色素上皮細胞における脂質代謝機構はまだまだ未知の部分が多いが，疾患特異的iPS細胞，網羅的脂質解析や網羅的遺伝子解析などのオミクス解析，遺伝子編集技術などさまざまなツールを組合わせることで，眼疾患の病態が徐々に明らかになりつつある．

文献

1）Wako R, et al：Nippon Ganka Gakkai Zasshi, 118：495–501, 2014
2）Oishi M, et al：Invest Ophthalmol Vis Sci, 55：7369–7375, 2014
3）Halford S, et al：Ophthalmology, 121：1174–1184, 2014
4）Miyata M, et al：Am J Ophthalmol, 161：196–205.e1, 2016
5）Li A, et al：Am J Hum Genet, 74：817–826, 2004
6）Nakano M, et al：Mol Pharmacol, 82：679–686, 2012
7）Nakano M, et al：Drug Metab Dispos, 37：2119–2122, 2009
8）Wilson DJ, et al：Arch Ophthalmol, 107：213–221, 1989
9）Takahashi K, et al：Cell, 131：861–872, 2007
10）Osakada F, et al：Nat Protoc, 4：811–824, 2009
11）Hirami Y, et al：Neurosci Lett, 458：126–131, 2009
12）Okamoto S & Takahashi M：Invest Ophthalmol Vis Sci, 52：8785–8790, 2011
13）Singh R, et al：Hum Mol Genet, 22：593–607, 2013
14）Ramsden CM, et al：Sci Rep, 7：51, 2017
15）Galloway CA, et al：Proc Natl Acad Sci U S A, 114：E8214–E8223, 2017
16）Hata M, et al：Proc Natl Acad Sci U S A, 115：3936–3941, 2018
17）Chen W, et al：Proc Natl Acad Sci U S A, 107：7401–7406, 2010
18）Chong EW, et al：Arch Ophthalmol, 126：826–833, 2008

＜筆頭著者プロフィール＞

畑　匡侑：2007年，京都大学医学部卒業．'07〜'12年，神戸市立医療センター中央市民病院．'12〜'14年，京都大学大学院医学研究科（吉村長久教授，辻川明孝教授，池田華子准教授に師事．テーマは虚血性眼疾患のトランスレーショナル研究）．'14〜'18年，京都大学医学部附属病院臨床研究総合センター助教（難治性眼疾患の病態解明，創薬研究）．'18年〜，カナダ モントリオール大学生化学教室（Dr. Sapieha に師事，テーマは眼疾患と細胞老化の研究）．

3章 リポクオリティによる疾患制御

11. メタボリックシンドロームとリポクオリティ

菅波孝祥，田中　都，伊藤綾香，小川佳宏

近年の研究により，脂質の蓄積を基盤とするメタボリックシンドロームは，慢性炎症性疾患の一面を有することが広く認識されている．この分子メカニズムとして，脂質の量に加えて，脂肪酸の飽和度に代表される脂質の質（リポクオリティ）が重要な役割を果たす．脂質は，単に栄養素としてのみならず，細胞間の情報伝達物質，細胞膜の構成因子，細胞内シグナル伝達分子など多彩な役割を有する．本稿では，脂肪組織や肝臓に焦点を当てて，メタボリックシンドロームにおけるリポクオリティの病態生理的意義を概説するとともに，炎症細胞の細胞内脂質代謝に関する最近の知見を紹介する．

はじめに

食生活の欧米化や運動不足により，わが国においても肥満やメタボリックシンドロームが増加し，糖尿病や動脈硬化性疾患など種々の生活習慣病をもたらしている．そのため，現代は飽食の時代と称されるが，実際には，日本人の栄養摂取カロリーは過去50年間おおむね一定か，むしろやや減少傾向にある．そこで各栄

[略語]
DHA：docosahexaenoic acid
（ドコサヘキサエン酸）
EPA：eicosapentaenoic acid
（エイコサペンタエン酸）
LPCAT3：lysophosphatidylcholine
acyltransferase 3
LXR：liver X receptor
MC4R：melanocortin 4 receptor
MCP-1：monocyte chemoattractant protein-1
Mincle：macrophage-inducible C-type lectin

NASH：nonalcoholic steatohepatitis
（非アルコール性脂肪肝炎）
PPAR：peroxisome proliferator-activated
receptor
SLE：systemic lupus erythematosus
（全身性エリテマトーデス）
SREBP：sterol regulatory element-binding
protein
TLR4：Toll-like receptor 4
TNFα：tumor necrosis factor-α

Lipo-quality and metabolic syndrome
Takayoshi Suganami[1] /Miyako Tanaka[1] /Ayaka Ito[1] /Yoshihiro Ogawa[2] ~[4] : Department of Molecular Medicine and Metabolism, Research Institute of Environmental Medicine, Nagoya University[1] /Department of Medicine and Bioregulatory Science, Graduate School of Medical Sciences, Kyushu University[2] /Department of Molecular Endocrinology and Metabolism, Graduate School of Medical and Dental Sciences, Tokyo Medical and Dental University[3] /AMED-CREST, Japan Agency for Medical Research and Development[4] （名古屋大学環境医学研究所分子代謝医学分野[1] / 九州大学大学院医学研究院病態制御内科学分野[2] / 東京医科歯科大学大学院医歯学総合研究科分子細胞代謝学分野[3] / 日本医療研究開発機構 AMED-CREST[4]）

養素に目を向けると，炭水化物の摂取量が減り，脂質の摂取量が増えていることがわかる．特に，動物性脂肪に多く含まれる飽和脂肪酸の摂取量が増加し，魚油に多く含まれるω-3多価不飽和脂肪酸の摂取量が減少していることから，脂質の量に加えて，脂質の質（リポクオリティ）の変化が肥満やメタボリックシンドロームの主要な要因になっていると推察される．

飢餓に対する適応力の獲得を最大の課題として進化してきた人類にとって，脂肪組織は，余剰のエネルギーを中性脂肪として蓄える重要なエネルギー貯蔵器官と考えられる．栄養過剰状態が持続すると，中性脂肪を蓄える脂肪滴のサイズが増大して脂肪細胞が肥大化したり，脂肪細胞の細胞数が増えたりすることにより適応するが，それでも対応できない場合は，肝臓や骨格筋などの非脂肪組織に蓄積する．このような異所性脂肪は，臓器機能障害（広義の脂肪毒性）を招来することより，メタボリックシンドロームの増悪因子となる．また，皮下脂肪型肥満と比較して，内臓脂肪型肥満は種々の合併症を生じやすい．この理由として，内臓脂肪組織は脂肪蓄積に伴う慢性炎症が生じやすく，産生された炎症性サイトカインが肝臓や骨格筋など全身臓器のインスリン抵抗性を惹起することが知られている．このように，生体内の脂肪分布は，メタボリックシンドロームの病態形成に重要な役割を果たしている．

以上のように，脂質の質や量，体内分布はメタボリックシンドロームの病態基盤であり，この制御メカニズムを解明することは，メタボリックシンドロームの新たな治療戦略につながると考えられる．本稿では，脂肪組織や肝臓に焦点を当てて，メタボリックシンドロームにおけるリポクオリティの病態生理的意義を概説するとともに，炎症細胞の細胞内脂質代謝に関する最近の知見を紹介する．

◢1 脂肪組織とリポクオリティ

1）メタボリックシンドロームと脂肪組織炎症

近年，メタボリックシンドロームの病態基盤として，脂肪組織を中心とする全身の慢性炎症が指摘されている[1][2]．実際，肥満の内臓脂肪組織では，マクロファージをはじめとする多彩な免疫担当細胞が浸潤し，炎症性サイトカインを産生することによりインスリン抵抗

性を惹起する．マクロファージに関しては，細胞数の増加のみならず，活性化状態の変化もメタボリックシンドロームの病態形成に重要であることが明らかになってきた[3][4]．すなわち，脂肪組織には，性質の異なる極性を有する少なくとも2種類のマクロファージが存在し，非肥満の脂肪組織には主に炎症抑制性M2マクロファージが局在するのに対し，肥満の進行に伴って骨髄に由来する炎症促進性M1マクロファージが脂肪組織に浸潤するという．このようなM1，M2マクロファージの比率の変化が脂肪組織炎症，ひいては全身のインスリン抵抗性に深く関与すると考えられる．例えば，M1マクロファージより産生される代表的な炎症性サイトカイン tumor necrosis factor-α（TNFα）やM1マクロファージの遊走を促すケモカイン monocyte chemoattractant protein-1（MCP-1）を遺伝的に欠損したマウスでは，高脂肪食負荷による脂肪組織炎症や全身のインスリン抵抗性が軽減することが知られている．

2）脂肪組織炎症と飽和脂肪酸

このような脂肪組織の慢性炎症の分子メカニズムとして，筆者らは，脂肪細胞とマクロファージが液性因子を介して相互作用することにより，持続的な炎症反応が維持されることを世界に先駆けて証明した（図1）[5]．すなわち，マクロファージに由来するTNFαは，脂肪細胞の炎症性サイトカイン産生を誘導するとともに，中性脂肪の分解を促進する．その結果，脂肪組織局所に過剰に放出された遊離脂肪酸，特に飽和脂肪酸は，4型Toll様受容体（TLR4）を介してマクロファージを活性化する[6][7]．こうして，脂肪細胞とマクロファージにより構成されるパラクリン調節系が悪循環を形成することにより，持続的な炎症反応が惹起されると考えられる．実際，TLR4自身やTLR4シグナルを遺伝的に欠損するマウスは，高脂肪食負荷により野生型マウスと同程度に肥満するが，脂肪組織炎症は軽減しており，全身の糖代謝も良好に保たれる．興味深いことに，TLR4シグナルを欠損すると，脂肪組織に浸潤するマクロファージの細胞数に変化を認めないが，TNFαなど炎症性サイトカインやM1マクロファージマーカーの発現が低下する．このように，脂肪組織炎症により過剰に放出された飽和脂肪酸は，血中を介して全身に作用し，脂肪毒性を惹起することに加えて，

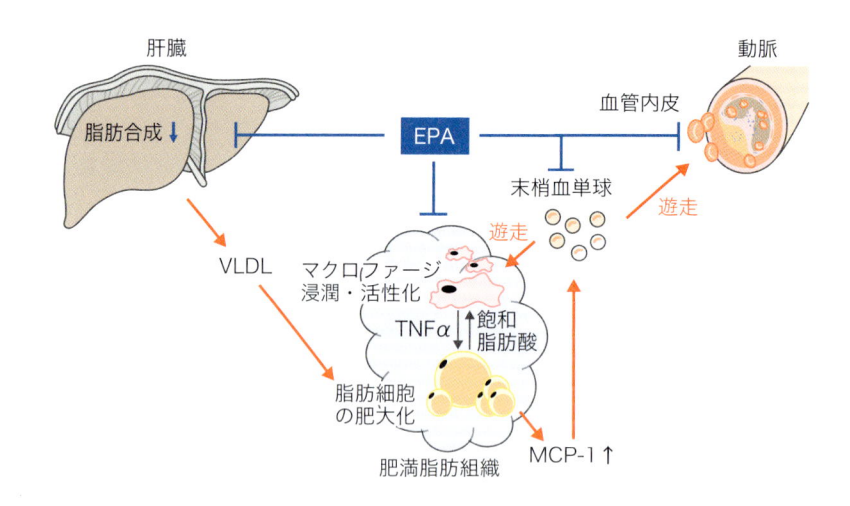

図1　ω-3多価不飽和脂肪酸 EPA の多面的な作用
飽和脂肪酸は，脂肪細胞とマクロファージが形成する炎症の悪循環において重要な役割を果たす．これに対して EPA は，飽和脂肪酸に拮抗的に作用して脂肪組織炎症を軽減するのみならず，肝臓における新規脂肪合成や血管内皮への単球接着を抑制するなど多面的な作用により抗メタボリックシンドローム効果を発揮する．

脂肪組織局所においてマクロファージの活性化状態を制御していると考えられる．

3）飽和脂肪酸とω-3多価不飽和脂肪酸の拮抗作用

　飽和脂肪酸が炎症促進作用を示すのに対し，ω-3多価不飽和脂肪酸は抗炎症作用を有することが知られている．例えば，マクロファージに飽和脂肪酸を添加すると TNFα の発現亢進が認められるが，代表的なω-3多価不飽和脂肪酸であるエイコサペンタエン酸（EPA）やドコサヘキサエン酸（DHA）は拮抗的に作用する．筆者らは，高脂血症治療薬としてすでに臨床応用されている EPA を用いて，肥満症例や肥満マウスに対する効果を検討した（**図1**）[8) 9)]．EPA は，体重増加や脂肪組織重量に明らかな効果を示さなかったが，脂肪組織マクロファージや末梢血単球に対して活性化抑制に働き，メタボリックシンドロームにおける慢性炎症に対して有効である可能性がある．さらに，血管内皮細胞に作用して単球接着を抑制するなど，複数のメカニズムにより動脈硬化病変の形成を抑制することが知られている．EPA の作用機序としては，peroxisome proliferator-activated receptor（PPAR）などの核内受容体や細胞膜上の G タンパク質共役受容体を介した作用，resolvin や protectin などの代謝産物を介する可能性などさまざまな作用メカニズムが想定されており，その全貌はいまだ明らかでない．また，EPA と DHA といっ

たω-3多価不飽和脂肪酸の種類による作用の違いにも不明な点が多く，今後のさらなる検討が待たれる．

4）脂肪組織炎症と異所性脂肪

　上述のように，余剰のエネルギーを中性脂肪として蓄積することは，脂肪組織（細胞）の最も重要な機能の1つであり，個体の栄養状態に応じて，交感神経系やインスリン等のホルモンにより巧妙に制御されている．実際，全身の脂肪組織が消失する脂肪萎縮症の症例では，著しい脂肪肝や高中性脂肪血症を呈し，治療抵抗性のインスリン抵抗性を発症する．また，肝臓に蓄積する脂肪の約60%は脂肪組織に由来するという[10)]．このように，脂肪組織における脂肪蓄積能は異所性脂肪の病態形成に深く関与している．最近，肥満に伴う脂肪組織炎症が，脂肪組織蓄積能の新たな制御メカニズムであることが明らかになってきた．すなわち，過剰に産生された炎症性サイトカインは，脂肪細胞のインスリンシグナルを抑制することに加えて，直接，脂肪分解を誘導する．さらに筆者らは，細胞死センサーの macrophage-inducible C-type lectin（Mincle）が，脂肪蓄積能を制御する新たな機能分子であることを見出した[11) 12)]．Mincle は，飽和脂肪酸によって活性化した M1 マクロファージに選択的に発現し，脂肪組織の線維化を誘導することにより脂肪蓄積能を負に制御する．Mincle 欠損マウスは，高脂肪食

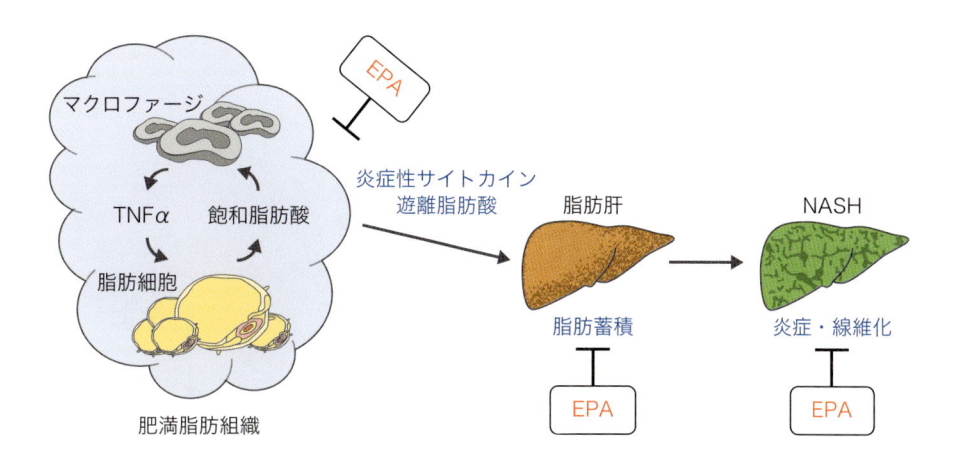

図2　NASHに対するEPAの抑制効果
MC4R欠損マウスを用いたNASHモデルにおいて，EPAは脂肪肝やNASHの発症を強力に抑制する．この作用機序として，脂肪組織炎症や肝臓における新規脂肪合成に加えて，肝臓の炎症・線維化に対する抑制作用が想定される．文献17より改変して転載．

負荷により野生型マウスと同程度に体重が増加するが，脂肪組織重量がより増加する一方で，肝異所性脂肪（脂肪肝）は軽減しており，全身の糖代謝も良好に保たれた．ヒトにおいても，脂肪組織の線維化が脂肪肝の程度と正の相関を示すことが報告されており[13]，より詳細なメカニズムの解明が待たれる．

2 肝臓とリポクオリティ

1）脂肪肝とω−3多価不飽和脂肪酸

近年の肥満人口の増加に伴って，わが国においても脂肪肝は増加しており，有病者は1,000万人を超えると想定されている．従来，脂肪肝は予後良好と考えられてきたが，非アルコール性脂肪肝炎（NASH：non-alcoholic steatohepatitis）をきたすと，一定の割合で肝硬変や肝細胞がんへ進展する．NASHの発症機構として「two hit仮説」や「multiple parallel hit仮説」が提唱されており，いずれにおいても，異所性脂肪の蓄積や慢性炎症が重要と考えられている．しかしながら，病態メカニズムの詳細は依然として不明であり，どの症例がいつ，NASHや肝硬変，肝細胞がんに進展するかを予測することも困難である．筆者らは，中枢性の摂食調節に重要なメラノコルチン4型受容体（MC4R）を遺伝的に欠損するマウスを用いて，肥満やインスリン抵抗性を背景として，脂肪肝，NASH，肝

細胞がんを経時的に発症する新しい動物モデルを確立した[14][15]．このMC4R欠損マウスは，過食による肥満や脂肪肝を呈するが，NASHの発症には高脂肪食負荷が必要不可欠である．一方，高脂肪食にEPAを投与すると，脂肪肝が軽減するとともに，NASHの発症も強力に抑制される（**図2**）[16]．このように，脂質の量と質は脂肪肝やNASHの病態形成に中心的な役割を担っているが，詳細な作用メカニズムは十分に明らかにされていない．その理由として，NASHはメタボリックシンドロームの肝臓における表現型とされ，全身の代謝調節の影響を受けること，動物モデルにおいても発症に長期間を要することなどがあげられる．そこで筆者らは，MC4R欠損マウスに少量の四塩化炭素を投与して肝細胞障害を惹起することにより，1週間の経過でNASH様の病理組織像を呈する新しい動物モデルを作製した[18]．このような新しい動物モデルや脂質メタボロームなどの解析技術を駆使することにより，NASHにおけるリポクオリティの意義が明らかになると期待される．

2）肝臓の新規脂肪合成と肥満

上述のように，摂取する脂肪酸組成において飽和脂肪酸が増加する一方で，ω−3多価不飽和脂肪酸は減少している．しかしながら，このような脂肪酸組成の変化が肥満を直接的に誘導しているか否かに関しては，統一された見解が得られていない．筆者らは，種々の

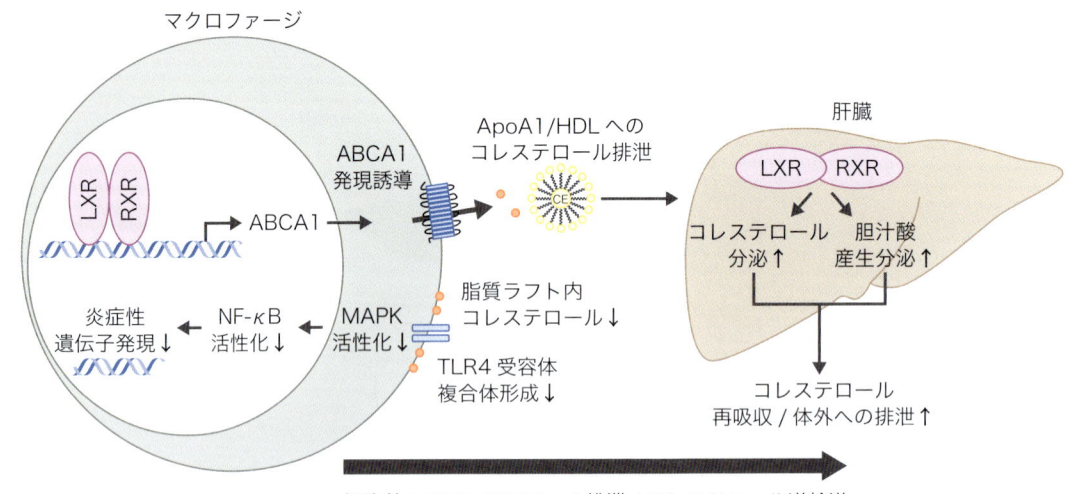

図3　LXRによる脂質代謝制御と抗炎症作用

LXRは，肝細胞やマクロファージにおいてコレステロール代謝に中心的な役割を果たすが，同時に，細胞膜脂質ラフトのコレステロール含量を介して，マクロファージの炎症シグナルを制御する．文献17より改変して転載．

飼料を用いて食餌性肥満マウスを作製したところ，EPAは，高脂肪高ショ糖食による肥満を顕著に抑制することを見出した（**図1**）[19]．高脂肪高ショ糖食を負荷すると，肝臓における新規脂肪合成が亢進し，VLDLの産生が増加して，脂肪組織に脂肪が輸送される．EPAは，肝臓における新規脂肪合成のマスターレギュレーターであるsterol regulatory element-binding protein（SREBP）の活性化を抑えることにより，抗肥満効果を示すことが明らかになった．今後，食事内容も考慮に入れた臨床試験により，ω-3多価不飽和脂肪酸の抗肥満効果を検証する必要があると考えられる．

3 細胞内代謝とリポクオリティ

1）細胞内脂質代謝と炎症シグナル

がん細胞では，好気的条件下における解糖系の亢進が認められ（ワールブルグ効果），がん細胞の生存や増殖における意義が精力的に研究されてきた．最近，免疫担当細胞においても細胞内代謝の重要性が指摘され，新しい学問領域「Immunometabolism」が注目されている．最近，筆者らは，細胞内コレステロール代謝が免疫担当細胞の炎症シグナル制御に働くことを見出した（**図3**）[20]．核内受容体のliver X receptor（LXR）

は，肝臓を中心とする全身の細胞に発現し，オキシステロールやコレステロール中間代謝産物であるデスモステロールなどによって活性化され，脂質代謝を制御する．特に，LXRはコレステロール逆輸送において中心的な役割を果たすため，LXR欠損マウスではコレステロールを体外に排泄できず，動脈硬化が促進される．筆者らは，LXRの活性化が細胞膜脂質ラフト上のコレステロール含量を減少させることにより，TLR4等を介する炎症シグナル伝達の抑制につながることを見出した．一方，LXRは，リゾリン脂質アシル転移酵素のlysophosphatidylcholine acyltransferase 3（LPCAT3）の発現誘導を介して，リン脂質代謝も制御する．実際，LPCAT3によりリン脂質の不飽和度が上昇すると，膜の流動性が高まることにより炎症シグナルが減弱するという[21]．このように，膜脂質のクオリティによる新たな炎症制御メカニズムが明らかになってきた．

2）細胞内脂質代謝と慢性炎症性疾患

全身性エリテマトーデス（SLE）や慢性関節リウマチなどの自己免疫疾患は，一卵性双生児における一致率が20～60％程度に留まること，発展途上国よりも先進国に認められることなどより，環境要因の関与が示唆されている．実際，新規発症のSLE症例の3割程

度に高脂血症を認め，LXRアゴニストの投与がSLEモデルマウスにおける抗DNA抗体産生や腎障害を抑制することから，細胞内脂質代謝がSLE発症に関与する可能性が示唆される．筆者らは，高脂肪食負荷がSLEモデルマウスの発症を促進すること，apolipoprotein A1の過剰発現によりコレステロール逆輸送系を活性化することで，SLEの発症が抑制されることを見出した[22]．この分子メカニズムとして，抗原提示細胞におけるコレステロール蓄積が抗原取り込みを亢進させ，B細胞増殖にかかわるサイトカイン産生を誘導することを明らかにした．このように，免疫担当細胞内のリポクオリティは慢性炎症性疾患の新たな治療標的となる可能性があり，今後，細胞特異性や脂質特異性などを詳細に明らかにしていく必要がある．

おわりに

　近年の研究により，脂質の蓄積を基盤とするメタボリックシンドロームは，慢性炎症性疾患の一面を有することが広く認識されている．過栄養が慢性炎症を誘導する分子メカニズムとして，脂質の量に加えて，脂肪酸の飽和度に代表されるリポクオリティが重要な役割を果たす．さらに最近では，細胞内の脂質代謝が炎症シグナルを制御して，慢性炎症性疾患の発症・進展にかかわることが明らかになってきた．脂質は，単に栄養素としてのみならず，細胞間の情報伝達物質，細胞膜の構成因子，細胞内シグナル伝達分子など多彩な役割を有するため，現時点では，その全貌はいまだ不明な点が多い．今後，分子イメージングやメタボロームなど解析技術の発達により，臓器間・細胞間・細胞内などの種々の階層におけるリポクオリティの実態が解明され，新たな病態の理解につながることが期待される．

文献

1) 菅波孝祥，小川佳宏：実験医学, 32：2873-2879, 2014
2) Suganami T & Ogawa Y：J Leukoc Biol, 88：33-39, 2010
3) Weisberg SP, et al：J Clin Invest, 112：1796-1808, 2003
4) Lumeng CN, et al：J Clin Invest, 117：175-184, 2007
5) Suganami T, et al：Arterioscler Thromb Vasc Biol, 25：2062-2068, 2005
6) Suganami T, et al：Arterioscler Thromb Vasc Biol, 27：84-91, 2007
7) Shi H, et al：J Clin Invest, 116：3015-3025, 2006
8) Itoh M, et al：Arterioscler Thromb Vasc Biol, 27：1918-1925, 2007
9) Yamada H, et al：Arterioscler Thromb Vasc Biol, 28：2173-2179, 2008
10) Roden M：Nat Clin Pract Endocrinol Metab, 2：335-348, 2006
11) Tanaka M, et al：Nat Commun, 5：4982, 2014
12) Ichioka M, et al：Diabetes, 60：819-826, 2011
13) Divoux A, et al：Diabetes, 59：2817-2825, 2010
14) Itoh M, et al：Am J Pathol, 179：2454-2463, 2011
15) Itoh M, et al：PLoS One, 8：e82163, 2013
16) Konuma K, et al：PLoS One, 10：e0121528, 2015
17) 伊藤綾香，菅波孝祥：医学のあゆみ, 264：944-948, 2018
18) Itoh M, et al：JCI Insight, 2：e92902, 2017
19) Sato A, et al：Diabetes, 59：2495-2504, 2010
20) Ito A, et al：Elife, 4：e08009, 2015
21) Rong X, et al：Cell Metab, 18：685-697, 2013
22) Ito A, et al：Immunity, 45：1311-1326, 2016

＜筆頭著者プロフィール＞
菅波孝祥：1994年京都大学医学部卒業，同大学院医学研究科（中尾一和教授）を経て，2003年東京医科歯科大学難治疾患研究所助手（小川佳宏教授），'11年同准教授，'12年科学技術振興機構さきがけ研究者（兼任），'13年東京医科歯科大学大学院医歯学総合研究科特任教授，'15年より名古屋大学環境医学研究所分子代謝医学分野教授．研究テーマは，生活習慣病の成因と治療に関する分子医学的研究および医工連携による新しい生活習慣病治療戦略の開発．臨床応用を見据えた基礎医学研究に取り組む若手研究者を募集しています（http://www.riem.nagoya-u.ac.jp/4/mmm/index.html）．

12. ω3系不飽和脂肪酸の心血管イベントリスク低減作用

高島　啓，佐田政隆

魚油の主要な成分であるω3系不飽和脂肪酸は，心血管疾患患者のイベントリスク低減に有効である．代表的なω3系不飽和脂肪酸であるEPAやDHAは動脈硬化を抑制し，虚血性心疾患患者の心血管イベント発生を減少させる．またω3系不飽和脂肪酸は，慢性心不全患者や非虚血性拡張型心筋症患者の死亡率や心血管入院イベントを低下させ，左室駆出率を改善させる可能性がある．近年の研究から，ω3系不飽和脂肪酸はさまざまな分子メカニズムを通じた抗炎症効果により，抗動脈硬化もしくは抗心不全作用を発揮していると考えられ，今後さらなるメカニズムの解明が期待される．

はじめに

高コレステロール血症の治療薬であるスタチン製剤は，冠動脈疾患や脳血管障害の発症リスクを低下させるが，スタチン投与でも予防できない心血管イベントが「残余リスク」として問題となっている．残余リスク低減において注目されているものの1つが，魚油の主要な成分であるω3系多価不飽和脂肪酸である．ω3系不飽和脂肪酸は虚血性心疾患患者の心血管イベントリスクを低下させるだけでなく，慢性心不全の補助的な治療薬としても注目されている．本稿では，ω3系

[略語]
DHA：docosahexaenoic acid
　（ドコサヘキサエン酸）
EPA：eicosapentaenoic acid
　（エイコサペンタエン酸）

不飽和脂肪酸のうち，脂質異常症治療薬として実臨床で使用されているエイコサペンタエン酸（eicosapentaenoic acid：EPA）とドコサヘキサエン酸（docosahexaenoic acid：DHA）を中心に，心血管疾患に対するω3系不飽和脂肪酸の臨床的な効果とその作用機序を概説する．

1 EPA製剤を用いた虚血性心疾患予防のエビデンス

1970年代のイヌイット族の疫学調査研究から，魚油の摂取は心血管疾患の発症を抑制することが知られるようになり[1]，1980年代からその作用機序解明のために活発な臨床研究，基礎研究がなされてきた．わが国で行われた大規模臨床試験のJELIS試験（Japan EPA Lipid Intervention Study）では，スタチン治療を受け

Omega-3 polyunsaturated fatty acids reduce the risk of cardiovascular events
Akira Takashima[1][2] /Masataka Sata[2]：Department of Cardiology, Tokushima Prefecture Naruto Hospital[1] /Department of Cardiovascular Medicine, Institute of Biomedical Sciences, Tokushima University Graduate School[2] （徳島県鳴門病院循環器内科[1] /徳島大学大学院医歯薬学研究部循環器内科学[2]）

ている高コレステロール血症患者を対象とし，高純度EPAの冠動脈疾患発症抑制効果が検討された[2]．対象患者を無作為にEPA＋スタチン（EPA）群とスタチン単独（対照）群に割り付け，EPA群にはEPA製剤を1,800 mg/日併用投与した．主要冠動脈イベントの発症率（一次予防）は，EPA群が対照群に比べて19％の有意なリスク低減を示した．主要冠動脈イベントに対する二次予防サブ解析では心筋梗塞または狭心症の既往を有する3,664名（EPA群1,823例，対照群1,841例）で，EPA投与群では対照群と比較して累積冠動脈イベントが23％低く，特に注目すべきは心筋梗塞の既往を有する冠動脈インターベンション施行例では，EPA群は対照群に比して41％の著明なリスク低減を認めた．これらの結果から，今日の日常臨床では虚血性心疾患患者の冠動脈イベント二次予防にはスタチンによる通常治療に加えて，高純度EPA製剤の使用を積極的に検討するとの考え方が主流である．スタチンを両群に使用したことから，LDLコレステロールのコントロールは両群間に明確な差は認めなかった．このため，冠動脈疾患発症リスク低減についてEPAが脂質代謝改善とは異なる効果を有し，EPAとスタチンを併用する意味があると考えられる．

2 EPA/DHA製剤について

DHAはEPAと同様に中性脂肪の低下作用を有する．日常臨床では，2013年1月からEPAおよびDHAを含有したオメガ3脂肪酸エチルが高トリグリセリド血症の治療に使用可能となっている．DHAはLDL-Cサイズを大型化する効果[3]や，冠動脈疾患患者の血管内皮機能を改善させる効果[4]を有し，動脈硬化疾患の発症リスクを低減する．通常，冠動脈疾患患者にはスタチンがすでに投与されており，高トリグリセリド血症治療にフィブラート製剤を使用すると横紋筋融解症のリスクが高まるが，EPA/DHA製剤はスタチンとの併用でも比較的安全に使用できる．虚血性心疾患二次予防に対するDHAの効果はEPAほど多くのエビデンスは有さないが，虚血性心疾患患者を対象としたω3系不飽和脂肪酸の有効性を検討したイタリアの大規模臨床試験（GISSI-Prevenzione試験）では，心筋梗塞患者を対象にEPA/DHAを投与した群では，非投与群と比

較して全死亡リスク比が有意に低下し，特に突然死を減少させていた[5]．また心筋梗塞慢性期患者の血中EPA・DHA値と心不全回避生存率・予後との関連をみた研究では，EPA・DHA低値群はEPA・DHA高値群と比較し心不全発症リスクが高く，特にDHA低値は全死亡増加のリスクであったとする報告があり[6]，DHAの臨床的な有用性を示す報告が増えてきている．

3 ω3系不飽和脂肪酸の慢性心不全に対する治療効果

慢性心不全の標準的薬物治療は，アンジオテンシン変換酵素（ACE）阻害薬やアンジオテンシンII受容体拮抗薬（ARB），β遮断薬，抗アルドステロン薬だが，近年，補助的な治療薬としてω3系不飽和脂肪酸が注目されている．心不全の重症度分類であるNYHA（New York Heart Association）分類のうちII度（軽度）〜IV度（難治性）の身体活動制限をもつ慢性心不全患者を対象にω3系不飽和脂肪酸の有効性を検討したイタリアの大規模臨床試験（GISSI-HF試験）では，ω3系不飽和脂肪酸を投与した群では，非投与群と比較して有意に総死亡および心血管疾患による入院件数を減少させた[7]．GISSI-HF試験のサブ解析では心エコーによる心機能評価でω3系不飽和脂肪酸を投与した群は，非投与群と比較して左室駆出率の有意な改善が認められた[8]．また拡張型心筋症患者を対象としたランダム化試験ではω3系不飽和脂肪酸により駆出率や運動耐容能の改善，NYHA分類による症状や心不全による入院件数の低下を認め，ω3系不飽和脂肪酸の抗炎症効果，血管内皮機能改善などの多面的な作用により心筋リモデリングの進行が抑制され，心筋機能の改善につながった可能性が示唆された[9]．

4 ω3系不飽和脂肪酸の多面的作用と分子メカニズム

急性心筋梗塞の発症原因として，冠動脈に軽度の狭窄しかきたさない動脈硬化病変の破裂やびらんに起因する急性血栓性閉塞が注目されているが，破綻したプラークでは脂質コアの増大，被膜の菲薄化，平滑筋細胞数の減少，凝固能の亢進，コラーゲン含有量の減少，

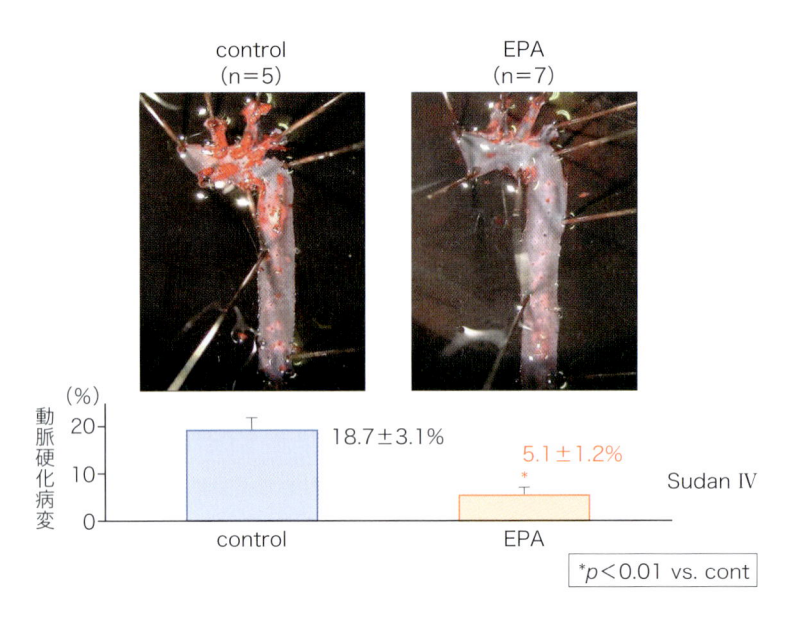

control
(n=5)

EPA
(n=7)

動脈硬化病変 (%)

20 — 18.7±3.1%

10 — 5.1±1.2%

*

Sudan IV

control　　　EPA

*p<0.01 vs. cont

図1　ω3系不飽和脂肪酸による抗動脈硬化作用
EPAの投与により，ApoE欠損マウスにおける動脈硬化形成が抑制された．文献13より引用．

炎症細胞浸潤，タンパク質分解酵素の発現亢進，プラーク内血管新生などが認められる[10]．最近の分子細胞生物学的研究から，ω3系不飽和脂肪酸が血管内皮細胞や炎症細胞，血小板に対して多面的作用を及ぼし，病変形成やプラークの不安定化を抑制して，プラーク破綻ならびにそれに引き続いて生ずる血栓性閉塞を予防している機序が解明されてきている[11][12]．われわれは高純度EPAが動脈硬化モデルマウスであるアポリポタンパク質E（apolipoprotein E：ApoE）欠損マウスでも，動脈硬化の進展を抑制し大動脈壁の動脈硬化領域を減少させ，プラークの質を変化させることを報告した（**図1**）[13]．プラークの不安定性を規定する重要な因子の1つは，プラークの表面を覆う線維性被膜の厚さであり，線維性被膜の菲薄化がプラークの破綻につながるが，EPA群では対照群に比べてコラーゲン線維の染色法であるSirius-red染色により測定したプラークのコラーゲン含有量が有意に増加し，プラークの安定化に寄与していることが示された．その機序として，EPAを前投与した細胞では，接着因子であるvascular cell adhesion molecule-1（VCAM-1）やintercellular adhesion molecule-1（ICAM-1）の発現が抑制され，プラークの不安定化に寄与すると考えられるマクロファージからのmatrix metalloproteinase

（MMP）-2，MMP-9の発現が抑制されていた．さらにわれわれは近年，ApoE欠損マウスへの抗動脈硬化作用はEPA単独よりもEPAにDHAを上乗せした方が強力であることを発見し，EPAとDHAの併用治療が有効な可能性を示した（**図2**）[14]．この研究ではApoE欠損マウスにおいて，Sudan IV染色により定量した大動脈壁の動脈硬化病変の進展は対照群に比してω3系不飽和脂肪酸群で有意に抑制されており，特にEPA＋DHA高用量群で動脈硬化領域の減少が著明であった．また大動脈壁中の炎症性物質の発現はEPA＋DHA高用量群で特に抑制されていた．大動脈基部のプラークにおいても，ω3系不飽和脂肪酸群では対照群と比較して，プラーク中の脂質沈着やマクロファージの浸潤が減少し，プラークの不安定化につながるMMP-9の発現は低下していた．

ヒトにおいても同様に，われわれの研究グループはスタチンに高純度EPA製剤を上乗せすることで，冠動脈プラークの脂質成分が減少し，線維成分が増加することでプラークが安定化することを血管内超音波（intravascular ultrasound：IVUS）で確認した[15]．

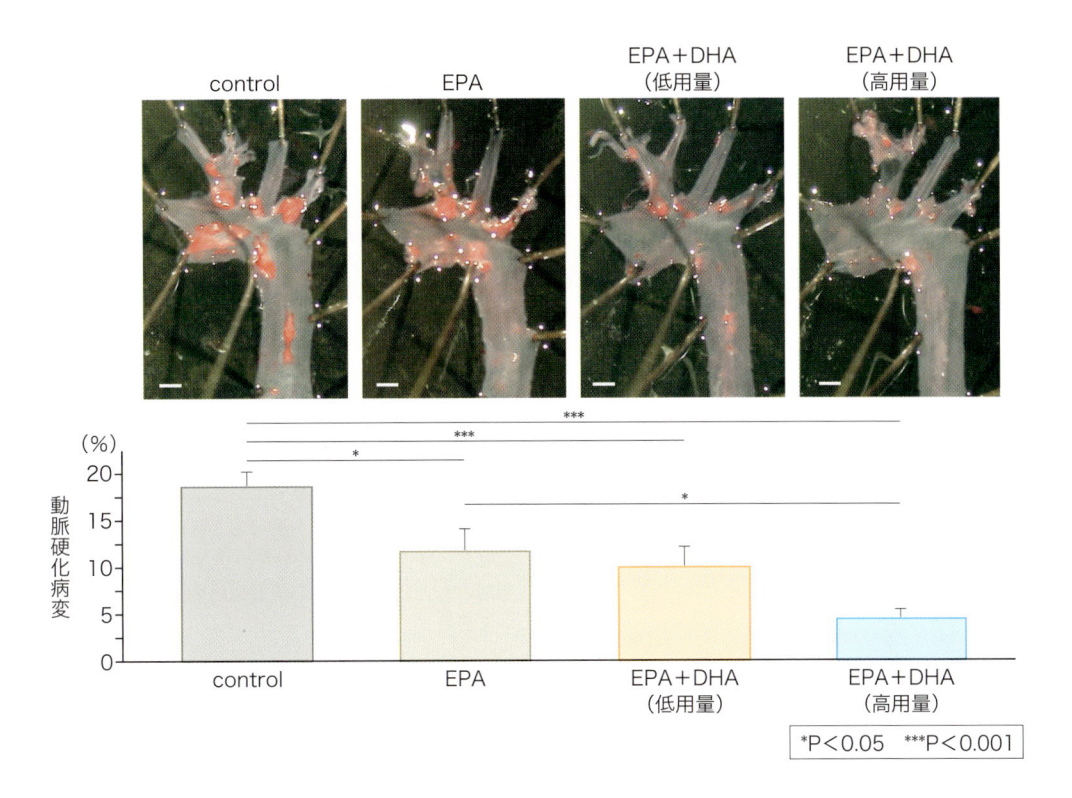

図2 ω3系不飽和脂肪酸の併用による抗動脈硬化作用の増強効果

ω3系不飽和脂肪酸の投与により，ApoE欠損マウスにおける動脈硬化形成が抑制された．またEPAにDHAを上乗せすることで，より強い抗動脈硬化作用が得られた〔EPA＋DHA（高用量）群はEPA群と同等量のEPAを投与し，EPA＋DHA（低用量）群は高用量群の半分量のEPAとDHAを投与している〕．文献14より引用．

5 どのような患者に投与すべきか

不飽和脂肪酸には魚油に多く含まれるω3系不飽和脂肪酸以外にもヒマワリ油やコーン油に多く含まれるリノール酸などのω6系不飽和脂肪酸が存在する．ω6系不飽和脂肪酸は体内でアラキドン酸（arachidonic acid：AA）に変換され，ω6系不飽和脂肪酸の過剰摂取は炎症を惹起する懸念があり，ω3/ω6の比が高い方が冠動脈イベントリスクを低減させるといわれている．JELIS試験での対照群ではEPA/AA比は0.6であったが，日本では食生活の欧米化に伴い，魚の摂取量がかなり急速に下がっており，EPA/AA比が0.4を切るような人たちが増加してきている．われわれの施設でも若年の急性心筋梗塞患者のEPA/AA比は非常に低いことが明らかになっている[16]．EPA/AA比は日常診療での血液検査で測定可能になっており，JELIS試験のサブ解析結果を参考にすると，この比率を0.75以上に維持するようω3系不飽和脂肪酸製剤を使用することが重要である．

おわりに

これまでの基礎・臨床研究から，ω3系不飽和脂肪酸による虚血性心疾患や慢性心不全患者のイベント抑制効果が明らかになってきている．しかし一方で，海外の研究のなかにはメタ解析の結果，EPAなどのω3系不飽和脂肪酸の心血管イベント抑制効果が明らかではないという報告もあり[17]，世界的にω3系不飽和脂肪酸の効能に関する見解は完全に統一されたとは言えない．今後，さらなる大規模臨床試験や基礎研究により，新たなエビデンスが蓄積されることが重要である．

私見では，動脈硬化リスクが多数ありリスクコントロールが不十分な虚血性心疾患患者や，心機能低下を認め心不全コントロールが不良な慢性心不全患者には

ω3系不飽和脂肪酸製剤の投与を検討すべきと考える．ω3系不飽和脂肪酸の多面的作用が理解され，必要な患者に処方されることで，心血管イベントのさらなる抑制につながることを期待したい．

文献

1) Dyerberg J, et al：Lancet, 2：117-119, 1978
2) Matsuzaki M, et al：Circ J, 73：1283-1290, 2009
3) Maruyama C, et al：J Atheroscler Thromb, 10：186-191, 2003
4) Yagi S, et al：J Atheroscler Thromb, 22：447-454, 2015
5) Marchioli R, et al：Circulation, 105：1897-1903, 2002
6) Hara M, et al：Circ J, 77：153-162, 2013
7) Tavazzi L, et al：Lancet, 372：1223-1230, 2008
8) Ghio S, et al：Eur J Heart Fail, 12：1345-1353, 2010
9) Nodari S, et al：J Am Coll Cardiol, 57：870-879, 2011
10) Davies MJ：Circulation, 94：2013-2020, 1996
11) Brown AL, et al：Arterioscler Thromb Vasc Biol, 32：2122-2130, 2012
12) Cawood AL, et al：Atherosclerosis, 212：252-259, 2010
13) Matsumoto M, et al：Atherosclerosis, 197：524-533, 2008
14) Takashima A, et al：Atherosclerosis, 254：142-150, 2016
15) Niki T, et al：Circ J, 80：450-460, 2016
16) Yagi S, et al：Nutr J, 14：111, 2015
17) Rizos EC, et al：JAMA, 308：1024-1033, 2012

＜筆頭著者プロフィール＞
高島　啓：2009年3月，徳島大学医学部医学科卒業．'11年4月，徳島大学病院循環器内科医員．'15年3月，徳島大学大学院医学博士課程修了．'15年8月，徳島県鳴門病院循環器内科医員．研究分野はω3系不飽和脂肪酸による心血管リスク低下作用について．大学院生時代は，佐田教授指導のもとEPA/DHAの抗炎症効果とその分子的機序について研究．

13. 高比重リポタンパク（HDL）機能を制御するリポクオリティ

篠原正和，平田健一

生体内で脂質はリポタンパクという構造をとって輸送される．低比重リポタンパク（LDL）に含まれるコレステロール，すなわちLDL–C値は動脈硬化危険因子として理解され，薬物治療の進歩によってほぼ自在に管理できる時代となった．それにもかかわらず，今日，動脈硬化疾患は増加の一途をたどっており，LDL–C値以外の「残余リスク」管理が重要な課題となっている．本項では，特にHDLに注目し，その機能を制御するリポクオリティについてわれわれが最近得た結果を紹介したい．

はじめに

疎水性の高い脂質を食事から吸収し，体内の必要な部位に分配するために生体は「リポタンパク」という構造を用いて脂質の輸送を行っている．低比重リポタンパク（LDL）に含まれるコレステロール，すなわちLDL–C高値が動脈硬化疾患の原因となることが明らかとなり，薬物治療の進歩によってLDL–C値はほぼ自在に管理できる時代となった．しかしLDL–C値の管理のみで動脈硬化疾患は完全にはコントロールされず，LDL–C値以外の「残余リスク」の理解が重要である．本稿では，高比重リポタンパク（HDL）を中心としてリポタンパク機能を概説し，リポクオリティへの介入が今後の治療選択肢となりうるのか，検討してみたい．

[略語]
EPA：eicosapentaenoic acid（エイコサペンタエン酸）
HDL：high density lipoprotein（高比重リポタンパク）
LDL：low density lipoprotein（低比重リポタンパク）
LTB₄：leukotriene B₄（ロイコトリエンB₄）
VLDL：very low density lipoprotein（超低比重リポタンパク）

1 リポタンパクの全身における代謝

生体を構成する重要な脂質として，リン脂質・トリグリセリド・コレステロールが存在するが，いずれも血液に対する溶解度はきわめて低いため，これらの脂質は「リポタンパク」（**図1A**）という粒子構造をとって血液中を運搬されている．リポタンパクは，アポタンパクを骨格としたリン脂質一重膜の内部に，疎水性の高いトリグリセリド，コレステロールエステルが含有されており，遊離コレステロールは表面に存在している．

Lipoquality regulated functions of high density lipoprotein (HDL)
Masakazu Shinohara[1] /Ken-ichi Hirata[2]：Division of Epidemiology, Kobe University Graduate School of Medicine[1] / Division of Cardiovascular Medicine, Kobe University Graduate School of Medicine[2]（神戸大学大学院医学研究科地域社会医学・健康科学講座疫学分野[1] /神戸大学大学院医学研究科内科学講座循環器内科学分野[2]）

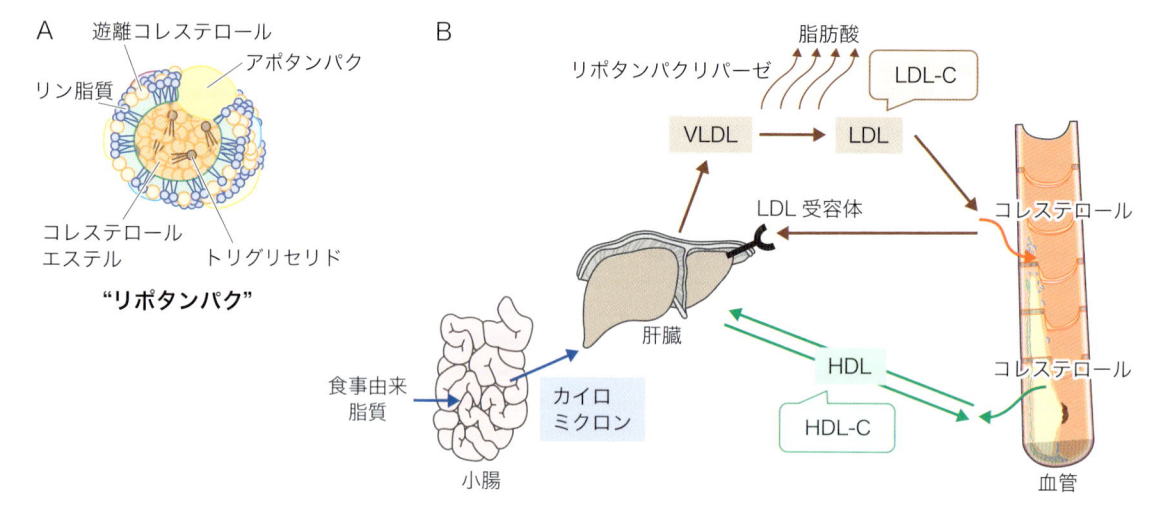

図1　リポタンパクの全身における代謝
生体内で脂質はAのようなリポタンパクの構造をとって血中を循環する．B）食事由来の脂質はカイロミクロンとして小腸から肝臓に運ばれる．肝臓からは超低比重リポタンパク（VLDL）が放出され，低比重リポタンパク（LDL）に代謝されて全身にコレステロールを分配する．高比重リポタンパク（HDL）は末梢組織から余剰コレステロールを回収するコレステロール逆転送にかかわる．

　食事由来の脂質は，小腸にて吸収されたのちにカイロミクロンとよばれるリポタンパクに再構成され，肝臓に運ばれる（**図1B**）．肝臓からは超低比重リポタンパク（VLDL）が放出され，トリグリセリドを加水分解するリポタンパクリパーゼの作用により全身に遊離脂肪酸を供給しつつ，直径が小さくなり低比重リポタンパク（LDL）とよばれるリポタンパクに変化する．このLDL中に含有されるコレステロール量がLDL–コレステロール（LDL-C）である．LDLは全身にコレステロールを分配し，最終的に肝臓のLDL受容体に取り込まれ分解される．高比重リポタンパク（HDL）は末梢組織から余剰コレステロールを回収し，肝臓に転送して排泄するコレステロール逆転送にかかわっている．コレステロールは中性脂肪・遊離脂肪酸のようにエネルギー源として利用されることがなく，肝臓やステロイド合成器官を除いた大部分の末梢臓器ではコレステロール排泄機構をもたない．このため，コレステロール逆転送系が生体におけるコレステロールホメオスタシスに重要な役割を担っている．

　さまざまな疫学研究により，HDL–コレステロール値の低下は，動脈硬化疾患発症の危険因子となることが報告されてきた[1]〜[3]．ところが近年の研究によって，コレステロール逆転送能力の低下が，より動脈硬化疾患の発症に関係することが明らかとなってきた[4][5]．またHDLには，抗炎症作用・抗酸化作用があり，これらの機能が抗動脈硬化作用に関与していると考えられる．HDLを構成する脂質の質（リポクオリティ）が，HDL機能にどのような影響を及ぼしているか次に紹介する．

2 HDLを構成する脂肪酸とHDL機能

　HDL構成成分の組成は，タンパク質33％，リン脂質29％，コレステロール30％，トリアシルグリセロール8％である．他のリポタンパクと比較しても，HDLはタンパク質ならびにリン脂質の占める割合が最も高い．HDLの骨格となるアポタンパクApo A–Iは非常に流動性に富み，HDL上にさまざまなタンパク質を共存させることが可能である．われわれはこれまでに，HDL上に存在する酸化酵素ミエロペルオキシダーゼ（MPO）ならびに抗酸化酵素パラオキソナーゼ1（PON1）の割合MPO/PON1比が，動脈硬化症例においては増加すること，またMPO/PON1比が，HDLのもつコレステロール逆転送能ならびに抗炎症作用にも相関することを示した[6]．

　次にわれわれはHDL構成成分としてリン脂質に着目

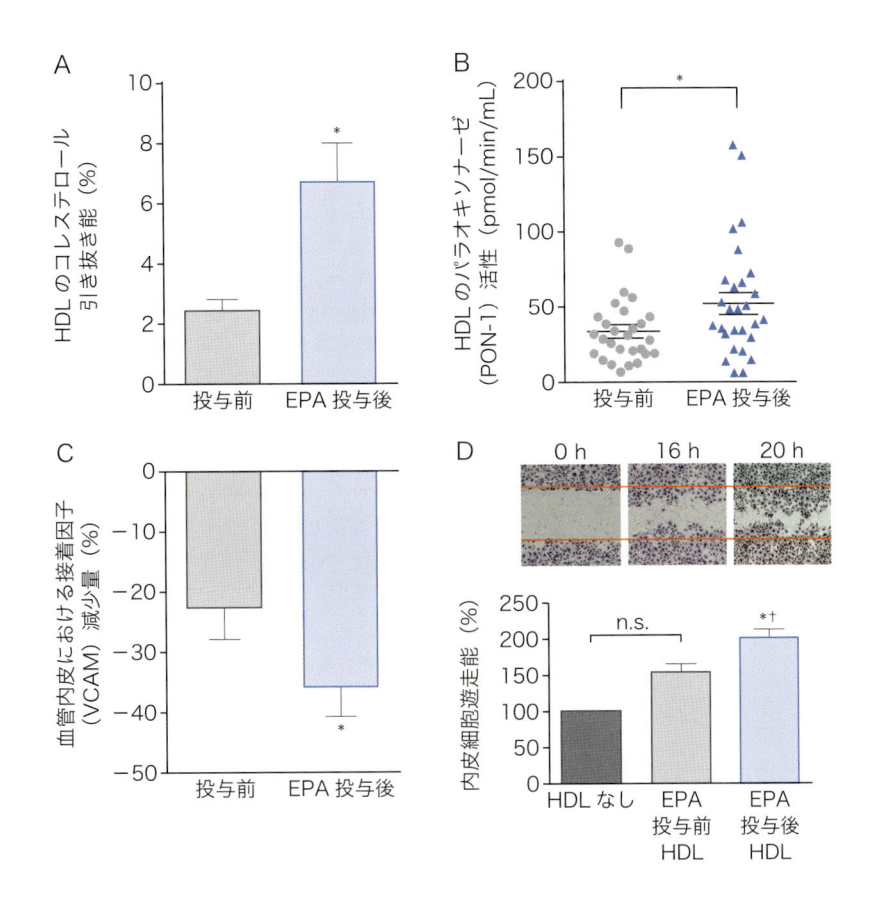

図2　HDLを構成する脂肪酸とHDL機能
ヒトHDLを構成する脂肪酸のEPAが増加することでコレステロール逆転送能の増加（**A**），抗酸化能の亢進（**B**），抗炎症作用の増強（**C**），組織修復作用の改善（**D**）が得られる．$*p < 0.05$ vs. EPA投与前群，$†p < 0.05$ vs. HDLなし群．

した．脂肪酸の組成がリン脂質の性質を大きく変えることが知られており，ω-3多価不飽和脂肪酸を用いた治療的介入が動脈硬化疾患の予防に有用であることが示されてきた[7]ことから，ω-3多価不飽和脂肪酸がHDL機能に与える影響を検討した．

われわれは，脂質異常症の患者にEPA（1,800 mg/日，4週間）を摂取させ，その前後のHDL機能を評価した[8]．EPAを4週間摂取しても，血中総コレステロール値，トリアシルグリセロール値，LDL-C値，HDL-C値には変化がなかった．一方で，血清EPA濃度，EPA/AA比はほぼ3倍の増加を示し，HDL中のEPA/AA比も同様にほぼ3倍の増加を示した．EPA投与前後の血清から超遠心法によってHDLを抽出し，コレステロール引き抜き能を検討すると，**図2A**のように，EPA投与後HDLでは約3倍の増加が認められた．また前述の

とおり，HDLにはPON1が共存しており，その酵素活性がHDL抗酸化能に重要な役割を担っている．HDLのもつPON1活性についても，EPA投与後のHDLにおいて有意な増加が認められた（**図2B**）．

動脈硬化病変は，血管内腔を裏打ちしている血管内皮細胞の障害より発生することから，血管内皮細胞における炎症・障害に対するHDLの効果を検討した．血管内皮細胞を腫瘍壊死因子（TNF-α）によって刺激することで，接着因子VCAM-1が発現するが，HDLを加えることによって接着因子の発現低下が認められる．EPA投与後のHDLでは，接着因子の発現低下がより強く認められた（**図2C**）．また血管内皮細胞の表面にスクラッチ（傷）を作製し，その修復速度を検討する内皮細胞遊走能の検討においても，EPA投与後のHDLでは有意に高い内皮機能遊走能を示した（**図2D**）．これ

らの結果から，HDLを構成する脂質中の脂肪酸組成が，コレステロール逆転送能・抗酸化能・抗炎症作用・組織修復作用などのHDL機能にかかわっていることが示唆された．

❸ 再構成HDLのもつ抗炎症作用とレゾルビン産生

EPA含有量に富むHDLが，どのようなメカニズムでその機能を高めるか検討するために，再構成HDLを用いた実験を行った[8]．リン脂質：コレステロール：ApoA-Iを160：8：1にて調製し，再構成HDLを作製した．リン脂質としてEPA-PC（ジエイコサペンタエノイル-ホスファチジルコリン：2分子のEPAを含有するホスファチジルコリン）ならびにEgg-PC（卵白由来ホスファチジルコリン）を用い，リン脂質中のEPA含有量（％）を100％，80％，20％，0％の4種類に設定した．

これらの再構成HDLを用いて，血管内皮細胞における接着因子VCAM-1の発現抑制を検討すると，EPA含有量依存的に接着因子の発現抑制が認められた（**図3A**）．近年，ω-3多価不飽和脂肪酸から，炎症収束性脂質メディエーター群が産生され，さまざまな局面での生体保護にかかわっていることが報告されている[9]～[11]．われわれは再構成HDLと血管内皮細胞との相互作用によって，炎症収束性脂質メディエーター群が産生され，接着因子の発現抑制が得られたのではないかと考えた．血管内皮細胞における包括的な脂質メディエーター解析[12]の結果，EPAから産生される炎症収束性脂質メディエーターレゾルビンE3[13]に着目した．定常状態の血管内皮細胞でのレゾルビンE3産生はほぼ認められない（**図3B**）．血管内皮細胞に再構成HDLを加えてインキュベーションさせると，内皮細胞からレゾルビンE3が産生されるようになり，またこの産生量は再構成HDLに含有されるEPA含有量に濃度依存的であった（**図3B**）．興味深いことに同モル量のEPA-PCの添加では，内皮細胞からのレゾルビンE3産生はごくわずかであり，リポタンパクとして供給されなければEPA-PCはレゾルビンE3産生の基質として効率的に利用されないことが予想される．また血管内皮細胞において，レゾルビンE3産生にかかわる酵素（15

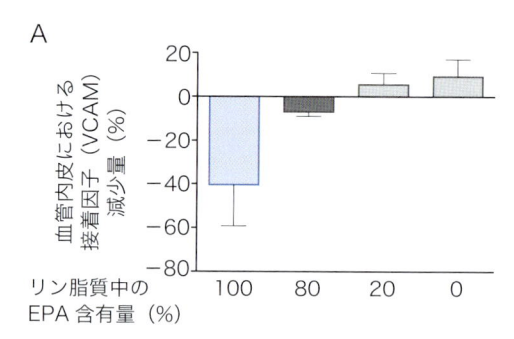

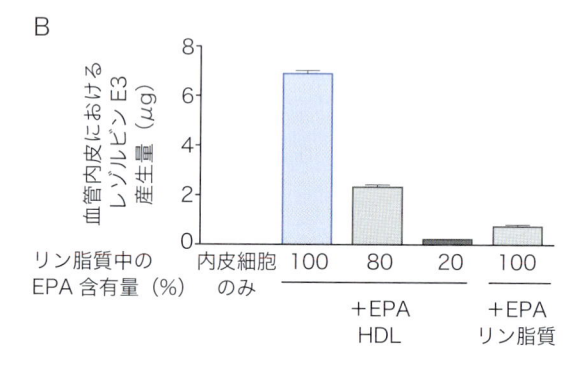

図3　再構成HDLのもつ抗炎症作用とレゾルビン産生
再構成HDLを用いた実験系において，構成リン脂質中のEPA含有量が増加するほど抗炎症作用の増加が得られた（A）．またこのとき，血管内皮細胞におけるレゾルビンE3の産生が認められた（B）．

リポキシゲナーゼ-1）発現も確認されることから，EPA rich HDLと血管内皮細胞との相互作用によって，脂質メディエーターが産生され，抗炎症作用にかかわっていることが示唆される．

コレステロール逆転送能に関しては，Egg-PCを用いた再構成HDLに比べ，EPA-PC 100％再構成HDLでは約25％の改善を認めた[8]．EPA投与後のヒトHDLで認められたコレステロール逆転送能の改善（**図2C**）と同程度の変化は再構成HDLで認められず，リン脂質脂肪酸組成以外の要因も，コレステロール逆転送能を規定する因子として重要であると考えられる．

❹ HDLから産生される機能性脂質とHDL-細胞間相互作用に与える影響

前述の通り，HDLを構成するApo A-Iタンパクは流動性が高く，さまざまなタンパク質がHDLに共存することが知られている．近年，HDLにアポタンパク

Apo Mが存在しており，これがHDL表面に機能性脂質スフィンゴシン‒1リン酸（S1P）を保持する重要な役割を果たしていることが報告されている[14]．われわれは健常人ならびに動脈硬化病変をくり返す症例の保存血漿から超遠心法によってHDLを精製し，それぞれのHDLからどのような機能性脂質が産生されるか，包括的な検討を実施した[15]．この結果，動脈硬化症例HDLから炎症惹起性のLTB$_4$が産生されることを見出した（**図4A**）．この実験では，ラベル化したアラキドン酸を基質として用いることで，HDLによるLTB$_4$産生をチェイスして実施した．すなわち観察されたLTB$_4$は，HDLが自ら産生したLTB$_4$ということができる．

どのようなメカニズムでLTB$_4$が産生されているか検討するために，HDLに含有されているタンパク質をウエスタンブロット法にて評価すると，動脈硬化症例HDLではLTB$_4$産生にかかわる酵素群，すなわち5‒リポキシゲナーゼ（5-LO），LTA$_4$ヒドロラーゼが検出された（**図4B**）．興味深いことに，健常人HDLではこれらLTB$_4$産生にかかわる酵素群は全く検出されない．HDLが自らこれらのタンパク質を産生することはないため，血液中を循環している間にどこからかHDL上に"移ってきた"可能性が高い．動脈硬化症例HDLでは，好中球に多く含まれるミエロペルオキシダーゼ（MPO）も著明に増加していることから，動脈硬化症例では好中球の持続的活性化が生じており，活性化好中球から放出されるマイクロパーティクル，エクソソーム等を介して活性化好中球由来のタンパク質がHDLに"移ってきた"可能性が高いと考えている．LTB$_4$産生にかかわる酵素ユニットは，細胞内アダプタータンパク（FLAP）の働きにより細胞内局在が制御されることで活性調節されており，またカルシウム濃度も重要な酵素活性調節因子である．今回HDLという，細胞ではない構造物上でLTB$_4$産生のための酵素ユニットが確認された．酵素の活性調節がどのようになされているのか，今後詳細な検討が必要である．

われわれは血管における免疫炎症制御に重要な働きを担っているマクロファージと，HDLとの相互作用に注目した．マクロファージに活性化刺激を与えた後に，健常人HDLならびに動脈硬化症例HDLを加え，マクロファージから産生される生理活性脂質を評価した．マクロファージは活性化されると，5-LOの発現が増

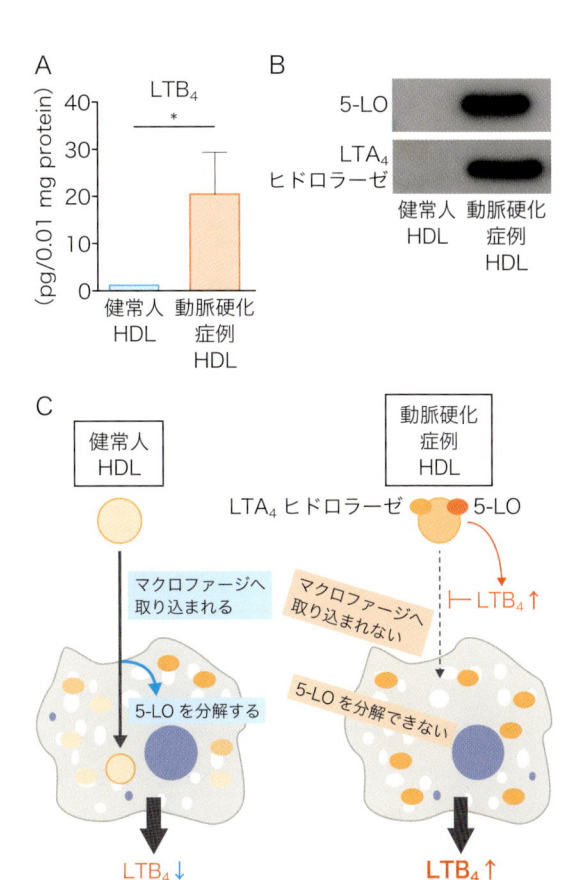

図4 HDLから産生される機能性脂質とHDL‒細胞間相互作用に与える影響
動脈硬化症例HDLにおいてのみLTB$_4$産生能を示し（**A**），LTB$_4$産生に必要な酵素ユニットがHDLに共存している（**B**）．健常人HDLは，マクロファージに取り込まれることで抗炎症作用を発揮しているが，動脈硬化症例HDLは，自らが産生するLTB$_4$の影響によりマクロファージへの取り込みが阻害されており，マクロファージへ抗炎症作用を発揮することができない．

加し，炎症惹起性のLTB$_4$が産生される．健常人HDLを加えると，HDLはマクロファージにクラスリン依存性に取り込まれ，マクロファージ中の5-LOを分解することでマクロファージの炎症性反応を低下させることが明らかとなった（**図4C**）．一方で，動脈硬化症例HDLは，LTB$_4$産生にかかわる酵素ユニットが共存しており，HDL自ら局所的なLTB$_4$を産生する．われわれの検討の結果，この局所的に産生されるLTB$_4$がHDLのマクロファージへの取り込みをほぼ完全に阻害することが明らかとなった．このため，活性化されたマク

ロファージで増加した5-LOのHDLによる分解ができなくなり，マクロファージからのLTB$_4$産生も持続してしまうことが示された（**図4C**）．

おわりに

　本稿で紹介した研究内容から，HDLを構成する脂肪酸中のEPA含有量を高めることは，特に動脈硬化疾患発症の高リスク状態にある症例にとって有益な治療的介入であると考える．ただ，ω-3脂肪酸としてはDHA，DPA等の他の多価不飽和脂肪酸も重要であり，どのω-3脂肪酸が最も効果的であるか，今後の検討が必要であろう．また，動脈硬化疾患において，HDLに"余計な"タンパク質が共存しHDLの抗炎症作用を阻害しているという所見は，5-LO/LTB$_4$阻害薬が新たな動脈硬化病変治療薬となりうる可能性を示唆していると考える．また，HDLに共存する5-LO，LTA$_4$ヒドロラーゼが，動脈硬化病変進展のリスクを評価するバイオマーカーとなる可能性も示唆するものである．今後より大規模な集団での検討が必要である．

文献

1 ）Gordon T, et al：Am J Med, 62：707-714, 1977
2 ）Miller GJ & Miller NE：Lancet, 1：16-19, 1975
3 ）Okamura T, et al：Atherosclerosis, 184：143-150, 2006
4 ）Khera AV, et al：N Engl J Med, 364：127-135, 2011
5 ）Harada A, et al：J Appl Lab Med, 2：186-200, 2017
6 ）Haraguchi Y, et al：Atherosclerosis, 234：288-294, 2014
7 ）Yokoyama M, et al：Lancet, 369：1090-1098, 2007
8 ）Tanaka N, et al：Atherosclerosis, 237：577-583, 2014
9 ）Serhan CN：Nature, 510：92-101, 2014
10）Shinohara M & Serhan CN：J Atheroscler Thromb, 23：655-664, 2016
11）Chiang N, et al：Nature, 484：524-528, 2012
12）Colas RA, et al：Am J Physiol Cell Physiol, 307：C39-C54, 2014
13）Isobe Y, et al：J Biol Chem, 287：10525-10534, 2012
14）Blaho VA, et al：Nature, 523：342-346, 2015
15）Tsuda S, et al：Sci Rep, 7：12989, 2017

＜筆頭著者プロフィール＞
篠原正和：1998年神戸大学医学部卒業．循環器内科からキャリアをスタートし，2008年より質量分析総合センターにて分析科学に出会う（指導教官：竹縄忠臣教授）．'11年より，米国Harvard大学Brigham and Women's Hospital, Charles N. Serhan研究室へ留学．生理活性脂質メディエーター群のヒト生理・病態における作用に取り組んでいる．'16年より現職．

14. 脂肪酸バランスと疾患リスク（久山町研究）

二宮利治

海外の疫学調査や臨床研究において，n-3系脂肪酸の摂取増加により心血管病の発症リスクが低下することが報告されている．本稿では，福岡県久山町の地域住民を対象とした疫学研究（久山町研究）の成績を用いて，血清EPA/AA比と心血管病発症との関係について検討する．高感度CRP 1.0 mg/L以上を呈する心血管病発症の高リスク群において，血清EPA/AA比の低下に伴い心血管病の発症リスクは有意に増加した（p for trend = 0.002）．血清EPA/AA比はEPA摂取量に依存することから，EPAを多く含む食物の摂取を促すことは，将来の心血管病を予防するうえできわめて有効であることが示唆される．

はじめに

　脂肪酸は，脂肪または油の構成成分であり，長鎖炭化水素の1価のカルボン酸である．脂肪酸は，炭素数や炭素と炭素のつながり方などの違いにより多くの種類が存在する．炭素間の結合に二重結合のない飽和脂肪酸，二重結合が1つの一価不飽和脂肪酸，二重結合を2つ以上含む多価不飽和脂肪酸（PUFA）に分けられる．さらに，PUFAはその二重結合の位置によりn-3系脂肪酸とn-6系脂肪酸の2つのクラスに大別できる．これらのn-3系脂肪酸とn-6系脂肪酸は，いずれもヒトの体内で合成できないことから，食物から摂取しなければならない必須脂肪酸である．中でもn-3系脂肪酸であるエイコサペンタエン酸（EPA）とドコサヘキサエン酸（DHA）は，魚油の摂取量に大きく依存することから，食習慣に大きく影響を受けることが知られている．1970年代に報告されたグリーンランドでの疫学調査では，魚の摂取量が多いイヌイットでは，白人に比べ虚血性心疾患による死亡が低いことが報告されたことから，魚には虚血性心疾患の発症予防上有益なものが存在しており，その一因としてn-3系脂肪酸が関与していると考えられるようになった[1][2]．その後，多くの疫学的研究や臨床研究において，魚，魚油，n-3系脂肪酸の摂取量増加により心血管病発症のリスクが低下することが報告されている[3]〜[14]．

　n-6系脂肪酸であるアラキドン酸（AA）は，EPAや

[略語]
AA：arachidonic acid（アラキドン酸）
BMI：body mass index
DHA：docosahexaenoic acid
　　　（ドコサヘキサエン酸）
EPA：eicosapentaenoic acid
　　　（エイコサペンタエン酸）
PUFA：polyunsaturated fatty acid
　　　（多価不飽和脂肪酸）

Balance of serum fatty acid and cardiovascular risk: the Hisayama study
Toshiharu Ninomiya：Department of Epidemiology and Public Health, Graduate School of Medical Sciences, Kyushu University（九州大学大学院医学研究院衛生・公衆衛生学分野）

DHAと同様に必須脂肪酸であり，細胞膜のリン脂質内に含まれている．AAとEPAは類似した化学構造を有しているため，生体内で共通の代謝経路を有する．AAから合成されたエイコサノイド（ロイコトリエンB4とトロンボキサンA2）は，感染やストレスなどの刺激に反応して体内に放出され，血管や全身の炎症反応や内皮機能異常，血小板凝集を引き起こす．一方，EPA由来のエイコサノイド（ロイコトリエンB5とトロンボキサンA3）は，AA由来のエイコサノイドに比べ炎症惹起作用や血小板凝集作用が弱いことから，EPA由来のエイコサノイドの増加により，AA由来のエイコサノイド産生が抑制され，炎症反応や血小板凝集反応を緩和すると考えられている[15) 16)]．そのためn-3系脂肪酸とn-6系脂肪酸のバランスは，全身の炎症反応や血小板凝集反応に影響を及ぼすと考えられる．近年，臨床試験のpost-hoc解析において，血清EPA/AA比の上昇が虚血性心疾患の発症リスクの低下に関連することが報告された[17)]．しかしながら，地域一般住民において血清EPA/AA比と心血管病の関係を検討した研究はきわめて少ない．本稿では，まずわが国でこれまで報告されたn-3系脂肪酸と心疾患に関する疫学調査について紹介し，続いて福岡県久山町で長年にわたり継続中の疫学調査（久山町研究）の成績を用いて，血清EPA/AA比が心血管病の発症に及ぼす影響を検討する．

1 わが国におけるn-3系脂肪酸摂取量と心疾患の関係

わが国におけるn-3系脂肪酸摂取と循環器疾患との関係を検討した疫学研究として，JPHC（Japan Public Health Center-based）研究の成績が有名である[13)]．この研究では，1990〜1992年および1995年に，岩手県二戸，秋田県横手，長野県佐久，沖縄県中部の保健所管轄下の行政区に居住する40〜59歳の男女で心疾患や悪性腫瘍に罹患した既往のない41,578人において食物摂取頻度調査票（food frequency questionnaire：FFQ）による食事調査を行った．2回の食事調査をもとに，魚（鮮魚，干物，加工品）およびn-3系脂肪酸摂取量（5分位）を算出した．さらに，これらの対象者を平均11.5年間前向きに追跡した成績を用いて，魚・n-3系脂肪酸摂取と心筋梗塞発症との関連を検討した．

追跡期間中に221人が心筋梗塞を発症した．魚の摂取量の増加に伴い心筋梗塞の発症リスク（多変量調整後）は有意に低下した（p for trend＝0.03）．魚の摂取量の第1分位群（平均週1回，摂取量中央値23 g/日）に比べ，第5分位群（平均週8回，180 g/日）の心筋梗塞の発症リスク（多変量調整後）は，53％（95％信頼区間［CI］15-74％）有意に低かった．同様の関係は，n-3系脂肪酸摂取と心筋梗塞発症の間にも認められた．n-3系脂肪酸摂取の第5分位群（摂取量中央値2.1 g/日）における心筋梗塞の発症リスク（多変量調整後）は，第1分位群（0.3 g/日）に比べ，57％（95％CI 22-76％）有意に低下した．

心不全に対しても効果が認められている．日本全国の45地区の40〜79歳の住民57,972人を平均12.7年間追跡したJACC（Japan Collaborative Cohort Study for Evaluation of Cancer Risk）研究によると，FFQにより評価されたn-3系脂肪酸量の第5分位群（2.11-5.06 g/日）は，第1分位群（0.05-1.18 g/日）の群に比べ，心不全による死亡リスクは42％（95％CI 7-64％）有意に低下した[14)]．

2 わが国の地域住民における血清EPA/AA比

わが国の地域住民における血清EPA/AA比に関する研究成果は，久山町研究から報告されている[18)]．福岡県久山町では，長年にわたり心血管病の疫学調査（久山町研究）を継続している．久山町は，人口約8,000人の福岡市に隣接する都市近郊型の田園地域である．久山町研究では，1961年，1974年，1988年，2002年の循環器健診を受診した40歳以上の住民を対象として，コホートを設定し，追跡調査を行っている．この研究では，2002年に久山町における循環器病健診を受診した40歳以上の久山町住民3,328人（受診率78％）のうち，研究参加への非同意者，心血管病の既発症者，血清EPA/AA比未測定者を除いた3,103人において，血清EPA/AA比を測定した．その結果，久山町地域住民における血清EPA/AA比の中央値は0.41（四分位範囲［IQR］0.29-0.59）であり，男女別にみると男性：0.46（IQR 0.31-0.67），女性：0.40（IQR 0.27-0.55）であった（図1）．千葉県の農村部と漁村

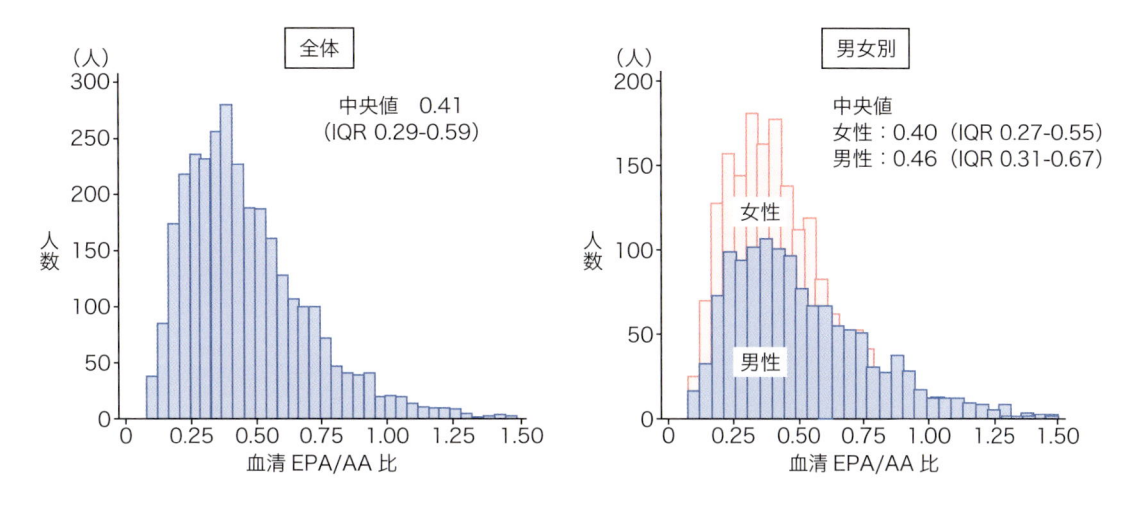

図1　血清EPA/AA比の分布
久山町男性1,302人，女性1,801人，40歳以上，2002年．文献18をもとに作成．

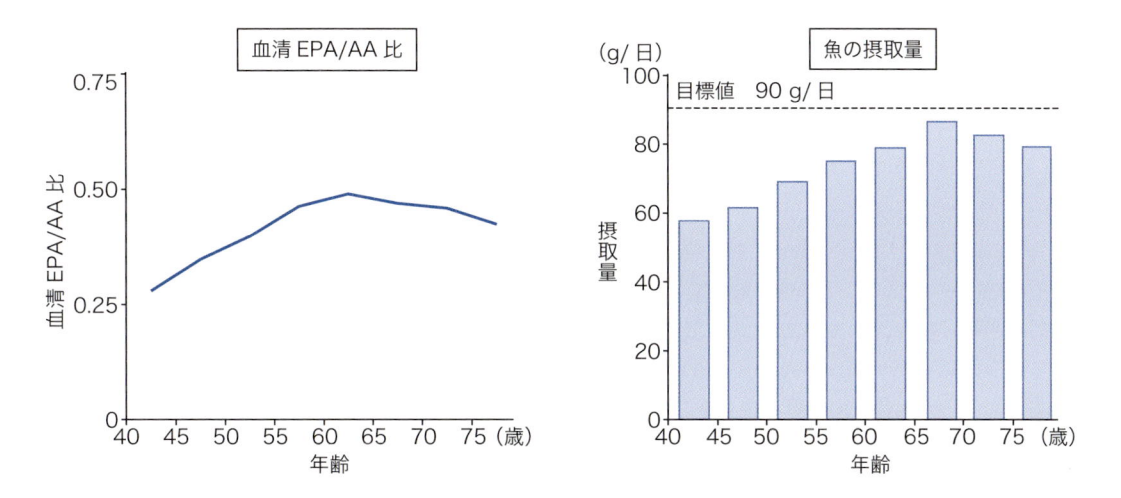

図2　年齢別にみた血清EPA/AA比および魚の摂取量
久山町男女3,103人，40歳以上，2002年．魚の摂取量は自記式食事歴法質問票（self-administered diet history questionnaire）を用いて算出した．

部の住民において血漿EPA/AA比値を比較した研究によると，血漿EPA/AA比は農村部0.41，漁村部0.58であり，久山町の住民の血清EPA/AA比は，農村部の住民のデータと一致していた[19]．さらに，年齢階級別に検討したところ，60歳代が0.5と高いが，若い年代ほど低下し，40歳代は0.26であった（**図2**）．同じ集団において年齢階級別に魚の摂取量を検討したところ，血清EPA/AA比と同様の傾向を示していた．以上のことから，血清EPA/AA比は魚の摂取量に強く影響を受

けることが示唆され，魚の摂取量が少ない若い世代ほど血清EPA/AA比値は低いことが示唆される．

3 地域住民における血清EPA/AA比が心血管病発症に与える影響

前述の久山町住民3,103人を平均5.1年間前向きに追跡した成績を用いて，血清EPA/AA比レベルと心血管病発症（虚血性心疾患または脳卒中）の関係を検討

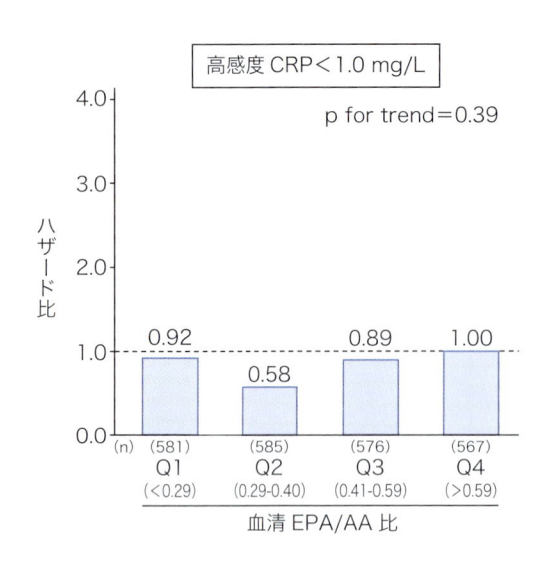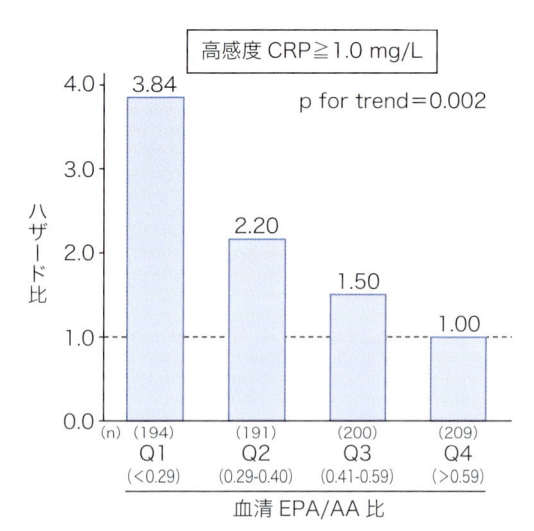

図3 高感度CRP値別にみた血清EPA/AA比と心血管病発症の関係

久山町男女3,103人，40歳以上，2002〜2007年．調整変数：性，年齢，高血圧，糖尿病，血清総コレステロール，血清HDLコレステロール，血清トリグリセリド，高脂血症薬服用，BMI，喫煙，飲酒，運動習慣．文献18をもとに作成．

した．血清EPA/AA比値は四分位（＜0.29，0.29-0.41，0.41-0.59，＞0.59）に分類し，発症率は人年法，ハザード比はCox比例ハザードモデルを用いて算出した．追跡期間中に127人が心血管病を発症した．血清EPA/AA比レベル低下ごとに性年齢調整後の心血管病累積発症率（対千人年）は8.6，8.3，7.2，12.3であり，有意な関係を認めなかった（p for trend＝0.40）．しかし，EPAは抗炎症作用を有することから，全身炎症のマーカーである血清高感度CRP値のレベル別にサブグループ解析を行ったところ，血清高感度CRP≧1.0 mg/Lの群において，性年齢調整後の心血管病累積発症率（対千人年）は，血清EPA/AA比レベル低下ごとに6.4，12.1，14.5，23.3と直線的に上昇した（p for trend＝0.006）．血清EPA/AA比＜0.29の群における心血管病発症のハザード比（多変量調整後）は，血清EPA/AA比＞0.59の群に比べ3.84（95％信頼区間［CI］1.56-9.44）であった．血清EPA/AA比が0.20低下するごとに1.52倍（95％CI 1.12-2.04）と有意に上昇した（**図3**）．心血管病の病型別にみると，虚血性心疾患の発症リスクは，血清EPA/AA比が0.20低下するごとに2.23倍（95％CI 1.29-3.98）上昇したが，血清EPA/AA比と脳卒中発症の間に有意な関連は認めなかった（ハザード比 1.27，95％CI 0.90-

1.81）（**図4**）．一方，血清高感度CRP＜1.0 mg/Lの群において，血清EPA/AA比と心血管病および各病型発症の間に有意な関連を認めなかった．

虚血性心疾患の発症過程において，冠状動脈における粥状動脈硬化の進展と内膜肥厚性病変（プラーク）の不安定化・破裂が関与しており，これらの血管病変にはマクロファージの浸潤やサイトカイン等の炎症反応が重要な役割を演じていることが知られている[20]．EPAは前述のように抗炎症作用を有することから，血清EPA/AA比の低下に伴い血管における炎症反応が惹起されやすい状況となると推察される．そのため，すでに炎症反応を有する心血管病発症リスクの高い集団において，血清EPA/AA比の低下に伴い心血管病，特に虚血性心疾患の発症リスクが上昇したと考えられる．一方，血清EPA/AA比と脳卒中の間に有意な関連を認めなかった理由として，脳卒中は病型（ラクナー梗塞，アテローム血栓性脳梗塞，心原性脳塞栓症，脳出血）により，その病態が異なることがあげられる．大規模研究の成績を用いた脳卒中の病型別の解析が待たれる．

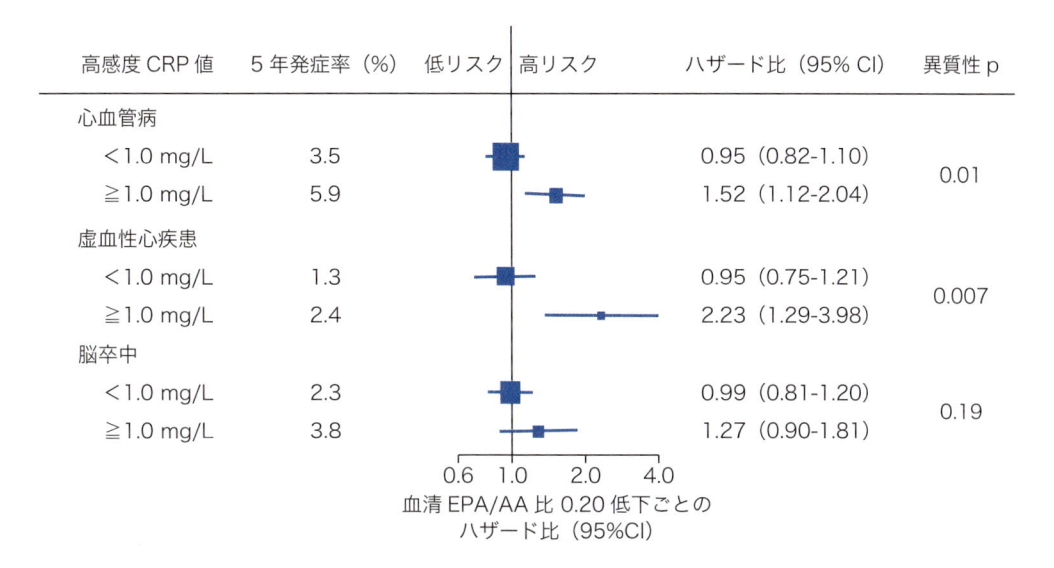

図4　高感度CRPレベルと血清EPA/AA比0.20低下ごとの心血管病発症のハザード比
　久山町男女3,103人，40歳以上，2002〜2007年．調整変数：性，年齢，高血圧，糖尿病，血清総コレステロール，血清HDLコレステロール，血清トリグリセリド，高脂血症薬服用，BMI，喫煙，飲酒，運動習慣．文献18より引用．

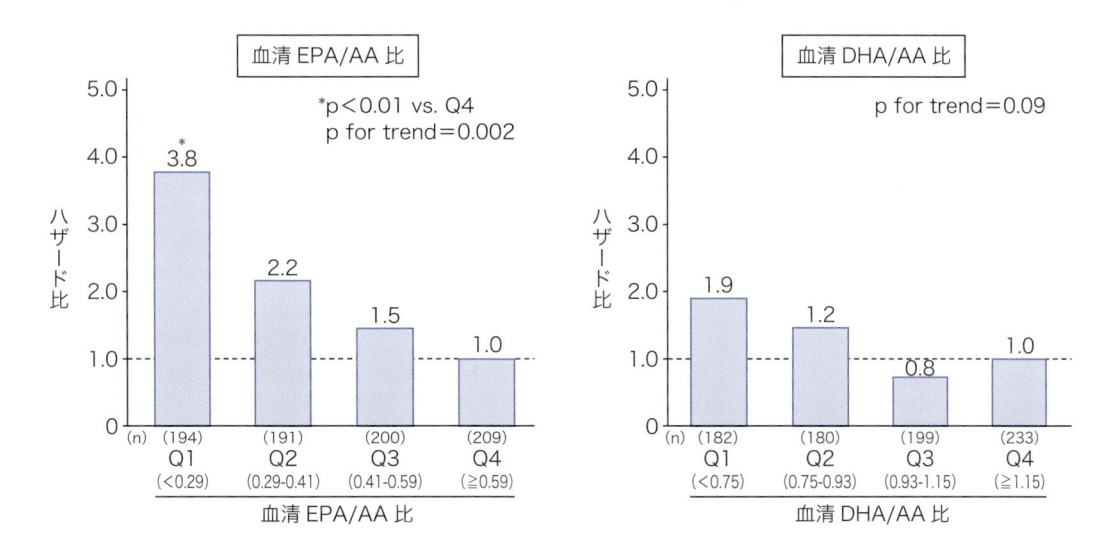

図5　血清EPA/AA比およびDHA/AA比レベル別にみた心血管病発症のハザード比
　高感度CRP≧1.0 mg/Lの久山町男女794人，40歳以上，2002〜2007年．調整変数：性，年齢，高血圧，糖尿病，血清総コレステロール，血清HDLコレステロール，血清トリグリセリド，高脂血症薬服用，BMI，喫煙，飲酒，運動習慣．文献18をもとに作成．

4 血清EPA/AA比と血清DHA/AA比が心血管病発症に与える影響の違い

　最後に，血清高感度CRP≧1.0 mg/Lの群において

血清EPA/AA比と血清DHA/AA比が心血管病発症に与える影響の違いを検討した．その結果，血清DHA/AA比の低下に伴い心血管病発症のリスクは上昇する傾向を認めたが，有意な関係を検出できなかった（p for trend＝0.09）（**図5**）．血清EPAとDHAの生物学的作用の違いについては不明な点が多い．しかしながら，頸動脈内膜切除待機患者121人にn-3系脂肪酸負荷を行ったところプラーク内のEPA濃度は有意に上昇したが，DHA濃度に有意な変化がなかった[21]．さらに，EPAの抗炎症作用は骨髄由来の炎症細胞を介することが明らかになっている[22]．以上のことから，EPAとDHAでは炎症細胞への作用が異なるため，血管病変への取り込みおよび心血管病発症への影響が異なるのかもしれない．今後のさらなる検討が必要である．

おわりに

　地域一般住民を対象とした疫学研究の成績において，魚およびn-3系脂肪酸の摂取が多い人は，少ない人に比べ，心血管病イベントのリスクが低かった．さらに，近年，脂肪酸バランスの指標として注目される血清EPA/AA比と心血管病発症の関係の検討では，炎症反応を有する心血管病発症リスクの高い集団において，血清EPA/AA比の低下に伴い心血管病発症のリスクが上昇することが明らかになった．血清EPA/AA比はEPA摂取量に依存することから，EPAを多く含む食物の摂取を促すことは，将来の心血管病を予防するうえできわめて有効であることが示唆される

文献

1 ）　Bang HO & Dyerberg J：Acta Med Scand, 192：85-94, 1972
2 ）　Bang HO, et al：Lancet, 1：1143-1145, 1971
3 ）　Kromhout D, et al：Int J Epidemiol, 24：340-345, 1995
4 ）　Norell SE, et al：Br Med J（Clin Res Ed）, 293：426, 1986
5 ）　Rissanen T, et al：Circulation, 102：2677-2679, 2000
6 ）　Daviglus ML, et al：N Engl J Med, 336：1046-1053, 1997
7 ）　Hu FB, et al：JAMA, 287：1815-1821, 2002
8 ）　Yokoyama M, et al：Lancet, 369：1090-1098, 2007
9 ）　GISSI-Prevenzione Investigators（Gruppo Italiano per lo Studio della Sopravvivenza nell'Infarto miocardico）：Lancet, 354：447-455, 1999
10）　Tavazzi L, et al：Lancet, 372：1223-1230, 2008
11）　Singh RB, et al：Cardiovasc Drugs Ther, 11：485-491, 1997
12）　Burr ML, et al：Lancet, 2：757-761, 1989
13）　Iso H, et al：Circulation, 113：195-202, 2006
14）　Yamagishi K, et al：J Am Coll Cardiol, 52：988-996, 2008
15）　Calder PC：Mol Nutr Food Res, 56：1073-1080, 2012
16）　Adkins Y & Kelley DS：J Nutr Biochem, 21：781-792, 2010
17）　Itakura H, et al：J Atheroscler Thromb, 18：99-107, 2011
18）　Ninomiya T, et al：Atherosclerosis, 231：261-267, 2013
19）　Hirai A, et al：Lancet, 2：1132-1133, 1980
20）　Hansson GK：N Engl J Med, 352：1685-1695, 2005
21）　Cawood AL, et al：Atherosclerosis, 212：252-259, 2010
22）　Endo J, et al：J Exp Med, 211：1673-1687, 2014

＜著者プロフィール＞
二宮利治：1993年に九州大学医学部を卒業後，同大学医学研究院病態機能内科学（旧第二内科）で腎臓疾患の専門医として臨床経験を積む．2003年より福岡県久山町で長年にわたり継続している疫学研究（久山町研究）に参加した．'06〜'09年および'13年，シドニー大学ジョージ国際保健研究所に留学し，多くの大規模臨床研究やメタ解析に従事した．'14年九州大学大学院医学研究院附属総合コホートセンター・教授，'16年同衛生・公衆衛生学分野・教授に就任し，現在は心血管病や認知症の疫学研究を行っている．

15. リポクオリティに注目した臨床検査の可能性

蔵野 信, 矢冨 裕

現在, 臨床検査に導入されている脂質関連の検査は, ほぼすべて脂質の"総量"を測定する検査項目である. しかしながら, 本書で紹介されているように, 脂質, 特に生理活性脂質は, その"総量"のみではなく, 脂肪酸鎖の分子種のような"質"によっても, その生物学的作用が規定されることが近年の研究成果によりわかってきた. また, 脂質の"質"が, 実際のヒト疾患の病態生理へ関与していることも証明されつつあり, 脂質の"質"を測定するために必要な質量分析計の向上など課題はあるが, "リポクオリティ"は, 将来の臨床検査への応用が期待されている.

はじめに：現在の脂質関連臨床検査

本稿ではリポクオリティに注目した臨床検査の可能性について主に前臨床段階の検査候補として概説するが, 基礎系の読者が多いことから, その前に簡単に現在の脂質関連臨床検査の状況についてまとめる.

現在臨床検査として導入されている脂質検査は, 主に脂質異常症の診断によく使われており, 総コレステロール, 中性脂肪, HDL コレステロール, LDL コレステロールが主に測定され, ごく限られた場合に総リン脂質や総胆汁酸などが測定されている. これらに共通して言えることは, コレステロールは HDL と LDL と

> **[略語]**
> **HDL** : high density lipoprotein
> （高密度リポタンパク質）
> **LDL** : low density lipoprotein
> （低密度リポタンパク質）

いったリポタンパク質ごとに分かれて測定されているが, その他の検査対象は, その分子種や血液中の運搬体などの種類を無視した"総量"として測定されているということである. しかしながら, 脂質の分子種により相反する作用をもつ場合, 総量の測定はその脂質のもつ臨床的な意義をぼやかしてしまう. その代表的な例として脂肪酸があげられる. 他項でも記載されているように, 脂肪酸のうち, $\omega 3$ 脂肪酸は抗炎症作用, $\omega 6$ 脂肪酸は催炎症作用をもち, その生物学的意義は相反するところが多い. また, 当然, 飽和・不飽和によっても脂肪酸の生物学的意義は大きく異なる. そのため"総脂肪酸"を測定することは臨床的意義が乏しい. 実際, 総脂肪酸は, 以前は保険収載されていたが, 2016 年に保険収載から外れている.

その一方で, 現在の脂質検査には, 例えば, 動脈硬化性疾患においては, 現在確立している LDL コレステロールを対象とする検査・治療のみでは不十分である

Possible introduction of lipoquality into clinical laboratory medicine
Makoto Kurano/Yutaka Yatomi : Department of Clinical Laboratory Medicine, The University of Tokyo（東京大学医学部附属病院検査部）

表　リポクオリティの臨床検査への応用

脂質の "量"		脂質の "質"
・総コレステロール ・総脂肪酸 ・総リン脂質　など	例	・脂肪酸鎖による分子種 ・運搬体の相違 ・さまざまなステロール　など
酵素法（自動分析法）	測定法	質量分析法，超遠心法
・精度が高い ・迅速である ・意義が確立している	利点	・生物学的に作用が異なる物質の意義を分けて測定できる ・現在の検査法の限界を打破できる可能性がある

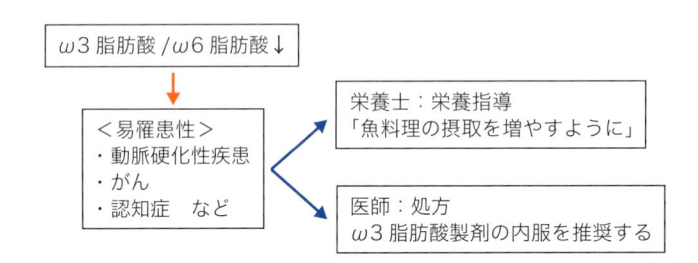

図1　脂肪酸クオリティの臨床検査への応用例

という残存リスクの問題や，脂質異常症と動脈硬化性以外の疾患との関連など，まだまだ進歩する余地があると考えられており，新しい脂質関連検査項目の開発が求められている．現在，これらの脂質検査の課題を解決するために，脂質の分子種や輸送体の相違を考慮に入れた "リポクオリティ" に着目した新しい臨床検査項目が期待されている（**表**）．

1 脂肪酸分子種によるリポクオリティ

"リポクオリティ" の重要性について最もよく知られているのが，脂肪酸のクオリティである．そのうち，一番臨床に近いと考えられている指標がω3脂肪酸/ω6脂肪酸比率である．すなわち，詳細は他項に譲るが，同じ多価不飽和脂肪酸であるω3脂肪酸とω6脂肪酸は，特に炎症に関して相反する生物学的作用を有する．ω3脂肪酸はレゾルビンなど抗炎症作用を発揮する脂質メディエーターの前駆体であり，一方，ω6脂肪酸はアラキドン酸カスケードにより生じるプロスタグランジンやロイコトリエンといった催炎症作用を有する脂質メディエーターの前駆体である．この事実は，実際の

ヒト臨床においても実証されており，有名なコホート研究として，グリーンランドイヌイットにて示唆されたω3脂肪酸の心血管保護作用がある[1]．さらに，ω3脂肪酸/ω6脂肪酸比が高いほど抗動脈硬化作用があることは，日本人を対象とした久山町研究においても示され[2]（第3章-14参照），また，ω3脂肪酸製剤は冠動脈疾患の発生を抑制することが，日本人を対象とした臨床研究より確立されている（JELIS）[3]．また，炎症は，動脈硬化の他，がんやメタボリックシンドロームなどの病態生理にも関与していることが基礎研究より明らかになっており，実際にこれらの疾患においてもω3脂肪酸/ω6脂肪酸比率が高いほど疾患抵抗性があることが示されている[4]〜[6]．これらの臨床研究の成果と，これらの脂肪酸が必須脂肪酸であり，食事由来に摂取する必要があることを考えると，ω3脂肪酸/ω6脂肪酸比率は，食事に関する予防医学的なマーカーとして有用である可能性がある．すなわち，ω3脂肪酸/ω6脂肪酸比率が低い人ほど，動脈硬化疾患やがんなどに罹患しやすいため，ω3脂肪酸を多く含む魚介類やω3脂肪酸製剤の摂取を推奨する，という予防医学的な臨床検査項目として有用な可能性がある（**図1**）．

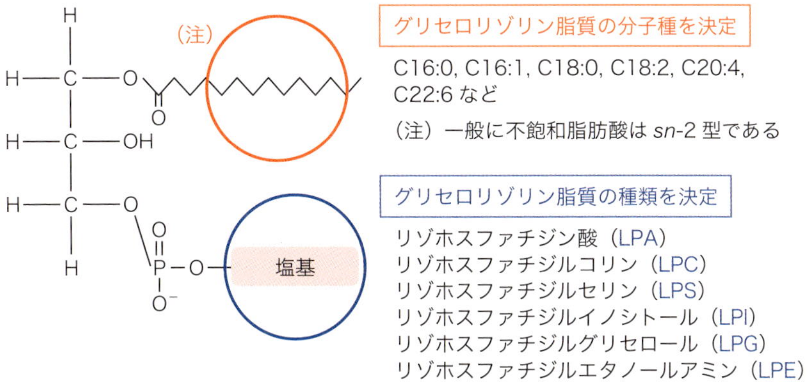

グリセロリゾリン脂質の分子種を決定

C16:0, C16:1, C18:0, C18:2, C20:4, C22:6 など

（注）一般に不飽和脂肪酸は *sn*-2 型である

グリセロリゾリン脂質の種類を決定

リゾホスファチジン酸（LPA）
リゾホスファチジルコリン（LPC）
リゾホスファチジルセリン（LPS）
リゾホスファチジルイノシトール（LPI）
リゾホスファチジルグリセロール（LPG）
リゾホスファチジルエタノールアミン（LPE）

図2　リゾリン脂質クオリティ

2 リン脂質分子種によるリポクオリティ

　脂肪酸と比べるといまだ研究報告は少ないが，現在の質量分析計の技術の進歩により，リン脂質の高感度一斉解析が可能になり，リン脂質のリポクオリティも注目されている．リン脂質には，グリセロリン脂質，グリセロリゾリン脂質，スフィンゴミエリン，セラミドのように脂肪酸鎖を含むものがあり，その脂肪酸鎖の種類により，リン脂質の分子種が決定される．

　われわれはこのリン脂質のなかで，特にグリセロリゾリン脂質の"クオリティ"に注目してヒト疾患の理解をめざしている．グリセロリゾリン脂質は，その塩基により，リゾホスファチジン酸（LPA），リゾホスファチジルコリン（LPC），リゾホスファチジルセリン（LPS），リゾホスファチジルエタノールアミン（LPE），リゾホスファチジルグリセロール（LPG），リゾホスファチジルイノシトール（LPI）などに分類されるが，心臓カテーテル検査を受ける患者の血漿を液体クロマトグラフ–質量分析計（LC–MS）を用いて解析したところ，急性冠症候群（不安定狭心症，心筋梗塞）では，18:2 LPA, 20:4 LPA, 22:6 LPA といった長鎖不飽和LPAが主に増加することがわかった[7) 8)]．また，他のグリセロリゾリン脂質も増加している分子種に偏りがあり，やはりC18:2, C20:4, C22:6 のグリセロリゾリン脂質が特に増加していた．この特異的なグリセロリゾリン脂質分子種の増加の機序は，完全には明らかになっていないが，血小板の活性化（特にC20:4）や心筋虚血による心筋からの逸脱（特にC22:6）などによ

り，LPAの前駆体であるLPCなどの他のグリセロリゾリン脂質が増加し，それらがオートタキシンによりLPAに変換される可能性が考えられている．この急性冠症候群により増加するリゾリン脂質分子種の生物学的意義については現在研究中であるが，飽和型と不飽和型グリセロリゾリン脂質では，炎症や細胞のアポトーシスに対する影響が異なることが明らかになりつつある．さらには，LPA以外のグリセロリゾリン脂質も，LPS，LPIに対して特異的なGタンパク質共役受容体が近年同定されてきており[9)]，何らかの意義をもっていることが考えられ，臨床検査および創薬の対象として注目されている（**図2**）．

　また，がんの領域においても，増加するグリセロリゾリン脂質には偏りがある可能性がある．例えば，われわれは，胃がん患者の腹水と肝硬変患者の腹水中のグリセロリゾリン脂質を測定したところ，アルブミンによって補正した後もLPS，LPGは胃がん患者の腹水において増加していたが，増加しているグリセロリゾリン脂質分子種には，LPSはC18:0, C18:1, LPGはC18:1, C18:2と偏りがあった[10)]．これらのグリセロリゾリン脂質分子種のがんの病態生理に対する意義は現在検討中であるが，リゾリン脂質の"リポクオリティ"は，動脈硬化性疾患のみでなく，他のさまざまなヒト疾患に関与している可能性が示唆される．

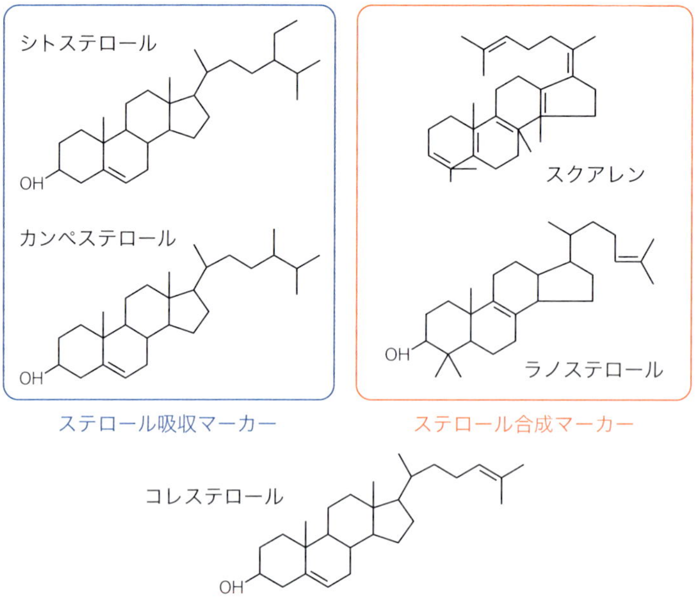

図3　ステロールクオリティ

3 ステロールの種類による
リポクオリティ

　ヒトの体内のステロールは，コレステロールが最も多いが，その他のステロールも含まれる．非コレステロールステロールを大別すると，ヒトの体内で産生され，コレステロールとなる中間体（スクアレンやラノステロールなど）と，ヒトの体内では産生されず，外因性に小腸より吸収されるステロール（シトステロールやカンペステロールなど）に分けられる（**図3**）．これらのステロールのクオリティも，臨床検査として実用化できる可能性がある．極端な例としては，シトステロール血症があげられる[11]．シトステロール血症は，ステロールを排泄するABCG5あるいはABCG8の変異によって起こる常染色体劣性遺伝疾患であり，小腸で一度吸収された植物ステロールを小腸腔内へ再排出できない疾患である．コレステロールとともに血中植物ステロール濃度が著明に上がるが，植物ステロールの方がABCG5, ABCG8への代謝動態の依存度が大きいため，コレステロールよりも著明に上昇する．そのため，シトステロール/コレステロール，カンペステロール/コレステロールがシトステロールの診断に有用で

ある．また，ステロールの"クオリティ"は，より一般的な疾患である脂質異常症の治療薬選択に役に立つ可能性がある[12]．すなわち，外因性のステロールが相対的に上昇している患者では，コレステロール吸収の亢進により血中コレステロール濃度が増加しており，一方で，内因性のステロールが相対的に上昇している患者では，コレステロール合成の亢進により血中コレステロール濃度が増加していることが考えられる．よって，理論上，脂質異常症治療薬の選択に関して，前者にはコレステロール吸収阻害薬であるエゼチミブが，後者にはコレステロール合成阻害薬であるスタチンが望ましいと考えられる．

　また，非コレステロールステロールは，コレステロールと比べ，その性質が異なる可能性もある．筆者らは，糖尿病患者，健常人にてステロールの一斉測定を行ったところ，コレステロールおよびカンペステロールは炎症性サイトカインと有意な相関がなかったが，シトステロールのみIL-6, TNFαといった炎症性サイトカインと有意な負の相関がみられた．また，ABCG5/8欠損マウスでは，シトステロールが増加するが，高脂肪食負荷による慢性炎症に対して抵抗性があり，これらの結果を考えると，シトステロールは抗炎症作用があ

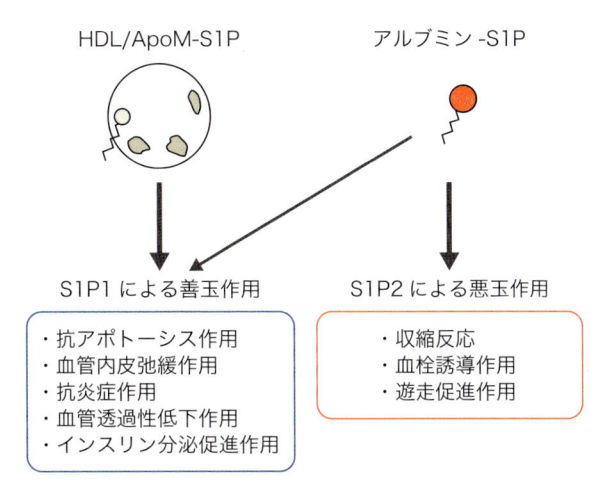

HDL/ApoM-S1P　　　　アルブミン -S1P

S1P1 による善玉作用　　　S1P2 による悪玉作用

・抗アポトーシス作用
・血管内皮弛緩作用
・抗炎症作用
・血管透過性低下作用
・インスリン分泌促進作用

・収縮反応
・血栓誘導作用
・遊走促進作用

図4　運搬体によるスフィンゴシン1−リン酸の作用の相違

る可能性があり，脂質異常症以外の疾患との関連もある可能性がある[13]．実際に，マクロファージに対する炎症惹起能に関して，シトステロールとコレステロールが異なることが示されている[14]．

4 運搬体によるリポクオリティ

リポクオリティは，脂質（特に脂肪酸鎖）の分子種のことを指すことが多いが，運搬体によってその脂質の"質"が規定される場合もある．その代表例としてスフィンゴシン1−リン酸（S1P）があげられる．他の生理活性脂質はそのほとんどがアルブミンを運搬体として血液中に存在するが，S1Pは血漿中の約3分の2がHDL上に存在している．事実，2011年に，HDL上のマイナーアポタンパク質であるアポタンパクM（ApoM）がS1Pのキャリアであることが報告された[15]．HDLの機能は，もちろん末梢組織からのコレステロールの引き抜き能がその抗動脈硬化作用として重要であるが，それとともにHDLには抗酸化作用，抗炎症作用，抗アポトーシス作用，血管内皮弛緩・保護作用などコレステロールの引き抜きとは関係のないさまざまな多面的効果があることが知られている．実際，臨床研究においても，低HDL血症患者では敗血症や腎疾患の予後が悪いことが報告されている[16) 17)]．これらのHDLの多面的効果はS1Pの生物学的作用（特にS1P受容体のうち，S1P1による作用）と類似していることか

ら，S1PがHDLの多面的効果を担っていると考えられている[18]．その一方で，S1Pは主にS1P2を介する収縮反応，凝固促進作用など催動脈硬化的な作用ももつことが知られている．このような背景において，興味深いことに，近年，アルブミンに結合しているS1PとHDL/ApoMに結合しているS1Pでは，その生物学的作用が異なる可能性が指摘されてきた．すなわち，HDLに結合しているS1Pには，アルブミンに結合しているS1Pには存在しない血管内皮透過性保持作用[19]やリンパ球増殖抑制作用[20]があり，また，アルブミンに結合しているS1Pよりも膵β細胞からのインスリン分泌促進作用[21]や血管内皮細胞のeNOSのリン酸化促進作用が強い[22]．その一方で，アルブミンに結合しているS1PにはS1P2を介して脂肪細胞からのPAI–1分泌促進作用があり，この作用はHDLに結合しているS1Pには存在しない（あるいは弱い）ということがわかった[23]．つまり，HDLに結合しているS1Pは，S1P1による善玉の生理活性作用が主であり，その一方で，アルブミンに結合しているS1PがS1P2による悪玉の生理活性作用も有する可能性が示唆される（**図4**）．このことから，まだその機序は詳細には解明できていないが，S1Pはその運搬体により機能が異なることが示唆される．このように，脂質のなかには，その運搬体により，その"質"が大きく変わるものがあり，リポクオリティの臨床検査への応用をめざす際には考慮に入れる必要がある．

おわりに：リポクオリティの臨床検査への応用へ向けて

　本稿で概説した通り，リポクオリティに着目することにより，その総量ではわからない脂質のヒトの病態生理への関与が明らかにできる可能性が，最近の研究からわかってきた．しかしながら，これらの研究成果を検査医学的に導入するためには，いくつかの課題が存在する．まず，1つは，リポクオリティを調べる方法は質量分析法が必要な場合が多いということである．すなわち，質量分析計は近年その技術が驚くべきスピードで進んできているが，一般的に質量分析計の精度は変動係数が10〜20程度であれば良好な方であり，その精度は現在の臨床検査で用いられている自動分析器による検査法と比べるといまだ低いといえる．また，測定機器が高価であり，測定に専門的な技術を要するため，臨床応用に際しては，専門施設に検体を収集し，測定する必要がある．そのため，サンプルの採取および保存・運搬が重要となる．筆者らの経験によると，特にリゾリン脂質は，サンプリングの際に格別の注意を払わなければ，採血後に濃度が上昇してしまう．

　このように，リポクオリティの臨床検査への応用に向けてはまだまだ課題が多いが，今後の質量分析計の精度の向上，およびサンプリングに影響されない髄液や尿などの非血液検体を対象にする工夫などにより，近い将来にリポクオリティを臨床検査に応用できることを期待する．

謝辞
本稿で引用した研究のうち筆者らの研究グループの成果は，東北大学 青木淳賢先生，可野邦行先生，三枝大輔先生，帝京大学 塚本和久先生との共同研究の成果であり，深く御礼申し上げます．また，本研究は，JST/AMEDのCREST，LEAP，革新的がん事業，JSPSの新学術領域，科研費による研究成果である．

文献

1）Bang HO, et al：Lancet, 1：1143-1145, 1971
2）Ninomiya T, et al：Atherosclerosis, 231：261-267, 2013
3）Yokoyama M, et al：Lancet, 369：1090-1098, 2007
4）Yang B, et al：BMC Cancer, 14：105, 2014
5）Hall MN, et al：Cancer Epidemiol Biomarkers Prev, 17：1136-1143, 2008
6）Nagata M, et al：J Epidemiol, 27：578-583, 2017
7）Kurano M, et al：Arterioscler Thromb Vasc Biol, 35：463-470, 2015
8）Kurano M, et al：J Lipid Res, 58：433-442, 2017
9）Makide K, et al：J Lipid Res, 55：1986-1995, 2014
10）Emoto S, et al：J Lipid Res, 58：763-771, 2017
11）Bhattacharyya AK & Connor WE：J Clin Invest, 53：1033-1043, 1974
12）Wu AH：Clin Lab Med, 34：157-166, viii, 2014
13）Kurano M, et al：Biochim Biophys Acta, 1863：191-198, 2018
14）Kurano M, et al：J Atheroscler Thromb, 18：373-383, 2011
15）Christoffersen C, et al：Proc Natl Acad Sci U S A, 108：9613-9618, 2011
16）Chenaud C, et al：Crit Care Med, 32：632-637, 2004
17）Hanai K, et al：Nephrol Dial Transplant, 27：1070-1075, 2012
18）Kurano M & Yatomi Y：J Atheroscler Thromb, 25：16-26, 2018
19）Galvani S, et al：Sci Signal, 8：ra79, 2015
20）Blaho VA, et al：Nature, 523：342-346, 2015
21）Kurano M, et al：Biochim Biophys Acta, 1841：1217-1226, 2014
22）Kurano M, et al：Arterioscler Thromb Vasc Biol, 37：506-514, 2017
23）Takahashi C, et al：J Atheroscler Thromb, 24：954-969, 2017

＜筆頭著者プロフィール＞
蔵野　信：2004年東京大学医学部医学科卒業，'11年東京大学大学院医学系研究科にて博士（医学）取得．同年6月より，東京大学大学院医学系研究科病態診断検査医学講座・東京大学医学部附属病院検査部にて矢冨裕教授のもと，脂質メディエーター（主にリゾリン脂質）の臨床応用に向けて，ヒト血液，組織サンプルを用いた臨床研究および，分子生物学的手法による基礎研究に取り組んでいる．今後は特に，質量分析計およびリゾリン脂質の代替バイオマーカーを用いた検査医学的医療応用を通じて，基礎医学にて発展している脂質生物学を臨床医学の分野に導入していきたいと考えております．

1. リポクオリティの可視化と操作

堀川　誠，瀬藤光利

質量顕微鏡法は，顕微鏡技術と質量分析技術を組合わせることで分子分布のイメージングを行う技術であり，分子標識を行うことなく組織や細胞中におけるリポクオリティの可視化を可能にする．本稿では，この質量顕微鏡を用いたリポクオリティの可視化の最新情報を紹介するとともに，可視化技術と対になるリポクオリティの局所操作技術に関しても概説したい．

はじめに

生体には多種多様な脂質分子が存在し，その質的違い，すなわちリポクオリティが非常に重要な生理的意義をもつことは，第1〜3章においてすでに述べられてきた通りである．生体脂質において脂肪酸側鎖とヘッドグループはリポクオリティを決定する主たる要素であり，個体，組織さらには細胞内におけるリポクオリティの分布を調べる＝可視化することは，生物学的にも医学的にもきわめて重要である．リポクオリティのうちある程度のヘッドグループに関しては，古典的な色素法をはじめ，抗体法やプローブ法などにより可視化が可能になっている[1]．最近では蛍光標識した脂質

[略語]
IMS：imaging mass spectrometry
（質量顕微鏡法）
DESI：desorption electrospray ionization
（脱離エレクトロスプレーイオン化）
MALDI：matrix assisted laser desorption/ionization（マトリクス支援レーザー脱離イオン化）

結合タンパク質を用いることで，ホスファチジルイノシトールのリン酸基の数と位置を区別して調べることまで可能になっている[2]．これらの詳細は第4章-2以降に譲るが，今日では蛍光顕微鏡や電子顕微鏡など顕微鏡技術との組合わせにより，オルガネラスケールや脂質二重膜の内膜や外膜におけるヘッドグループの可視化なども可能である[3]．また，標識化された脂肪酸やヘッドグループを含む脂質分子を用いることで，その分布を調べることも可能である[4][5]．しかし，炭素鎖長や不飽和度といった脂肪酸クオリティを可視化できるような抗体やプローブは今のところ見つかっておらず，生理的な条件における脂肪酸クオリティの可視化技術が待ち望まれていた．本稿では，ヘッドグループと脂肪酸側鎖の組合わせからなる分子固有のリポクオリティの可視化を可能にする現在唯一の技術である質量顕微鏡法に関して紹介するとともに，生体内の脂肪酸クオリティを可視化するその他の技術に関しても紹介を行う．また，細胞から個体のさまざまなスケールにおいて空間的かつ時間的にリポクオリティを操作する最新技術に関しても紹介を行う．

Visualization and manipulation of lipoquality
Makoto Horikawa[1][2] /Mitsutoshi Setou[1][2]：International Mass Imaging Center[1] /Department of Cellular and Molecular Anatomy, Hamamatsu University School of Medicine[2]（国際マスイメージングセンター[1] /浜松医科大学医学部細胞分子解剖学講座[2]）

1 リポクオリティの可視化

前述したとおり，脂質分子のヘッドグループと比較して脂肪酸クオリティを可視化することは難しい．この理由として，ヘッドグループは脂質二重層の表側に露出しているため抗体やプローブなどが相互作用しやすいのに対し，脂肪酸側鎖は脂質二重層の内側に存在するため抗体やプローブなどの相互作用が阻害されるからと考えられている．従来（そして現在も），脂質分子の脂肪酸クオリティの解析には液体クロマトグラフィーなどの分析的手段が主に用いられてきているが，脂質抽出の過程でその分布情報は失われてしまう．そこで，分子分布情報を保持したまま分子分析を可能にする新しい手段として質量顕微鏡法が開発された．

1）質量顕微鏡法を用いたリポクオリティの可視化

質量顕微鏡法は，位置情報を保持しながら分子のイオン化を行うことで空間的な分子分布の解析を可能にする手法である．質量顕微鏡法は，主にイオン化ソースの違いと前処理の有無によって分類される（**図1A**)[6]~[9]．また，各方法における空間分解能や測定可能な質量範囲などの特性に関しても表にまとめておく（**図1B**)[10]．われわれの国際マスイメージングセンターにはMALDI-IMS（マトリクス支援レーザー脱離イオン化質量顕微鏡法）装置が3台，DESI-IMS（脱離エレクトロスプレーイオン化質量顕微鏡法）装置が1台設置されており（**図1C**），それら装置の特性に応じて各種解析を行っている．

MALDI-IMSは現在最もよく使われている質量顕微鏡法であり，イオン化剤であるマトリクス※を試料に塗布することで脂質分子以外にもさまざまな生体小分子やタンパク質など幅広い質量範囲の分子を断片化させることなく分析することが可能である．マトリクスおよび測定条件の詳細に関しては，われわれの拙著を参照いただきたい[6][7][11]．われわれと島津製作所の共同研究により開発されたiMScopeは顕微鏡を内蔵したMALDI-IMS装置であり，顕微鏡像と分子分布像の重

> ### ※ マトリクス
> UVレーザー光を吸収し，試料化合物のイオン化を支援する有機化合物．質量顕微鏡法で脂質の極性やイオン化傾向に合わせて異なるマトリクスが利用されている．

ね合わせが可能である．トリプルネガティブ乳がん患者の検体より再発群の腫瘍組織特異的に存在する分子をH & E (hematoxylin & eosin) 染色像との比較により明らかにし，MS/MS解析よりその分子がホスファチジルコリン PC (32:1) であることを同定した（**図2A**)[12]．ultraflex II (Bruker社，ドイツ) を用いた解析により，坐骨神経障害による神経障害性疼痛モデルマウスにおいて，障害を受けた側の脊髄後角特異的にアラキドン酸を含有するPC (16:0/20:4) が増加することを明らかにし（**図2B**)[13]，神経障害性疼痛抑制効果が知られるミノサイクリン処理により坐骨神経障害時の脊髄後角におけるPC (16:0/20:4) の増加を抑制することを明らかにした．また，非ウイルス性の肝細胞がんのがん部特異的にステアリン酸／パルミチン酸比がステアリン酸側に傾くことを発見し（**図2C**)[14]，この知見をもとにした解析により非ウイルス性の肝細胞がんのがん部では脂肪酸伸長酵素ELOVL6の発現が上昇していること，さらにステアリン酸の合成が肝がん細胞の生存に密接にかかわっていることを明らかにした．さらに，われわれの国際マスイメージングセンターに近年導入されたsolariX XR (Bruker社，ドイツ) は，従来の飛行時間型質量分析計と比較して非常に高い測定感度と質量分解能をもっており，今までは検出が難しかった脂質分子のイメージングが可能になり，わずかに質量差の異なる脂質分子の分布に違いがあることなども明らかにすることが可能になりつつある．

DESI-IMSは，電荷を帯びた微小な溶媒液滴を試料にスプレーすることでマトリクス処理や誘導体化処理などの前処理なしに分子のイオン化を行うことが可能な，非常にソフトな質量顕微鏡法である．リポクオリティの可視化におけるDESI-IMSの優れた特徴の1つが遊離脂肪酸や脂質メディエーター類の可視化が可能なことであろう．**図3A**に示すようにDESI-IMSにより多価不飽和脂肪酸の可視化が可能であり[15]，われわれもXevo G2-XS (Waters社，USA) を用いてEPAの代謝産物であるHEPE (hydroxy eicosapentaenoic acid) やアラキドン酸の代謝産物であるHETE (hydroxy eicosatetraenoic acid) などさまざまな脂質メディエーターの可視化に成功している．また，DESIは大気圧環境で質量分析が可能であり，生きた細胞やスライス培養組織などを用いたライブでの質量分析も

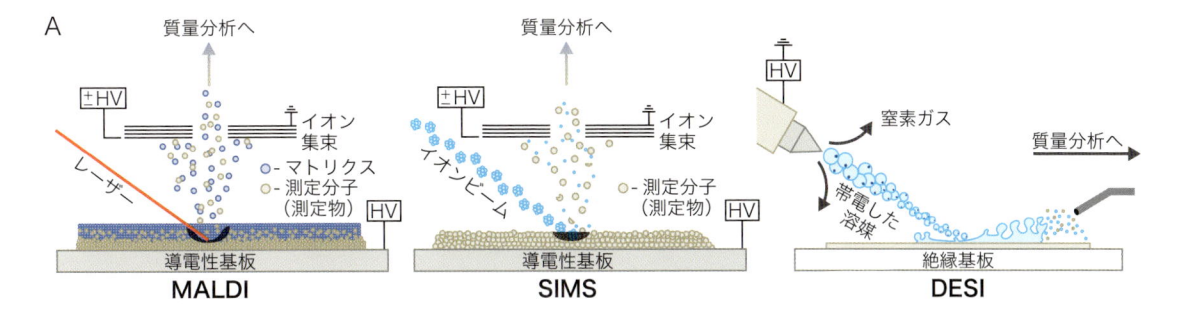

A — 質量分析へ

MALDI / SIMS / DESI

B

	イオン化ソース	イオン化強度	真空度	分解能 (μm)	質量範囲 (Da)	前処理	主な対象分子
MALDI-IMS	UV/IR レーザー	ソフト	真空or大気圧	1～	0～50,000	マトリクス塗布	タンパク質，脂質，薬物，生体低分子
DESI-IMS	イオンスプレー	ソフト	大気圧	25～	0～2,000	不要	脂質，薬物，生体低分子
TOF-SIMS	イオン銃	ハード	真空	0.1～	0～2,000	不要	元素，同位体，生体低分子
ICP-MS	UV/IR レーザー	ハード	真空	1～	1～248（水素～ウラン）	不要	元素，同位体

C

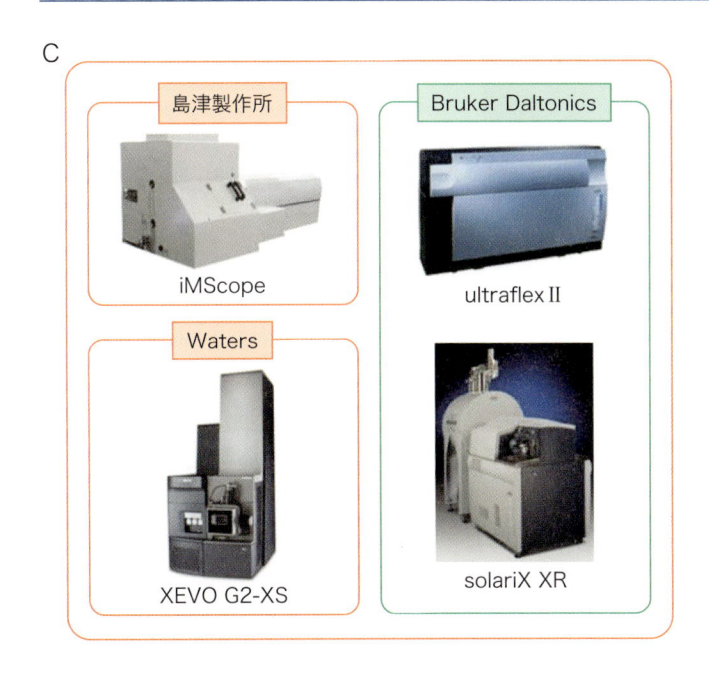

島津製作所 — iMScope
Bruker Daltonics — ultraflex II / solariX XR
Waters — XEVO G2-XS

図1 質量顕微鏡法の概説
A）質量顕微鏡法の模式図．文献8より引用．B）各質量顕微鏡法の性質．C）国際マスイメージングセンターの質量顕微鏡装置一覧．

可能である．現在，アレルギーモデルマウスやアレルギー患者の皮膚における脂質メディエーターの分析に挑んでいる．

　また，われわれはTOF-SIMS（飛行時間型二次イオン質量分析法）を用いたナノスケールでのリポクオリティの可視化にも挑んでいる．TOF-SIMSはイオンビームをイオン源とするため，空間分解能を極限まで高めることが可能であり，表面解析技術でもあるため深さ方向の空間解像度がきわめて高い．そのため，脂質二重膜のリポクオリティを調べることが可能である．われわれはすでにナノスケールでの脂肪酸の可視化には成功しているが（**図3B**）[16]，測定前の試料調製法を改善することで細胞の超微形態を維持したままリポクオリティの可視化を試みており，オルガネラの分布に

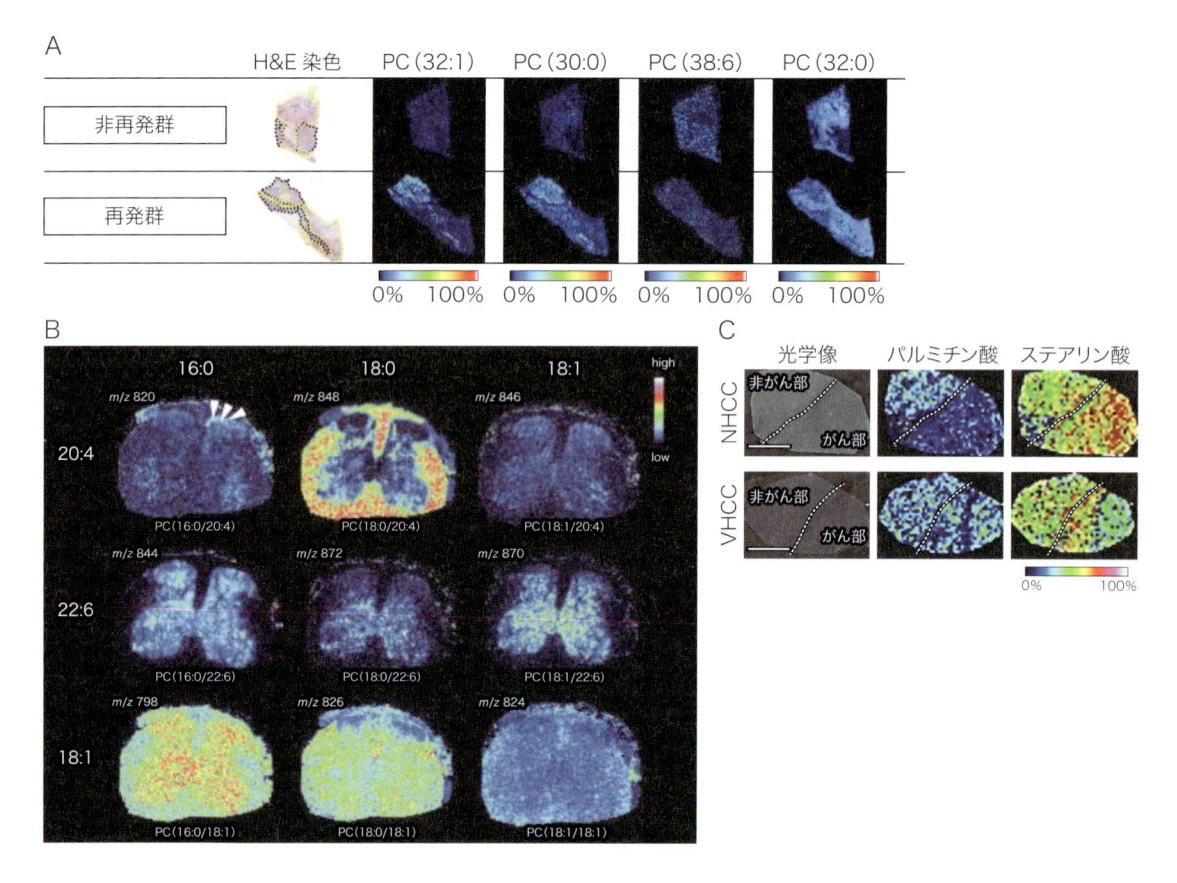

図2　MALDI-IMS による脂肪酸の分布解析
　A）トリプルネガティブ乳がんの再発群ではがん部特異的に PC（32:1）が増加．文献 12 より引用．**B**）坐骨神経障害により脊髄後角において PC（16:0/20:4）が増加（白矢印部）．文献 13 より引用．**C**）非ウイルス性肝細胞がんではがん部特異的にパルミチン酸が減少．文献 14 より引用．

対応する特徴的な脂肪酸分子の局在を可視化することができつつある．

2）分子標識によるリポクオリティの可視化

　リポクオリティの可視化に幅広く用いられている方法として，蛍光標識や放射線標識を用いる方法があげられる [17]．BODIPY や NBD で標識された遊離脂肪酸や蛍光標識された脂肪酸を含む各種リン脂質などが市販されており，脂肪酸クオリティの細胞内動態解析などに幅広く利用されている．蛍光標識脂質は蛍光顕微鏡によるライブ観察が可能であるなど，優れた性質もある．しかし，これらの標識脂肪酸の標識部位と脂肪酸本体のサイズはきわめて近く，蛍光標識部位の細胞内輸送やフリップ・フロップなどに影響を与えることが知られている [18] [19]．また，生体内の脂肪酸伸長酵素や脂肪酸不飽和化酵素により標識脂肪酸の炭素鎖長や

不飽和度が変化することや，アシル転移酵素により標識脂肪酸が別の脂質分子に取り込まれることも起こりうる．また，利用可能な蛍光標識脂肪酸の多くは飽和型であり，脂肪酸の不飽和度を可視化することは容易ではない．

　近年，蛍光標識に代わって末端をアルキンで標識することで蛍光標識構造による影響を減らす試みが進んでいる．代表的な手法として，クリックケミストリーによるアルキン標識部位の後蛍光標識化法があげられる．アルキンは生体内に存在しないと考えられている官能基であり，同じく細胞内に存在しないと考えられているアジドと銅触媒下で特異的に反応する．この反応を利用することで，アジド基をもつ蛍光色素によりアルキン標識脂肪酸の細胞内での蛍光標識化が可能である [20]．現在，不飽和脂肪酸を含めたさまざまなアル

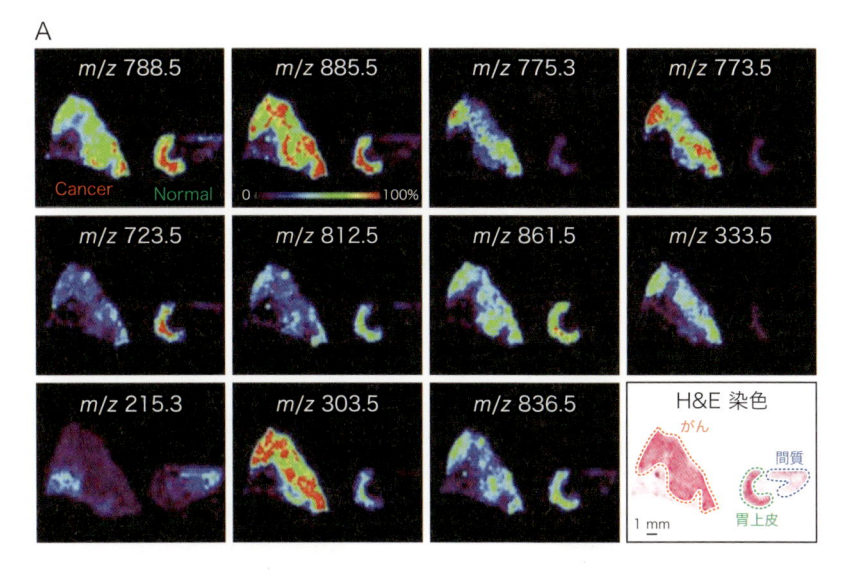

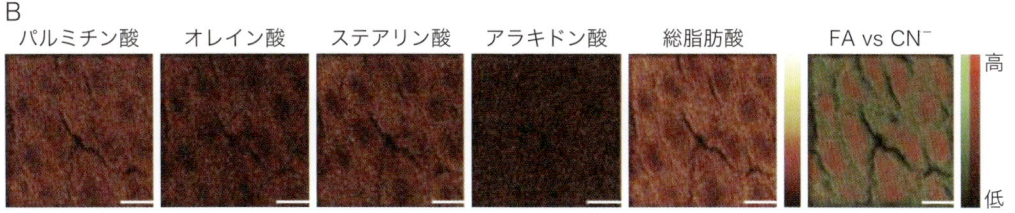

図3　DESI-IMS および TOF-SIMS による脂肪酸の分布解析
　A）DESI-IMSにより胃がんのがん部特異的なリン脂質・遊離脂肪酸を検出．文献15より引用．B）TOF-SIMSにより
　細胞内の脂肪酸分布を可視化．文献16より引用．

キン標識脂肪酸が市販されており，特に不飽和脂肪酸の分布の可視化に有効な手法であるといえる．また，臭化脂肪酸を用いてX線顕微鏡で可視化する手法も近年開発されている[21]．これらアルキン標識や臭素標識は蛍光色素よりも構造的な影響が小さいと考えられるが，逆に生体内の脂肪酸同様に脂質代謝酵素により代謝変化を受けることは防げず，またヘッドグループの組合わせや脂肪酸クオリティを網羅的に調べることも難しい．

3）質量顕微鏡法以外の非標識による
　リポクオリティの可視化

　標識化を必要としない分子の可視化技術として，分子の固有振動数や分子中の各原子核の磁気スピンを利用するラマン分光法やNMRを用いた方法があげられる．特に，ラマン分光法を利用したラマン顕微鏡は，標識法によらない脂質のライブ観察手段としてよく用いられている．物質に光を照射すると，大部分は入射光と等しい波長のレイリー散乱光となるが，散乱光の一部は分子の固有振動数に対応するラマン散乱光としてあらわれる．このラマン散乱光を検出し，ラマンスペクトルより観察領域の分子の可視化を行う顕微鏡装置がラマン顕微鏡である．従来は，脂質やタンパク質といった生体分子の種類の違いしか区別できなかったが，近年では測定機器の性能向上やデータ処理の高速化により分子中の脂肪酸の不飽和度の違いなども分析可能となりつつある[22]．また，脂質の標識化とも併用でき，例えば重水素標識脂肪酸を用いることやアルキン標識脂肪酸を用いることで特定の脂肪酸の細胞内分布を可視化することも可能である．しかし，現在のところヘッドグループと脂肪酸側鎖の組合わせからなる分子固有のリポクオリティの可視化には至っていない．

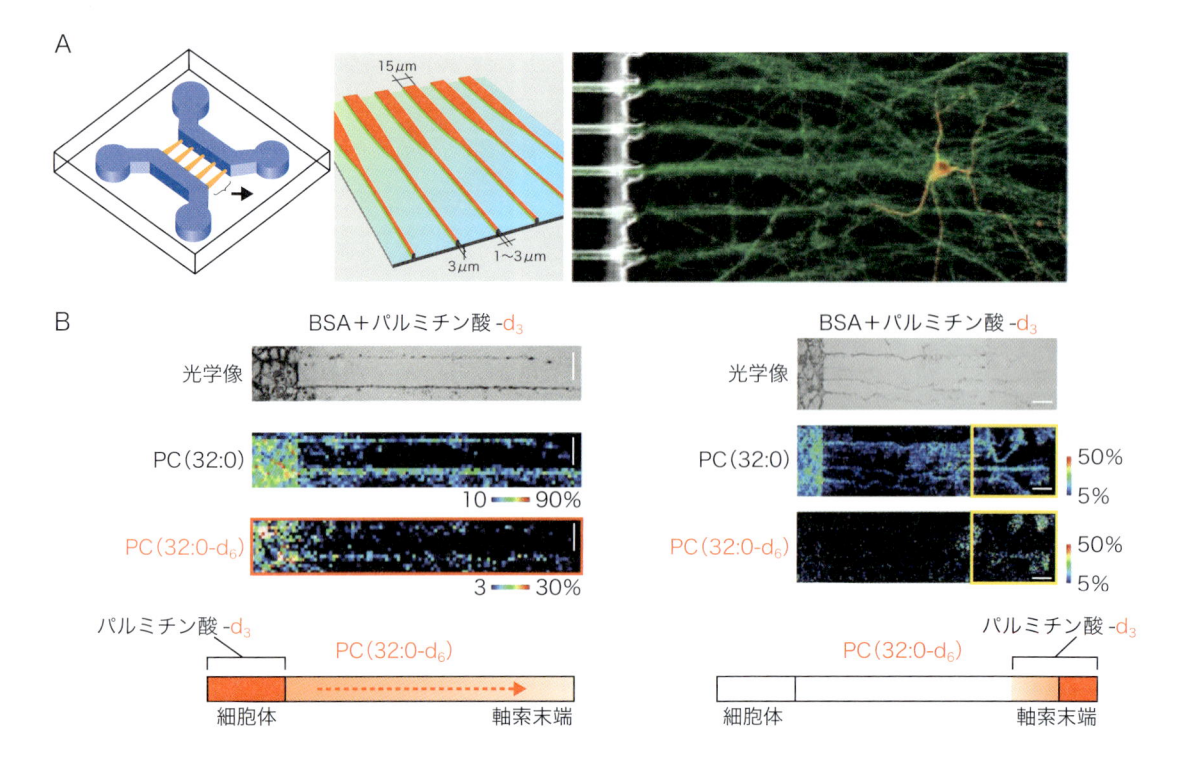

図4 マイクロ流体デバイスを用いたリポクオリティの局所操作
A） マイクロ流体デバイスの模式図．文献23より引用．**B）** マイクロ流体デバイスを用いた同位体標識脂肪酸の局所投与により，細胞内の脂質輸送には極性があることが示された．文献24より引用．

2 リポクオリティの局所操作

　質量顕微鏡法は非常に強力なリポクオリティの可視化技術であるが，「観察した分子が本当に正しいものであるか」という問題は常にある．分子の操作技術は可視化技術とdoor to doorの関係にあり，リポクオリティの可視化技術の高度化に伴い局所でリポクオリティを操作する技術も飛躍的な発展を遂げている．従来は，発現制御機構や局在シグナルペプチドを用いることで個体内から細胞内の幅広いスケールにおいて空間的・時間的な局所操作が可能であるタンパク質を介して，遺伝学的にリポクオリティの操作が行われてきたが，近年ではDDS（drug delivery system）などを利用した非遺伝学的ツールによるリポクオリティの局所操作が可能になってきている．また従来の遺伝学的手法に関しても，オプトジェネティクスの開発により，より空間的・時間的解像度の高いリポクオリティの局所操作が可能になっている．

　マイクロ流体デバイスはnm〜μmの極小の流路をもった主にシリコンでつくられているデバイスであり，これを用いることで細胞局所に対する物質投与が可能である．主に神経細胞を用いた実験でよく用いられている（**図4A**）[23]．われわれはこのマイクロ流体デバイスと質量顕微鏡法を組合わせることで，神経細胞の軸索における脂肪酸輸送には細胞体から軸索先端方向への極性があることを明らかにした（**図4B**）[24]．

　「ケージド」とよばれるDDS技術を応用したリポクオリティの操作も可能になってきている．例えば，光に反応して分子を切り出す光分解性のケージド化合物を用いることで，個体レベルでも光照射部位特異的に脂肪酸を投与することが可能になっている（**図5A**）[25]．さらに，オプトジェネティクスの一種である，光照射によりタンパク質相互作用を誘導するシステムを用いることで，細胞の局所においてリン脂質のヘッドグループのリポクオリティを操作することが可能になっている（**図5B**）[26]．現在われわれは，このオプトジェネ

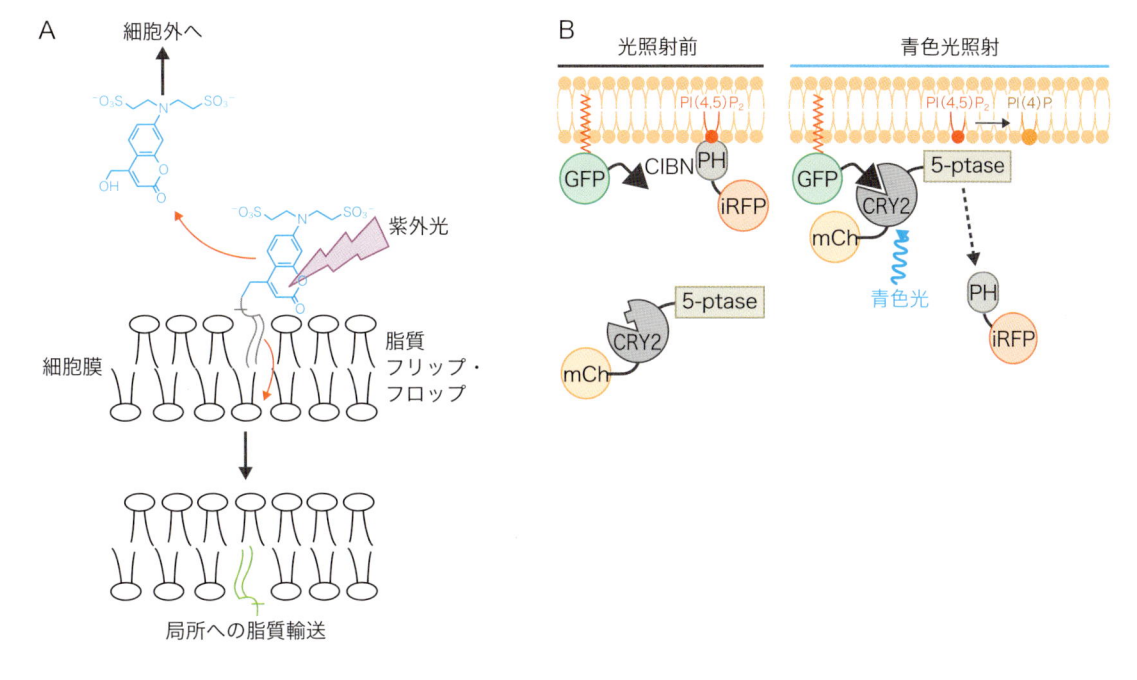

図5　光操作技術によるリポクオリティの局所操作
A）ケージド化合物を用いたリポクオリティ操作の模式図．文献25より引用．B）オプトジェネティクスを用いたリポクオリティ操作の模式図．文献26より引用．

ティクス技術を応用することで細胞内の局所における脂肪酸クオリティの操作を試みている．また，モータータンパク質を用いて光照射により細胞の脂質合成の場である小胞体の局在を変えることで，神経突起の伸長や分枝への影響も調べている．

おわりに

質量顕微鏡法は，脂肪酸とヘッドグループのリポクオリティを可視化する現在唯一の技術であり，さまざまな応用が進められている．われわれの国際マスイメージングセンターでは毎年質量顕微鏡技術に関する講習会を行っており，興味をもっていただいた方は参加いただけると幸いである（http://www.hama-med.ac.jp/about-us/mechanism-fig/intl-mass/index.html）．また，質量顕微鏡解析は原子・分子の顕微イメージングプラットフォームを通じて利用申請も可能である（http://www.imaging-pf.jp/）．

文献

1）高鳥　翔，藤本豊士：生化学，86：5-17，2014
2）Nigorikawa K, et al：PLoS One, 10：e0142091, 2015
3）Aktar S, et al：Acta Histochem Cytochem, 50：141-147, 2017
4）Maekawa M & Fairn GD：J Cell Sci, 127：4801-4812, 2014
5）Kinoshita M, et al：J Cell Biol, 216：1183-1204, 2017
6）「質量顕微鏡法 イメージングマススペクトロメトリー実験プロトコール」（瀬藤光利/編），丸善出版，2012
7）堀川　誠，他：生体の科学，67：198-202, 2016
8）Watrous JD, et al：J Mass Spectrom, 46：209-222, 2011
9）Barre FPY, et al：Curr Pharm Des, 23：1974-1984, 2017
10）Weaver EM & Hummon AB：Adv Drug Deliv Rev, 65：1039-1055, 2013
11）佐藤智仁，他：実験医学，33：2521-2527, 2015
12）Hosokawa Y, et al：PLoS One, 12：e0183724, 2017
13）Banno T, et al：PLoS One, 12：e0177595, 2017
14）Shibasaki Y, et al：Cancer Sci, 109：1110-1120, 2018
15）Eberlin LS, et al：Proc Natl Acad Sci U S A, 111：2436-2441, 2014
16）Masaki N, et al：Sci Rep, 5：10000, 2015
17）Somwar R, et al：FEBS Lett, 585：1946-1950, 2011
18）Elvington SM, et al：J Biol Chem, 280：40957-40964, 2005
19）Wang TY & Silvius JR：Biophys J, 81：2762-2773, 2001
20）Gaebler A, et al：J Lipid Res, 57：1934-1947, 2016

21) Shimura M, et al：FASEB J, 30：4149-4158, 2016
22) Wiercigroch E, et al：Spectrochim Acta A Mol Biomol Spectrosc, 185：317-335, 2017
23) Millet LJ & Gillette MU：Trends Neurosci, 35：752-761, 2012
24) Sugiyama E, et al：Biochem Biophys Res Commun, 495：1048-1054, 2018
25) Nadler A, et al：Nat Commun, 6：10056, 2015
26) Idevall-Hagren O, et al：Proc Natl Acad Sci U S A, 109：E2316-E2323, 2012

＜筆頭著者プロフィール＞
堀川　誠：浜松医科大学医学部細胞分子解剖学講座 特任助教，国際マスイメージングセンター センター員（兼任）．2009年，筑波大学大学院生命環境科学研究科卒業（理学）．ドイツMax Plank研究所Biology of Ageing, Dept. Molecular Genetics of Ageing（研究員）を経て，浜松医科大に赴任．'15年4月より現職．脂質研究，とりわけ脂肪酸代謝と寿命制御の関連性に注目して研究を行っている．

2. 膜リン脂質クオリティの可視化

辻 琢磨，藤本豊士

細胞膜やオルガネラ膜を構成する膜脂質は1,000種類を超え，多様な性質をもつ．それぞれの膜脂質は生体膜に一様に存在するのではなく，局所的な偏りをもって分布しており，タンパク質の分布や機能を制御することにより，また流動性などの性質に影響を与えることにより，部位によって異なる多彩な個性を生体膜に付与する．生体膜のさまざまな現象を理解するためには膜脂質分布の可視化が重要だが，頻用されている方法には多くの問題点がある．急速凍結・凍結割断レプリカ標識法は膜脂質の解析ツールとして有効である．

はじめに

　膜脂質を可視化し，分布を詳細に解析することは，細胞内で起こるさまざまな生命現象の原理を解き明かす糸口となると期待されるが，膜脂質の多くが化学固定剤と反応しないなど，その解析には大きな壁が立ちはだかる．本稿では膜脂質局在解析に伴う課題をまとめるとともに，われわれが得意としているナノスケールでの膜脂質局在解析法について紹介したい．

1 生体膜脂質の不均一な分布

　生体膜の基盤となる膜脂質は親水性の頭部と疎水性の尾部からなる．親水性頭部は例えばコリン，エタノールアミン，セリン，イノシトールなどであり，疎水性尾部は多様な鎖長と不飽和度を有する脂肪酸により構成される．頭部と尾部の組合わせは多岐にわたり，結果として1,000種類を優に超える膜脂質が存在する．生体膜ではこれらの多様な膜脂質が寄り添い，さらに疎水性尾部同士を向かい合わせるように相対し，脂質二重層を形成する．

　今日では生化学的手法やリピドミクス解析技術の高度化により[1]，生体膜は細胞ごと，オルガネラごとに固有の膜脂質組成をもつこと，さらに疾患によって膜脂質組成が変化することが知られている[2]．また興味深いことに，生体膜の膜脂質は種類ごとに特徴的な分布を示す．赤血球膜の外葉と内葉に分布する膜脂質が異なること（脂質二重層のウラとオモテの組成が異なる非対称性分布）は古くから知られており，脂質ラフトに代表されるように特定の膜脂質が集合してミクロドメインを形成すること（同一膜平面上での不均一性分布）も報告されている[3]．このような偏在を示すことにより，膜脂質は結合するタンパク質の分布や機能

[略語]
BODIPY : boron-dipyrromethene
NBD : nitrobenzoxadiazole
SIMS : secondary ion mass spectrometry
　　（二次イオン質量分析法）

Observation of the quality of membrane lipids
Takuma Tsuji/Toyoshi Fujimoto : Department of Anatomy and Molecular Cell Biology, Nagoya University Graduate School of Medicine（名古屋大学大学院医学系研究科分子細胞学）

4章
リポクオリティの分析，可視化技術とその応用

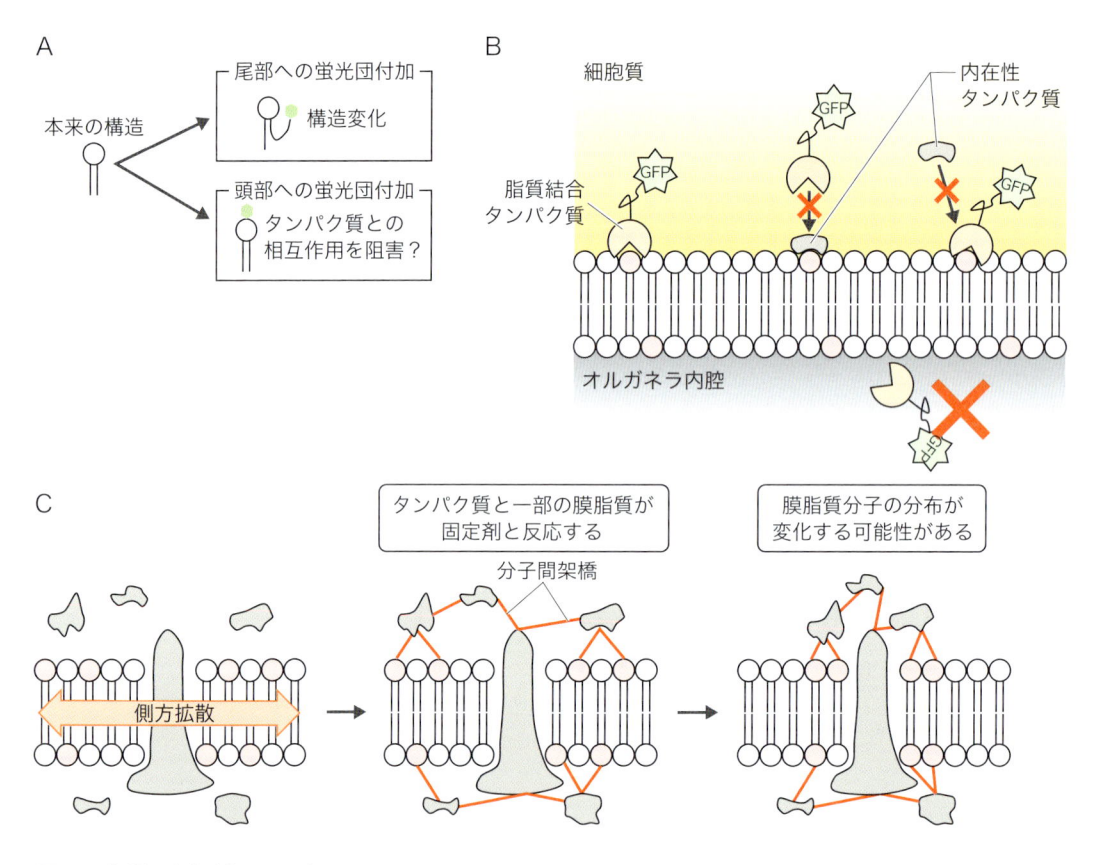

図1　脂質局在解析の問題点
A）蛍光脂質アナログの問題点．B）膜脂質可視化プローブ発現系の問題点．C）固定細胞観察時の問題点．

を制御し，流動性など生体膜の性質に影響を与えると考えられる．またアポトーシスに陥った細胞では非対称性分布の崩壊がeat meシグナルとして細胞間相互作用を引き起こす[4]．このように"偏り"をもった膜脂質が生み出す生体膜の多彩な個性はさまざまな生命現象の礎となっている．

2 膜脂質局在解析の難しさ

膜脂質の詳細な局在やその役割はごく一部しか明らかになっていない．その原因の1つとしてナノレベルで膜脂質の局在を解析することの難しさがある．既存の方法には次に述べるような問題点がある（**図1**）．

1）ライブ観察の問題点

①蛍光物質を共有結合させた脂質アナログを用いる方法では，蛍光物質が脂質分子の性質に重大な変化をもたらすため，その挙動が内在性の膜脂質とは異なることが危惧される．NBD（nitrobenzoxadiazole）やBODIPY（boron-dipyrromethene）などの蛍光団を膜脂質の尾部に付加すると，蛍光団と脂肪酸鎖の疎水性度の違いから生体膜中での構造が大きく変化することが知られている[5] [6]．一方，蛍光団を頭部に付加した場合にもタンパク質との相互作用の障害などが生じる可能性があり，内在性分子と性質の違いがないことをさまざまな角度から検証することが必要である[7]（**図1A**）．

②内在性膜脂質を直接観察するのではなく，GFPを付加した脂質結合タンパク質（ドメイン）を可視化プローブとして細胞内に発現させ，その動態を探ることで重要な知見が得られてきた[8]．非常に簡便にライブ観察ができる有用な方法だが，いくつかの問題が指摘されている．例えば，対象となる脂質に細胞に内在するタンパク質が結合している場合には，可視化プローブが結合できない可能性がある．逆に可

視化プローブが対象となる脂質に結合することによって，本来結合すべきタンパク質の接近が阻害され，さまざまな細胞機能に影響が及ぶ可能性も考慮しなければならない．また一般には可視化プローブは細胞質の可溶性分子として発現させるため，オルガネラの内腔側膜葉の解析はできない（**図1B**）．

2）固定細胞観察の問題点

固定した細胞を用いる観察では時間軸に沿った膜脂質の動態を解析することは難しいが，タンパク質の局在解析と同じく，超解像度顕微鏡や電子顕微鏡を用いて内在性膜脂質の局在を詳細に調べることが可能である．一般的に用いられているアルデヒド系（R-CHO）の化学固定剤はアミノ基（$-NH_2$）やチオール基（$-SH$）と結合して分子間架橋を引き起こすことでさまざまな分子の動きを止める．しかしホスファチジルセリン，ホスファチジルエタノールアミンなどを除くほとんどの膜脂質分子はこれらの官能基をもたないため化学固定剤と反応せず，本来の分布を保ったまま可視化することが困難である．実際に化学固定剤処理後も膜脂質が膜内を移動することが報告されている[9]．また膜タンパク質や一部の膜脂質のみが固定剤と反応することによってアーティファクトを生み出す危険性もある（**図1C**）．仮にすべての膜脂質と反応するような化学固定剤が存在するとしても，膜脂質の拡散の速さを考えると，本来の分子分布を維持した状態で固定が完結する可能性はほとんどないと考えられる．

3 急速凍結・凍結割断レプリカ標識法による膜脂質分子の局在解析

上述のように膜脂質局在解析にはさまざまな問題がつきまとう．これらの問題を回避してありのままの膜脂質局在を詳らかにすることがわれわれの狙いである．ここからはわれわれが実際に用いている急速凍結・凍結割断レプリカ標識法を紹介する（**図2**）[10]．本方法を用いて，われわれはこれまでにさまざまな脂質分子〔GM1，GM3[11]，PI(4,5)P_2[12]，PI(3)P_3[13]，PI(3,5)P_2[14]，PI(3,4)P_2[15]〕の局在解析に成功している．

1）急速凍結

急速凍結法は急速に試料を凍結することによって瞬

時（ミリ秒〜数十ミリ秒以内）に細胞内すべての分子の動きを止める．このため化学固定法とは異なり膜脂質分子が本来の位置から大きく逸脱することはない．われわれは液体ヘリウム（4 K），もしくは液体窒素（77 K）温度に冷却した純銅ブロックに試料を圧着させることで急速凍結を行うメタルコンタクト（金属圧着）法[16]，約2,100 barという非常に高い圧力下で液体窒素により試料を急速凍結する加圧凍結法[17]を用いている（**図2A**）．

2）凍結割断レプリカ標識法

急速凍結により凍らせた試料を-100〜-120℃の極低温に維持し，液体窒素で冷却したナイフにより割断する．これにより，氷中では結合力の弱い脂質二重層の間の界面に沿って開裂（へき開）が起こる．すなわち，脂質二重層は2枚の脂質一重層に分離し，割断された面には膜脂質の尾部が露出する．この割断面に炭素と白金を真空蒸着し膜脂質分子の尾部を炭素・白金薄膜内に埋め込む．この操作により，急速凍結で動きを止められた膜脂質分子はその分布を保ったまま，炭素・白金により物理的に固定される（**図2B**）．この炭素・白金の薄膜はレプリカとよばれる．レプリカ内に尾部を埋め込まれた膜脂質分子は室温下でも動きが封じられる．一方，親水性頭部は本来の分布を保った状態で試料の表面に露出しているため，脂質結合プローブにより標識し，透過型電子顕微鏡で解析することができる．

本方法は細胞膜に限らず，細胞内のすべての生体膜に適用可能であり，それぞれの膜面を広く観察し，二次元的な分布を解析することができる．また脂質二重層の2枚の膜葉を分割したうえで標識，観察するため，標的脂質が細胞質側，オルガネラ内腔側のどちらの膜葉に分布しているかを確実に決定することができる．SDS処理により膜脂質を覆う表在性膜タンパク質を洗い流すため，抗体や脂質可視化プローブの結合が阻害される可能性は低い．

急速凍結したあと，凍結割断レプリカを使わず，凍結試料を樹脂に包埋し，その超薄切片上で膜脂質を標識する方法も報告されている[18]．しかしながら，この方法では樹脂に包埋するために低温の有機溶媒中に長時間浸漬することが必要であり，その操作によって脂質が抽出されたり，分布が変化する可能性がある．ま

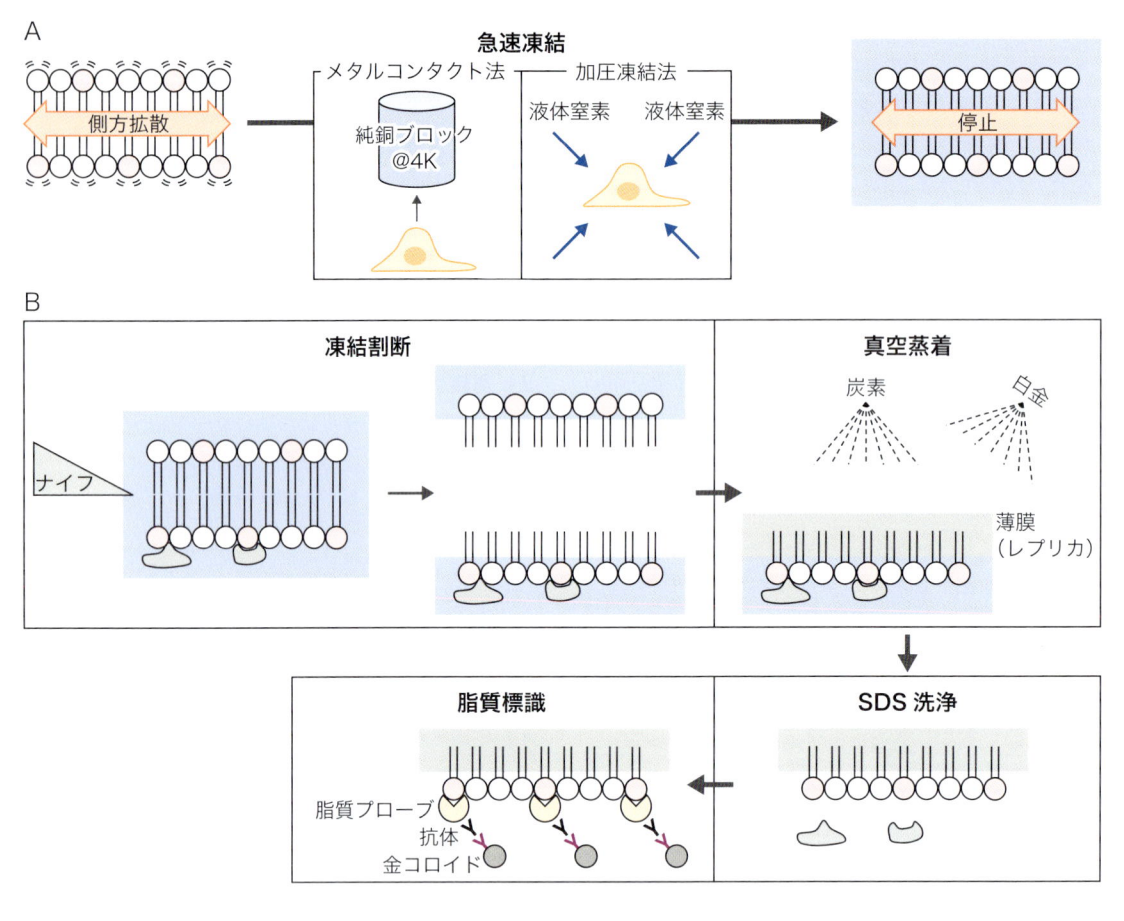

図2　急速凍結・凍結割断レプリカ標識法の模式図
A) 急速凍結法. B) 凍結割断レプリカ標識法.

た超薄切片では本来「面」である生体膜を「線」としてしか観察できないため，膜平面を広く観察することができない，内葉・外葉のどちらに標識が存在しているかを明確に判定することが難しいなどの問題もある．

4 急速凍結・凍結割断レプリカ標識法によるミクロドメインの解析例

　本方法を用いた生体膜ミクロドメインの解析例を紹介する．最近われわれは出芽酵母の液胞膜（哺乳類細胞のリソソームに相当する）に形成されるミクロドメインについて報告した[19]．増殖が止まる静止期に入った出芽酵母は液胞膜にステロールの豊富なミクロドメイン（ラフト様ドメイン）を形成することが知られていたが，蛍光顕微鏡法や超薄切片を用いた電子顕微鏡

法では詳細な解析は困難であった．われわれが急速凍結・凍結割断レプリカ標識法によりこのドメインを解析したところ，液胞膜ラフト様ドメインは膜貫通タンパク質の疎な領域として観察されることがわかった（**図3A**）．さらに，凍結割断レプリカ上で，液胞膜の細胞質側膜葉にだけ存在するPI(3)Pの標識を行うことにより，ラフト様ドメインに細胞質中の脂肪滴が密着し，ドメインが液胞内部に拡張しながら脂肪滴を包み込み，液胞内に取り込むミクロオートファジーが起こることもわかった（リポファジー）（**図3B**）．これらの解析により，ニーマンピック病C型タンパク質（Ncr1/Npc2）によるステロール輸送が液胞膜におけるラフト様ドメイン形成を誘導し，リポファジーに必須な役割を果たすことがはじめて明らかになった．

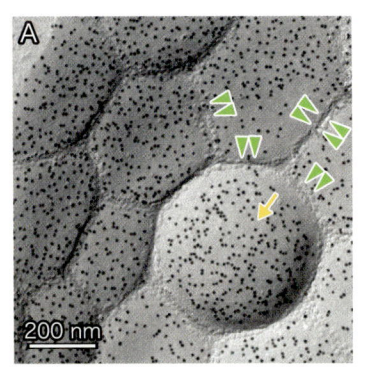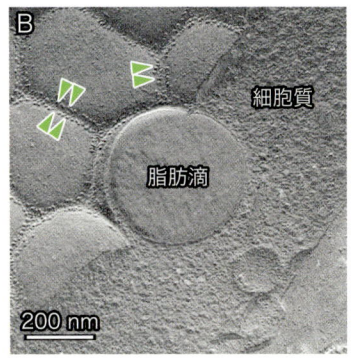

図3　静止期出芽酵母の液胞膜のミクロドメイン

A）液胞膜の細胞質側膜葉．黒点はPI(3)Pを標識する金コロイド．▶は膜内粒子（膜貫通タンパク質）を示す．➡部分では液胞膜が液胞内腔に向かって膨らんでいる様子がわかる．B）液胞膜の細胞質側膜葉と脂肪滴．脂肪滴が膜内粒子（▶）の疎な領域に密着している様子がわかる．

5 急速凍結・凍結割断レプリカ標識法の今後の展望

ここまでに紹介してきた解析手法は膜脂質の多様性を生み出す要因の1つである親水性頭部の分布を評価する方法である．もう1つの要因である疎水性尾部を可視化するために構想中の方法について簡単に説明したい．今のところ，各種脂肪酸鎖を認識するプローブを作製することは難しい．そこでわれわれはアルキン基（−c≡c−）を導入した脂肪酸アナログを細胞に投与して膜脂質に取り込ませ，アルキン基とアジド基（–N₃）を特異的に結合させるクリック反応[20]を用いて検出する方法を試みている．膜脂質の疎水性尾部もある頻度で膜の親水性表面に露出することが推測されており[21]，これまで頭部標識に用いてきた方法でも膜脂質尾部を標識できる可能性がある．また，従来法とは逆に親水性頭部側から炭素を蒸着してレプリカを作製し，露出した膜脂質尾部の脂肪酸鎖を標識する方法（逆転レプリカ標識法）の開発も行っている（**図4**）．課題は多く残るが脂肪酸鎖の分布をナノスケールで明らかにすることができれば，これまでにない全く新しい知見を得られると確信している．

急速凍結・凍結割断レプリカ標識法の最大の利点は，レプリカによって膜脂質を物理的に固定できることにある．現在は標的脂質と結合するプローブをレプリカ中の膜脂質と反応させることによって可視化して

いるが，ここに他のイメージング法を応用できれば，膜脂質局在解析の幅をさらに大きく広げることができると思われる．その1つにNanoSIMS（Nanoscale secondary ion mass spectrometry）との結合がある．固定した培養細胞を丸ごと用いてコレステロールやスフィンゴ脂質の分布をNanoSIMSで解析した例が報告されているが[22][23]，上述した固定の問題のほか，レーザーが表面の細胞膜だけでなく細胞質中の内膜系にも到達するという難点があり，解像度には限界がある．レプリカで物理的に固定した膜脂質をNanoSIMSで観察することができればこれらの問題は解決できるはずである．

おわりに

なぜこれほどまでに多種多様な膜脂質が必要なのだろうか．それぞれの膜脂質は一体どんな役割を担っているのだろうか．本稿で紹介した脂質局在解析だけでなく，リピドミクス解析，生化学・分子生物学的アプローチ，ケミカルバイオロジーなどさまざまな角度から，小さな小さな膜脂質分子との会話を通して彼らの存在意義を明らかにしていきたい．lipidのqualityがいかに生命を支えているのか，興味が尽きない．

文献

1）Hinz C, et al：Curr Opin Chem Biol, 42：42-50, 2018

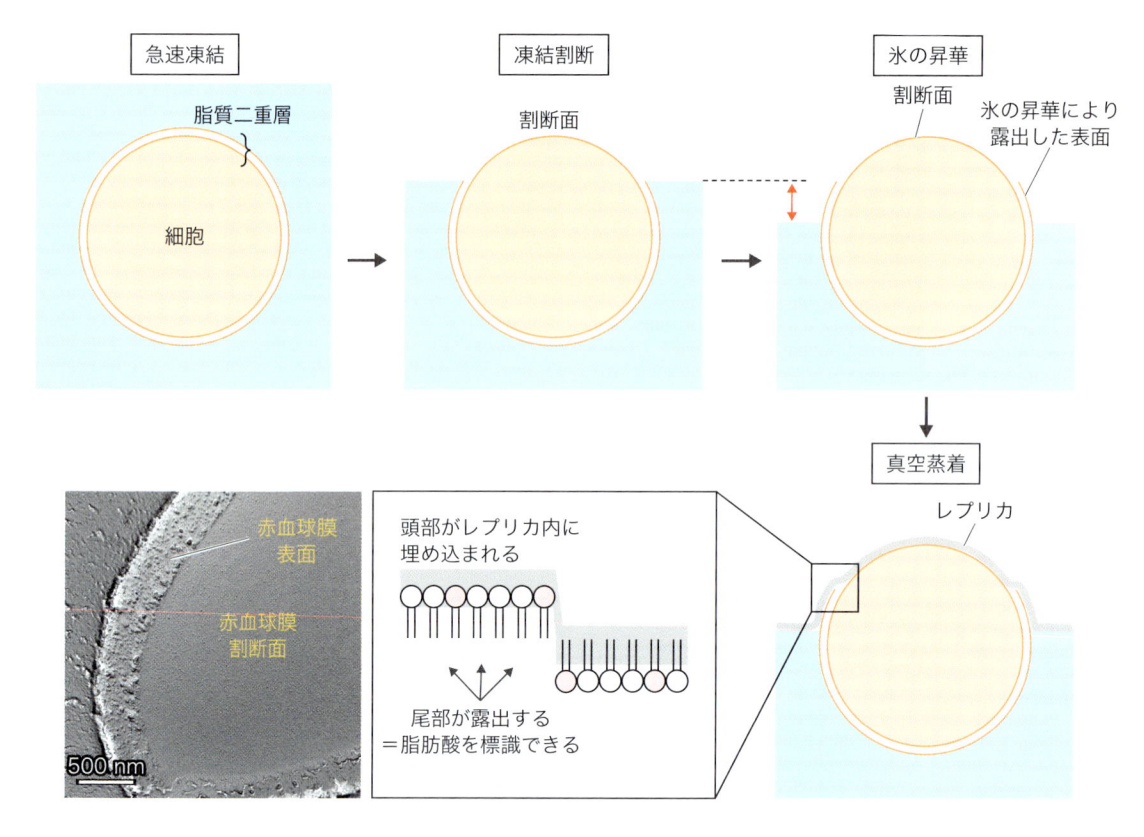

図4 逆転レプリカ標識法の模式図と赤血球膜の観察例

2）Yang L, et al：J Sep Sci, 39：38–50, 2016

3）Simons K & Toomre D：Nat Rev Mol Cell Biol, 1：31–39, 2000

4）Segawa K & Nagata S：Trends Cell Biol, 25：639–650, 2015

5）Chattopadhyay A & London E：Biochemistry, 26：39–45, 1987

6）Kaiser RD & London E：Biochim Biophys Acta, 1375：13–22, 1998

7）Komura N, et al：Nat Chem Biol, 12：402–410, 2016

8）Várnai P & Balla T：J Cell Biol, 143：501–510, 1998

9）Tanaka KA, et al：Nat Methods, 7：865–866, 2010

10）Fujita A, et al：Nat Protoc, 5：661–669, 2010

11）Fujita A, et al：Mol Biol Cell, 18：2112–2122, 2007

12）Fujita A, et al：Proc Natl Acad Sci U S A, 106：9256–9261, 2009

13）Cheng J, et al：Nat Commun, 5：3207, 2014

14）Takatori S, et al：Traffic, 17：154–167, 2016

15）Aktar S, et al：Acta Histochem Cytochem, 50：141–147, 2017

16）Heuser JE, et al：J Cell Biol, 81：275–300, 1979

17）Moor H, et al：Cell Tissue Res, 209：201–216, 1980

18）Fairn GD, et al：J Cell Biol, 194：257–275, 2011

19）Tsuji T, et al：Elife, 6：pii: e25960, 2017

20）Iyoshi S, et al：ACS Chem Biol, 9：2217–2222, 2014

21）Prévost C, et al：Dev Cell, 44：73–86.e4, 2018

22）Frisz JF, et al：J Biol Chem, 288：16855–16861, 2013

23）He C, et al：Proc Natl Acad Sci U S A, 114：2000–2005, 2017

<筆頭著者プロフィール>

辻　琢磨：2008年名古屋大学工学部物理工学科卒業，'13年同大大学院工学研究科マテリアル理工学専攻材料工学分野修了（工学博士），その後京都府立医科大学大学院医学系研究科生体機能形態科学部門助教，'14年より現職．電子顕微鏡を主軸として研究を進める（といえば聞こえがよいが実際は電顕しかできない）．現在は脂質の下僕，もとい虜に．カレーも好き．

3. リポクオリティ認識プローブの開発と応用

田口友彦，小林俊彦，反町典子，仁木隆裕

われわれの体を構成している真核細胞は，細胞"膜"やオルガネラ"膜"，など，多彩な膜をもっている．これら"膜"がもつ，水溶性分子を透過させないバリアとしての機能により，オルガネラ内部の空間（ルーメン）は細胞質と異なる分子組成をもち，オルガネラは固有の機能を発現している．この物理的な機能に加えて，"膜"は，さまざまな細胞内シグナル伝達の場としても機能していることが明らかにされてきた．そのキープレーヤーが膜リン脂質である．本稿では，膜リン脂質の機能を明らかにしていくうえで必要不可欠なツールとなっている膜リン脂質を可視化するプローブについて，最新の知見も含めて概説する．

4章
可視化技術とその応用リポクオリティの分析，

はじめに

近年の細胞内分子可視化技術の爆発的な進展は，タンパク質に限らず，膜脂質についても多くの知見をもたらしている．例えば，真核細胞は細胞膜やオルガネラ膜など多彩な膜を有するが，それぞれの膜が特徴的な膜脂質（組成）を有していること，オルガネラ機能が膜脂質によって制御されている例，などが次々と明らかになってきている[1]~[3]．これらの知見はすなわち，細胞応答や生体現象を膜タンパク質のみの動作機序で理解するのではなく，膜タンパク質が機能する脂質膜環境をも包括した動作機序として理解する必要性

を示している．そのためには，膜脂質の空間分布とその動的制御の理解は不可欠であり，膜脂質を可視化する技術が必須である．本稿では，膜脂質を可視化するプローブについての現在の状況を概説し，今後の展開について議論する．

1 リン脂質結合タンパク質・ドメイン

現在までに10種類以上の，リン脂質に結合するタンパク質のドメインが知られている[4]．それぞれのドメインは約50～200アミノ酸残基から構成されており，代表的なものにPH（pleckstrin-homology）ドメイン，C1ドメイン，FYVEドメイン，PXドメイン，BARドメイン（第2章-6参照）などがある．これらタンパク質のリン脂質結合ドメインにGFPなどの蛍光タンパク質を結合させたものが，リン脂質可視化プローブとして現在広く利用されている．

[略語]
PH domain：pleckstrin homology domain
PS：phosphatidylserine（ホスファチジルセリン）
SM：sphingomyelin（スフィンゴミエリン）

Development of phospholipid-binding probes
Tomohiko Taguchi[1] /Toshihiko Kobayashi[2] /Noriko Toyama-Sorimachi[2] /Takahiro Niki[1]：Department of Health Chemistry, Graduate School of Pharmaceutical Sciences, University of Tokyo[1] /Department of Molecular Immunology and Inflammation, Research Institute, National Center for Global Health and Medicine[2]（東京大学大学院薬学系研究科衛生化学教室[1] /国立国際医療研究センター分子炎症制御プロジェクト[2]）

1) PHドメイン

PHドメインは約120アミノ酸残基から構成され，細胞内シグナル伝達や細胞骨格制御にかかわる多種多様なタンパク質に見出されるドメインである．ヒトのプロテオームには約250種類のPHドメインが存在しており，ほぼすべてのPHドメインはホスホイノシチドに結合する（例外としてevectin-2タンパク質のPHドメインがある．これについては後述する）．PHドメインは7本のβ-ストランドからなるβ-サンドイッチ構造をとり，β1-β2の間のループに存在する塩基性アミノ酸残基のクラスターがホスホイノシチド頭部のリン酸基と結合する[5]．可視化プローブとして広く利用されているものに，PLCδのPHドメイン〔PI(4,5)P$_2$の可視化〕，AktのPHドメイン〔PI(3,4,5)P$_3$の可視化〕，TAPPのPHドメイン〔PI(3,4)P$_2$の可視化〕などがある．

2) C1ドメイン

C1ドメインは約50アミノ酸残基から構成されるコンパクトなドメインである．ヒトのプロテオームには約80種類のC1ドメインが存在しており，多くのC1ドメインは膜脂質ジアシルグリセロールに結合する（註：ジアシルグリセロールに結合しないC1ドメインは，非古典的なC1ドメインとして区別されている）．歴史的には，プロテインキナーゼC（PKC）ファミリー分子間で高度に保存されているドメインの1つとして同定され，conserved region-1というのがその名前の由来である．C1ドメインは〔HX$_{12}$CX$_2$CX$_{13-14}$CX$_2$CX$_4$HX$_2$CX$_7$C（C：システイン，H：ヒスチジン，X：任意のアミノ酸残基）〕というシステインとヒスチジンが特徴的なモチーフをもつ．

C1ドメインは，発がんプロモーターとしてよく知られているホルボールエステルにも結合する．興味深いことに，C1ドメインは，遊離型ホルボールエステルよりも，ホスファチジルセリン（PS）を含有する膜に埋め込まれたホルボールエステルに強く結合する[6]．疎水性および塩基性アミノ酸残基を介して，C1ドメインが部分的に膜へ貫入したり，PSの頭部と相互作用することで，膜と親和性をもつことが可能になり，そのことが（膜中の）ジアシルグリセロールへの強い結合につながっているものと考えられる．

3) FYVEドメイン

FYVE（Fab1，YOTB，Vac1，EEA1）ドメインは60〜70アミノ酸残基から構成され，初期エンドソームに局在するいくつかのタンパク質に見出されるドメインである．ヒトのプロテオームには約30種類のFYVEドメインが存在しており，ほぼすべてのFYVEドメインはホスホイノシチドPI(3)Pに選択的に結合する．FYVEドメインは2つのβ-ヘアピンとα-ヘリックスからなり，β1に存在するR(R/K)HHCR（R：アルギニン，K：リジン，H：ヒスチジン）モチーフがPI(3)Pのリン酸基と結合する[7]．FYVEドメインは，PI(3)Pの極性頭部に相当するイノシトール(1,3)二リン酸そのものよりも，膜に埋め込まれたPI(3)Pに強く結合することが報告されている[8]．FYVEドメインや後述するPXドメインは，初期エンドソームに濃縮して存在するPI(3)Pの可視化プローブとして広く利用されている．

4) PXドメイン

PXドメインは約130アミノ酸残基から構成され，初期エンドソームに局在するいくつかのタンパク質に見出されるドメインである．ヒトのプロテオームには約30種類のPXドメインが存在しており，ほぼすべてのPXドメインはホスホイノシチドPI(3)Pに選択的に結合する．ファゴソーム膜・エンドソーム膜で機能するNADPH複合体サブユニットのp40phox（phagocytic oxidase）に見出されたドメインであり，PX（Phox-homology）domainと名称がつけられた．p40phoxのPXドメインには，PI(3)Pの極性頭部を認識するアミノ酸残基だけでなく，（ジアシル）グリセロール骨格と相互作用する疎水性アミノ酸残基が同定されている[9]．

2 evectin-2/PS特異的結合プローブの開発

evectin-2は，N末端にPHドメインを，C末端に膜貫通領域をもつ約200アミノ酸からなるタンパク質である[10]．N末端側が細胞質に露出しているトポロジーを有する．筆者らは，①evectin-2がリサイクリングエンドソーム（recycling endosomes：REs）に局在すること，②evectin-2 PHドメインがホスホイノシチドを認識せず，その一方でPSを認識すること，

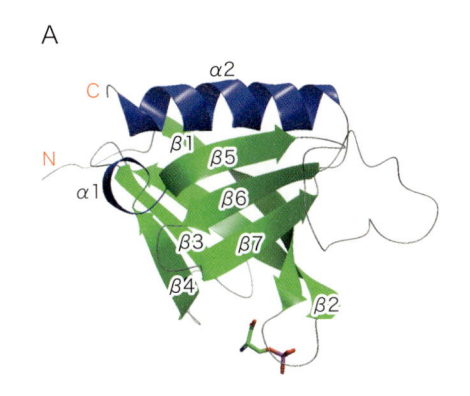
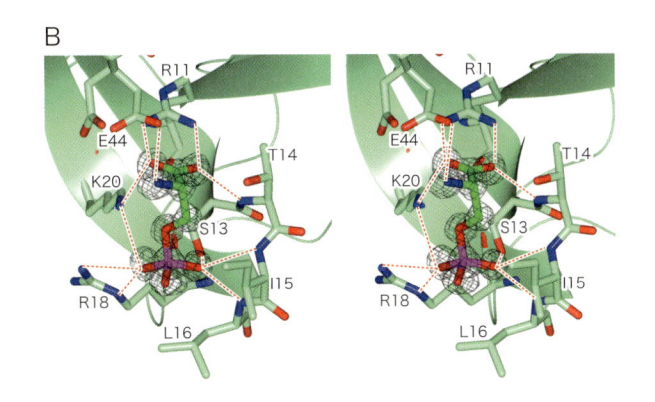

図1　evectin-2 PHドメインの構造
　　A）ヒト evectin-2 PHドメインと O–ホスホ –L–セリンの共結晶．B）evectin-2 PHドメインの O–ホスホ –L–セリン結合領域のステレオビュー．相互作用するアミノ酸残基を明示した．

③evectin-2のREs局在に，REsの細胞質側脂質層に豊富に存在するPSをevectin-2 PHドメインが認識することが必要であること，などを明らかにした[11]．PSは細胞膜にも濃縮して存在するが，その濃度は細胞質側脂質層の総リン脂質のたかだか20％程度である．一方，筆者らは，REsのオルガネラ膜の細胞質側脂質層では総リン脂質の50％以上をPSが占めているものと見積もっている[12]．今までですべてのPHドメインはホスホイノシチドを認識するものであったが，筆者らの発見はPSを認識するはじめてのPHドメインの同定となった．

　evectin-2 PHドメインと O–ホスホ –L–セリン（PSの極性頭部に相当）との共結晶をX線構造解析に供することにより，evectin-2 PHドメインの構造学的特性が明らかになった[11]．ヒト由来evectin-2のPHドメインの結晶構造は，7本の β–ストランドによる β–サンドイッチ構造と，C末端の両親媒性の α–ヘリックスにより構成されていた（**図1**）．O–ホスホ –L–セリンは，一般的なPHドメインのホスホイノシチド結合部位に位置しており，種々の残基（R11，S13，T14，I15，L16，R18，K20，E44）と水素結合または塩橋を形成していた．これらの残基は他の生物種のevectin-2 PHドメインでも保存されていることから，PS認識におけるこれらのアミノ酸残基の重要性が示唆された．R11は，O–ホスホ –L–セリンのカルボキシル基と塩橋を形成しており，このカルボキシル基はホスホイノシチドには存在しない官能基であることから，

PS選択性を生み出すのに重要なアミノ酸残基であることが示唆される．また，evectin-2 PHドメインのリガンド結合部位は，他のPHドメインのリガンド結合部位と比較して狭く，このリガンド結合部位の窮屈さも，PS選択性を生み出すのに重要である可能性がある．

　興味深いことに，evectin-2 PHドメインの立体構造は，O–ホスホ –L–セリンの有無によって変化する．O–ホスホ –L–セリン結合下では，特にI15，L16という疎水性アミノ酸残基がリガンドポケットの入り口に近接して存在するようになる．このような疎水性アミノ酸残基が膜へ部分的に貫入することで，膜への親和性を上昇させ，（膜中の）PSの認識を補助していることが示唆された[13]．

　最近，アメリカのグループが，巨大リポソームを使った実験により，evectin-2 PHは，liquid–disordered phaseに存在するPSを認識するが，liquid–ordered phase（raftなどに代表される"固い"脂質相）に存在するPSはほとんど認識しないことを報告した[14]．evectin-2 PHドメインの疎水性アミノ酸残基の膜への貫入しやすさと，この結果に関連があるのではないかと注目している．

3 SM特異的結合プローブの開発

　スフィンゴミエリン（SM）はスフィンゴ脂質の一種である．SMは細胞膜に豊富に存在していることがよく知られているが，その一方で，そのオルガネラ局在

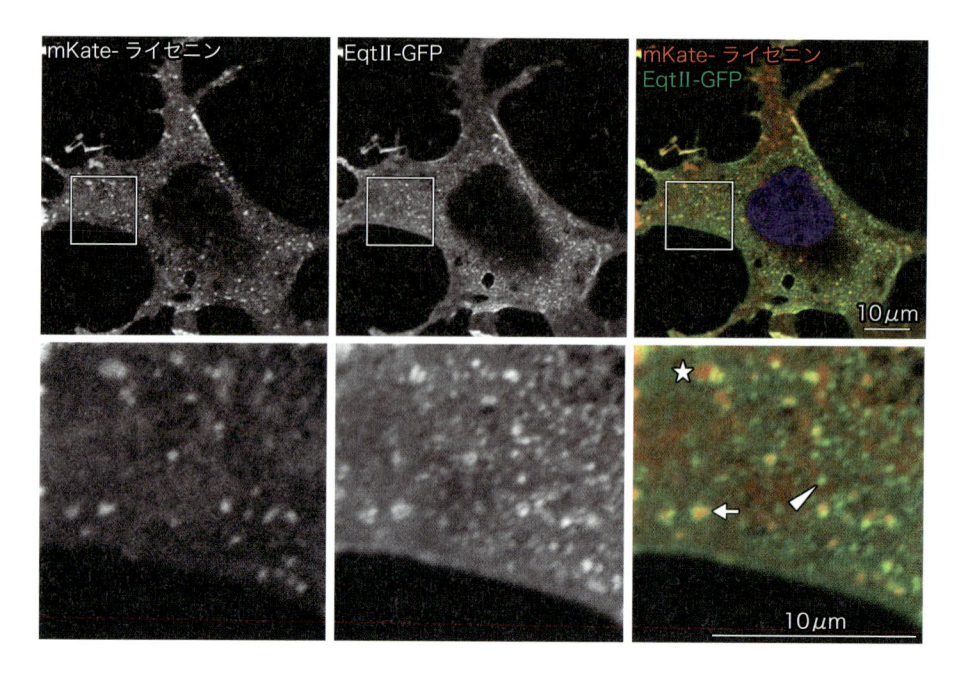

図2　細胞膜SMの可視化

リコンビナントのライセニン（赤）とEqt-II（緑）による共染色．ライセニンは比較的大きなドット様の構造体（☆）を，Eqt-IIは小さい多数の構造体（▷）を検出した．⇨に示されるような，ライセニン陽性のドット構造の周辺をEqt-IIが染色する構造も多数観察できる．文献15より引用．

については，ほとんど知見がない．SMを加水分解する酸性スフィンゴミエリナーゼ酵素の欠損は，ニーマン・ピック病A型およびB型とよばれる先天性代謝異常症（脳などにSMが蓄積し，不可逆的な神経障害を呈する）を引き起こす．このことは，SMはリソソームで恒常的に分解されており，そのことで細胞内SM量のバランスが保たれていることを示唆している．しかしながら，実際にリソソームのSMを可視化した報告はない．

SMの検出には，シマミミズ由来のタンパク質性毒素であるライセニンが広く利用されている．ライセニンはクラスター化したSM（例えば，raft中のSMなど）を選択的に認識する非常に優れたプローブだが，分散して膜に存在するSMを検出できないという問題があった．SMに結合するタンパク質はいくつか報告されているが，それらを利用して細胞内SMを可視化する研究はこれまでほとんどなかった．筆者らは，イソギンチャク由来のタンパク質性毒素であるエキナトキシン-II（equinatoxin：Eqt-II）に着目し，ライセニンとの比較を行った[15]．リコンビナントのEqt-IIとライセ

ニンを利用して細胞膜のSMを染色したところ，どちらもSM依存的に細胞膜に結合するものの，その染色パターンはかなり異なっていた（**図2**）．さらに，SMが分散して存在するSM:DPPC（dipalmitoyl-phosphatidylcholine）人工リポソーム膜に対して，Eqt-IIはライセニンと比較してはるかに強く結合することが明らかになった[16]．すなわち，Eqt-IIは，ライセニンと異なり，分散化したSMを好んで結合することが示唆された．両プローブによる細胞膜の染色パターンの違いは，会合状態の異なるSMの存在を反映しているものと考えられた．

リコンビナントEqt-IIは，オルガネラ膜のSMの検出も可能にした．**図3**に示す結果は，マウス腹腔マクロファージにおいて，病原体センサーTLR（Toll-like receptor）9のリガンドである非メチル化CpGオリゴデオキシヌクレオチド（CpG-ODN）の取り込みをimipramine（酸性スフィンゴミエリナーゼ酵素阻害剤）の存在・非存在下で観察したものである．エンドサイトーシスで取り込まれたCpG-ODNは最終的にリソソームに運搬されTLR9を活性化する．imipramine

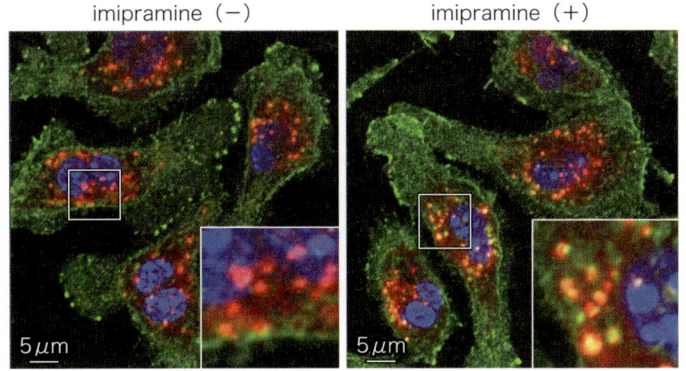

imipramine（−）　　　imipramine（+）

5μm　　　5μm

Eqt-II/CpG/DAPI

図3　Eqt-IIによるオルガネラ膜の SMの検出

マウス腹腔マクロファージにおいて，TLR9リガンドのCpG-ODN（赤）の取り込みをimipramine存在/非存在下で行った．細胞を固定・可溶化後，リコンビナント Eqt-II（緑）により染色を行った．

非存在下ではCpG-ODN陽性のオルガネラにSMはほとんど検出できないが，imipramine存在下ではCpG-ODN陽性のオルガネラにSMが検出されることがわかる．すなわち，Eqt-IIを利用してSMを可視化することによって，リソソームで恒常的にSMが分解されていることを示唆する結果が得られた．SMのリソソーム病における動態を鑑みると，このプローブを利用して，リソソームで蓄積がはじまったSMがその後どのように細胞内に伝播していくのかを明らかにすることで，ニーマン・ピック病A型およびB型などのSM代謝不全病の発症機構の理解の一助になればと考えている．

おわりに

近年，膜リン脂質に対する優れた可視化プローブが多く開発され，細胞膜・オルガネラ膜選択的なリン脂質の存在やその動態が明らかにされてきた．その結果，多くの優れた研究が生み出され，バイオロジーに貢献している．しかしながら，まだまだ脂質の可視化プローブにはのびしろがある．例えば，本稿で紹介したように，脂質の存在状況によって，脂質を認識したり認識できなかったりするプローブが存在する．いくつかの脂質結合ドメインは，リン脂質の極性頭部だけでなく，疎水性残基の膜への部分的な貫入も必要としている．これら脂質プローブの構造学的特徴を正確に理解することで，膜リン脂質の存在状況や，アシル鎖の違いなどまでも精緻に感知できる脂質可視化プローブが開発できることが期待される．

文献

1）Leventis PA & Grinstein S：Annu Rev Biophys, 39：407-427, 2010
2）Behnia R & Munro S：Nature, 438：597-604, 2005
3）Di Paolo G & De Camilli P：Nature, 443：651-657, 2006
4）Lemmon MA：Nat Rev Mol Cell Biol, 9：99-111, 2008
5）Thomas CC, et al：Curr Biol, 12：1256-1262, 2002
6）Kazanietz MG, et al：J Biol Chem, 270：14679-14684, 1995
7）Kutateladze TG, et al：Mol Cell, 3：805-811, 1999
8）Kutateladze TG：Biochim Biophys Acta, 1761：868-877, 2006
9）Bravo J, et al：Mol Cell, 8：829-839, 2001
10）Krappa R, et al：Proc Natl Acad Sci U S A, 96：4633-4638, 1999
11）Uchida Y, et al：Proc Natl Acad Sci U S A, 108：15846-15851, 2011
12）Lee S, et al：EMBO J, 34：669-688, 2015
13）Okazaki S, et al：Acta Crystallogr D Biol Crystallogr, 68：117-123, 2012
14）Wen Y, et al：J Virol, 90：9518-9532, 2016
15）Yachi R, et al：Genes Cells, 17：720-727, 2012
16）Makino A, et al：FASEB J, 29：477-493, 2015

＜筆頭著者プロフィール＞
田口友彦：1992年東京大学理学部生物化学科卒業．'97年東京大学大学院理学系研究科生物化学科修了（理学博士）．日本学術振興会海外特別研究員（エール大学医学部細胞生物学部門：'99〜2001年），東京大学大学院薬学系研究科特任准教授（'11〜'18年）などを経て，'18年4月より現職（東北大学大学院生命科学研究科教授）．細胞内分子の分解とリサイクルを決定する分子機構に興味をもち研究をしています．

4. リポクオリティ変化を捉える脂質ラジカル検出プローブの開発と応用

山田健一

脂質は，活性酸素などにより容易に酸化される．さらに，酸化により生成した脂質酸化代謝産物は数百種類にも及び，その一つひとつが，炎症やアポトーシス，変異原性などを誘発する．また，近年では，これら代謝産物がタンパク質と複合体を形成し，さまざまな疾患の原因になることも報告された．このように，酸化脂質が疾患に関与していることは広く認知されているものの，簡便な検出方法はそれほど多くない．そこで本稿では，脂質酸化の基点である脂質ラジカルの検出プローブ開発を中心に，酸化脂質と疾患について紹介する．

はじめに

不飽和脂肪酸は容易に酸化される．そのため生成した酸化脂質は，単なる酸化障害の結果産生した副生成物，あるいは生体内での酸化障害を和らげるバッファーのような役割とも考えられてきた．しかし最近，これら脂質酸化代謝産物が炎症反応やさまざまな疾患の原因分子として報告されはじめている．例えば，過酸化物が新しい細胞死フェロトーシス[1]に，また酸化代謝産物であるエポキシ化ω3脂肪酸がアレルギー[2]に，さらに脂質酸化代謝産物であるアルデヒド体がタンパク質と複合体を形成し，血管新生[3]や加齢黄斑変性[4]に関与するというものである．本稿では，これら疾患発症に関与する脂質過酸化反応およびその検出法，さらに脂質過酸化反応の基点である脂質ラジカルの検出プローブについて，われわれの最近の知見を交え紹介する．

［略語］
4-HNE： 4-hydroxynonenal
DEN： diethylnitrosamine
MDA： malondialdehide
NBD-Pen： 2,2,6-trimethyl-4-(4-nitrobenzo[1,2,5]oxadiazol-7-ylamino)-6-pentylpiperidine-1-oxyl

1 脂質過酸化反応と疾患

生体は，常に酸化ストレスに晒されている．脂質，特に不飽和脂肪酸は，その活性メチレン部位の水素原子の結合が他の結合に比べ弱い[5]ため，酸化反応によって容易に水素原子が引き抜かれる．その結果，脂質過酸化連鎖反応が誘発される．本反応は，次に示すような過程を経て進行する（**図1**）．

①活性酸素などにより不飽和脂肪酸（LH）から水素原子が引き抜かれ連鎖反応が開始
②生成した脂質ラジカル（L•）と酸素分子との反応に

Development and application of lipid radical detection probe capturing lipo-quality change
Ken-ichi Yamada[1,2]：Faculty of Pharmaceutical Sciences, Kyushu University[1]/AMED CREST[2]（九州大学大学院薬学研究院[1]/AMED CREST[2]）

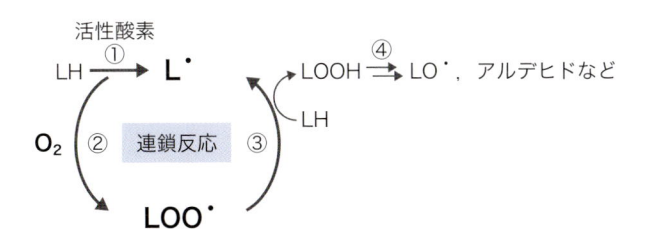

図1　脂質過酸化反応

より脂質ペルオキシルラジカル（LOO`・`）が生成
③脂質ペルオキシルラジカルが周囲の不飽和脂肪酸から水素原子を引き抜き，脂質ペルオキシド（LOOH）と脂質ラジカルが生成
④その後，脂質ペルオキシドはペルオキシルラジカルやアルコキシルラジカルなどの酸素中心ラジカルに開裂し，フリーラジカル反応が広範に伝幡する．

このように脂質はひとたび酸化されると，脂質ラジカルが常に存在している状態となり，脂質過酸化代謝産物は大量に生成されることになる．また，生成した脂質ペルオキシドは，開裂反応を経て，マロンジアルデヒド（MDA）や4-ヒドロキシノネナール（4-HNE）などアルデヒド体へと分解される（**図2**）．このアルデヒド体は現時点で数百種類存在するともいわれている．アルデヒド体は反応性が高いために，それ自身が細胞毒性や変異原性を有する．加えて，これら分子は，活性酸素種よりも生体内半減期が長いため，細胞内外へ容易に拡散できる．近年では，これらアルデヒド体とタンパク質との複合体が疾患と密接に関連することも報告され，病態解明がより複雑化している．例えば，ω-（2-carboxyethyl）pyrrole（CEP）は炎症や創傷治癒時あるいは腫瘍部位で生成し[3]，MDA は加齢黄斑変性症で蓄積し MDA-タンパク質複合体を形成[6] しているようである．このように，脂質過酸化反応は脂質ラジカル形成というクオリティ変化の一点に端を発するが，脂質分子の機能障害，過酸化物の蓄積，さらにはタンパク質複合体形成など多様な病態ステージに影響を及ぼしていることになる．

2 酸化脂質検出法

これら脂質過酸化物やその代謝産物と疾患との関連を解析するためには，やはり検出技術開発が不可欠である．これまで，脂質過酸化物やその代謝産物であるアルデヒド体およびそのタンパク質複合体については，質量分析装置を用いた検出[7][8]や抗原抗体反応を利用した方法[9]など，有用な手法が数多く報告されている．

一方，これら脂質酸化代謝産物の生成基点であり反応性がきわめて高い脂質ラジカル（**図1**内のL`・`およびLOO`・`など）の検出も試みられている．Qianらは，POBN〔α-（4-pyridyl N-oxide)-N-tert-butylnitrone〕やPBN（N-tert-butyl-α-phenylnitrone）などのニトロン化合物をスピントラップ剤として脂質ラジカルと反応させ，比較的安定なラジカル付加体に変換することで，電子スピン共鳴装置での検出を可能にした[10][11]．実際，ω-6系不飽和脂肪酸のリノール酸とアラキドン酸，あるいはω-3系のリノレン酸とドコサヘキサエン酸を，酵素酸化反応において生成する脂質由来炭素中心ラジカルの検出に成功している．また最近では，蛍光プローブの開発も進められ，脂質ペルオキシルラジカルを蛍光検出可能なC11-BODIPY581/591[12] や，H2B-PMHC[13] などが報告されている．これら蛍光プローブは，生細胞での脂質過酸化反応評価にも応用可能である．

3 脂質ラジカル検出プローブと疾患モデルへの応用

1）脂質ラジカル検出蛍光プローブ

上述したように，脂質ラジカル検出プローブはいくつか報告があるものの，実際に生体内で産生するごく微量の脂質ラジカルを検出できる技術はなかった．そこで，われわれは，不対電子を有する安定な有機スピン化合物であるニトロキシドに着目した．この分子は，

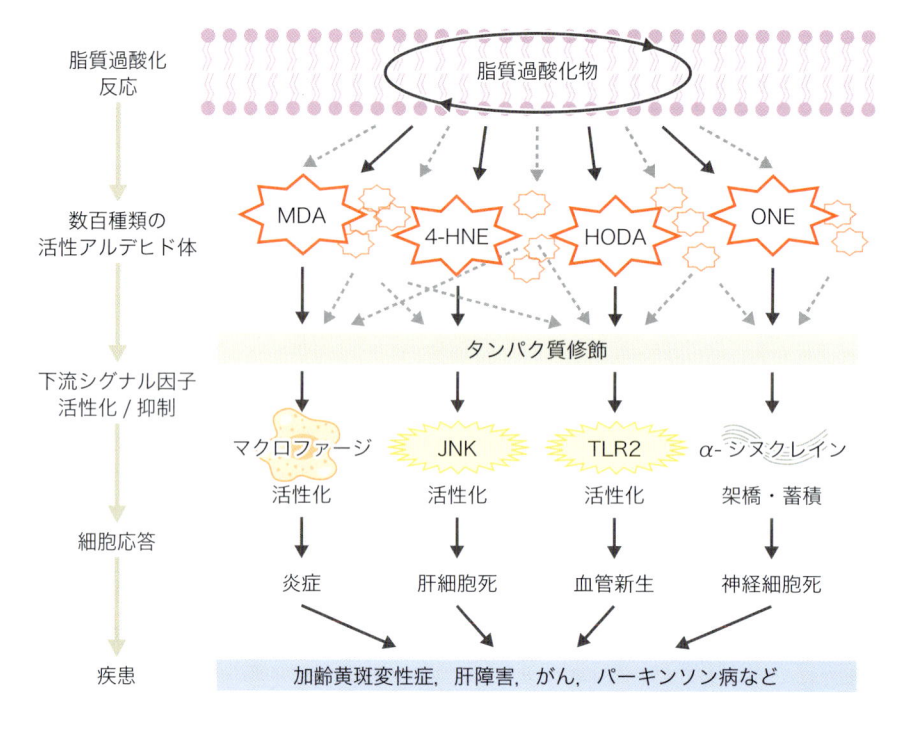

図2　酸化脂質と疾患
脂質過酸化代謝産物は，炎症反応などを誘発し疾患発症に密接に関与している．

酸化還元反応やラジカルーラジカルカップリング反応などの反応性をもつため，これまでその特徴を利用し，光安定化剤や重合化剤，化学電池，抗酸化剤など，さまざまな分野で広く利用されてきた．また，炭素中心ラジカル結合能[14]をもち，一方で分子内に蛍光団が存在すると蛍光消光作用[15]も示す．これら報告をもとにわれわれは，ニトロキシドと蛍光団をうまく結合させれば，脂質ラジカルとニトロキシドとのラジカルーラジカルカップリング反応により，ニトロキシド内の不対電子が消失し蛍光消光が回復し，脂質ラジカルを特異的に検出できるのではないかと考えた．そこで，脂質ラジカルに対して特異性をもつようにニトロキシド化合物を改良し，脂質に対して選択性の高い化合物を見出した[16]．また，検出対象とする脂質分子の大部分は，生体膜中に存在し疎水的環境を形成している．そのため，親水的環境下では蛍光が減弱しているが，疎水的な環境において高い蛍光発光を示す環境応答性の蛍光原子団NBD（7-nitrobenzofurazan）を選択した．以上まとめると，ニトロキシド内の安定スピンを利用し脂質ラジカルとの反応と蛍光団のスイッチング機能を，またニトロキシドの側鎖をアルキル置換することで脂質親和性と還元抵抗性を，最後に環境応答性の蛍光団であるNBD基を導入し，脂質ラジカルと反応すると蛍光がONになる蛍光プローブ「NBD-Pen」を開発した[17]（**図3**）．

2）疾患モデルでの方法論の検証

次に，実際に脂質ラジカルが疾患モデルでも適用できるか否か検証した．用いたモデル動物は，肝細胞がんの動物実験モデルとして広く利用されているニトロソアミン誘発肝細胞がんである．ジエチルニトロソアミン（DEN）を動物に投与すると，代謝されDNAをアルキル化し肝細胞がんを発症するとされている．一方，脂肪肝の動物モデルでは発がんが促進し[18]，またDENを投与した動物では酸化ストレスが亢進する[19]．そこでわれわれは，このDEN誘発肝細胞がんモデルの発症に脂質過酸化反応が関与するのではないかと考えた．実際に，DEN投与1時間後にNBD-Penを動物に注射すると，肝臓切片での蛍光強度が有意に上昇した[17]．さらにDENの代謝阻害剤投与によりその蛍光は減弱した．したがって，DEN投与により肝臓中で脂

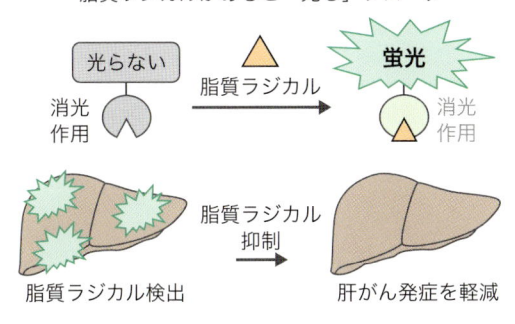

脂質ラジカルがあると「光る」プローブ

図3　脂質ラジカル検出プローブとその応用

本プローブは，脂質ラジカルと反応すると蛍光発光する．DEN誘発肝細胞がんモデルで脂質ラジカルが生成していること，またその抑制により発がんを有意に抑制できることがわかった．

質ラジカルが生成していると考えられる．

　ここで，もし脂質ラジカルが化学発がんの発症原因に関与しているのであれば，その抑制によりその後の炎症反応およびがん化は軽減するはずである．そこで，先の蛍光プローブで脂質ラジカルの生成が確認されたDEN投与1時間後に，われわれが開発した脂質ラジカル阻害剤あるいは阻害効果のない非阻害剤を動物に投与した．その結果，DEN投与24時間後に上昇した脂質過酸化代謝産物〔マロンジアルデヒド（MDA），4-ヒドロキシノネナール（HNE），アクロレイン〕量は，いずれも脂質ラジカル阻害剤により有意に抑制され，非阻害剤ではその効果は全くなかった[17]．また同様に，DNA酸化障害（8-OHdG），肝障害（ALT），アポトーシス，細胞増殖，サイトカインのいずれにおいても，阻害剤投与により軽減されたが，非阻害剤ではその効果はなかった．また興味深いことに，DEN投与1時間後に脂質ラジカル阻害剤を単回投与した動物では，3カ月後の発がんの程度を有意に減少させたが，非阻害剤ではその効果はなかった（**図3**）．以上の結果より，このDEN誘発発がん機構のイニシエーション段階に，脂質ラジカルあるいは脂質過酸化物や代謝産物が関与していると考えられる．

　一方，他の疾患モデルでも検討している．網膜光障害モデルマウスに本プローブを投与すると，網膜中で脂質ラジカルが生成していること，またその抑制により網膜障害を軽減できることを報告している[20]．網膜

にはDHAをはじめとする不飽和脂肪酸が豊富に存在し[21]，また，酸素濃度が高いとの報告もある[22]．加えて，眼は常に光を浴びている．このことから，われわれの眼でも脂質過酸化反応が十分に起こりえる条件が揃っているのではないだろうか．

おわりに

　脂質は，活性酸素などにより容易に酸化されてさまざまな代謝産物を生成するが，単なる酸化副生成物としてだけでなく，疾患の発症にも密接に関与しているようである．今回われわれは脂質過酸化反応の基点である脂質ラジカルに特に着目してプローブを開発した．その結果，化学発がんなどの発症に脂質ラジカルが関与していることなどが明らかになった．しかしながら，これがどのような分子であるのか？また，疾患にどのように関与しているのか？など，分子種やメカニズムについては不明な点が多い．今後は，脂質の酸化というクオリティ変化に着目し，疾患発症のメカニズム解明などに向け，さらに研究を推進していきたいと考えている．

文献

1 ）Dixon SJ, et al：Cell, 149：1060–1072, 2012
2 ）Shimanaka Y, et al：Nat Med, 23：1287–1297, 2017
3 ）West XZ, et al：Nature, 467：972–976, 2010
4 ）Hollyfield JG, et al：Nat Med, 14：194–198, 2008
5 ）Pratt DA, et al：J Am Chem Soc, 125：5801–5810, 2003
6 ）Weismann D, et al：Nature, 478：76–81, 2011
7 ）Arita M, et al：J Exp Med, 201：713–722, 2005
8 ）Reis A：Free Radic Biol Med, 111：25–37, 2017
9 ）Uchida K：Prog Lipid Res, 42：318–343, 2003
10）Qian SY, et al：Free Radic Biol Med, 34：1017–1028, 2003
11）Qian SY, et al：Free Radic Biol Med, 35：33–44, 2003
12）Drummen GP, et al：Free Radic Biol Med, 33：473–490, 2002
13）Krumova K, et al：J Am Chem Soc, 134：10102–10113, 2012
14）Bagryanskaya EG & Marque SR：Chem Rev, 114：5011–5056, 2014
15）Green SA, et al：J Am Chem Soc, 112：7337–7346, 1990
16）Yamasaki T, et al：J Org Chem, 76：4144–4148, 2011
17）Yamada K, et al：Nat Chem Biol, 12：608–613, 2016
18）Park EJ, et al：Cell, 140：197–208, 2010
19）Maeda S, et al：Cell, 121：977–990, 2005

20) Enoki M, et al：Chem Commun (Camb), 53：10922–10925, 2017
21) Acar N, et al：PLoS One, 7：e35102, 2012
22) Ye X, et al：Trends Mol Med, 16：417–425, 2010

＜著者プロフィール＞
山田健一：1999年，九州大学大学院薬学研究科博士課程修了，博士（薬学）．'99～2002年，NCI–NIH博士研究員，'02年より九州大学大学院薬学研究院助手，'05年より同助教授（後に准教授）．'13年10月～'17年3月，JSTさきがけ（疾患における代謝産物の解析および代謝制御に基づく革新的医療基盤技術の創出）兼任．'16年より九州大学大学院薬学研究院教授．'17年10月よりAMED CREST（画期的医薬品等の創出をめざす脂質の生理活性と機能の解明）兼任．

5. リポクオリティを識別する リピドミクス解析技術

池田和貴，青柳良平，有田　誠

リポクオリティを分子レベルで捉える技術として，液体クロマトグラフィー質量分析（LC-MS）を用いた脂質メタボロミクス（リピドミクス）が注目されている．しかしながら，脂質はさまざまな脂肪酸や極性基から構成された多種多様な構造体であり，生体中ではさまざまな濃度域で存在するため，リピドミクス技術が進歩した現在でも解析し難い対象である．このため，リポクオリティを網羅的かつ高精度に捉える技術基盤は，これまで十分には確立されていなかった．本稿では，この技術的な課題をクリアするために，"高網羅的な" ノンターゲット解析と"高深度な" ターゲット解析を組合わせたマルチリピドミクス技術を紹介する．また，この技術の適用例として，酸化リン脂質のリポクオリティ分析系の確立とその生体サンプルへの応用について報告する．

はじめに

メタボロミクスは生体内に存在する代謝物を網羅的かつ定量的に解析して，代謝変化の背後にかかわる分子の抽出を行い，表現型や生体機能との関連性を明らかにする研究である．代謝物にはそれぞれの物性の違い（水溶性，脂溶性など）があるために，それぞれに適した分析のプラットフォームの構築が進められてきた．水に溶けない物性をもつ脂質は，グリセロリン脂質，スフィンゴ脂質，アシルグリセロール，コレステロールなどのさまざまな脂質クラスに分類され，幅広い濃度域で生体中に存在する．また，分子内に含まれる脂肪酸の種類も多岐にわたるため，分析技術が進歩した現在でも解析し難い対象である．さらに，これらの膨大な脂質分子種の合成標準品を取り揃えることが困難なために，あらかじめ解析対象の構造情報を取得して分析精度を担保する必要があることから，いまだ技術展開が容易でないのが現状である．

本稿では，まずはじめに，リポクオリティをより高精度に捉えるために重要となる液体クロマトグラフィー質量分析（LC-MS）を用いたマルチリピドミクスの技術基盤について紹介する[1]（**図1**）．

> **[略語]**
> **LC-MS**：liquid chromatography–mass spectrometry（液体クロマトグラフィー質量分析）

Lipidomics techniques for grasping lipoquality
Kazutaka Ikeda[1] [2] [4] /Ryohei Aoyagi[1] [3] /Makoto Arita[1] ~[3]：Laboratory for Metabolomics, RIKEN Center for Integrative Medical Sciences[1] /Cellular and Molecular Epigenetics Laboratory, Graduate School of Medical Life Science, Yokohama City University[2] /Division of Physiological Chemistry and Metabolism, Keio University Faculty of Pharmacy[3] /AMED–PRIME[4]〔理化学研究所生命医科学研究センターメタボローム研究チーム[1] /横浜市立大学大学院生命医学研究科代謝エピゲノム科学研究室[2] /慶應義塾大学薬学部代謝生理化学講座[3] /AMED–PRIME[4]〕

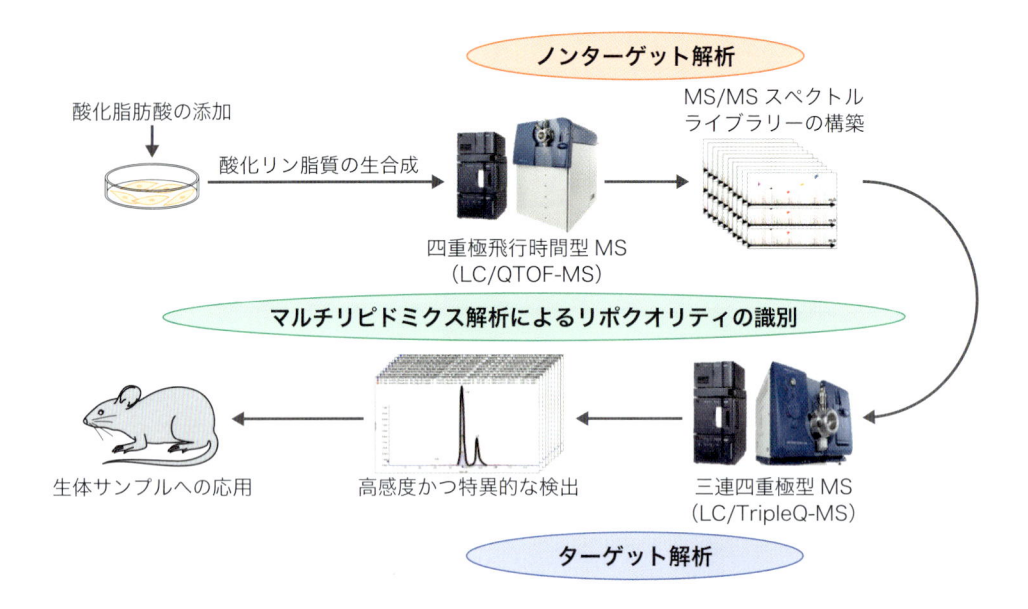

図1　マルチリピドミクスとは
リポクオリティを網羅的かつ高精度に捉えるためには，ノンターゲット解析とターゲット解析を組合わせたマルチリピドミクス解析が有効である．本稿では，この適用例として，酸化リン脂質のリポクオリティ分析系の確立とその生体サンプルへの応用について紹介する．

1 リポクオリティを識別する 2つのリピドミクス技術

1）ターゲット解析とは

リポクオリティを捉える技術として，LC-MSを用いたリピドミクスが普及・発展してきている．その理由として，薄層クロマトグラフィー（TLC）などと異なって，LC-MSの場合は分子レベルで脂質を分離して，より高感度に定性および定量解析をできることがあげられる．リピドミクス技術は，主にノンターゲット解析もしくはターゲット解析という2つのアプローチに分類される[2) 3)]．

ターゲット型の解析では，三連四重極型（Triple-Q型）MSを用いたMRM（multiple reaction monitoring）とよばれる分析法が適用されることが多い（**図2**）．この手法では，最初の四重極（Q1）で分析対象の分子量のイオンを選択的に通過させ，次の四重極（Q2）でCID（collision-induced dissociation）により生じたフラグメントイオンのうち，そのなかから特定の部分構造をもつイオンを最後の四重極（Q3）で選択的に通過させ検出することで，その分子構造特異的

な検出を行うことが可能である．このような対象分子の選択性の高い分析によって，ターゲット型解析は検出感度や定量性が優れており，生体中に極微量（数nMあるいはそれ以下）で活性を発揮するような脂質メディエーターなどの"高深度な"探索に適している．しかしながら，分析前にあらかじめ設定した範囲の脂質分子（300〜500個程度）のみが解析対象となるため探索範囲が限られる．このため，膨大な脂質分子種のなかから，あらかじめ解析対象を絞らずに未知分子を含めて幅広い範囲でリポクオリティを追う際には，ターゲット型解析は技術的に困難である．

2）ノンターゲット解析とは

上記のターゲット解析の問題点を解決するために，高分解能な四重極飛行時間型（QTOF）のMSなどを適用した，より探索性に優れたノンターゲット解析法が注目されている[4) 5)]（**図2**）．この"高網羅的な"リポクオリティの探索法の分析上の特徴は，ターゲット型とは異なって，あらかじめ対象分子を絞り込まない点があげられる．よく用いられる分析方法としては，最初にサンプル中に含まれる脂質分子の一斉検出を行い（MSスキャニング），次に設定した強度閾値を超

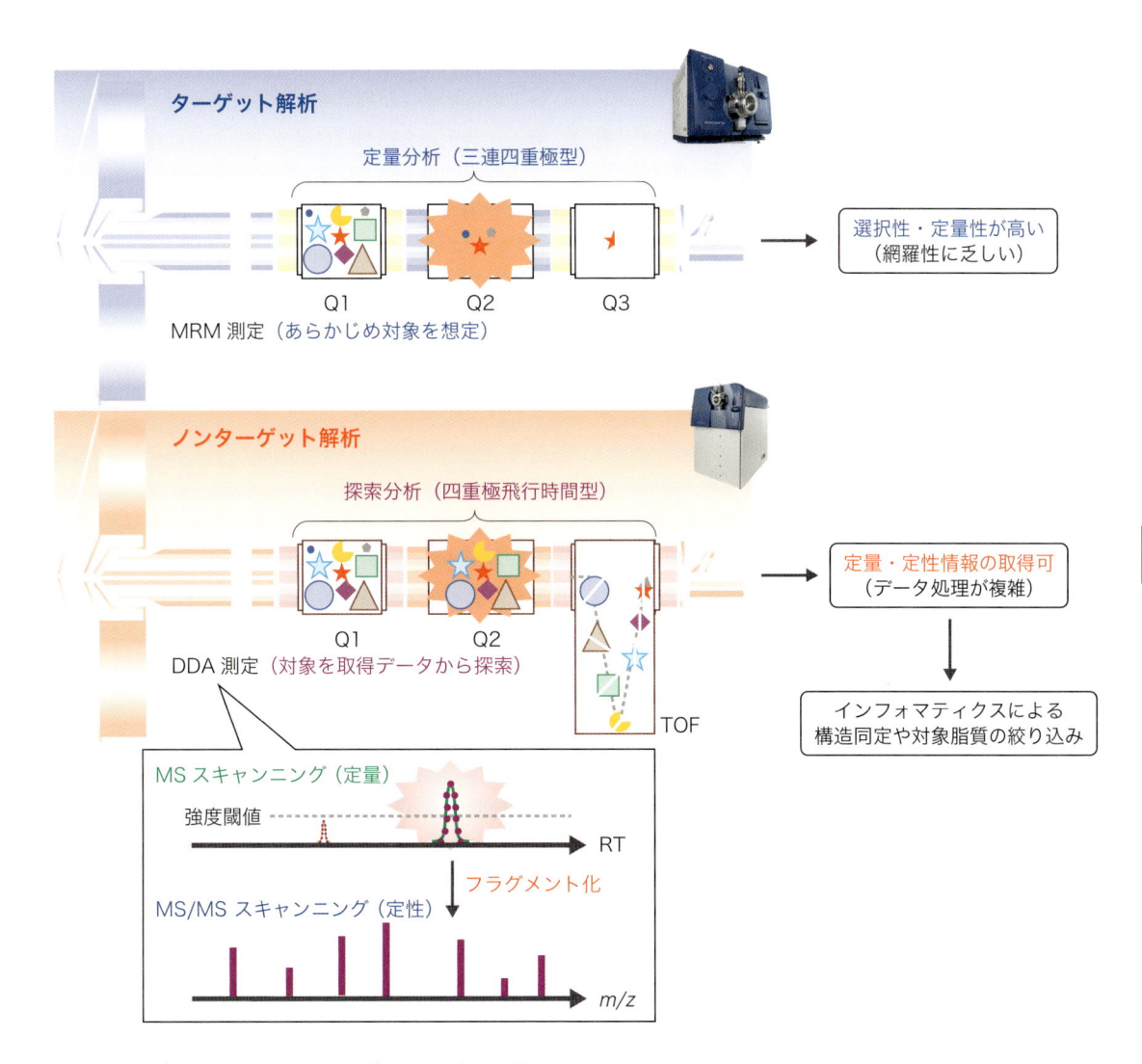

図2　ターゲット解析とノンターゲット解析の特徴
ターゲット解析はあらかじめ想定した対象を三連四重極型質量分析計（Triple Q-MS）を用いて分析する方法である．分子構造特異的なMRM（multiple reaction monitoring）モード測定を用いられることが多く，選択性や定量性の高いデータを得ることができる．一方，ノンターゲット解析は，高分解能の四重極飛行時間型質量分析計（QTOF-MS）により，試料中に存在する総脂質を網羅的に定性および定量的に分析し，インフォマティクス技術を用いて解析対象を一斉スクリーニングする手法である．

えたものについて自動的に構造解析を行う（MS/MSスキャンニング）モードが適用される．このDDA（data dependent acquisition）モードとよばれる分析からは，膨大な定量情報および定性情報（2,000〜4,000個程度）が1回の測定で入手可能であるが，これらのデータ処理の効率性を上げるためには，インフォマティクス技術が不可欠である（詳細は**第4章-6**を参照されたい）．なかでも，大量のMS/MSデータから脂質分子

の同定（帰属）をいかに正確に進めるかがポイントとなる[6]．一方，脂質の場合は構成する脂肪酸のバリエーションなどにより膨大な分子種が存在し，それぞれの合成標準品を入手して同定が正しいかを確認することは困難である．このため，既存の脂質のMS/MSサーチのほとんどは，構造から類推した *in silico* ベースのMS/MSデータベースが用いられている．しかしながら，同定クライテリアの設定が不十分な場合も多く，

誤った同定結果を引き起こすケースが多いのが現状である.

このため，筆者らは同定ルール決定に際して，各脂質クラスの分子種について，数多くの実測のMS/MSデータをあらかじめ取得してパターン解析を行っている．次に，対象の脂質構造に基づいて，同定に必要なフラグメントピークの選択や，それらの重要度・強度安定度・強度比などの綿密な同定ルール設定を行っている．例えば，リン脂質のMS/MSデータの場合，極性基と2つの構成脂肪酸に由来するフラグメントピークは同定に必要不可欠なものと定めている．さらに，極性基に関連するフラグメントピークに関しては，リン脂質の種類によって検出感度が異なるため，シグナル強度の閾値をそれぞれ設定している．一方，リン脂質のMS/MSデータでは，構成脂肪酸がそれぞれ1つ外れたリゾリン脂質型のフラグメントピークも検出されるが，実測データ上では両方のシグナル強度が安定していないケースもある．このため，どちらか一方が最低限検出されればよいというルールを設けるなど，熟練した解析者の経験則を同定クライテリアに反映させている．

このような基盤情報から，高精度かつ網羅的に自動的に同定するin house版のMS/MSサーチ（Lipidiscovery）の開発も現在進めており，将来的には津川らが開発したMS-DIAL（第4章 -6 参照）を含めてノンターゲット解析の環境整備がさらに進むことが期待される[7].

2 2つのリピドミクス技術を組合わせた酸化リン脂質の分析系の確立と応用

1）ノンターゲット解析によるMS/MSスペクトルライブラリーの構築

酸化リン脂質自体およびそこから生成した酸化リゾリン脂質や酸化脂肪酸が生体調節機能を発揮するような事例が報告され，酸化リン脂質の生理機能や代謝動態が注目されている[8].酸化リン脂質に結合する酸化脂肪酸は，酸化位置や酸化修飾基の違いによって多種多様な分子種が存在する．しかしながら，これまで酸化リン脂質の分子種多様性を明確に識別し，包括的に捉える解析システムは確立されておらず，そのため生体内における酸化リン脂質の代謝動態や機能制御についての包括的な研究は発展途上であった．このような解析システムを高精度に確立するためには，各酸化リン脂質の標品をいかに準備するかが重要な課題であるが，これまで入手可能な合成標準品は限られており，多くの酸化リン脂質の高精度なMS/MSスペクトルデータを取得することは困難であった[9].

このため，筆者らは培養細胞に各種の酸化脂肪酸を添加することで多種多様な酸化リン脂質を生合成的に調製し，ノンターゲット解析に適用することでこれらの実測に基づくMS/MSスペクトルライブラリーを構築した（図1）.その手順としては，例えばアラキドン酸（AA）由来の酸化体の1つである12-HETE（12-hydroxyeicosatetraenoic acid）を培養細胞に添加し，細胞内で生成した酸化リン脂質を含む脂質画分を抽出した．次に，得られた脂質画分をLC/QTOF-MSのDDAモードで測定することによって，網羅的な酸化リン脂質の探索を行った（図3）.例えば，12-HETEを添加した細胞サンプルの測定データからは，酸化アラキドン酸（AA＋O）のフラグメントイオン（m/z 319.2）をもつプレカーサーイオンを最初に選別し，12-HETE含有リン脂質の候補イオンを探索した．次に，これら候補イオンのMS/MSスペクトルデータの詳細な構造解析を行った．一例として，プレカーサーイオン（m/z 856.5）の解析では，ホスファチジルコリン（PC）に特徴的なニュートラルロス（NL；74.0）と，2つの脂肪酸鎖フラグメント〔m/z 255.2→パルミチン酸（16:0），m/z 319.2→AA＋O〕，さらに12-HETEに特異的なフラグメント（m/z 179.2）から，分子構造はPC（16:0/12-HETE）であると判断した．これらの候補イオンすべてを解析した結果，25種類の12-HETE含有リン脂質を帰属することができた．また，この方法を12-HETEの場合と同様に計29種類の酸化脂肪酸を用いて行うことで，これまでに約400種類の酸化リン脂質のMS/MSフラグメント情報を帰属させ，高精度なMS/MSスペクトルライブラリーを構築している．なお，本MS/MSスペクトルライブラリーはPRIMe（the Platform for RIKEN Metabolomics）を通じて一般公開している（http://prime.psc.riken.jp/Metabolomics_Software/MS-DIAL/index.html）.

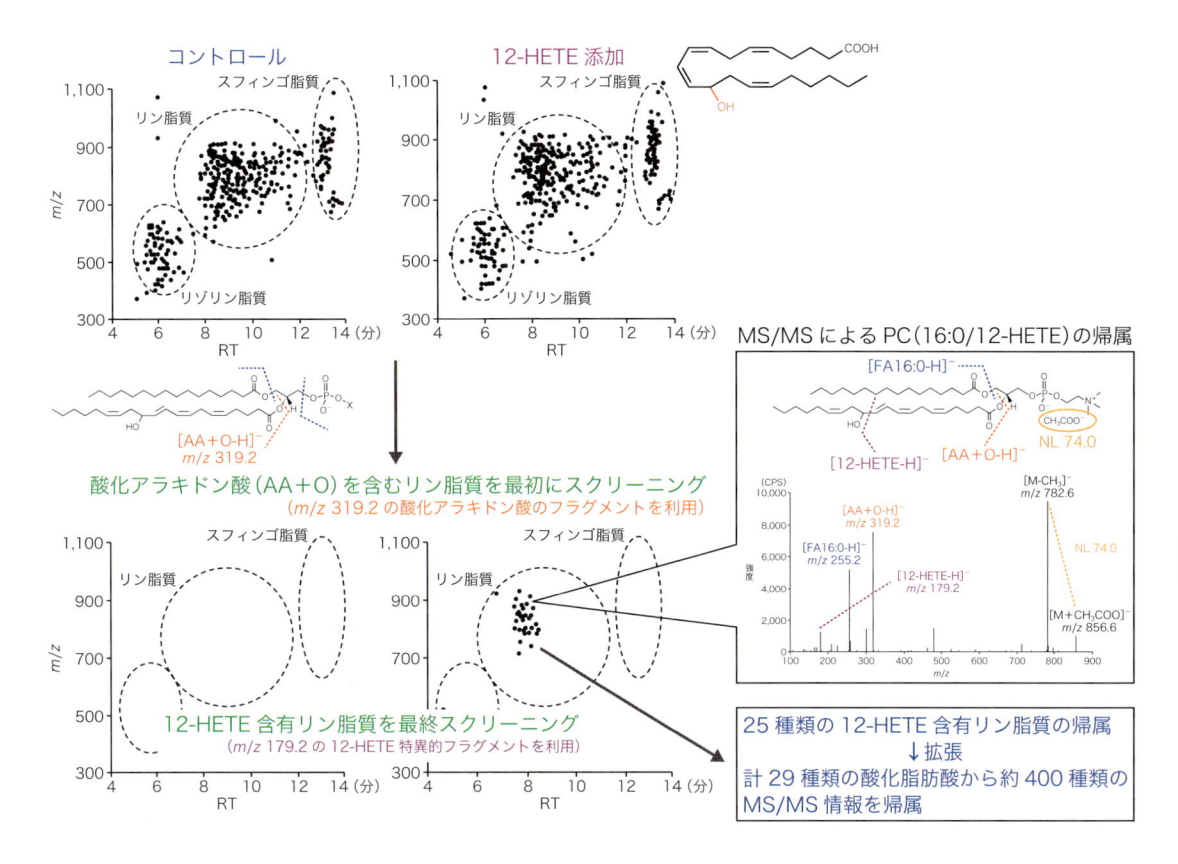

図3　ノンターゲット解析による酸化リン脂質のMS/MSスペクトルライブラリーの構築
12-HETEを添加した細胞サンプルのノンターゲット解析データから，酸化アラキドン酸（AA＋O）を含むリン脂質を最初にスクリーニングし，12-HETE含有リン脂質の候補イオンを探索した．これら候補イオンのMS/MSスペクトルデータの詳細な構造解析を進め，25種類の12-HETE含有リン脂質を帰属することができた．また，この方法を12-HETEの場合と同様に計29種類の酸化脂肪酸を用いて行うことで，これまでに約400種類の酸化リン脂質のMS/MSフラグメント情報を帰属し，高精度なMS/MSスペクトルライブラリーを構築した．

2）高感度かつ特異的な酸化リン脂質分析系の確立

生体内に存在する酸化リン脂質は，通常他の脂質に比べて微量であり，加えてLCで完全に分離することが困難な構造異性体が多数存在する．このため，ノンターゲット解析からより高感度かつ構造選択性の高いターゲット解析への技術展開が求められる．そこで，ノンターゲット解析から得られた酸化リン脂質のMS/MSスペクトルライブラリー情報をもとに，LC/TripleQ-MSを用いたMRMによる高感度かつ特異的な酸化リン脂質測定系を確立した（**図4**）．さらに，MS/MSスペクトルを取得できていないものについては，構造が類似した分子種の実測のMS/MSデータをもとに仮想でMRM条件を設定することで，より広範囲な酸化リン脂質の分析システムの構築を進めている．

また，構築した酸化リン脂質分析系の定量可能範囲を検討するために，リン脂質をsLOX（soybean lipoxygenase）で酸化し，HPLCを用いて精製することによって酸化リン脂質の標準物質を作製して定量範囲を検討した結果，PC，PE，PI，PGは10〜500 fmol，PSは50〜500 fmolで定量可能になっている．

3）確立した酸化リン脂質分析系の生体サンプルへの適用

マウス腹腔常在マクロファージは12/15-LOX（12/15-lipoxygenase）を発現し，この酵素活性依存的に細胞膜中に酸化リン脂質が生成することが知られている[10]．そこで，今回構築した酸化リン脂質測定系を用いて，内因性に生成する酸化リン脂質の分析を試みた．マウス腹腔内細胞から脂質を抽出して分析を

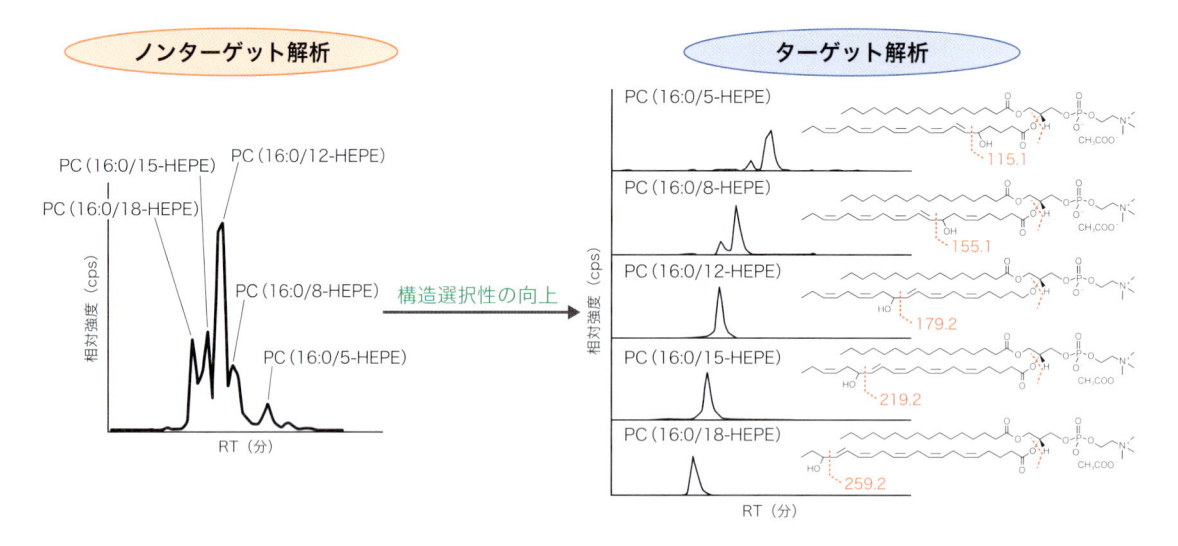

図4　ターゲット解析による酸化リン脂質の高精度な分析計の構築
生体内に存在する酸化リン脂質は，通常他の脂質に比べて微量であり，加えてLCで完全に分離することが困難な構造異性体が多数存在する．このため，ノンターゲット解析からより高感度かつ構造選択性の高いターゲット解析への技術展開に取り組んだ結果，より高精度に酸化リン脂質のリポクオリティを捉えることが可能になった．

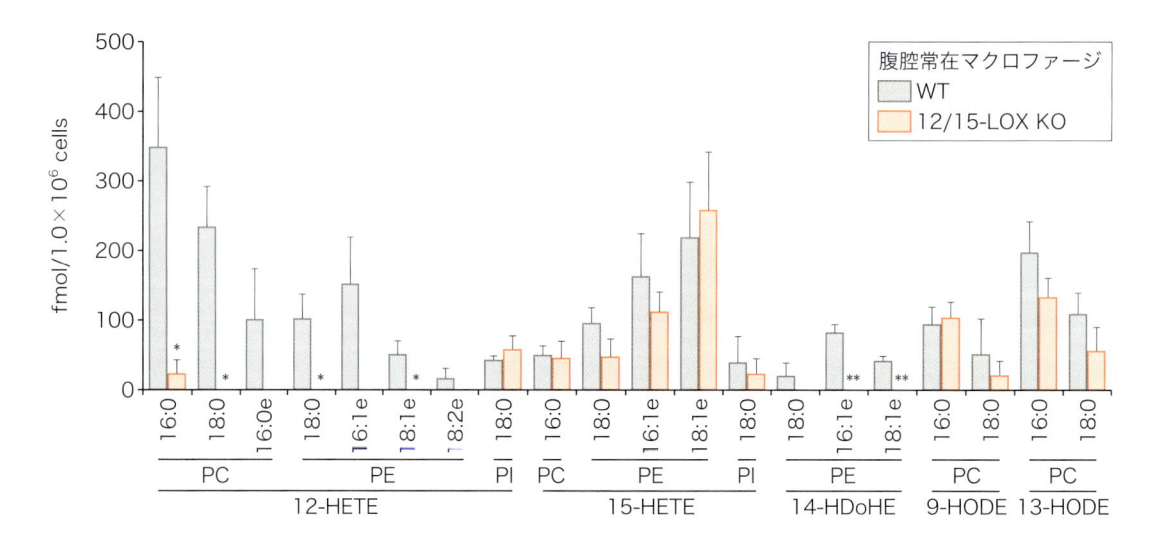

図5　マウス腹腔常在マクロファージ中の酸化リン脂質の解析結果
野生型（WT）および12/15-LOX KOマウス由来のマクロファージを構築した分析システムで測定し，酸化リン脂質を定量した．縦軸は，1.0×10^6細胞あたりの酸化リン脂質量，横軸は検出された酸化リン脂質の分子種を示しており，上からsn-1位に結合する脂肪酸，極性基，sn-2位に結合する酸化脂肪酸をあらわす（eはエーテル結合を示す）．n＝3，means±SEM，$*p < 0.05$，$**p < 0.01$．

行った結果，全部で20種類の酸化リン脂質が検出された．次に，酸化リン脂質の生成が12/15-LOX依存的であるかを調べるために，12/15-LOXノックアウトマウスとの比較解析を行った．その結果，12/15-LOXか

ら生成すると考えられる12-HETEおよび14-HDoHE（14-hydroxydocosahexaenoic acid）を含有するリン脂質が，ノックアウトマウスでは顕著に減少していることも確認された（**図5**）．これにより，本分析系で内

因性に生成する酸化リン脂質を高感度かつ広範囲に検出できることが示された.

おわりに

リポクオリティをより高精度に捉えるためには，それぞれの脂質の性質や構造に関する知識に基づいたリピドミクス解析技術の選択が重要である．本稿では，ノンターゲット解析およびターゲット解析を組合わせた酸化リン脂質の新たな分析システムの確立，およびこの分析システムをマクロファージに適用した例を紹介した．酸化リン脂質には，さまざまな生物活性や疾患・バイオロジーとの関連が指摘されており，本研究で確立した酸化リン脂質メタボローム解析システムをさまざまな生体試料に適用することで，酸化リン脂質の代謝制御や生理的意義の解明につながる可能性がある[11].

リピドミクスは今後も有用な技術としてその利用がさらに高まることが考えられるが，網羅性や汎用性においては，いまだ発展途上で解決できていない技術的な課題もあり，リポクオリティの理解に十分につながっていないと考えられる．例えば，*in silico* の解析によると脂質の総数は10万種類に上るものと推定されており，いまだ解析できていない脂質分子が数多く存在する可能性がある．また，現状のリピドミクスは，施設間での分析や解析技術のレベル差が大きく，これらの格差を埋める取り組みの必要がある．このため，脂質の分析・解析技術の標準化や，リポクオリティデータベースなどでの共有データベース化を進めることで，これらの問題点が解決される可能性がある．このようなクオリティの高いデータの共有化によって，さまざまな脂質構造情報へのアクセスが可能になり，より定量的な観点で脂質データの比較検討ができるようになるため，さらなるリポクオリティ研究の発展につながることが期待できる.

文献

1）Aoyagi R, et al：J Lipid Res, 58：2229-2237, 2017
2）Arita M：J Biochem, 152：313-319, 2012
3）Ikeda K, et al：Cancer Sci, 102：79-87, 2011
4）Ikeda K：Mass Spectrometric Analysis of Phospholipids by Target Discovery Approach.「Bioactive Lipid Mediators-Current Reviews and Protocols」(Yokomizo T & Murakami M, eds), pp349-356, Springer Japan, 2015
5）Tsugawa H, et al：Biochim Biophys Acta, 1862：762-765, 2017
6）Tsugawa H, et al：J Cheminform, 9：19, 2017
7）Tsugawa H, et al：Nat Methods, 12：523-526, 2015
8）Uderhardt S, et al：Immunity, 36：834-846, 2012
9）Morgan AH, et al：Nat Protoc, 5：1919-1931, 2010
10）Morgan AH, et al：J Biol Chem, 284：21185-21191, 2009
11）Yotsumoto S, et al：Sci Rep, 7：16026, 2017

＜筆頭著者プロフィール＞
池田和貴：2006年，名古屋市立大学大学院薬学研究科博士前期課程修了（'10年，薬学博士取得）．東京大学大学院医学系研究科メタボローム寄附講座特任研究員（田口良教授に師事），慶應義塾大学先端生命科学研究所特任助教（曽我朋義教授に師事）を経て，'14年より理化学研究所統合生命医科学研究センター（IMS）メタボローム研究チーム上級研究員（現・副チームリーダー）．長年にわたりリピドミクス解析の基盤技術の構築に従事しているが，生体脂質の多種多様性との格闘がいまだ続いている……．

4
章
リポクオリティの分析，可視化技術とその応用

6. 脂質クオリティを捉える解析手法とデータベース

津川裕司, 池田和貴, 有田 誠, 有田正規

数千種を超えるとされる脂質分子種を包括的に捉えるためには液体クロマトグラフィータンデム型質量分析 (LC-MS/MS) が威力を発揮する. 本稿では, 脂質の包括的解析 (リピドミクス) を行ううえで重要となる①質量分析計測データの解析法, ②未知脂質分子種の探索も視野に入れた脂質構造同定法, そして③脂質プロファイリングの結果を集積したリポクオリティ・データベースの構築および活用方法について紹介する. また, 本稿で紹介する解析プログラムは理化学研究所の PRIMe website (http://prime.psc.riken.jp/) より無料で使用することができ, 構築しているデータベース (http://lipidbank.jp/wiki/Lipoquality:Resource) にも無料でアクセスすることが可能である.

はじめに

細胞膜を構成する脂質分子種は, 生物種, 臓器, 細胞種, オルガネラ, そしてリーフレット微小環境の単位で特異性を有しており, シグナル伝達や細胞機能と密接に関係している[1]. このような脂質の多様性は, 臓器・細胞ごとに異なる遺伝子・タンパク質発現量によって維持されており, この恒常性の破綻は

さまざまな疾患の原因となっている. このような脂質の多様性を包括的に捉えるための技術として, 液体クロマトグラフィータンデム質量分析 (LC-MS/MS) があり, 筆者らのこれまでの分析化学・情報学の技術開発によって数千種類の脂質分子種を捉えることが可能になってきた[2]. 本稿では, ①質量分析装置より得られるビッグデータの解析法, ②既存の脂質分子種だけでなく未知の脂質構造を捉えるための方法, そして③得られた脂質プロファイリングの結果を集積したデータベースおよびその活用法について, 新学術領域「脂質クオリティが解き明かす生命現象」(以降, リポクオリティ) の成果を中心に紹介する.

[略語]
LC-MS/MS: liquid chromatography-tandem mass spectrometry (液体クロマトグラフィータンデム質量分析)

Deciphering lipoquality by computational mass spectrometry and databases
Hiroshi Tsugawa[1,2] /Kazutaka Ikeda[2,3] /Makoto Arita[2]~[4] /Masanori Arita[1,5] : Metabolome informatics research team, RIKEN Center for Sustainable Resource Science[1] /Laboratory for Metabolomics, RIKEN Center for Integrative Medical Sciences[2] /Cellular and Molecular Epigenetics Laboratory, Graduate School of Medical Life Science, Yokohama City University[3] /Division of Physiological Chemistry and Metabolism, Keio University Faculty of Pharmacy[4] /Laboratory of Biological Networks, National Institute of Genetics[5] (理化学研究所環境資源科学研究センターメタボローム情報研究チーム[1] /理化学研究所生命医科学研究センターメタボローム研究チーム[2] /横浜市立大学大学院生命医科学研究科代謝エピゲノム科学研究室[3] /慶應義塾大学薬学部代謝生理化学講座[4] /国立遺伝学研究所生命ネットワーク研究室[5])

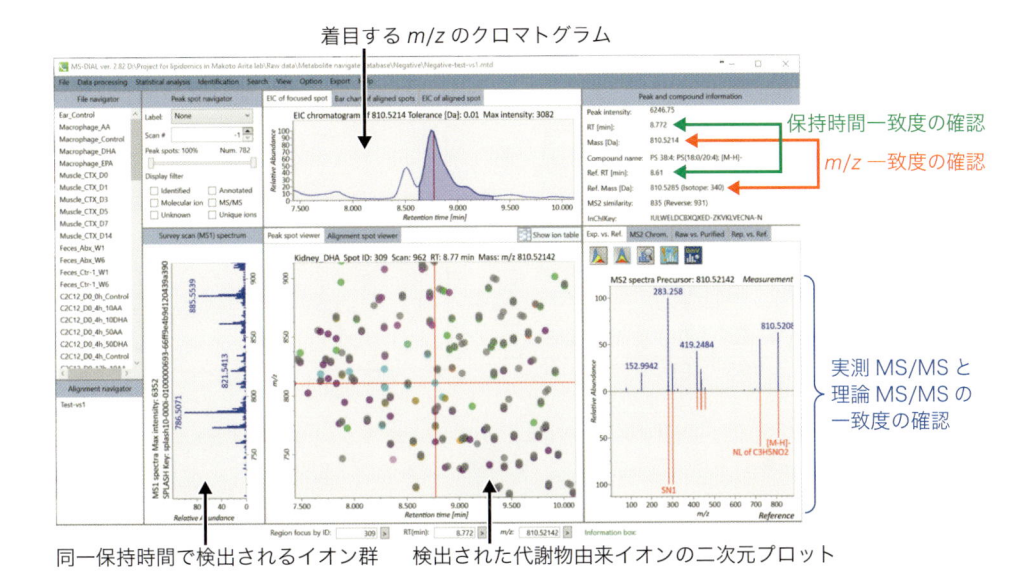

着目する *m/z* のクロマトグラム

保持時間一致度の確認

m/z 一致度の確認

実測 MS/MS と
理論 MS/MS の
一致度の確認

同一保持時間で検出されるイオン群　　検出された代謝物由来イオンの二次元プロット

図1　MS-DIAL ソフトウェアにおける脂質プロファイリング
中央のパネルにおいて，検出された脂質分子種を保持時間と *m/z* で展開している．スポットの色は，脂質クラスごとに区別される．上のパネルには，検出された脂質の高さ値・面積値の結果が示される．右のパネルにおいて，保持時間，*m/z*，そして MS/MS の一致度を確認することができ，アノテーションの修正も可能となっている．

1 脂質の多様性を捉えるための ノンターゲット解析とその問題点

　脂質の多様性を捉えるためには LC–MS/MS を用いたノンターゲット解析が必須である．頻用される分析手法としては，Folch 法や Bligh & Dyer 法により抽出した脂溶性画分に対して，逆相液体クロマトグラフィー タンデム質量分析（移動相としては，メタノール・アセトニトリル・イソプロパノールの溶媒系に，酢酸アンモニウムやギ酸アンモニウムを添加したものが用いられる）により分離・検出を行う[3]．

　カラムで分離された脂質分子種は，質量分析装置でまずイオン化され，分子種特異的な *m/z*（分子種の質量を電荷で割った値）によって質量分離および検出が行われる．また，同一の *m/z* をもつ分子種を明確に区別するためには，各イオンのマスフラグメンテーションによって生成される MS/MS スペクトルを読み解き，詳細な構造を決定する．通常，1回の LC–MS/MS 分析では，代謝物由来イオンと夾雑イオン合わせて 5,000 以上のイオンが観測され，（装置スペックにもよるが）その半数以上については MS/MS も取得できる．そして各イオンの保持時間（溶出時間），*m/z*（タンデム質

量分析の場合，特にプリカーサーイオンとよぶ），そして MS/MS を確認することで，脂質分子の同定を行っていく（**図1**）．

　また前述したように，観測されるイオンのなかには，同位体イオン，アダクトイオン（同一分子種に金属や酢酸・ギ酸等が付加し，異なったイオンとして観測されるもの）や，夾雑イオンも混ざっており，それらも明確に区別されなければならない[4]．このような複雑な分析データの解析は，人による目視手作業では膨大な時間と労力を要するためソフトウェアの開発が必須であることに加え，観測される *m/z* と MS/MS スペクトルを紐解き，そこから脂質構造を推定する方法論の構築が必要となる．

2 ノンターゲット解析ソフトウェア MS-DIAL と理論脂質 MS/MS ライブラリーの開発

　筆者らはまず，LC–MS/MS より得られる分析データにおけるイオンの検出，夾雑イオンの除去，多検体データの統合（アライメント），そして多変量解析を1つのプラットホームで実行可能なソフトウェア MS-DIAL[5]

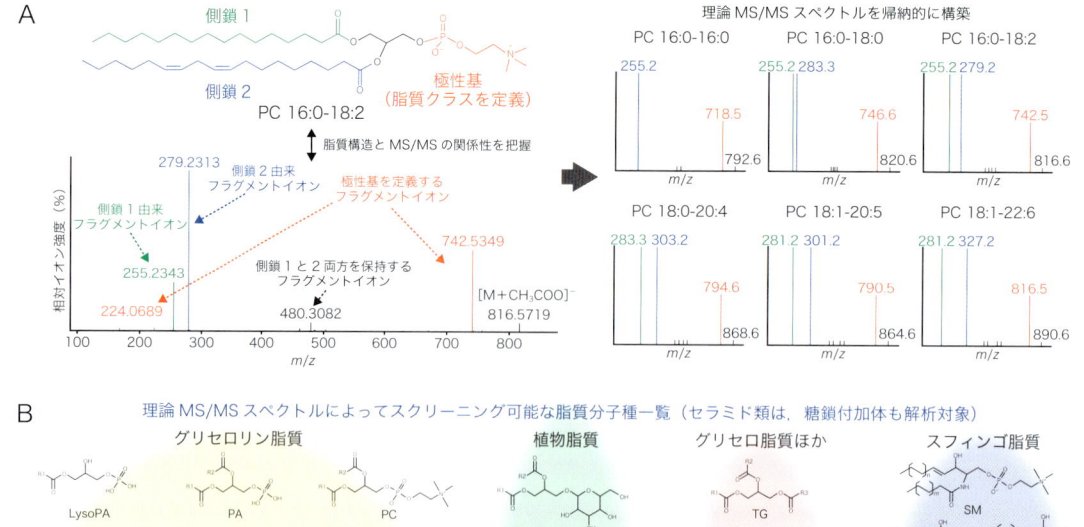

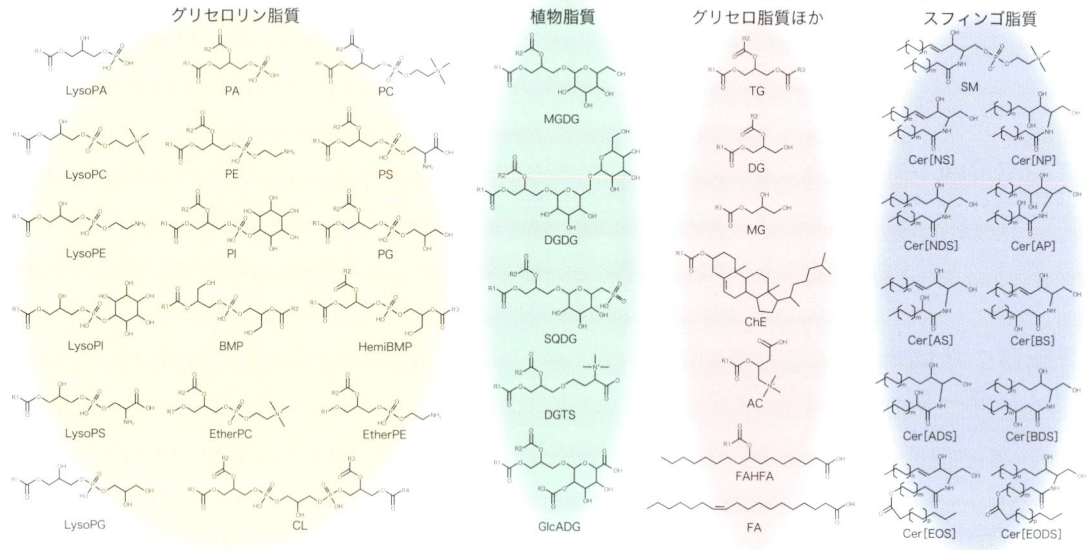

図2 脂質構造とMS/MSスペクトルの関係，およびそこから帰納的に拡張した理論MS/MSスペクトル構築の流れの概念図

A）右の図において，例えばPCにおいては，100を最大値としたとき，脂肪酸由来のフラグメントイオンはイオン強度100，プリカーサーイオン由来のプロダクトイオンの強度は10，PCを規定するプロダクトイオン（ニュートラルロス：プリカーサーイオン−74 Da）の強度を50といった具合に人為的に定義し，理論的に考えられる側鎖のバラエティに沿って自動的に生成している．**B**）現在，標準的なスクリーニングの系においてアノテーション可能な脂質分子種の一覧を示している．脂質クラスの略号もこのプロジェクトで統一化された．

の開発を行った（**図1**）．手法の詳細は誌面の都合上割愛するが，これにより解析時間の大幅な短縮が可能となったことに加え，これから記載する理論脂質MS/MSライブラリーと組合わせることで，高精度かつ包括的な脂質プロファイリングが可能となった．このソフトウェアはWindows上で動作し，理化学研究所のウェブサイト（http://prime.psc.riken.jp）より無償でダウンロード・使用することが可能である．

脂質の多様性を解き明かすためには，得られたm/zとMS/MSを紐解き，脂質構造を推定するためのしくみが必要となる．まず筆者らは，質量分析装置内で起こるマスフラグメンテーションが，（例えばグリセロリン脂質なら）エステル結合周辺が開裂することによって起こり，脂肪酸の長さや二重結合の数はほとんど影響されないということに着目し，脂質構造から理論的にMS/MSスペクトルを構築することとした（**図2**）．

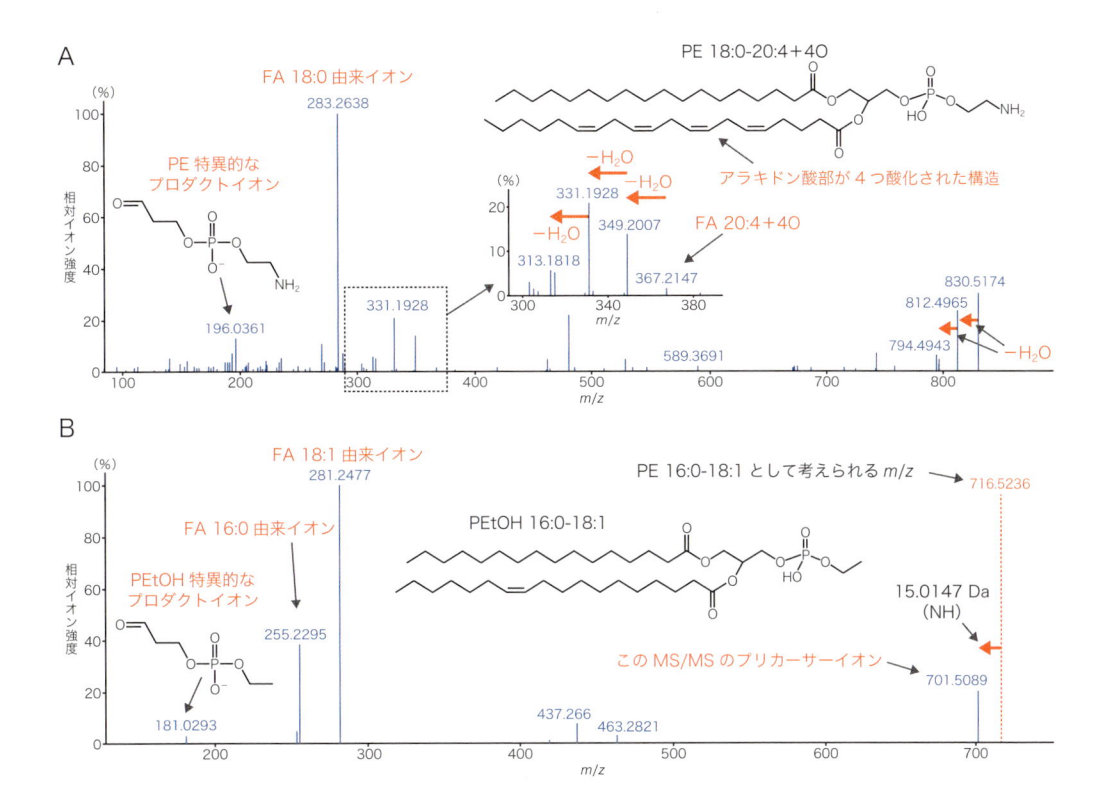

図3 MS/MS を読み解くことによる新たな脂質分子種の発見
A) アラキドン酸が4つ酸化された PE 18:0–20:4 + 4O と標記可能な脂質 MS/MS スペクトルと，その部分構造のアノテーションの概略図．**B**) Phosphatidylethanol (PEtOH) としてアノテーションされた MS/MS スペクトルと部分構造アノテーションの概略．

UC Davis の Oliver Fiehn 研究室との国際共同研究の成果[6]~[9] も含め，これまで全50クラスに対して包括的なスペクトルライブラリーを構築しており，これまで培養細胞，マウス臓器，およびヒトの臨床検体における特徴的な脂質の多様性を捉えることに成功している（後述）．

3 MS/MS スペクトルを紐解き，未知の脂質構造の同定に迫る

未知化合物の正確な構造は，NMRや標準品によって確認されるべきものではあるが，新しい構造の発見となるきっかけの多くは質量分析によるノンターゲット解析に起因する．MS/MS スペクトルのなかに見られる特異的なプロダクトイオンやニュートラルロスを詳細に解析することで組成式や基本的な化合物骨格を決定することが可能であり，「マスフラグメンテーション

を理解することが代謝の理解を促進する」と言っても過言ではない[10]．

例えば，**図3A** に示すのはステアリン酸（18:0）とアラキドン酸（20:4）で構成されるリン脂質ホスファチジルエタノールアミン PE 18:0–20:4 のアラキドン酸部分が高度に酸化された形の oxidized PE であることがわかる（以下にその理由を説明する）．PE に特徴的なプロダクトイオンである m/z 196.0361 そしてステアリン酸特異的な m/z 283.2638 がMS/MS中に観測されている．さらに，プリカーサーイオン付近で脱水（H_2O）のニュートラルロスが多く観測されていることから，このPEは高度に水酸化されていると推察される．さらに，よく見てみるとアラキドン酸に4つの水酸基が付加した質量である m/z 367.2147，そしてそこからの1脱水，2脱水由来のフラグメントイオンも同時に観測されていることから，この化合物はPE 18:0–20:4 + 4O として表記できる酸化リン脂質である

ことがわかる．高度に酸化されたアラキドン酸骨格の詳細な構造は，標準品による調査などを行って決定する流れになるが，データベースに登録されている構造のうち，このような複数の脱水フラグメントがみられる酸化脂肪酸候補として，thromboxane B3や19-hydroxy-PGE2などがあげられる．

もう1つの例として，ある臓器より検出されたイオンのMS/MSスペクトルを紹介する（**図3B**）．このMS/MSスペクトルにはパルミチン酸特異的なフラグメントイオン m/z 255.2295とオレイン酸特異的なフラグメントイオン m/z 281.2477が強く観測されている一方で，その二本鎖の組合わせをもつとされる一般的な脂質クラスのいかなる分子種ともプリカーサーイオンが一致しない．これを丁寧に調べていくと，この未知イオンの m/z はPE 16:0-18:1のプリカーサーイオンの m/z と15.0147の差であることに気づく．この差と合致する官能基として考えられるのはアミン（–NH）であり，PEのアミンが取れた形として知られるphosphatidylethanol（PEtOH）がこの未知MS/MSスペクトルの元となる構造である可能性が高い．リン脂質の極性部位にリパーゼ活性をもつホスホリパーゼDはPCとエタノールを基質としてPEtOHを生成することが知られており，アルコール依存症のマーカーとして知られている[11]．

以上見てきた例は，**図2**に示すような代表的脂質クラスに着目した通常のスクリーニングでは同定対象外となっており，現状では，解析者の目視・手作業による詳細な解析が必須である．しかしながら，いったんこれらの構造が解き明かされれば，どのようなアシル基のバラエティが存在するのか，そして同じアシル基をもちながら違った極性基のパターンが存在するのかを調べることは比較的容易であり，「未知化合物の発見→理論スペクトルの構築→脂質プロファイリング範囲の拡大」に基づくより広い視野で代謝を理解することが可能となる．このようなノンターゲット解析より得られる代謝プロファイリングの結果や，新たに見出された代謝物とMS/MSスペクトルの関係はデータベース化する価値のあるものであり，わが国からリポクオリティ研究の重要性を世界に向けて発信していくうえでも，上記結果を格納するデータベースの構築は必須である．

4 データベース構築の要件

脂質データベースを論じる前にまず，「どのようなデータベースを作るべきか」を紹介したい．データベースを構築するうえで重要なのは，永続性と利便性である．単一の研究グループの成果公開をめざしたデータベースは数多く見受けられるものの，成果発信だけのサイトは10年を超えて続くことが難しい．継続して運営するためには，在野のデータも随時取り込んでアップデートする工夫と，運用コストを抑える絶え間ない努力が必要になる．データの中身そのものの重要性は言うまでもない．

ここで紹介するデータベースは，リポクオリティ領域に参加するメンバーのデータを臨機応変に取り入れつつ，領域が終了した後も存続できる形をめざしている．そのため，バックエンドにはGoogleスプレッドシート（Google社のクラウドサービス），フロントエンドにMediaWiki（Wikipediaと同じシステム）という，情報技術の深い知識がなくてもデータを追加，編集できるシステム構成にしている．また，サーバー本体のセキュリティ維持コストを軽減するために，日本脂質生化学会が運営するLipidBankデータベースの一部として実装することにした．本リソースには，http://lipidbank.jp/wiki/Lipoquality:Resourceから無料でアクセスできる．

5 リポクオリティ・データベースの内容

リポクオリティに相応しいデータの中身とは，最新技術で取得した脂質分子の網羅的な定量プロファイルであろう．それらのプロファイルと過去の知見との整合性や，異なる条件下での変化が比較検討できれば申し分ない．多くのリピドミクス研究者がラボ内でデータを整理する形式に合わせ，元データは各脂質分子の定量値をスプレッドシートに記載する形式である．これらの数値情報を自動集計し，ブラウザ上では円グラフや棒グラフの形でプロファイルを比較検討することが可能である．ウェブブラウザで，リゾリン脂質やセラミド等の脂質クラスと培養細胞やマウス等の検体をリストから選ぶと，異なる条件や臓器由来の定量プロファイルを比較できる．さらに，スプレッドシートに

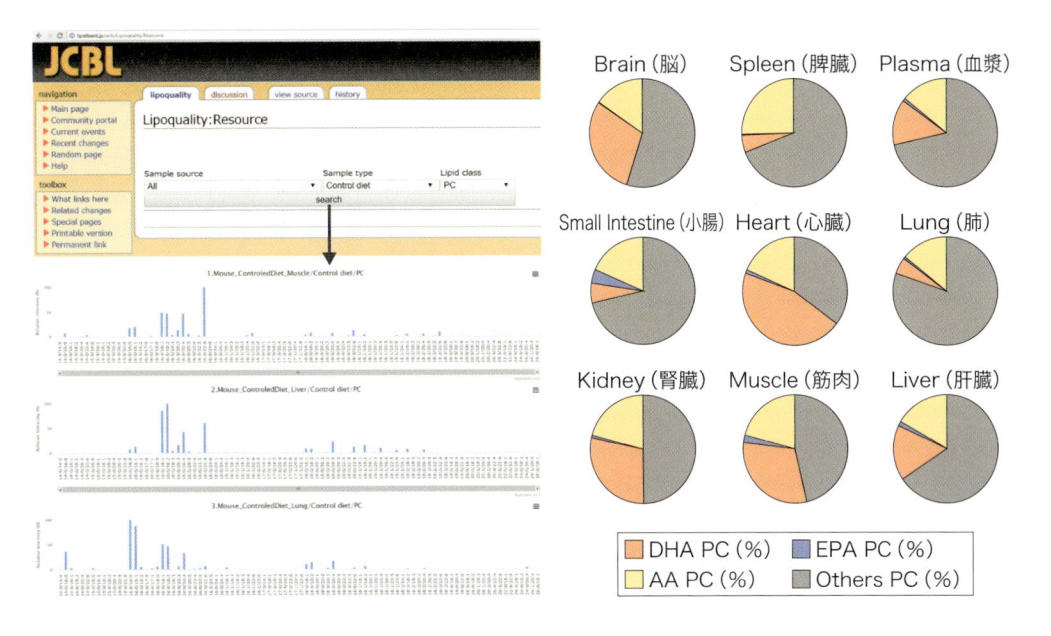

図4　リポクオリティ・データベースの概略
LipidBankのサイト内部よりアクセス可能．検索したい生物種，条件，および脂質クラスごとに検索でき，左下に示すような棒グラフ等を表示する．また，右図に示すのは，本データベースに登録されているマウス臓器中に含まれるアラキドン酸（AA），エイコサペンタエン酸（EPA），ドコサヘキサエン酸（DHA）を含むホスファチジルコリン（PC）の割合を円グラフで示したものである．

データを追加するだけで，比較対象が自動的に増えるしくみになっている．**図4**には，C57BL/6Jマウスから採取した各臓器の脂質プロファイルの結果を示している．今回，アラキドン酸（AA）含有ホスファチジルコリン（PC），エイコサペンタエン酸（EPA）含有PC，ドコサヘキサエン酸（DHA）含有PCの割合をパイチャートで示しており，臓器ごとにAA, EPA, DHA含有率が大きく異なることがわかる．このような脂質組成が，各臓器でどのように制御されており，恒常性維持に寄与しているかを理解することは，さまざまな病態を解明するために必須である．今後，さまざまな摂動を与えたマウス（ノックアウト，トランスジェニック，特殊給餌）のプロファイルデータを随時追加し，遺伝子発現や栄養状態と脂質多様性との連関をブラウザ上で確認できるようなデータベース開発をめざしている（http://lipidbank.jp/wiki/Lipoquality:Resource）．

6 脂質クラスオントロジーの整理とMassBankとの連携

複数研究グループのデータを集約する際に，避けて通れないのがデータ精度の問題である．リピドミクスにおいて真の絶対定量は難しい．定量データとはいえ，質量ピーク値の相対的な割合を出さざるを得ない点は，ユーザー側も理解しておく必要がある．また脂質分子を同定したプロセスの透明性を担保するため，プロファイル上の分子情報をクリックすると，該当するMassBank[12]（質量スペクトル・データベース）に移動するようにした．MassBank側のページでは，各分子において想定される理論スペクトルと，対応する実測スペクトルがマウス操作で閲覧できる．これらのスペクトルは，ダウンロードして研究へ自由に利用できる（http://MassBank.jp）．

データ比較やMassBankへのリンクにおいて重要なのが，脂質クラスの表記法（いわゆるオントロジー）である．前出のリゾホスファチジルセリンの場合，学術論文ではLPS, LysoPS, LysoPtdSerなどさまざまに

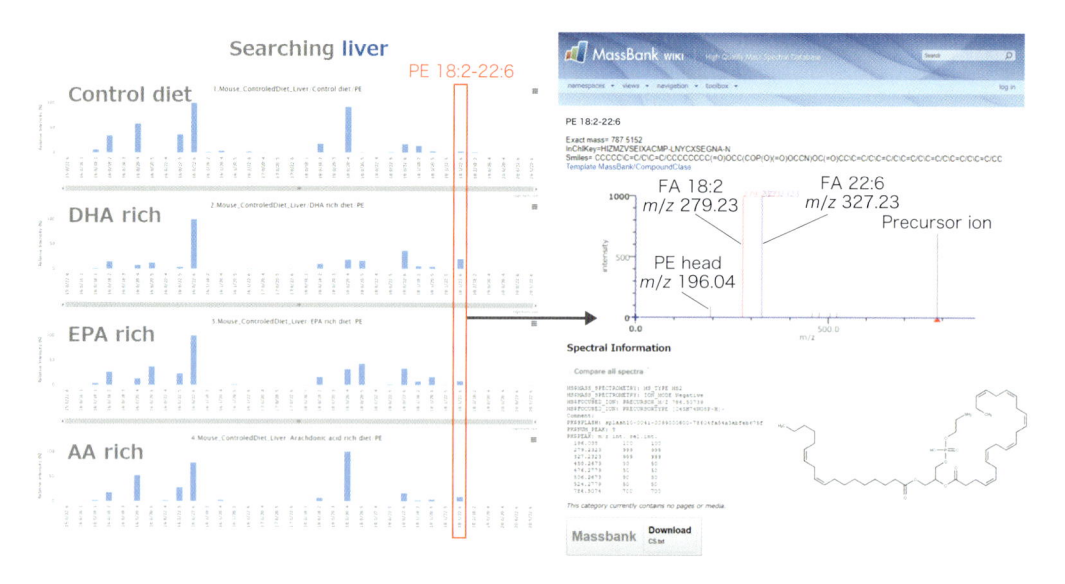

図5　リポクオリティ・データベースとMassBankの連携
着目したい脂質分子種，この場合PE 18:2-22:6をクリックすると，MassBankにおいてその構造やマススペクトル
が確認できることを示している．

記載される．LipidBankとMassBankのように異なるデータベース間で連携するには，こうした脂質クラスの名称を統一せねばならない．そのため，脂質クラス表記を整理することとした（**図2**）．グリセロ脂質は，ホスファチジルコリンをPC，トリアシルグリセロールをTAGのように少ない文字数で記載する．またセラミドは既存の構造分類[13]を採用し，脂肪酸の構造4種（水酸基なし：N，αヒドロキシ：A，βヒドロキシ：B，エステル化したωヒドロキシ：EO）と長鎖塩基の構造3種（ジヒドロスフィンゴシン：DS，スフィンゴシン：S，フィトスフィンゴシン：P）の組合わせを頭部基（セラミド Cer やヘキソシルセラミド HexCer等）の後に記載する．また，脂肪酸表記などのルールを以下のように定義している（以下は，LC-MS/MSノンターゲット解析によって得られた脂質プロファイリングの結果を統一化するためのルールであり，標準品によってstereoisomerの確認まで行ったものに関してはこの限りではない）．

「合算標記」およびLPLsやMGなどのアシル基が1つの場合
①「脂質クラス 脂肪酸」と標記（間はスペース）．（例）
　LPC 18:1, MG 16:0, PC 36:2, PC 36:1e
②エーテル結合したアシル基をもつPCやCerについ

て，eは脂肪酸の後，dやtは脂肪酸の前につける．
　（例）Cer-NS d40:1, Cer-NP t38:2, PE 36:1e
「詳細標記」
①「脂質クラス 脂肪酸–脂肪酸」とする（脂質クラスと脂肪酸情報の間はスペース．脂肪酸の間はハイフン）．（例）PC 16:0–18:2
②①において，エーテル体のPCやPEもしくはセラミド類など生合成経路が明確な場合はハイフンの代わりにスラッシュを用いる．（例）SM d18:1/24:0, PC 18:0e/20:0
③脂肪酸は炭素数と二重結合の数をコロン（:）で区切って表記する．立体異性は区別しない．
④二重結合の数が少ない方を左側に書く．（例）PG 20:0–18:3
⑤二重結合の数が同数の場合，炭素数が少ない方を左に書く．（例）CL 16:0–16:1–18:1–20:1
⑥EtherPCの場合，*sn*1側鎖にeをつける（アシル基はスラッシュで区切る）．（例）PC 16:0e/18:1
⑦スフィンゴ脂質の標記の場合，塩基側鎖に存在するOH基の数によって，dとtを区別する（アシル基はスラッシュで区切る）．（例）Cer-NS d18:1/20:0
　このような表記方法で脂質プロファイリングの結果を統一化することで，マススペクトルを格納するデー

タベースである MassBank との連携も容易となる．例えば，**図5**に示すように，PE 18:2–22:6 として同定された脂質プロファイリングの結果がどのような MS/MS スペクトルに基づいてなされたかを，シームレスに MassBank 中で確認することが可能である．今後は，KEGG，HMDB（Human Metabolome Database）や LipidMAPS といった代謝物のデータベースとも連携させることで，「プロファイリング，マススペクトル，代謝物の詳細」といった相互検索を可能にするようなプラットホームを構築し，よりよいデータベースを構築していく予定である．

おわりに

特定の分子種に的を絞らず包括的に解析するノンターゲット解析は，新たな脂質分子種の発見以外にも，与えた摂動条件からは思いもよらなかった代謝変化を捉えることが可能な技術として，今後もさらに使用されていくものになるだろう．これまでの筆者らの研究により，ビッグデータ処理，脂質アノテーション，およびソフトウェア基盤[14] は随分と整備され，ノンターゲットリピドミクスの裾野を広げることに貢献できるのは間違いない．しかしながら，ノンターゲット解析に基づくデータベースを，より利用価値が高いものにするためには，データをどのように標準化し，unknown の脂質情報を整理するかなど，いくつか解決しなければならない課題も残っている．プログラムやデータベース開発以外にも，現場の研究者らと有機的に連携し，バイオロジー分野の人々が有益だと感じられるプラットホーム作りを進めていきたい．

文献

1) van Meer G & de Kroon AI：J Cell Sci, 124：5–8, 2011
2) Tsugawa H, et al：Biochim Biophys Acta, 1862：762–765, 2017
3) Cajka T & Fiehn O：Trends Analyt Chem, 61：192–206, 2014
4) Domingo-Almenara X, et al：Anal Chem, 90：480–489, 2018
5) Tsugawa H, et al：Nat Methods, 12：523–526, 2015
6) Kind T, et al：Nat Methods, 10：755–758, 2013
7) Kind T, et al：Anal Chem, 86：11024–11027, 2014
8) Ma Y, et al：J Cheminform, 7：53, 2015
9) Tsugawa H, et al：J Cheminform, 9：19, 2017
10) Tsugawa H：Curr Opin Biothechnol, 54：10–17, 2018
11) Viel G, et al：Int J Mol Sci, 13：14788–14812, 2012
12) Horai H, et al：J Mass Spectrom, 45：703–714, 2010
13) Masukawa Y, et al：J Lipid Res, 49：1466–1476, 2008
14) Lai Z, et al：Nat Methods, 15：53–56, 2018

＜筆頭著者プロフィール＞
津川裕司：1985年に大阪で生まれ，小・中・高・大学とバスケットボール部に所属していた．大阪大学工学部応用自然科学科に入学し，大学院では福崎英一郎教授の指導のもと，メタボロミクス研究に必要な分析および解析手法の開発に携わり学位を取得した．2012年理化学研究所に入所後は，有田正規チームリーダーの指導のもと，情報処理に特化した研究に携わり，'17年からは同・有田誠チームリーダーの研究室と兼務しながら，メタボロミクス・リピドミクスの研究に携わっている．

索 引

索引

索引

◆ 編者プロフィール

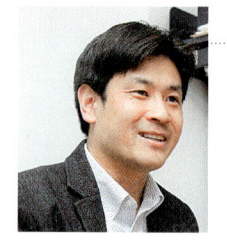

有田　誠（ありた　まこと）

1992年，東京大学薬学部卒業．'97年，同大学院博士課程修了（井上圭三教授）．博士（薬学）．同年より東京大学薬学部助手．2000年より米国 Harvard Medical School にて，脂肪酸由来の抗炎症性代謝物の研究に従事．'03年より同 Instructor．'07年より東京大学大学院薬学系研究科准教授．'14年より理化学研究所 IMS チームリーダー，横浜市立大学大学院客員教授．'15年より新学術領域研究「脂質クオリティが解き明かす生命現象」領域代表．'16年より慶應義塾大学薬学部教授，理研・横浜市大は引き続き兼任．リポクオリティの多様性が果たす生物学的意義の解明をめざしています．また，最先端のリピドミクス解析から機能性代謝物を特定し，生体恒常性の分子機構の解明，および新規治療法への適用をめざしています．

実験医学　Vol.36 No.10（増刊）

脂質クオリティ

生命機能と健康を支える脂質の多様性

編集／有田　誠

実験医学 増刊

Vol. 36　No. 10　2018〔通巻618号〕
2018年6月15日発行　第36巻　第10号
ISBN978-4-7581-0371-8
定価　本体5,400円＋税（送料実費別途）

年間購読料
　24,000円（通常号12冊，送料弊社負担）
　67,200円（通常号12冊，増刊8冊，送料弊社負担）
郵便振替　00130-3-38674

© YODOSHA　CO., LTD. 2018
　Printed in Japan

発行人　　一戸裕子
発行所　　株式会社　羊　土　社
　　　　　〒101-0052
　　　　　東京都千代田区神田小川町2-5-1
　　　　　TEL　　03（5282）1211
　　　　　FAX　　03（5282）1212
　　　　　E-mail　eigyo@yodosha.co.jp
　　　　　URL　　www.yodosha.co.jp/
印刷所　　株式会社　平河工業社
広告取扱　株式会社　エー・イー企画
　　　　　TEL　　03（3230）2744㈹
　　　　　URL　　http://www.aeplan.co.jp/